中国器官移植临床诊疗指南

（2017 版）

组织编写　中华医学会器官移植学分会
　　　　　中国医师协会器官移植医师分会

主　　审　陈　实

主　　编　石炳毅　郑树森　刘永锋

人民卫生出版社

图书在版编目（CIP）数据

中国器官移植临床诊疗指南：2017版/石炳毅，郑树森，
刘永锋主编. —北京：人民卫生出版社，2017
ISBN 978-7-117-24993-5

Ⅰ.①中… Ⅱ.①石…②郑…③刘… Ⅲ.①器官移
植-诊疗-中国-指南 Ⅳ.①R617.04-62

中国版本图书馆 CIP 数据核字（2017）第 201947 号

人卫智网	www.ipmph.com	医学教育、学术、考试、健康，
		购书智慧智能综合服务平台
人卫官网	www.pmph.com	人卫官方资讯发布平台

中国器官移植临床诊疗指南（2017 版）

主　　编：石炳毅　郑树森　刘永锋
出版发行：人民卫生出版社（中继线 010-59780011）
地　　址：北京市朝阳区潘家园南里 19 号
邮　　编：100021
E - mail：pmph @ pmph. com
购书热线：010-59787592　010-59787584　010-65264830
印　　刷：北京盛通印刷股份有限公司
经　　销：新华书店
开　　本：787×1092　1/16　印张：21
字　　数：485 千字
版　　次：2018 年 1 月第 1 版　2018 年 1 月第 1 版第 1 次印刷
标准书号：ISBN 978-7-117-24993-5/R·24994
定　　价：118.00 元
打击盗版举报电话：010-59787491　E -mail：WQ @ pmph. com
（凡属印装质量问题请与本社市场营销中心联系退换）

编著者名单

主审：陈　实

主编：石炳毅　郑树森　刘永锋

执笔专家（以姓氏拼音为序）：

蔡　明　陈　骏　陈莉萍　丛文铭　丁晨光　范　宇
方维佳　高　峰　贾晓伟　李国强　李建辉　李幼生
林　涛　凌　琪　刘纪民　陆　伟　马麟麟　明长生
秦　科　沈　恬　沈中阳　石炳毅　舒哲悦　孙煦勇
屠振华　汪　恺　王　强　王　毅　王长希　王政禄
王卓轶　卫　强　夏　强　肖　漓　徐　骁　薛武军
姚丹华　袁　铭　张桓熙　张永清　赵景民　郑毅涛
庄　莉

审稿专家（以姓氏拼音为序）：

敖建华　步　宏　蔡　明　陈　刚　陈规划　陈江华
陈　杰　陈劲松　陈静瑜　陈　骏　陈立中　陈莉萍
陈其民　陈启龙　陈　实　陈孝平　陈新国　陈燕凌
陈　正　陈知水　陈忠华　程　颖　丛文铭　邓荣海
邓绍平　丁国善　丁义涛　董　辉　董家鸿　窦　剑
窦科峰　窦晓光　杜国盛　段伟东　段钟平　范　宇
丰贵文　冯杰雄　冯晓文　傅耀文　傅志仁　高　杰
高良辉　高润霖　高　伟　郭　华　郭　晖　郭文治
韩文科　何晓顺　贺　强　黄赤兵　黄　刚　黄建钊
黄　洁　霍　枫　侯金林　纪　元　贾继东　贾晓伟
蒋文涛　蒋小云　蒋智军　景鸿恩　冷希圣　李　波
李伯安　李国强　李　弘　李　立　李　宁　李启勇
李　强　李　威　李香铁　李　汛　李幼平　李幼生
李玉民　李增山　廖贵益　林　俊　林　涛　刘　宏
刘纪民　刘景丰　刘　军　刘连新　刘　龙　刘永锋
刘致中　卢实春　鲁昌立　陆伦根　陆　伟　罗　莉
罗志刚　吕福东　吕国悦　吕　毅　马麟麟　马晓春
门同义　明英姿　明长生　南月敏　牛俊奇　潘光辉

彭承宏	彭贵主	彭龙开	彭志海	齐海智	钱建民
钱叶勇	秦科	曲青山	冉江华	任正刚	任红
戎瑞明	邵春奎	尚佳	沈恬	沈岩	沈中阳
盛霞	石炳毅	石承先	石怀银	石毓君	时军
宋红丽	宋文利	眭维国	孙兵	孙诚谊	孙军辉
孙丽莹	孙启全	孙煦勇	孙玉岭	谭建明	唐雯
陶开山	滕木俭	田普训	田野	童朝晖	万仁华
王丰	王福生	王慧萍	王建设	王立明	王庆堂
王伟林	王祥慧	王榭	王学浩	王毅	王长希
王正昕	王政禄	王仲元	温浩	魏来	巫林伟
吴春华	吴刚	吴建永	吴健	吴李鸣	吴亚夫
吴忠均	武小桐	夏春燕	夏强	肖劲逐	肖漓
徐骁	薛玲	薛武军	严律南	阎明	阎晓初
晏伟	杨富春	杨广顺	杨洪吉	杨积明	杨家印
杨扬	杨占宇	叶啟发	易慧敏	于立新	于文娟
喻俊	袁桂玉	袁建林	袁铭	臧运金	张峰
张海滨	张桓熙	张丽华	张珉	张水军	张微
张伟杰	张欣欣	张小东	张永清	章茫里	赵景民
赵明	郑虹	郑树森	郑智勇	钟林	周俭
周江桥	周琳	周敏	周炜洵	朱继业	朱同玉
朱有华	朱志军	祝清国	祝哲诚		

主编助理：

于涛　许小东　曹珍　刘志佳

（各指南编者名单见附录）

致　谢

本书 27 部指南原载于

《中华器官移植杂志》

《中华移植杂志(电子版)》

《器官移植》杂志

《中华消化外科杂志》

特此鸣谢！

序 一

我国器官移植研究开始于 20 世纪后半叶,由于新型免疫抑制剂的问世和我国改革开放带来的社会经济发展,我国器官移植于本世纪进入广泛临床应用。由于移植事业相关的法规建设与体制建设落后于医疗技术的进步,器官移植远远不能满足人民群众的医疗服务需求,也影响了国家法治建设的进步与国际政治形象。2007 年国务院颁布了《人体器官移植条例》,使我国器官移植开始走向法制化、规范化的轨道,揭开了我国器官移植事业改革的序幕。2008 年通过技术准入制度对器官移植医院进行了整顿,2009 年开始禁止器官移植旅游。2010 年原国家卫生部与红十字会开始建立了人体器官捐献试点工作,在上海等 11 个省市启动人体器官捐献宣传、动员和器官分配试点工作,探索建立人体器官捐献的组织机构、工作机制、规章制度、工作队伍、信息平台、保障措施和监督机制,试点工作经验成熟后,于 2013 年 2 月 15 日全国推开。2011 年最高法院《刑法修正案(八)》将"器官买卖"进入刑事犯罪、2013 年原国家卫生部颁布的《关于人体器官获取与分配暂行规定》以及 2010 年公民逝世后器官捐献工作启动后中国红十字会与原国家卫生部发布的 30 多个配套文件相继出台,2013 年中办、国办下发了《关于党员干部带头推动殡葬改革的意见》鼓励党员干部带头逝世后捐献器官与遗体,2017 年 5 月颁布《红十字会法》,明确了红十字会组织在器官捐献中的职能与作用。

根据中国共产党第十八届四中全会"依法治国"精神,2014 年 12 月 3 日,我国向世界郑重承诺,从 2015 年 1 月 1 日起停用死囚器官,公民自愿器官捐献为唯一合法器官来源,实现了我国器官来源的成功转型。2016 年,我国公民逝世后自愿器官捐献达到了 4080 例,数量跃居世界第二位。2016 年 10 月在北京人民大会堂举行的"中国-国际器官捐献大会"与2017 年 2 月在梵蒂冈教皇科学院主办的"教皇科学院打击人体器官买卖和器官移植旅游峰会"上,向世界介绍了中国器官移植十年改革的经验。

我们遵循世界卫生组织对器官移植事业的指导原则,并根据我国文化传统和社会经济发展阶段的具体情况,建立了一个科学的、伦理的国家器官捐献与移植体系,得到了全社会的热烈响应和国内外的广泛赞誉,这个体系被世界卫生组织称为"中国模式"。"中国模式"的特点:一是举国体制,二是制定有严格的法制框架,三是有健全的管理机构,四是有科学的人体器官捐献标准,五是有人道主义救助政策,六是具有弘扬全社会慈悲、互助、爱心等美德的人文精神。世界卫生组织(WHO)、世界移植协会(TTS)、伊斯坦布尔国际监管联盟(DICG)和梵蒂冈教皇科学院参加了 2017 年 8 月 5 日在昆明召开的国家器官捐献与移植大会,并向世界介绍中国移植改革经验与成绩,并将在习主席"一带一路"倡议下,为世界移植事业做出中国的贡献。

我们在肯定成绩的同时,应清醒地认识我们工作中的不足。我国的器官移植体系尚处于婴儿期,五个工作体系均亟待改善,仍然任重道远,在保证器官捐献数量的同时,如何保证和提高器官移植的质量将是行业发展中十分重要的工作。

本书所收集的指南由中华医学会器官移植学分会和中国医师协会器官移植医师分会组织相关领域专家制定或修订完善,涉及器官移植相关的多个方面,这将对临床器官移植的诊疗行为起到指导、规范的作用,对提高我国器官移植的医疗质量,救治那些罹患终末期疾病的患者,具有非常重要的意义。

中国人体器官捐献与移植委员会主任委员

中国器官移植发展基金会理事长

黄洁夫

2017 年 10 月

序 二

我国的器官移植已走过了半个多世纪，在党和国家的高度重视和正确领导下，在一代代器官移植工作者的自强拼搏和团结奋进下，当前我国移植事业已迈上了法制化、规范化发展的良性轨道，各项器官移植技术已趋成熟。在肝、肾、心、肺等大器官移植领域内，移植技术和受体生存质量完全达到国际先进水平，一系列中国标志性学术成果得到了国际同道的认可和高度赞誉，向世界展示了中国器官移植工作者的严谨求实、大胆创新、勇攀科学高峰的精神。

《"健康中国2030"规划纲要》的发布，既带来巨大的机遇，也对器官移植工作提出了更高的要求和挑战。为推进我国器官移植专科医师培训和继续教育工作，进一步规范器官移植医疗行为，全面提升技术水平和移植质量，在石炳毅教授的统筹组织下，由中国医师协会器官移植医师分会、中华医学会器官移植学分会等行业协会牵头，全国器官移植领域权威专家学者总结新形势下符合我国国情的移植领域工作新理论、新技术、新经验、新成果，接轨国际，倡导精准化与综合化治疗，兼顾规范化与个性化，形成新的《中国器官移植临床诊疗指南》。经过两年余的反复研讨和精心编纂，《指南》终于付梓，其涵盖器官移植绝大部分领域的27部指南，既传承历史经验，同时极富时代气息，尤其注重临床工作中的实用性，对临床实践做出了有坚实循证医学证据支撑的指导。

希望本书能助力打造规范化、专业化、国际化的中国器官移植医师队伍，推动我国器官移植事业继续科学、规范发展。

中国工程院院士

中国医师协会副会长、器官移植医师分会会长

中华医学会副会长、第六届器官移植学分会主任委员

郑树森

2017年10月

前　言

中国的肾脏移植始于 20 世纪 60 年代,相继带动了肝脏、心脏、肺、胰腺、小肠以及多种大器官联合移植。在几代人的不懈努力下,中国的器官移植取得了令世人瞩目的成就,新技术、新业务、新型免疫抑制方案不断开发和成熟,移植受者的长期存活与生活质量稳步提高。

在 2005 年之前,由于缺乏专门的法规支持和监管,中国的器官移植长期处于一种事实上的无序发展状态。因此,规范与加强人体器官移植技术临床应用管理、促进国内器官移植科学化、规范化和法制化建设,是引导我国器官移植事业健康发展的必要举措。

2007 年 5 月,国务院颁布了《人体器官移植条例》,这是我国第一部有关器官移植法规,标志着我国人体器官移植开始走上法制化建设的道路。同时在全国范围内实行器官移植资质准入制度。2009 年,在原国家卫生部人体器官移植技术临床应用管理委员会和中华医学会的领导与组织下,器官移植学分会组织编写了《临床诊疗指南——器官移植学分册》和《临床技术操作规范——器官移植学分册》,使得从事器官移植专业的医务人员在积极的医疗活动中有章可循、有据可依,对于提高医务人员的综合素质,提高医疗服务质量,加强医疗服务的监督管理发挥了十分积极的作用。

八年来,广大移植工作者在医疗活动中,遵照国家移植条例,认真学习、执行《指南》和《规范》,积极推动我国器官捐献和移植事业的健康发展。在这八年中,我国器官移植的发展日新月异,循证医学成果不断推陈出新,新理论、新技术、新设备、新模式、新成果不断涌现,特别是 2015 年我国成功地实现移植器官来源的根本性转型以来,移植事业又面临着新的机遇和挑战,迫切需要我们总结新的经验,形成新的共识,撰写一部新的《指南》。

2015 年 6 月,中华医学会器官移植学分会和中国医师协会器官移植医师分会联合决定,组织全国器官移植各专业学组(委员会)、各领域权威专家和青年学者在 2010 版《指南》的基础上编写《中国器官移植临床诊疗指南》。参加编写的专家共 295 人,组成 18 个编写组,相应建立 18 个微信群,召开 27 次审稿会,执笔者查阅了大量的国内外相关文献,审稿专家提供了丰富的临床经验,审稿会上认真讨论,微信群里反复切磋,字斟句酌,几易其稿,历经二年余,完成了 27 部指南的编写任务,相继在《中华器官移植杂志》《中华移植杂志(电子版)》《器官移植》杂志和《中华消化外科杂志》发表。

2017 版《指南》有如下特点:①27 部指南涉及面广泛,几乎涵盖了器官移植绝大部分领域。②每部指南均明确给出推荐意见,推荐意见根据 Grade 分级系统明确推荐强度和证据等级。③不再编写药物相关的临床应用指南。④增加捐献器官功能评估和维护指南,包括 Lifeport 和 ECMO 的应用指南等。⑤增加儿童肝、肾移植以及儿童捐献器官的功能评估、维护和应用指南。⑥强化器官移植术后感染的防治,在 CMV 和真菌感染的基础上增加 EB 病毒、BK 病毒感染和结核病临床诊疗指南等。

　　由于形势的需要，我们欣然命笔，在编写的过程中也曾遇到许多困难。我们本着"求同不存异"的原则，有讨论，有争议，最终达成共识。现将 27 部指南汇集成册，呈献给辛勤劳作在临床一线的广大器官移植工作者，希望能为推动新时期我国器官移植事业发展与科技进步发挥积极的作用。书中缺点和错误在所难免，敬请广大读者不吝赐教，以便再次修订时予以纠正，使其日臻完善。

编者

2017 年 6 月于北京

目 录

公民逝世后捐献供器官功能评估和维护指南

中华医学会器官移植学分会

中国医师协会器官移植医师分会

1 前言

我国现阶段公民逝世后器官捐献分为三大类:中国一类(C-Ⅰ),国标标准化脑死亡器官捐献(donation after brain death,DBD);中国二类(C-Ⅱ),国际标准化心脏死亡器官捐献(donation after cardiac death,DCD),包括目前国际上的 Maastrichit 标准(马氏标准)的 M-Ⅰ ~ Ⅴ类案例;中国三类(C-Ⅲ),中国过渡时期脑-心双死亡标准器官捐献(donation after brain death awaiting cardiac death,DBCD)。其中 C-Ⅰ、C-Ⅲ均是在脑死亡状态基础上进行的,而 C-Ⅱ 中不可逆的脑损伤亦接近脑死亡状态。因此,公民逝世后捐献供器官功能评估和维护主要建立在脑死亡导致的病理生理变化基础上。

由于脑死亡判定在我国尚属新事物,有关脑死亡的病理生理变化及支持性治疗等方面的理论和研究在广大医务人员中尚未得到普及和开展。为使公民逝世后捐献供器官功能的评估和保护技术在我国器官移植领域的临床应用和操作更为规范,中华医学会器官移植学分会和中国医师协会器官移植医师分会组织专家制订了《公民逝世后捐献供器官功能评估和维护指南(2016 版)》,以期为相关临床科室工作的规范化开展提供指引。

2 指南参照的推荐级别/证据水平标准

本共识按照"推荐分级的评估、制定与评价(GRADE)"系统对证据质量等级和推荐强度进行分级。

3 公民逝世后捐献供器官功能评估和维护的原则

脑死亡判定成立前后的医疗活动处理原则不相同。脑死亡之前称为"救治生命",治疗的目的和重点在于逆转受损的脑功能,以维持血压保证脑组织血流供应为首要。但确诊脑死亡后,治疗的方向转为维持并优化器官功能以满足移植的需要,称之为"救治器官",以保证供者中枢外器官的血流氧合灌注和功能为主。脑死亡后最终不可避免导致心脏停跳死亡,在此病程演变过程中,器官功能逐渐出现不同程度的受损甚至是衰竭。随着时间的推移,脑死亡机体的内环境紊乱状态及器官功能受损将显著增加。因此,对器官功能保护治疗的时间更紧迫,不能延误。

推荐意见:

1. 所有被诊断为脑死亡并维持机械通气的患者在医学上都是潜在的器官捐献供者(1-A)。

2. 对脑干反射消失的重症患者引入脑死亡的诊断,并进行规律性、持续优化的器官功能保护性重症治疗和对拟移植器官功能进行针对性评估,对获取数量更多、质量更好的潜在移植器官非常重要(1-B)。

3. 及时确诊脑死亡、熟悉器官捐献供者的病情并尽早开始器官保护的重症治疗是器官移植成功的开始。缩短从诊断脑死亡到开始进行供器官保护治疗的时间,可有效提高适于移植的器官产出率和移植后生存率(1-B)。

4 捐献供器官功能评估与选择

一旦脑死亡判断成立(或出现严重的不可逆脑损伤),并且其直系亲属同意捐献器官,应进行综合评估以确定其是否适合进行器官捐献。必须注意供者是一个有机的整体,需要全面、系统地了解病情、查缺补漏。患者病情的评估可以根据情况选择急性生理和慢性健康状况Ⅱ评分、Glasgow昏迷评分、创伤评分、威斯康星大学评分系统、美国器官共享联合网络评估系统或其他评分系统,评估的过程是动态、连续的。

推荐意见:

4. 评估的内容包括(1-B):

(1) 是否为致命性疾病/损伤,及对器官功能的影响;

(2) 是否为脑死亡或心脏死亡不可逆损伤,及脑死亡过程中对器官功能的影响;

(3) 心脏、肺、肝、肾以及胰腺等捐献器官功能状态或受损严重程度;

(4) 是否合并感染、弥散性血管内凝血(disseminated or diffuse intravascular coagulation,DIC)等全身疾病,全身状况对器官功能的影响程度;

(5) 疾病、预后、救治过程影响器官功能的因素和环节。

5. 临床信息收集要点(1-B):供者年龄、性别、体质量、身高;手术史和既往史(吸烟、吸毒、酗酒、性行为、过敏史);导致脑死亡的损伤或发病原因;ICU住院时间;目前的临床状况(包括生理参数,机械通气参数,合并感染及抗感染方案,心律失常、血流动力学不稳定的时间,心肺复苏次数及持续时间,低血氧饱和度的时间,血管活性药物的使用种类和剂量等)。注意创伤后的主要症状、体征及其发展变化情况,所采取的急救措施和用药情况也相当重要;尤其需要关注创伤后早期的肝、肾等器官功能的实验室检查以及腹部X线、B超、CT等检查结果,以判明创伤后实质性器官是否有损伤和损伤的程度,同时更需要重视这些检查结果的动态发展和变化速度。

6. 实验室检查包括(1-B):ABO血型、HLA配型、全血细胞计数、血电解质、血糖、动脉血气分析、尿液分析、凝血全套、病毒感染性疾病的检测(甲、乙、丙、丁、戊型肝炎病毒,EB病毒,CMV,HIV,人类嗜T细胞病毒等);病原微生物感染性疾病(细菌、真菌、分枝杆菌、寄生虫等)检查(血液、脑脊液、体腔渗出液、尿液和痰等分泌物的显微镜检测、培养及直接药敏试验等)。

7. 对于捐献不同器官的供者,还需要对具体的器官功能进行相应特殊检查(1-B):

(1) 心脏检查:心功能的临床评估、心肌酶谱和肌钙蛋白的检测、心电图分析、胸部X线检查、超声心动图,超过45岁者行心导管检查;

(2) 肺脏检查:100%氧气吸入、呼气末正压通气(positive end expiratory pressure,PEEP)

为 $5cmH_2O(1cmH_2O=0.098kPa,$ 下同 $),30min$ 后检测氧合指数,动态动脉血气分析,胸部 X 线检查,支气管镜检查;

（3）肝脏检查:肝功能、凝血酶原时间、活化部分凝血活酶时间;

（4）肾脏检查:电解质、血尿素氮、血清肌酐;

（5）胰腺检查:动态血糖、血淀粉酶和脂肪酶等监测。

4.1 器官捐献的禁忌证(表1)

排除存在对受者有致命威胁的系统性或感染性疾病的供者。

表1 器官捐献的禁忌证

绝对禁忌证	相对禁忌证
相关移植器官的慢性疾病	已经控制的中枢神经系统或皮肤恶性肿瘤
严重的细菌、真菌和病毒的全身性感染(尤其是由多重耐药菌引起的全身性感染)	已治愈的感染性疾病
	HBV、HCV 血清学阳性
颅外恶性肿瘤	供者患有内科疾病(高血压合并肾病、糖尿病合并肾病、系统性红斑狼疮)
HIV 感染	
HCV 感染	年龄超过65岁
血行播散型肺结核	小肠穿孔合并肠内容物外溢等
严重高血压	
严重 DIC	
镰状细胞贫血或其他血红蛋白病	
最近有静脉注射吸毒	

4.2 脑死亡标准供者特征(表2)

表2 脑死亡标准供者特征

项目	标准	项目	标准
平均动脉压	$65\sim100mmHg$	动脉血氧分压	$>80mmHg$
尿量	$1.0\sim1.5mL\cdot kg^{-1}\cdot h^{-1}$	体温	$35.5\sim38.0℃$
血红蛋白	$70\sim90g/L$	血清钠	$<150mmol/L$
乳酸	$1.0\sim1.5mmol/L$		

注:$1mmHg=0.133kPa$

4.3 不同器官移植的标准供者

4.3.1 肝脏

①年龄<50岁;②无肝胆疾病;③无严重的腹部损伤,无全身感染或肿瘤;④尿量>50ml/h,血清肌酐<133μmol/L;⑤血流动力学和呼吸功能稳定:收缩压>100mmHg(1mmHg=0.133kPa,下同),中心静脉压>5cmH₂O,多巴胺用量<10μg/(kg·min),血气分析指标基本正常。

4.3.2　肾脏

①年龄 10 ~ 39 岁;②死亡原因为非脑血管疾病;③血清肌酐<133μmol/L;④无高血压。

4.3.3　心脏

①年龄<50 岁;②心脏超声没有室壁运动异常,左心室射血分数>50%,瓣膜结构功能良好;③多巴胺用量<15μg/(kg·min);④供、受者体质量比例为 0.7 ~ 1.5;⑤冷缺血时间<4h;⑥心电图正常或轻微 ST-T 改变,无心脏传导异常;⑦无细菌、真菌、分枝杆菌等的全身性感染;⑧血清学检查排除 HBV、HCV、HIV 等病毒感染。

4.3.4　肺脏

①年龄<55 岁;②胸部 X 线正常;③动脉血气分析:在吸入氧浓度(FiO$_2$)= 1、PEEP = 5cmH$_2$O 时,动脉血氧分压(PaO$_2$)>300mmHg;④纤维支气管镜检查没有脓性分泌物或误吸;⑤无恶性肿瘤;⑥无细菌、真菌、分枝杆菌和病毒等病原体的全身性感染;⑦无肺部创伤、挫裂伤或损伤手术修复史;⑧无长期或大量吸烟史(超过 5 年的吸烟史或在过去 1 年每天吸烟超过 20 支)。

4.3.5　胰腺

①年龄<55 岁;②无酗酒史;③个人或家族无糖尿病史;④血淀粉酶水平正常;⑤同时符合肾移植的选择标准。

4.4　扩大标准供者(expanded criteria donor,ECD)

除符合标准条件 DBD 以外的供者均被列为 ECD:①在脑死亡期间切取器官前难以维持循环稳定等基本条件的供者;②心脏死亡供者;③DBD 合并高龄、糖尿病、高血压、感染性疾病(HBV、HCV)、某些肿瘤、轻度结构功能异常(肝肾综合征、早期糖尿病肾病或 IgA 肾病、轻中度脂肪肝、轻度解剖学异常等);④移植物缺血时间过长。

5　捐献供器官功能维护的临床应用技术

5.1　捐献供器官功能维护新的治疗目标

捐献供器官功能维护的目的是防止甚至挽救器官功能和形态上的损伤,努力提高捐献器官的质量和数量。脑死亡后机体的最终血流动力学特征是有效循环血容量明显降低和器官组织低灌注,组织细胞缺氧是本质,其最终结果是多器官功能障碍综合征(multiple organ dysfunction syndrome,MODS)。目前多数临床实践以血压恢复正常、心率下降、尿量恢复等作为复苏的目标。从病理生理角度来看,达到上述的复苏目标后,机体仍然存在器官组织缺氧,仍然有部分机体因全身炎症反应、缺血再灌注损伤以及肠道细菌和(或)毒素移位而最终发生 MODS。因此,目前维持器官功能的"4 个 100 原则"(收缩压>100mmHg、尿量>100ml/h、PaO$_2$>100mmHg、血红蛋白>100g/L)显然是不够充分的。器官功能复苏的目标应是纠正组织细胞缺氧和氧债。实现脑死亡后器官功能的充分复苏,不仅仅要纠正血流动力学紊乱和氧代谢紊乱,还要采取积极有效措施,防止 MODS 的发生或进展。

推荐意见:

8. 捐献供器官功能维护新的治疗目标是改善器官的灌注和氧合(1-B)。

9. 根据复苏治疗的阶段和目标,可将脑死亡后器官功能维护治疗分为血流动力学恢复稳定阶段(或称为捐献器官灌流恢复阶段)、氧代谢恢复阶段和 MODS 防治阶段。三个阶段同时进行,相互影响、相互作用(1-C)。

5.2 完善监测系统

患者进展到脑死亡阶段,病情进入了终末期,实体器官功能或多或少会受损,机体内环境更为复杂和紊乱,因此器官功能维护过程中需要进行持续、严密监测。根据临床观察及时明确主要生理功能的各种变化,进行科学的调整管理,减少和避免过度治疗,使器官功能迅速复苏到最佳状态,满足器官移植的要求。既要检测机体整体的功能状况,持续监测供者的氧合、通气、循环和体温的变化,更要重视监测各个实体器官尤其是用于进行移植的器官功能。

推荐意见:

10. 维护期间应建立的基本监测项目(1-B):①心电图;②有创动脉血压;③中心静脉压(central venous pressure,CVP);④食管、直肠或(和)鼻咽部测温;⑤脉搏氧饱和度;⑥尿量;⑦呼吸机参数(呼吸道压力、潮气量、呼吸频率、呼气末二氧化碳分压);⑧血糖及电解质;⑨血气分析和乳酸;⑩肝肾功能;⑪出、凝血功能。

11. 供者容量的变化常常需要有创技术连续监测机体的心血管功能(1-B):①肺动脉压和肺毛细血管楔压及心排血量;②氧代动力学;③脉搏指数连续心输出量监测;④经食管超声心动图;⑤微循环功能等。

5.3 心血管功能支持和恢复氧供需平衡

脑死亡后早期出现交感神经活性增强引起"交感风暴",此时可应用短效 β 受体拮抗剂(如艾司洛尔)。短暂的"交感风暴"过后,儿茶酚胺分泌急剧减少,体、肺循环阻力下降,外周血管扩张甚至发生血管麻痹综合征。同时,脑死亡引起血管运动中枢功能严重受损等综合因素,导致以低血压为主要表现的血流动力学紊乱。血流动力学紊乱是脑死亡机体最持久的病理生理改变之一,导致全身有效循环血量明显减少,引起组织器官灌注量急剧减少和组织器官缺氧。因此,器官功能的维护首先应进行心血管功能支持治疗,目的是维持心脏有效做功,保证其他器官的有效灌注和氧供。

推荐意见:

12. 首先进行积极的输液复苏治疗以纠正由于限制液体、中枢性尿崩症或高血糖症引起的低血容量或低血压,维持充足的循环血量,保证有效的心输出量和器官灌注,但应重视液体负荷过重对呼吸功能的不良影响(1-B)。

13. 心血管功能的有创监测对于指导治疗十分关键,推荐:维持 CVP 6 ~ 10mmHg,同时收缩压>100mmHg,平均动脉压(mean artery pressure,MAP)>60mmHg,左心室射血分数>45%,混合静脉血氧饱和度60% ~ 80%;对于血流动力学不稳定的脑死亡患者,应当测定心输出量;在循环稳定的状态下维持红细胞压积在20%以上,循环状态不稳定的情况下则尽量维持在30%以上(1-C)。

14. 如果不准备进行心脏移植,则可以维持更高的 MAP 以增加其他器官的灌注(1-C)。

15. 如果在充分的液体复苏治疗后低血压仍然持续存在,则需要加用正性肌力药物(1-A)。

16. 脑死亡后心血管功能支持治疗可选择多巴胺、肾上腺素或去甲肾上腺素;但应用外源性儿茶酚胺将引起心肌ATP的迅速耗竭,从而对移植后的心脏功能产生不利影响(1-B)。

17. 临床应用小剂量血管加压素除能治疗尿崩症外,还能改善动脉血压,降低机体对外源性儿茶酚胺的需求,有利于肾脏、肝脏和心脏功能的保护(1-B)。

体外膜肺氧合(extracorporeal membrane oxygenation,ECMO)既能提供持续有效的灌注,保证供者组织器官的充分供血供氧,又能减少大量血管活性药物的应用,并在此过程中纠正内环境紊乱。在器官切除前没有热缺血损伤,减少了不可预测的心脏骤停,同时提供了充分的时间切除器官,为获得最佳质量供器官提供良好的条件。

推荐意见:

18. 当出现下列循环功能不稳定的DBD供者,可考虑应用ECMO进行器官功能保护(1-C):

①心脏骤停、心肺复苏史(心脏按压20min以上);

②MAP:成人<60~70mmHg;儿童<50~60mmHg;婴幼儿<40~50mmHg;

③心脏指数<2L·min^{-1}·m^{-2}(>3h);

④在血容量正常情况下使用大量血管活性药物:多巴胺>20μg·kg^{-1}·min^{-1};(去甲)肾上腺素>1μg·kg^{-1}·min^{-1}(>3h);

⑤尿量<0.5mL/(kg·h);

⑥血生化指标:急性肝肾功中、重度损害;

⑦其他:心电图ST-T改变明显;难以纠正的代谢性酸中毒(>3h)。

19. 实施中国二类(DCD)和中国三类(DBCD)的器官捐献,供者撤除生命支持治疗及判定供者心脏死亡后、器官切取之前,利用ECMO进行胸腹腔脏器原位氧合血灌注2~4h,偿还机体氧债,纠正内环境紊乱,有效减轻热缺血损伤,改善器官移植的效果(1-C)。

20. 脑死亡供者心律失常往往继发于电解质失衡、低体温、心肌缺血或医源性因素等,治疗时应当首先纠正上述因素。如纠正上述因素后仍无效,应及时应用抗心律失常药物,心动过缓首选异丙肾上腺素,其他类型的心律失常首选胺碘酮(1-B)。

5.4 呼吸功能支持治疗

呼吸功能支持治疗的目的在于提高移植器官的氧输送。脑死亡后,多种因素都可以导致肺损伤,包括既往肺损伤、误吸、"交感风暴"、肺水肿、呼吸机相关性肺炎、院内肺部感染以及严重的全身炎症反应,目前临床上只有22%的供者捐献肺脏可用于肺移植手术。因此,呼吸治疗措施在维持氧合的同时,强调肺保护的重要性。

推荐意见:

21. 对于准备行肺移植的供者,在维持氧合的同时,强调肺保护策略:尽可能应用较低的FiO_2,6~8mL/kg潮气量,避免呼吸损伤,同时将PEEP控制在5~10cmH_2O,维持PaO_2在75mmHg以上,谨慎进行输液治疗,并监测CVP、肺动脉楔压,合理使用血管活性药物,控制呼吸道感染等(1-B)。

5.5 神经内分泌紊乱的处理——激素治疗

脑死亡后因下丘脑-垂体-肾上腺轴阻断,垂体后叶储存和释放的激素(抗利尿激素、催产素),以及垂体前叶形成的生长激素、促甲状腺素和促肾上腺皮质激素持续减少甚至缺如。

皮质醇和甲状腺素分泌减少可引起心肌细胞的新陈代谢障碍以及心肌收缩力下降,加重血流动力学紊乱,同时增加炎症级联反应。

推荐意见:

22. 建议应用标准的激素治疗:甲泼尼龙(15mg/kg 静脉推注),三碘甲状腺原氨酸(4μg静脉推注后、3μg/h 持续输注),以及精氨酸血管加压素(1U 静脉推注后、0.5~4.0U/h 持续输注)(1-B)。

5.6 抗炎和免疫调节

严重的颅脑损伤和颅内出血是导致脑死亡的最常见病因,往往从一开始就对机体造成严重影响,引起各种炎症介质过量释放和炎症细胞过量激活,可导致一种难以控制的全身瀑布式炎症反应,即全身炎症反应综合征(systemic inflammatory response syndrome,SIRS),造成组织器官严重损伤。因此,阻断 SIRS 的发展十分重要,可预防和减轻器官功能受损。

推荐意见:

23. 使用清除自由基和减轻炎症反应的措施,包括乌司他丁、血必净、前列腺素 E1、还原型谷胱甘肽或连续性肾脏替代治疗(continuous renal replacement therapy,CRRT)等,是供者脏器功能保护的有效手段(1-B)。

24. 甲泼尼龙通过其免疫抑制作用减少器官移植术后发生的缺血再灌注损伤和急性排斥反应,一经诊断为脑死亡直接应用甲泼尼龙(1-B)。

5.7 纠正水电解质和酸碱失衡

脑死亡后易出现代谢性酸中毒,加重循环系统的不稳定,如发生低血压、严重心律失常(室性心律失常、室颤等),心肌收缩力进一步下降,血管活性药物的作用降低。此外,脑死亡后抗利尿激素减少甚至缺如,导致尿崩症,引起高钠血症。同时为了降低颅压而大剂量使用甘露醇、利尿剂和限制液体输入,以及高血糖反应(大量输入含糖液体、应用糖皮质激素和正性肌力药可加剧血糖升高、体温降低和胰腺微循环障碍等)引起渗透性利尿,造成循环血量减少。脑死亡早期由于血浆渗透压增高、代谢性酸中毒以及失水多于失钠等原因,极易造成高钠血症、低钙血症、低镁血症、低钾血症和低磷酸血症等电解质紊乱。脑死亡晚期由于肾功能受损,可导致高钾血症等电解质紊乱。因此,及时监测和纠正内环境并保持稳定十分重要。

推荐意见:

25. 如不进行机体内环境的纠正治疗,约 20% 的脑死亡患者在 6h 之内,或 50% 的脑死亡患者在 24h 之内可出现心脏骤停。因此,必须保持水电解质、酸碱平衡,纠正低蛋白血症(1-B)。

26. 尿崩症导致大量液体和电解质丢失,根据尿量给予低张晶体液,同时及时监测电解质变化,相应调整补液中电解质的量;如出现高钠血症,采用等量生理盐水加 5% 葡萄糖液补偿尿量丧失量及每日生理需要量(1-C)。

27. 尿量大于 5.0ml/(kg·h),尿比重低于 1005g/L 时,应给予小剂量精氨酸血管加压素(0.5~0.6U/h)使尿量减少,极严重的病例可间断应用 1-去氨基-8-D-精氨酸加压素(1-C)。

28. 根据血糖水平调整胰岛素用量,以维持血糖在许可范围(<10mmol/L)(1C)。

29. 当出现以下严重的或内科方法难以纠正的内环境紊乱,可使用 CRRT 技术(1-C):①血清钠>160mmol/h;②血清钾>6mmol/h;③严重的代谢性酸中毒,血碳酸氢根<10mmol/h,补碱难以纠正;④少尿或无尿(<0.5ml/(kg·h)),液体负荷过重;⑤急性肾损伤 2 期、3 期。

5.8 纠正凝血功能障碍

脑死亡过程中,缺血或坏死的脑组织能够释放组织凝血活酶,与被破坏的内皮细胞共同激活凝血途径。单核-巨噬细胞产生大量细胞因子,特别是 TNF-α 可引起组织因子的表达增加,后者与凝血因子Ⅶ结合成复合体,激活凝血因子 X,导致微血栓形成。凝血系统活性增加反过来激活纤溶系统,凝血-纤溶动态平衡被打破,触发 DIC 的发生,多达 28% 的脑死亡患者发生 DIC。器官微血栓形成主要见于合并 DIC 的供者,其危险因素包括:①严重的脑外伤,尤其是开放性颅脑损伤,损伤的脑组织释放脂肪、磷脂和凝血酶等物质,进入血液循环可以激活内源性和外源性的凝血级联反应,导致纤维蛋白的形成;②死亡前大量输血;③脑死亡前的心肺复苏病史;④合并急性坏死性胰腺炎的供者。

推荐意见:

30. 如果供者没有活动性出血和抗凝溶栓的禁忌证,可常规使用肝素,对防治脑死亡后 DIC 的发生发展有重要作用(1B)。如血栓形成,可使用尿激酶(1-C)。

5.9 体温调节

脑死亡后下丘脑丧失体温调节功能,可出现生理节律性体温波动消失以及变温性紊乱(中枢性高热或低体温),体温调节功能丧失未经治疗可影响器官功能。

推荐意见:

31. 可静脉输注经过加温或冰冷的液体,应用加温毯或持续冰毯降温,或保证吸入气体的加温、加湿,以维持体温正常(直肠温度>35℃)(1-B)。

5.10 预防感染和抗感染

多种因素易导致脑死亡供者的局部和全身感染:外伤或创伤、气管插管机械通气、留置深静脉导管和尿管等因素;脑死亡后小肠可能发生的炎症反应、细胞凋亡和结构破坏等;抗生素使用导致的菌群失调或细菌移位。因此,必须重视供者的病原体感染,尤其是多重耐药细菌、真菌等特殊病原体。

推荐意见:

32. 对供者的各项治疗措施,均应严格遵循无菌原则,每日应常规对血、尿、痰等进行病原体的检测和培养,行胸部 X 线检查;器官获取后,常规对灌注液或保存液进行病原体的检测和培养(1-B)。

33. 只有当供者的感染被彻底控制,才考虑使用供器官,应避免使用对器官有较强毒性的抗生素等药物(1-B)。

34. 应避免使用对器官有较强毒性的抗生素等药物。抗感染贯穿于供器官维护、保存、运输、修整、术后(1-B)。

5.11 器官切取术中的器官功能保护和管理

在无麻醉状况下,脑死亡供者在器官切取期间血流动力学呈双向改变,即切开皮肤后动脉血压升高,持续一段时间后下降,外周交感和副交感神经受到刺激后,仍可释放残存的儿茶酚胺,造成一过性的血压升高,这将损害供器官功能。将供者转运至手术室后,应对供器官功能进行评估并继续对器官功能进行维护和适当的麻醉管理,保证器官有效的氧合和灌注。

推荐意见:

35. 脑死亡供者器官切取期间应给予适当麻醉管理。除加强监测、及时纠正内环境紊乱、保证重要器官足够的血流灌注等措施外,还必须给予供者适当的镇痛和肌松等麻醉措施,消除器官切取期间有害的应激反应,以避免对可移植器官功能的进一步损害(1-B)。

36. 器官获取时在术前备血,术中要注意血容量的变化,必要时可以成分输血,尤其是多器官联合分组获取时(1-C)。

37. 器官获取前,可使用甲泼尼龙(30mg/kg)和甘露醇(1.5g/kg)以减轻缺血再灌注损伤(1-C)。

38. 使用前列腺素可以减轻肾门被牵拉时的血管痉挛,对肝、肺获取亦有器官保护作用(1-C)。

39. 在器官获取前静脉注射利多卡因2mg/kg,可以减少移植后急性肾小管坏死发生率(1-C)。

40. 在器官获取前给予肝素375~625U/kg(3~5mg/kg)以防止血栓形成(1-B)。

6 小结

详细了解器官捐献供者的病情并正确评估器官功能,同时尽早开始进行器官功能维护的重症医学治疗是器官移植成功的开始。以改善捐献器官的氧合和灌注为主要治疗目标,开展综合有效的器官保护重症治疗,可以:①提高潜在捐献者的数量;②提高捐献者的器官产出率;③修复和改善捐献器官的质量;④保证受者器官移植的安全;⑤降低器官移植术后并发症和移植器官功能恢复延迟和/或无功能的发生率。

7 利益声明

本指南的发布不存在与任何公司、机构或个人之间的利益冲突。

参 考 文 献

[1] 中华医学会器官移植分会.中国心脏死亡器官捐献工作指南(第2版)[J].中华器官移植杂志,2011,32(12):756-758.

[2] 国家卫生和计划生育委员会脑损伤质控评价中心.脑死亡判定标准与技术规范(成人质控版)[J/CD].中华移植杂志:电子版,2015,9(1):13-17.

[3] 国家卫生和计划生育委员会脑损伤质控评价中心.脑死亡判定标准与技术规范(儿童质控版)[J/CD].中华移植杂志:电子版,2015,9(2):54-57.

[4] 文宁,张素斌,秦科,等.早期目标液体复苏对脑死亡血流动力学及氧代谢的影响[J].广西医科大学学报,2011,28(5):664-668.

[5] 秦科,孙煦勇.体外膜肺氧合在心死亡或脑死亡捐献器官保护中的应用的进展[J].中华器官移植杂志,2012,33(11):702-704.

[6] 孙煦勇,秦科,董建辉,等.体外膜肺氧合对循环功能不稳定中国一类捐献器官功能的保护三例[J].中

华器官移植杂志,2012,33(11):657-660.

[7] 霍枫,李鹏,汪邵平.体外膜肺氧合在心脏死亡器官捐献中的应用[J].中华消化外科杂志,2013,12(9):648-651.

[8] 蓝倩,李壮江,孙煦勇,等.体外膜肺氧合应用在捐献器官移植中的伦理学意义[J].中国医学伦理学,2015,28(5):741-744.

[9] Mascia L,Mastromauro I,Viberti S,et al. Management to optimize organ procurement in brain dead donors[J]. Minerva Anestesia,2009,75(3):125-133.

[10] Guidelines relating to solid organ transplants from non-heart beating donors[DB/OL]. British Transplantation Society,2004(2012)[2013-7-1]. http//ukpmc. ac. uk/guidelines/HIR/142956.

[11] Council of Europe,European Directorate for the Quality of Medicine and HealthCare. Council of Europe:Guide to the quality and safety of organs for transplantation(5th edition)[M]. Strasbourg,France,2013.

[12] Organ donation and transplantation activities 2011. Global Observatory on Donation and Transplantation[DB/OL]. 2011 [2013-4-1]. http//www. transplant-observatory. org/Pages/DataRepOrts.

[13] Matesanz R,Dominguez-Gil B,Coil E,et al. Spanish experience as a leading country:what kind of measures were taken? [J]. Transplant Int,2011,24(4):333-343.

[14] Barber K,Falvey S,Hamilton C,et al. Potential for organ donation in the United Kingdom:audit of intensive care records[J]. Br Med J,2006,332(7550):1124-1127.

[15] Sheehy E,O'Connor KJ,Luskina RS,et al. Investigating geographic variation in mortality in the context of organ donation[J]. Am J Transplant,2012,12(6):1598-1602.

[16] Dominguez-Gil,Delmonico F,Shaheen FAM,et al. The critical pathway for deceased donation:reportable uniformity in the approach to deceased donation[J]. Transpl Int,2011,24(4):373-378.

[17] De la Rosa G,Dominguez-Gil B,Matesanz R,et al. Continuous evaluating performance in deceased donation:The Spanish Quality Assurance Program[J]. Am J Transplant,2012,12(9):2507-2513.

[18] Procaccio F,Rizzato L,Ricci A,et al. Indicators of efficiency in potential organ donation and identification:preliminary results from the national registry of deaths with acute cerebral lessions in Italian intensive care units[J]. Organ,Tissues and Cells,2008,2:125-129.

[19] Sheehy E,Conrad SL,Brigham LE,et al. Estimating the number of potential organ donors in the United States[J]. N Engl J Med,2003,349(21):667-674.

[20] Manara AR,Murphy PG,O'Callaghan G. Donation after circulatory death[J]. J Anaesth,2012,108(Suppl 1):i108-i121.

[21] Reich DJ,Mulligan DC,Abt PL,et al. ASTS recommended practice guidelines for controlled donation after cardiac death organ procurement and transplantation[J]. Am J Transplant,2009,9(9):2004-2011.

[22] Buell JF,Trofe J,Sethuraman G,et al. Donors with central nervous system malignancies:are they truly safe? [J]. Transplantation,2003,76(2):340-343.

[23] Merion RM,Ashby VB,Wolfe RA,et al. Deceased-donor characteristics and the survival benefit of kidney transplantation[J]. JAMA,2005,294(21):2726-2733.

[24] Olson L,Cravero L. Donor factors that affect the number of organs transplanted per donor[J]. Prog Transplant,2009,19(3):259-266.

[25] Halpern SD,Shaked A,Hasz RD,et al. Informing candidates for solid-organ transplantation about donor risk factors[J]. N Engl J Med,2008,358(26):2832-2837.

［26］ Watson CJ,Johnson RJ,Birch R,et al. A simplified donor risk index for predicting outcome after deceased donor kidney transplantation［J］. Transplantation,2012,93(3):314-318.

［27］ Singh RP,Farney AC,Rogers J,et al. Hypertension in standard criteria deceased donors is associated with inferior outcomes following kidney transplantation［J］. Clin Transplant,2011,25(4):E437-E446.

［28］ Holmes B,Diamond M. Amyotrophic lateral sclerosis and organ donation:is there risk of disease transmission ［J］. Ann Neurology,2012,72(6):832-836.

［29］ Kauffman HM,McBride MA,Delmonico FL. First report of the United Network for Organ Sharing Transplant Tumor Registry:donors with a history of cancer［J］. Transplantation,2000,70(12):1747-1751.

［30］ Desai R,Collett D,Watson CJ,et al. Cancer transmission from organ donors:unavoidable but low risk［J］. Transplantation,2012,94(12):1200-1207.

［31］ Watson CJE,Roberts R,Wright KA,et al. How safe is it to transplant organs from deceased donors with primary intracranial malignancy? An analysis of UK Registry data［J］. Am J Transplant, 2010, 10 (6): 1437-1444.

［32］ Mukhopadhyay P,Kumar V,Rathi M,et al. Transmission of human immunodeficiency virus infection by renal transplantation［J］. Indian J Nephrol,2012,22(2):133-135.

［33］ Chiarelli AG. Donor and organ suitability:risk due to donor social behavior［J］. Transplant Proc,2004,36 (3):426-427.

［34］ McKeown DW,Bonser RS,Kellum JA. Management of the heartbeating brain-dead organ donor［J］. Br J Anaesth,2012,108 (Suppl 1):i96-i107.

［35］ Casartelli M,Bombardini T,Simion D,et al. Wait,treat and see:echocardiographic monitoring of brain-dead potential donors with stunned heart［J］. Cardiovasc Ultrasound,2012,10(1):1-8.

［36］ Ballarin R,Cucchetti A,Spaggiari M,et al. Long-term follow-up and outcome of liver transplantation from anti-hepatitis C virus-positive donors:a European multicentric case-control study［J］. Transplantation,2011, 91(11):1265-1272.

［37］ Seem DL,Lee I,Umscheid CA,et al. Excerpt from PHS guideline for reducing HIV,HBV and HCV transmission through organ transplantation［J］. Am J Transplant,2013,13(8):1953-1962.

［38］ Rabinstein AA,Yee AH,Mangrekar J,et al. Prediction of potential for organ donation after cardiac death in patients in neurocritical state:a prospective observational study［J］. Lancet Neurol,2012,11(5):414-419.

［39］ Power BM,Van Heerden PV. The physiological changes associated with brain death-current concepts and implications for treatment of the brain dead organ donor［J］. Anaesth Intensive Care,1995,23(1):26-36.

［40］ Valero R. Donor management:one step forward［J］. Am J Transplant,2002,2(8):693-694.

［41］ Mascia L,Mastromauro I,Viberti S,et al. Management to optimize organ procurement in brain dead donors ［J］. Minerva Anestesia,2009,75(3):125-133.

［42］ Venkateswaran RV,Patchell VB,Wilson IC,et al. Early donor management increases the retrieval rate of lungs for transplantation［J］. Ann Thorac Surg,2008,85(1):278-286.

［43］ Cantin B,Kwok BW,Chan MC,et al. The impact of brain death on survival after heart transplantation:time is of the essence［J］. Transplantation,2003,76(9):1275-1279.

［44］ Odim J,Laks H,Banedi A,et al. Does duration of donor brain injury affect outcome after orthotopic pediatric heart transplantation? ［J］. J Thorac Cardiovasc Surg,2005,130(1):187-193.

［45］ Abdelnour T,Rieke S. Relationship of hormonal resuscitation therapy and central venous pressure on increasing organs for transplant[J]. J Heart Lung Transplant,2009,28(5):480-485.

[46] Avlonitis VS, Wigfield CH, Golledge HD, et al. Early hemodynamic injury during donor brain death determines the severity of primary graft dysfunction after lung transplantation[J]. Am J Transplant,2007,7(1):83-90.

[47] Wheeldon DR, Potter CD, Oduro A, et al. Transforming the "unacceptable" donor: Outcomes from the adoption of a standardized donor management technique[J]. J Heart Lung Transplant, 1995, 14(4): 734-742.

[48] Salim A, Martin M, Brown C, et al. The effect of a protocol of aggressive donor management: Implications for the national organ donor shortage[J]. J Trauma,2006,61(2):429-433.

[49] Shemie SD, Doig C, Dickens B, et al. Severe brain injury to neurological determination of death: Canadian forum recommendations[J]. CMAJ,2006,174(6):S1-S13.

[50] Rosendale JD, Chabalewski FL, McBride MA, et al. Increased transplanted organs from the use of a standardized donor management protocol[J]. Am J Transplant,2002,2(8):761-768.

[51] Jenkins DH, Reilly PM, Schwab CW. Improving the approach to organ donation: a review[J]. World J Surg, 1999,23(7):644-649.

[52] Lopez-Navidad A, Domingo P, Caballero F. Organ shortage: viability of potential organ donors and possible loss depend on health care workers who are responsible for the organ procurement program[J]. Transplant Proc,1997,29(8):3614-3616.

[53] Singbartl K, Murugan R, Kaynar AM, et al. Intensivist-led management of brain-dead donors is associated with an increase in organ recovery for transplantation[J]. Am J Transplant,2011,11(7):1517-1521.

[54] Wood RE. Donor management, multi organ procurement and renal preservation[J]. J R Soc Med,1996,89(Suppl 29):23-24.

[55] Avlonitis VS, Wigfield CH, Kirby JA, et al. The hemodynamic mechanisms of lung injury and systemic inflammatory response following brain death in the transplant donor[J]. Am J Transplant, 2005,5(4 Pt 1): 684-693.

[56] Wood KE, Becker BN, McCartney JG, et al. Care of the potential organ donor[J]. N Engl J Med,2004,351(26):2730-2739.

[57] Salim A, Martin M, Brown C, et al. Complications of brain death: frequency and impact on organ retrieval [J]. Am Surg,2006,72(5):377-381.

[58] Boom H, Mallat MJ, de Fijter JW, et al. Calcium levels as a risk factor for delayed graft function[J]. Transplantation,2004,77(6):868-873.

[59] Cywinski JB, Mascha E, Miller C, et al. Association between donor-recipient serum sodium differences and orthotopic liver transplant graft function[J]. Liver Transpl,2008,14(1):59-65.

[60] Zaroff JG, Rosengard BR, Armstrong WF, et al. Consensus conference report: maximizing use of organs recovered from the cadaver donor: cardiac recommendations: March 28-29,2001, Crystal City,Va [J]. Circulation, 2002,106(7):836-841.

[61] Schnuelle P, Lorenz D, Mueller A, et al. Donor catecholamine use reduces acute allograft rejection and improves graft survival after cadaveric renal transplantation[J]. Kidney Int,1999,56(2):738-746.

[62] Schnuelle P, Berger S, de BJ, et al. Effects of catecholamine application to brain-dead donors on graft survival in solid organ transplantation[J]. Transplantation,2001,72(3):455-463.

［63］ Schnuelle P,Berger S,de BJ,et al. Donor employment of vasopressors and its impact on allograft survival after transplantation［J］. Transplant Proc,2001,33(1-2):1282-1283.

［64］ Schnuelle P,Yard BA,Braun C,et al. Impact of donor dopamine on immediate graft function after kidney transplantation［J］. Am J Transplant,2004,4(3):419-426.

［65］ Schnuelle P,Gottmann U,Hoeger S,et al. Effects of donor pretreatment with dopamine on graft function after kidney transplantation:a randomized controlled trial［J］. JAMA,2009,302(10):1067-1075.

［66］ Stoica SC,Satchithananda DK,White PA,et al. Noradrenalin use in the human donor and relationship with load-independent right ventricular contractility［J］. Transplantation,2004,78(8):1193-1197.

［67］ Kutsogiannis DJ,Pagliarello G,Doig C,et al. Medical management to optimize donor organ potential:review of the literature［J］. Can J Anaesth,2006,53(8):820-830.

［68］ Pennefather SH,Bullock RE,Mantle D,et al. Use of low dose arginine vasopressin to support brain-dead organ donors［J］. Transplantation,1995,59(1):58-62.

［69］ de PM,Weder W,Patterson GA,et al. Strategies to increase limited donor resources［J］. Eur Respir J,2004,23(3):477-482.

［70］ Venkateswaran RV,Steeds RP,Quinn DW,et al. The haemodynamic effects of adjunctive hormone therapy in potential heart donors:a prospective randomized double-blind factorially designed controlled trial［J］. Eur Heart J,2009,30(14):1771-1780.

［71］ McLean KM,Pandalai PK,Pearl JM,et al. Beta-adrenergic receptor antagonism preserves myocardial function after brain death in a porcine model［J］. J Heart Lung Transplant,2007,26(5):522-528.

［72］ Audibert G,Charpentier C,Seguin-Devaux C,et al. Improvement of donor myocardial function after treatment of autonomic storm during brain death［J］. Transplantation,2006,82(8):1031-1036.

［73］ Powner DJ,Crommett JW. Advanced assessment of hemodynamic parameters during donor care［J］. Prog Transplant,2003,13(4):249-257.

［74］ Gu J,Tao G,Yi B,et al. Hemodynamic monitoring in pigs undergoing orthotopic abdominal multivisceral transplantation［J］. Transplant Proc,2009,41(10):4376-4381.

［75］ Dominguez-Roldan JM,Jimenez-Gonzalez PI,Garcia-Alfaro C,et al. Electrolytic disorders,hyperosmolar states,and lactic acidosis in braindead patients［J］. Transplant Proc,2005,37(5):1987-1989.

［76］ Powner DJ,Allison TA. Cardiac dysrhythmias during donor care［J］. Prog Transplant,2006,16(1):74-80.

［77］ Garcia-Fages LC,Cabrer C,Valero R,et al. Hemodynamic and metabolic effects of substitutive triiodothyronine therapy in organ donors［J］. Transplant Proc,1993,25(6):3038-3039.

［78］ Novitzky D,Cooper DK,Human PA,et al. Triiodothyronine therapy for heart donor and recipient［J］. J Heart Transplant,1988,7(5):370-376.

［79］ Novitzky D,Cooper DK,Chaffin JS,et al. Improved cardiac allograft function following triiodothyronine therapy to both donor and recipient［J］. Transplantation,1990,49(2):311-316.

［80］ Novitzky D,Matthews N,Shawley D,et al. Triiodothyronine in the recovery of stunned myocardium in dogs ［J］. Ann Thorac Surg,1991,51(1):10-16.

［81］ Rosendale JD,Kauffman HM,McBride MA,et al. Aggressive pharmacologic donor management results in more transplanted organs［J］. Transplantaton,2003,75(4):482-487.

［82］ Salim A,Martin M,Brown C,et al. Using thyroid hormone in brain-dead donors to maximize the number of organs available for transplantation［J］. Clin Transplant,2007,21(3):405-409.

［83］ Mckeown WD, Bonser SR, Kellum AJ. Management of the heartbeating brain-dead organ donor［J］. BJA, 2012,108（S1）:i96-i107.

［84］ Dimopoulou I, Tsagarakis S, Anthi A, et al. High prevalence of decreased cortisol reserve in brain-dead potential organ donors［J］. Crit Care Med,2003,31（4）:1113-1117.

［85］ Blasi-Ibanez A, Hirose R, Feiner J, et al. Predictors associated with terminal renal function in deceased organ donors in the intensive care unit［J］. Anesthesiology,2009,110（2）:333-341.

［86］ Obermaier R, von DE, Keck T, et al. Brain death impairs pancreatic microcirculation［J］. Am J Transplant, 2004,4（2）:210-215.

［87］ Mascia L, Bosma K, Pasero D, et al. Ventilatory and hemodynamic management of potential organ donors:an observational survey［J］. Crit Care Med,2006,34（2）:321-327.

［88］ Avlonitis VS, Fisher AJ, Kirby JA, et al. Pulmonary transplantation:the role of brain death in donor lung injury［J］. Transplantation,2003,75（12）:1928-1933.

［89］ Powner DJ, Darby JM, Stuart SA. Recommendations for mechanical ventilation during donor care［J］. Prog Transplant,2000,10（1）:33-38.

［90］ Follette DM, Rudich SM, Babcock WD. Improved oxygenation and increased lung donor recovery with high-dose steroid administration after brain death［J］. J Heart Lung Transplant,1998,17（4）:423-429.

［91］ Gabbay E, Williams TJ, Griffiths AP, et al. Maximizing the utilization of donor organs offered for lung transplantation［J］. Am J Respir Crit Care Med,1999,160（1）:265-271.

［92］ Riou B, Guesde R, Jacquens Y, et al. Fiberoptic bronchoscopy in brain-dead organ donors［J］. Am J Respir Crit Care Med,1994,150（2）:558-560.

［93］ Mascia L, Pasero D, Slutsky AS, et al. Effect of a lung protective strategy for organ donors on eligibility and availability of lungs for transplantation:a randomized controlled trial［J］. JAMA,2010,304（23）:2620-2627.

［94］ Levesque S, Lessard MR, Nicole PC, et al. Efficacy of a T-piece system and a continuous positive airway pressure system for apnea testing in the diagnosis of brain death［J］. Crit Care Med,2006,34（8）:2213-2216.

［95］ Powner DJ, Reich HS. Regulation of coagulation abnormalities and temperature in organ donors［J］. Prog Transplant,2000,10（3）:146-151;quiz 152-153.

［96］ Kutsogiannis DJ, Pagliarello G, Doig C, et al. Medical management to optimize donor organ potential:review of the literature［J］. Can J Anesth,2006,53（8）:820-830.

［97］ Grino JM, Miravitlles R, Castelao AM, et al. Flush solution with mannitol in the prevention of post-transplant renal failure［J］. Transplant Proc,1987,19（5）:4140-4142.

［98］ Haririan A, Metireddy M, Cangro C, et al. Association of serum uric acid with graft survival after kidney transplantation:a time-varying analysis［J］. Am J Transplant,2011,11（9）:1943-1950.

［99］ Khan TA, Schnickel G, Ross D, et al. A prospective, randomized, crossover pilot study of inhaled nitric oxide versus inhaled prostacyclin in heart transplant and lung transplant recipients［J］. J Thorac Cardiovasc Surg, 2009,138（6）:1417-1424.

［100］ Singer P, Cohen J, Cynober L. Effect of nutritional state of brain-dead organ donor on transplantation［J］. Nutrition,2001,17（11-12）:948-952.

［101］ Barklin A. Systemic inflammation in the brain-dead organ donor［J］. Acta Anaesthesiol Scand,2009,53（4）:425-435.

［102］ Nijboer WN, Schuurs TA, van der Hoeven JA, et al. Effects of brain death on stress and inflammatory response in the human donor kidney[J]. Transplant Proc,2005,37(1):367-369.

[103] Lopau K,Mark J,Schramm L,et al. Hormonal changes in brain death and immune activation in the donor [J]. Transp Int,2000,13(Suppl 1):S282-S285.

[104] Kuecuek O,Mantouvalou L,Klemz R,et al. Significant reduction of proinflammatory cytokines by treatment of the brain-dead donor[J]. Transplant Proc,2005,37(1):387-388.

[105] Kotsch K,Ulrich F,Reutzel-Selke A,et al. Methylprednisolone therapy in deceased donors reduces inflammation in the donor liver and improves outcome after liver transplantation:a prospective randomized controlled trial[J]. Ann Surg,2008,248(6):1042-1050.

[106] Venkateswaran RV,Dronavalli V,Lambert PA,et al. The proinflammatory environment in potential heart and lung donors:prevalence and impact of donor management and hormonal therapy[J]. Transplantation,2009, 88(4):582-588.

[107] Gelb AW,Robertson KM. Anaesthetic management of the brain dead for organ donation[J]. Can J Anaesth, 1990,37(7):806-812.

[108] Walaszewski J,Rowinski W,Chmura A,et al. Decreased incidence of acute tubular necrosis after cadaveric donor transplantation due to lidocaine donor pretreatment and low-dose dopamine infusion in the recipient [J]. Transplant Proc,1988,20(5):913.

[109] Zych B,Popov AF,Stavri G,et al. Early outcomes of bilateral sequential single lung transplantation after ex-vivo lung evaluation and reconditioning[J]. J Heart Lung Transplant,2012,31(3):274-281.

[110] Vekemans K,van Pelt J,Komuta M,et al. Attempt to rescue discarded human liver grafts by end ischemic hypothermic oxygenated machine perfusion[J]. Transplant Proc,2011,43(9):3455-3459.

[111] Youn TS,Greer DM. Brain death and management of a potential organ donor in the intensive care unit[J]. Critical care clinics,2014,30(4):813-831.

[112] Lansdale M,Gropper MA. Management of the potential organ donor in the ICU[J]. ICU Director,2012,3 (4):185-188.

原载于《中华移植杂志(电子版)》,2016,10(4):145-153

体外膜肺氧合在公民逝世后捐献供器官保护中的应用指南

中华医学会器官移植学分会

中国医师协会器官移植医师分会

1 前言

2012年,中华医学会器官移植学分会《中国心脏死亡器官捐献工作指南(第2版)》依据前期探索经验并参照国际分类,将我国现阶段公民逝世后器官捐献分为三大类:中国一类(C-Ⅰ),国际标准化脑死亡器官捐献(donation after brain death,DBD);中国二类(C-Ⅱ),国际标准化心脏死亡器官捐献(donation after cardiac death,DCD),包括目前国际上的Maastricht标准的M-Ⅰ~Ⅴ类;中国三类(C-Ⅲ),中国过渡时期脑-心双死亡标准器官捐献(donation after brain death awaiting cardiac death,DBCD)。这三类供者均可发生中枢神经体液调节紊乱和炎症介质释放,出现血流动力学紊乱,导致进行性组织器官氧合灌注障碍,使器官功能受损。

近年来,供器官短缺的问题日趋严重,但DBD来源供器官并未得到明显增加。因此,在脑死亡期间获取器官前难以维持循环功能稳定等基本条件的部分DBD供者,以及DCD和DBCD供者均在临床上逐渐开展应用。使用这些边缘供者无疑会增加热缺血时间,使得器官存活能力降低,移植后发生移植物原发性无功能(primary non-function,PNF)的几率升高。将体外膜肺氧合(extracorporeal membrane oxygenation,ECMO)技术应用于这类边缘供者中能够有效缩短器官热缺血时间,对已经发生热缺血损伤的器官能够通过原位机械灌注技术的支持治疗,使器官功能得以恢复。目前,ECMO技术在捐献器官保护中的应用已得到了开展,可有效扩大潜在供者数量,提高捐献器官利用率,修复和改善捐献器官质量,提高移植成功率和受者移植术后远期生存质量。

为使ECMO技术在我国器官移植领域的临床应用和操作更为规范,中华医学会器官移植学分会和中国医师协会器官移植医师分会组织专家制订了《体外膜肺氧合在中国公民逝世后捐献供器官保护中的应用指南(2016版)》,以期为相关临床科室的工作规范化开展提供指引。

2 指南参照的推荐级别/证据水平标准

本指南按照"推荐分级的评估、制定与评价(GRADE)"系统对证据质量等级和推荐强度进行分级。

3 ECMO的原理和器官保护机制

ECMO是以体外循环系统为基本设备,采用体外循环技术进行操作和管理的一种中短期心肺辅助治疗技术。主要功能是将静脉血从体内引流到体外,利用体外循环替代人自然循环,由离心泵提供血流动力,通过气体交换装置对静脉血进行氧合,清除CO_2,成为氧浓度高和CO_2浓度低的动脉血后灌注入体内。因此,ECMO技术代替了呼吸和心脏的功能,使全身氧供和血流动力学处于相对稳定的状态,保证了器官充分有效的氧合血灌注,可纠正器官组织缺氧,使氧供与氧耗逐渐恢复平衡,内环境恢复稳定。

脑死亡后机体的最终血流动力学特征是有效循环血容量明显降低和器官组织低灌注,导致器官功能受损,其中组织细胞缺氧是最重要的损伤作用机制。心脏死亡的器官经历较长的功能性热缺血时间,组织细胞缺氧更显著。因此,公民逝世后捐献器官功能保护的目标应是纠正组织细胞缺氧和偿还氧债。ECMO在有效而迅速改善低氧血症和低灌注方面具有明显的优越性,为实体器官的功能保护提供了技术保障——氧供和灌注。

推荐意见:

1. 体外膜肺氧合(ECMO)可应用于公民逝世后器官功能保护,但应用时机必须是在确定死亡后(1-A)。

2. ECMO应用于公民逝世后器官功能保护的模式主要为V-A模式(1-A)。

3. ECMO应用于公民逝世后器官功能保护的插管方式:成人为股动脉和股静脉,儿童为颈动脉和颈内静脉(1-A)。

4. ECMO可联合超滤、连续性肾脏替代治疗(CRRT)、人工肝等血液净化技术,有效保证机体内环境的稳定(2-B)。

5. ECMO可为器官捐献的成功赢得时间(1-B)。

6. ECMO只是器官功能维护体系中的一个重要技术,器官功能保护和复苏主要依靠综合治疗的效果(1-A)。

4 ECMO在DBD中的应用

脑死亡患者发生血流动力学紊乱是必然的,其原因非常复杂,主要有:①"交感风暴"与交感神经系统的急剧变化,体循环前后负荷可能增加或降低,引起血压的波动和心律失常;②内分泌系统与机体代谢水平急剧紊乱导致心功能抑制;③"细胞因子风暴"引起心肌细胞凋亡和氧化损伤等。常见的临床表现为出现恶性或顽固的低血压、低心排出量、低心脏每搏输出量、低血容量、体循环阻力(systemic vascular resistence,SVR)和肺循环阻力(pulmonary vascular resistence,PVR)过高或过低。其血流动力学特点常常是严重的"低排低阻",呈现以分布性休克为核心的多种类型混合的特点,基本机制是血管收缩舒张功能调节异常。针对血流动力学不稳定的许多传统治疗可能加重心肌损害。依赖大剂量正性肌力药物的供者易于发生中至重度心肌损害,提示大剂量正性肌力药物并非供者复苏的理想措施,同时大剂量的血管活性药物对器官功能具有明显的损伤作用。在接受最大限度传统支持治疗的供者中,大约25%在实际捐献器官前就已死亡。

ECMO既能提供持续和有效的灌注,保证了供者组织器官的充分供血供氧,又能减少大量血管活性药物的应用,并在此过程中纠正内环境紊乱,在器官切取前没有热缺血损伤,减少了不可预测的心跳骤停,同时提供了充分的时间切取器官,为最佳供器官的获得提供良好的条件。

推荐意见:

7. 对出现下列循环功能不稳定的脑死亡器官捐献(DBD)供者可考虑应用 ECMO 进行器官功能保护(1-B):

(1) 心跳骤停、心肺复苏史(心脏按压 20min 以上);

(2) 平均动脉压(MAP):成人<60~70mmHg(1mmHg=0.133kPa,下同);儿童<50~60mmHg;婴幼儿<40~50mmHg;

(3) 心脏指数<2L/(min·m²)(持续 3h);

(4) 大量血管活性药:多巴胺 20μg/(kg·min);肾上腺素或去甲肾上腺素 1.0μg/(kg·min)(持续 3h);

(5) 少尿:<0.5ml/(kg·h);

(6) 血生化指标:急性肝肾功中、重度损害;

(7) 其他:心电图 ST-T 改变明显;难以纠正的代谢性酸中毒(持续 3h)。

8. 流量管理(1-B):

(1) 初始高流量灌注,改善缺血、缺氧;

(2) 流量要求:新生儿 150ml/(kg·min),婴儿 100ml/(kg·min),儿童 70~100ml/(kg·min),成人 50~75ml/(kg·min)。

9. 循环支持:当不稳定循环功能纠正后,适当降低灌注流量,兼顾供者自身循环与辅助循环对血流动力学的共同作用,充分利用心脏的搏动灌注对组织器官微循环的生理优势作用(1-B)。

10. 血管活性药物的合理调整:当循环功能稳定后,逐步调整血管活性药物,首先减少甚至停用缩血管药(肾上腺素或去甲肾上腺素),最后调整多巴胺和多巴酚丁胺,必要时适当使用扩血管药(硝酸甘油、硝普钠)等(1-C)。

11. 可结合血液净化技术(超滤、CRRT 等)纠正水、电解质和酸碱失衡(1-C)。

12. 在 ECMO 转流下进行标准的 DBD 器官切取,保证获取器官的氧合灌注和充分的获取时间,将热缺血损伤降低到最低(1-C)。

5 ECMO 在 DCD 中的应用

与 DBD 比较,DCD 必须在呼吸心跳完全停止并宣布死亡后才进行器官获取,供者器官经历了较长的功能性热缺血时间。随着功能性热缺血阶段的开始,DCD 器官组织缺血缺氧、酸中毒、细胞间稳态的破坏、炎性细胞的大量激活和炎症介质的释放更加显著。在明确判定并宣告供者心脏死亡后、器官切取之前,利用 ECMO 进行胸腹腔脏器原位氧合血灌注和/或全身降温,偿还功能性热缺血阶段导致的"氧债",能够减轻器官热缺血损伤。将 ECMO 纳入 DCD 相关程序,这一措施能够有效提升腹腔器官供器官使用率和移植成功率,改善 DCD 供器官移植后的效果。

5.1 操作规程

（1）评估患者情况，判断是否为 DCD 供者；

（2）患者符合 DCD 供者标准，与患者家属签署 ECMO 支持下的 DCD 知情同意书（包括同意成为 DCD 供者和同意预先放置 ECMO 装置），并准备撤除生命维持治疗措施；

（3）进行 ECMO 的体外循环装置预充和相关药品准备；

（4）采用 V-A 模式，进行股动静脉插管，从另一侧股动脉放入主动脉球囊插管至胸主动脉处，动静脉插管时给予供者肝素化（活化凝血时间>300s），将 ECMO 装置与股动静脉插管连接，但不能开始辅助转流；

（5）撤除生命维持治疗；

（6）根据心脏死亡标准，心脏功能停止 2～5min 后宣布患者死亡；

（7）将主动脉球囊充气，同时 ECMO 循环开始；

（8）家属临终告别后，在 ECMO 灌注下将供者转运至手术室进行器官获取。

推荐意见：

13. 目前，我国 ECMO 支持下的 DCD 主要应用的对象是 Maastricht 标准 III 类和 IV 类的 DCD 供者（1-B）。

14. 可在 ECMO 转流支持下行腹腔脏器原位氧合血灌注 2～4h，期间可使用血液净化技术进行 DCD 供者内环境稳定的管理，可对损伤的器官起到"治疗"和"修复"作用（1-C）。

15. 在 ECMO 转流下进行标准的 DCD 器官切取和保存，在器官切取前行持续的氧合灌注模式从而避免再次热缺血损伤，同时可通过主动脉插管灌注冷器官保存液进行全身降温（1-B）。

5.2 管理方法

（1）灌注温度

不同移植中心对 ECMO 灌注温度有不同的研究结果。目前临床上建议使用常温（约 37℃）灌注，常温下通过提高细胞内的腺苷水平，可以把早期的热缺血期转换成缺血预适应期；同时，正常生理状态下灌注器官，机体启动细胞保护机制有利于器官功能恢复。相对而言，低温灌注使细胞代谢降低，限制了提高细胞功能的能力。

推荐意见：

16. 建议使用常温（约 37℃）灌注（1-C）。

（2）抗凝/溶栓与肝素化时机

推荐意见：

17. 常规心肺复苏无效者，在心脏按摩前及结束时经静脉注射尿激酶可对热缺血期间形成的微血栓产生显著的纤溶作用（1-C）。

18. 心脏停搏前 5min 给予肝素的保护效果最好。在心脏停搏之前进行肝素化治疗，可能有助于改善器官血流灌注，保护 DCD 器官潜在的功能。临床实践中，大多在知情同意书签署后，撤除支持治疗之前给予肝素（1-B）。

19. 鉴于伦理问题的影响,也可在宣告供者死亡后进行全身肝素化。对于心脏停搏后的抗凝/溶栓处理以及全身肝素化不应迟于心脏停搏后30min(1-B)。

5.3 持续维持心脏停跳状态

宣告供者心脏死亡后,由于ECMO对心脑的再灌注可能会导致心脏自动复跳和部分脑功能恢复,引起伦理争议。阻断升主动脉可以避免心脏和脑再灌注从而杜绝上述情况的发生。为了防止随后心脏的复苏,参照国际惯例选择两项措施:①ECMO开始前,将主动脉球囊插管从另一侧股动脉放入至胸主动脉处,在灌注开始将球囊充气,启动ECMO后主要进行腹部器官的局部原位机械灌注;②注入大剂量利多卡因防止心脏复苏,而且扩张腹部脏器血管有助于灌注及对实体器官的均匀冷却作用。

6 ECMO在DBCD中的应用

DBCD类似Maastricht标准分类中的M-Ⅳ类(即脑干死亡后心脏停搏),又不同于M-Ⅳ类,具有更强的可操作性。可将ECMO纳入DBCD相关程序,进行胸腹腔脏器原位氧合血灌注和(或)全身降温,可有效减轻热缺血损伤并有可能改善DBCD供器官移植的效果。

具体操作规程及管理参照DCD。

7 展望

目前,ECMO在DBD和DCD中的应用尚处于实验研究和初步的临床探索阶段,也存在一些伦理学的争议,仍有许多技术问题需要解决和改进。但相关研究结果显示,ECMO对器官热缺血损伤的保护和修复作用是显著的,在器官保护方面的发展和应用前景是广阔的。

8 利益声明

本指南的发布不存在与任何公司、机构或个人之间的利益冲突。

参 考 文 献

[1] 中华医学会器官移植学分会.中国心脏死亡器官捐献工作指南(第2版)[J/CD].中华移植杂志:电子版,2012,6(3):221-224.

[2] 国家卫生和计划生育委员会脑损伤质控评价中心.脑死亡判定标准与技术规范(成人质控版)[J/CD].中华移植杂志:电子版,2015,9(1):13-17.

[3] 国家卫生和计划生育委员会脑损伤质控评价中心.脑死亡判定标准与技术规范(儿童质控版)[J/CD].中华移植杂志:电子版,2015,9(2):54-57.

[4] 文宁,张素斌,秦科,等.早期目标液体复苏对脑死亡血流动力学及氧代谢的影响[J].广西医科大学学报,2011,28(5):664-668.

[5] 秦科,孙煦勇.体外膜肺氧合在心死亡或脑死亡捐献器官保护中的应用的进展[J].中华器官移植杂志,2012,33(11):702-704.

[6] 孙煦勇,秦科,董建辉,等.体外膜肺氧合对循环功能不稳定中国一类捐献器官功能的保护三例[J].中华器官移植杂志,2012,33(11):657-660.

[7] Bartlett RH,Gattinoni L. Current status of extracorporeal life support(ECMO)for cardiopulmonary failure

［J］. Minerva Anestesiol,2010,76(7):534-540.

［8］ Gattinoni L,Carlesso E,Langer T. Clinical review:Extracorporeal membrane oxygenation［J］. Crit Care,2011,15(6):243.

［9］ Marasco SF,Lukas G,McDonald M,et al. Review of ECMO（extra corporeal membrane oxygenation）support in critically ill adult patients［J］. Heart Lung Circ,2008,17(Suppl 4):S41-S47.

［10］ Szabó G,Sebening C,Hagl C,et al. Right ventricular function after brain death:response to an increased afterload［J］. Eur J Cardiothorac Surg,1998,13(4):449-458.

［11］ Nicholls TP,Shoemaker WC,Wo CC,et al. Survival,hemodynamics,and tissue oxygenation after head trauma［J］. J Am Coll Surg,2006,202(1):120-130.

［12］ Bittner HB,Kendall SW,Chen EP,et al. The effects of brain death on cardiopulmonary hemodynamics and pulmonary blood flow characteristics［J］. Chest,1995,108(5):1358-1363.

［13］ Belzberg H,Shoemaker WC,Wo CC,et al. Hemodynamic and oxygen transport patterns after head trauma and brain death:implications for management of the organ donor［J］. J Trauma,2007,63(5):1032-1042.

［14］ Venkataraman R,Song M,Lynas R,et al. Hemoadsorption to improve organ recovery from brain-dead organ donors:a novel therapy for a novel indication? ［J］. Blood Purif,2004,22(1):143-149.

［15］ Brandon Bravo Bruinsma GJ,Nederhoff MG,te Boekhorst BC,et al. Brain death-induced alterations in myocardial workload and high-energy phosphates:a phosphorus 31 magnetic resonance spectroscopy study in the cat［J］. J Heart Lung Transplant,1998,17(10):984-990.

［16］ Taniguchi S,Kitamura S,Kawachi K,et al. Effects of hormonal supplements on the maintenance of cardiac function in potential donor patients after cerebral death［J］. Eur J Cardiothorac Surg,1992,6(2):96-101.

［17］ Nicolas-Robin A,Amour J,Ibanez-Esteve C,et al. Effect of glucose-insulin-potassium in severe acute heart failure after brain death［J］. Crit Care Med,2008,36(10):2740-2745.

［18］ Englesbe MJ,Woodrum D,Debroy M,et al. Salvage of an unstable brain dead donor with prompt extracorporeal support［J］. Transplantation,2005,79(3):378.

［19］ Yang HY,Lin CY,Tsai YT,et al. Experience of heart transplantation from hemodynamically unstable brain-dead donors with extracorporeal support［J］. Clin Transplant,2012,26(5):792-796.

［20］ Hsieh CE,Lin HC,Tsui YC,et al. Extracorporeal membrane oxygenation support in potential organ donors for brain death determination［J］. Transplant Proc,2011,43(7):2495-2498.

［21］ Lee JH,Hong SY,Oh CK,et al. Kidney transplantation from a donor following cardiac death supported with extracorporeal membrane oxygenation［J］. J Korean Med Sci,2012,27(2):115-119.

［22］ Fondevila C,Hessheimer AJ,Flores E,et al. Applicability and results of Maastricht type 2 donation after cardiac death liver transplantation［J］. Am J Transplant,2012,12(1):162-170.

［23］ Fondevila C,Hessheimer AJ,Maathuis MH,et al. Superior preservation of DCD livers with continuous normothermic perfusion［J］. Ann Surg,2011,254(6):1000-1007.

［24］ De Vleeschauwer SI,Wauters S,Dupont LJ,et al. Medium-term outcome after lung transplantation is comparable between brain-dead and cardiac-dead donors［J］. J Heart Lung Transplant,2011,30(9):975-981.

［25］ Hosgood SA,Nicholson ML. Normothermic kidney preservation［J］. Curr Opin Organ Transplant,2011,16(2):169-173.

［26］ Fondevila C. Is extracorporeal support becoming the new standard for the preservation of DCD grafts? ［J］.

Am J Transplant,2010,10(6):1341-1342.

[27] Hoogland ER,Snoeijs MG,van Heurn LW. DCD kidney transplantation:results and measures to improve outcome[J]. Curr Opin Organ Transplant,2010,15(2):177-182.

[28] Cypel M,Sato M,Yildirim E,et al. Initial experience with lung donation after cardiocirculatory death in Canada[J]. J Heart Lung Transplant,2009,28(8):753-758.

[29] Snell GI,Levvey BJ,Oto T,et al. Early lung transplantation success utilizing controlled donation after cardiac death donors[J]. Am J Transplant,2008,8(6):1282-1289.

[30] Mason DP,Murthy SC,Gonzalez-Stawinski GV,et al. Early experience with lung transplantation using donors after cardiac death[J]. J Heart Lung Transplant,2008,27(5):561-563.

[31] Fondevila C,Hessheimer AJ,Ruiz A,et al. Liver transplant using donors after unexpected cardiac death: novel preservation protocol and acceptance criteria[J]. Am J Transplant,2007,7(7):1849-1855.

[32] Magliocca JF,Magee JC,Rowe SA,et al. Extracorporeal support for organ donation after cardiac death effectively expands the donor pool[J]. J Trauma,2005,58(6):1095-1101.

[33] Gravel MT,Arenas JD,Chenault R 2nd,et al. Kidney transplantation from organ donors following cardiopulmonary death using extracorporeal membrane oxygenation support[J]. Ann Transplant,2004,9(1):57-58.

[34] Rojas A,Chen L,Bartlett RH,et al. Assessment of liver function during extracorporeal membrane oxygenation in the non-heart beating donor swine[J]. Transplant Proc,2004,36(5):1268-1270.

[35] Koyama I,Shinozuka N,Miyazawa M,et al. Total body cooling using cardiopulmonary bypass for procurement from non-heart-beating donors[J]. Transplant Proc,2002,34(7):2602-2603.

[36] Wang CC,Wang SH,Lin CC,et al. Liver transplantation from an uncontrolled non-heart-beating donor maintained on extracorporeal membrane oxygenation[J]. Transplant Proc,2005,37(10):4331-4333.

[37] Net M,Valero R,Almenara R,et al. The effect of normothermic recirculation is mediated by ischemic preconditioning in NHBD liver transplantation[J]. Am J Transplant,2005,5(10):2385-2392.

[38] Okazaki M,Date H,Inokawa H,et al. Optimal time for post-mortem heparinization in canine lung transplantation with non-heart-beating donors[J]. J Heart Lung Transplant,2006,25(4):454-460.

[39] Nichol G,Karmy-Jones R,Salerno C,et al. Systematic review of percutaneous cardiopulmonary bypass for cardiac arrest or cardiogenic shock states[J]. Resuscitation,2006,70(3):381-394.

[40] Rady MY,Verheijde JL. Prediction of time to death after terminal withdrawal of life-support in non-heartbeating organ donation:Unaccounted variables and window of opportunity[J]. Crit Care Med,2012,40(3): 986-988.

[41] Reich DJ,Mulligan DC,Abt PL,et al. ASTS recommended practice guidelines for controlled donation after cardiac death organ procurement and transplantation[J]. American Journal of Transplantation,2009,9(9): 2004-2011.

[42] Ortega-Deballon I,Hornby L,Shemie SD. Protocols for uncontrolled donation after circulatory death:a systematic review of international guidelines,practices and transplant outcomes[J]. Critical Care,2015,19 (1):268.

[43] Youn TS,Greer DM. Brain death and management of a potential organ donor in the intensive care unit[J]. Critical care clinics,2014,30(4):813-831.

[44] Lansdale M,Gropper MA. Management of the Potential Organ Donor in the ICU[J]. ICU Director,2012,3

（4）:185-188.

［45］霍枫,李鹏,汪邵平.体外膜肺氧合在心脏死亡器官捐献中的应用［J］.中华消化外科杂志,2013,12（9）:648-651.

［46］蓝倩,李壮江,孙煦勇,等.体外膜肺氧合应用在捐献器官移植中的伦理学意义［J］.中国医学伦理学,2015,28（5）:741-744.

［47］Dalle Ave AL,Gardiner D,Shaw DM. The ethics of extracorporeal membrane oxygenation in brain-dead potential organ donors［J］.Transpl Int,2016,29（5）:612-618.

原载于《中华移植杂志(电子版)》,2016,10(3):107-111

公民逝世后捐献供肾体外低温机械灌注保存指南

中华医学会器官移植学分会

中国医师协会器官移植医师分会

1 前言

1967年,Belzer等发明了一种带有脉冲泵的仪器,利用冻存的携氧血浆,在低温(6~10℃)、低压条件下能灌注和保存肾脏72h。1969年,Collins提出了器官静态冷保存方法,由于该方法简便、经济,并能保存器官达30h,使得体外机械灌注技术研究的热度降低。随着肾移植技术的不断成熟,肾移植疗效得到了稳步提升,越来越多的终末期肾病患者愿意接受肾移植手术以延长生存时间和改善生存质量。因此,器官短缺成为目前制约器官移植发展的首要原因,日益严峻的供需矛盾迫使移植专家不断扩大供器官来源,包括心脏死亡器官捐献(donation after cardiac death,DCD)供者、老龄供者等扩大标准供者(expanded criteria donor,ECD)供器官得到越来越广泛的应用。然而,ECD供器官移植的原发性移植物无功能和移植肾功能恢复延迟(delayed graft function,DGF)风险较高。ECD供器官的广泛使用对器官保存技术提出了新的要求,传统的静态冷保存技术已经无法满足临床需求,低温机械灌注技术再次引起了移植专家的重视。近年来,随着临床经验的不断积累和技术的日益成熟,目前已有多款肾脏灌注仪器获批上市,包括在欧洲及我国广泛应用的LifePort肾转运器(美国Organ Recovery System公司,以下简称LifePort)、RM3(美国Waters Medical System公司)以及Kidney Assist(荷兰Organ Assist公司)等。

LifePort是便携式简单监控系统的机械灌注机,具有评估肾脏质量、清除残存血栓、降低灌注阻力、改善肾脏微循环、保护肾脏、减少DGF发生的作用,适用于中国公民逝世后器官捐献供肾的体外灌注和保存,尤其是需要长时间运输、DCD、高龄、高血压和糖尿病史、有心肺复苏和低血压过程、肾功能损害、缺血时间长等边缘供肾,以及获取过程中灌注不良等具有DGF高危因素的供肾。我国LifePort应用最为广泛,为了规范其应用,中华医学会器官移植学分会、中国医师协会器官移植医师分会组织专家制订了针对LifePort的《中国公民逝世后器官捐献供肾体外低温机械灌注保存应用指南(2016版)》(以下简称"指南"),为临床应用提供指引。

2 指南参照的推荐级别/证据水平标准

本指南按照"推荐分级的评估、制定与评价(GRADE)"系统对证据质量等级和推荐强度进行分级。

3 LifePort的应用流程及材料准备

使用机器需执行以下步骤:①提前准备好机器及相关耗材;②机器提前降温并恢复原始

设置;③放入肾脏,安装好软管,开始低温机械灌注;④将机器运送到移植医院;⑤移植前从机器中取出肾脏;⑥将机器运回原地并清洁。

3.1 使用 LifePort 的准备工作

推荐意见:

1. 机器使用需做以下准备(1-B):①8kg 左右的碎冰;②电池满电放在机器中,主电源一直连接机器;③灌注筐,无菌包,套管组件;④手术器械,缝合设备,灌洗液,配套耗材;⑤冰箱内保存预冷蒸馏水、无菌水或普通自来水5L;⑥冷藏的原装器官灌注液和肾脏灌洗液;⑦充电电池,电源线,备用套管等备件。

3.2 冷却机器并复核电池

推荐意见:

2. 冷却机器(1-B):打开储冰盒,向里面注入碎冰,倒入约0.5L的冷水(低于10℃),继续填冰加水,直到把储冰盒加满为止;盖上盖子,保证安全、密封、无泄漏。

3. 复核电池(1-B):检查电池和备用电池,确保电池满电,按 POWER 键,查看机器,确保机器通电,再次接下 POWER 按钮可将其关闭。

3.3 LifePort 和耗材的运输

推荐意见:

4. 事先做好需带物品清单,再次仔细检查所有的配件和用品,确保都在运输车辆上;在运输过程中保持机器稳定,避免颠簸(1-B)。

3.4 在器官获取手术室等待期准备工作

推荐意见:

5. 在无菌的环境中打开灌注包并检查所有连接装配的松紧度(1-B);

6. 打开储肾盒,向储肾盒中加入灌注液(1-B);

7. 安装灌注循环管(1-B);

8. 运行机器,初始灌注循环,维持 PRIME 模式直至与肾脏连接上(1-B)。

3.5 供肾修整和动脉插管

推荐意见:

9. 供肾修整(1-B):供肾获取成功后,进行修整,去除肾脏多余脂肪,结扎供肾动脉细小分支和漏液处,应用肾脏灌洗液充分灌洗左、右肾脏以清除残存血液。

10. 动脉插管(1-B):经肾动脉套上合适大小的套管,检查套管,避免血管扭曲,不要过度牵拉血管,确保套管与血管连接紧密,在灌注和运输过程中无泄漏。

3.6 灌注前准备

推荐意见:

11. 一旦肾脏连接上套管以后,就可放入机器开始灌注循环;在开始灌注前,排尽灌注管道和肾脏血管中的气泡,一旦排气完毕,盖上套管端口帽(1-B)。

3.7 初始灌注

推荐意见:

12. 按以下步骤来实行初始灌注(1-B):①设置灌注压;②开始灌注;③检查肾脏和灌注

循环是否正常运行;④固定肾脏,检查机器参数;⑤盖上储肾盒的内外盖及机器外盖,准备运输。

3.8 移植前准备

推荐意见:

13. 在移植前,肾脏一直处在 LifePort 低温机械灌注状态,需要:①监测肾脏灌注指标:灌注压力、流速、脉管阻力和温度(1-B);②准备备用电源和冰块:在更换电池时可以插上电源保证机器的正常运行,储冰盒的冰块融化,机器温度上升时,加入备用冰块(1-B);③检测灌注液:通过灌注循环管路中的加液孔抽取灌注液检查乳酸脱氢酶(LDH)、谷胱甘肽-S-转移酶(GST)、脂质过氧化产物(LPOP)、心脏类型脂肪酸结合蛋白(H-FABP)等物质的水平,以作为评价肾脏质量的重要指标(1-C)。

3.9 停止灌注

推荐意见:

14. 当准备移植时,打开机器外盖和储肾盒外盖。按 STOP 键停止灌注泵,并按以下程序将肾脏移出机器(1-B):①打开储肾盒,移开肾固定网;②从灌注管上卸下套管;③将肾脏从储肾盒中移出放入修肾台,一旦肾脏被移出机器,就可以关闭机器电源,运送回始发地。

3.10 机器清洁

推荐意见:

15. 灌注液、灌注循环管道和套管是一次性的,用完后按相关规定处理(1-B)。

16. 机器需用 70% 乙醇擦洗以清除残留灌注液,预防血液携带的病原体,更换电池和耗材包以便下次使用;充电时不要清洗机器,仪器不可浸水(1-B)。

17. 擦拭时不允许液体进入后面板、电源连接处、通风口、电池区(1-B)。

4 LifePort 的灌注压力

对于来源于不同供者的肾脏,LifePort 的推荐灌注压力有一定区别。

推荐意见:

18. 推荐正常情况下 LifePort 的灌注压力为 30～35mmHg(1mmHg = 0.133kPa,下同)(1-B)。

19. 对于高血压脑出血的供者可以提高灌注压力(35～40mmHg)(1-C)。

20. 对于有心肺复苏史的供者,心肺复苏时间 <10min,LifePort 推荐灌注压力为 30～35mmHg(1-C);复苏时间 10～30min,推荐灌注压力为 35～40mmHg(1-C);复苏时间 >30min,建议舍弃供肾,但需结合捐献者临床及器官获取和灌注情况(2-C)。

21. 对于急性肾功能损伤供者,LifePort 推荐灌注压力 35～40mmHg(1-C)。

22. 儿童供肾体外机械灌注经验有限,对于供者年龄 >5 岁、体质量 >15kg、供肾长径 >6cm,考虑单肾移植者,可采用 LifePort 灌注,方法类似成人,推荐灌注压力 25～30mmHg,避免高灌注损伤(2-C);对于供者年龄 ≤5 岁、体质量 ≤15kg、供肾长径 ≤6cm,采用整块双供肾移植者,利用腹主动脉作为双肾灌注的共同通道进行体外机械灌注,LifePort 推荐灌注压力 20～30mmHg,可以分别阻断单侧肾动脉观察另一侧肾脏机械灌注的参数(2-C)。

5　LifePort 评估供肾质量

近年来,由于越来越多的 DCD 供肾和 ECD 供肾应用于临床,术前供肾质量的评估成为肾移植领域迫切需要解决的问题。传统的术前供肾质量评估主要依靠手术医师的经验,观察供肾的颜色和质地等,往往偏于主观。作为供肾评估金标准的病理活检,由于是有创性检查,并且费时较长,限制了其在临床上广泛使用。低温机械灌注为术前供肾质量评估提供了新的方法和客观指标。近年来,有研究表明阻力指数与供肾质量密切相关。

5.1　灌注参数

推荐意见:

23. 一般认为阻力指数 $<0.3\text{mmHg}/(\text{ml}\cdot\text{min})$,灌注流量 $>100\text{mL}/\text{min}$,肾脏质量良好;阻力指数 $<0.4\text{mmHg}/(\text{ml}\cdot\text{min})$,灌注流量 $>80\text{mL}/\text{min}$,可用于移植;阻力指数 $0.4\sim0.6\text{mmHg}/(\text{ml}\cdot\text{min})$,灌注流量 $50\sim80\text{ml}/\text{min}$,需结合临床资料综合判断,确定供肾质量,决定是否移植;阻力指数 $>0.6\text{mmHg}/(\text{ml}\cdot\text{min})$,灌注流量 $<50\text{mL}/\text{min}$,建议舍弃供肾,但需结合捐献者临床及器官获取和灌注情况(2-B)。

24. 不主张单纯使用灌注参数来判断供肾能否移植(1-C)。

5.2　供者临床评分

将供者临床评分和供肾 LifePort 灌注阻力指数结合起来,对判断供肾是否可以移植有重要的参考价值。我国供者临床评分标准需要多中心、大样本临床数据的综合分析确定。

推荐意见:

25. 目前可参考 Nyberg 评分表将供者临床评分和灌注阻力指数结合应用(表1)(1-C)。

表1　Nyberg 评分表

危险因素	严重程度	评分
供者死亡原因	脑外伤、其他	0
	脑出血、脑梗死	6
供者高血压病史(年)	无	0
	1~9	3
	≥10	6
供者肌酐清除率(mL/min)	≥90	0
	80~89	1
	70~79	2
	60~69	3
	50~59	4
	<50	6

危险因素	严重程度	评分
供者年龄(岁)	<50	0
	50～54	1
	55～59	2
	60～64	3
	65～69	4
	≥70	5
供者糖尿病病史	无	0
	有	3
供肾保存时间(h)	<12	0
	12～24	1
	25～36	2
	>36	3
供肾动脉粥样硬化	无	0
	轻度	1
	中度	2
	重度	3
供者评分分级	0～5	优
	6～10	良
	11～15	一般
	≥16	差

5.3　灌注液中的生物标志物

通过检测 LifePort 灌注液中的生物标志物来评估供肾质量成为可能。

推荐意见:

26. 目前,已有证据表明灌注液中一些生物学标记物与肾移植术后移植肾功能密切相关,包括 LDH、GST、LPOP、H-FABP 等(2-C)。

6　**LifePort 灌注时间**

根据临床应用及国内外的经验,LifePort 灌注时间推荐如下。

推荐意见:

27. 供肾质量良好,阻力指数<0.3mmHg/(ml·min),灌注流量>100ml/min,建议根据手术时间需要,随时中断灌注(1-B)。

28. LifePort 灌注2h后,阻力指数0.35～0.50mmHg/(ml·min),灌注流量60～100ml/min,灌注时间建议延长至3～4h后移植(1-C)。

29. LifePort 灌注 2h 后,阻力指数 0.5~0.6mmHg/(ml·min),灌注流量 50~80ml/min,灌注时间可延长至 5~8h。延长时间后,阻力指数<0.5mmHg/(ml·min),灌注流量>80ml/min,可以移植(2-B);灌注时间>12h 后,流量和阻力指数仍无明显改善,建议舍弃供肾,但需结合捐献者临床及器官获取和灌注情况(2-B)。

30. LifePort 灌注 2h 后,阻力指数>0.6mmHg/(ml·min),灌注流量<50mL/min,则应根据阻力指数及灌注流量的变化决定灌注时间,灌注时间延长至 8~12h,阻力指数<0.5mmHg/(ml·min),灌注流量>80ml/min,可以考虑移植(2-C);若参数没有改善,延长灌注时间,灌注时间>12h 后,流量和阻力指数仍无明显改善,建议舍弃供肾,但需结合捐献者临床及器官获取和灌注情况(1-C)。

31. 对于需长途运输的供肾,LifePort 灌注保存时间可根据运输距离和手术时间适当延长(1-C)。

7 改善 LifePort 转运供肾灌注参数的方法

最近研究表明,当 LifePort 灌注供肾指标不理想时,可以加入改善血管顺应性、溶栓的药物。

推荐意见:

32. LifePort 灌注 2h 后,阻力指数>0.4mmHg/(ml·min),在灌注通路中加入维拉帕米 10mg、罂粟碱 10mg、酚妥拉明 5mg 或尿激酶 25 万~50 万单位,可降低阻力指数,增加灌注流量(2-C)。

8 LifePort 应用注意事项

推荐意见:

33. 运输前,确保冰块和电源供电充足,机器设计时可确保电池运行 24h;检查温度显示器,确保温度稳定在 6℃以下;密切监测灌注参数,确保灌注正常(1-B)。

34. 应用 LifePort 前,获取肾脏应充分灌注,并清除肾周脂肪等多余组织,减少供者血细胞和组织细胞在 LifePort 中的循环运转(1-B)。

35. 仔细结扎供肾动脉细小分支,防止漏液导致读数假阳性等情况发生(1-B)。

36. 当供肾有多支动脉时,可以修整在一个动脉瓣上进行机械灌注,但灌注指标会受到动脉分支数量及吻合修整方式的影响,需结合供肾其他参数共同评价(2-B)。

37. 注意 LifePort 运行过程中动脉的折叠、扭转;在运输过程中保持机器稳定,避免颠簸(1-B)。

38. LifePort 工作时动态观察,根据阻力指数和灌注流量调整灌注压,初始灌注压力 35mmHg,最高不超过 40mmHg;流量维持 80~130ml/min,最高不超过 150ml/min,以避免高灌注损伤(1-B)。

39. 如果将阻力指数与供者年龄、移植前肾小球滤过率预测值、冷/热缺血时间等进行综合评价,则供肾质量预测价值更高(1-C)。

9 总结与展望

虽然 LifePort 在我国 DCD 供肾灌注保存中已得到广泛应用,但仍然有许多问题需要思考:(1)LifePort 灌注适应证:质量差的供肾使用机械灌注效果更明显,是否可以根据供者临床资料制订应用机械灌注的适应证,从而达到更高的经济效益;(2)保存液、灌注机器的改进:根据供肾生理需求提供相应的物质,如携带氧的蛋白,或制作一个简易的无菌氧交换系统,为细胞代谢提供氧气,形成一个"肾脏ECMO",减少缺血再灌注损伤;(3)各项灌注系数的研究:①灌注压力,根据供者生前基础血压调定是否更符合生理要求,甚至可以根据供者生前心率调定脉冲灌注率,从而减少对血管内膜的物理灌注损伤;②灌注温度,因为常温灌注对温度控制及供氧要求很高,于是提出亚常温(20~30℃)机械灌注概念,亚常温机械灌注结合低温及常温机械灌注的优点,既避免了低温损伤,又简化了复杂的温度控制和供氧系统;(4)灌注液中添加抗感染药物(抗生素、抗真菌药物)是否可以减少供肾感染引起受者细菌/真菌感染。

目前普遍认为,LifePort灌注供肾能降低DCD供肾移植术后DGF发生率,但在能否增加供肾及受者的长期生存率方面仍有不同观点。随着我国DCD供肾运用的增多,相信对DCD供肾保存方法的研究也会越来越多,而更符合生理需求的机械灌注技术的应用及相关研究也势必会逐步增多。

10 利益声明

本指南的发布不存在与任何公司、机构或个人之间的利益冲突。

参 考 文 献

[1] Wight JP, Chilcott JB, Holmes MW, et al. Pulsatile machine perfusion vs. cold storage of kidneys for transplantation: a rapid and systematic review[J]. Clin Transplant, 2003, 17(4):293-294.

[2] Schold JD, Kaplan B, Howard RJ, et al. Are we frozen in time? Analysis of the utilization and efficacy of pulsatile perfusion in renal transplantation[J]. Am J Transplant, 2005, 5(7):1681-1682.

[3] Matsuoka L, Shah T, Aswad S, et al. Pulsatile perfusion reduces the incidence of delayed graft function in expanded criteria donor kidney transplantation[J]. Am J Transplant, 2006, 6(6):1473-1478.

[4] Belzer FO, Ashby BS, Dunphy JE. 24-hour and 72-hour preservation of canine kidneys[J]. Lancet, 1967, 2(7515):536-538.

[5] Polyak MM, Arrington BO, Stubenbord WT. The influence of pulsatile preservation on renal transplantation in the 1990[J]. Transplantation, 2000, 69(2):249-258.

[6] Moers C, Smits JM, Maathuis MH. Machine perfusion or cold storage in deceased-donors kidney transplantation[J]. N Engl J Med, 2009, 360(1):7-11.

[7] Balupuri S, Buckley P. Trouble with kidneys derives from the non-heart-beating source: a single center 10-years experience[J]. Transplantation, 2000, 69(5):842-846.

[8] Jochmans I, Moers C, Smits JM, et al. The prognostic value of renal resistance during hypothermic machine perfusion of deceased donor kidneys[J]. Am J Transplant, 2011, 11(10):2214-2220.

[9] de Vries EE, Hoogland ER, Winkens B, et al. Renovascular resistance of machine-perfused DCD kidneys is associated with primary nonfunction[J]. Am J Transplant, 2011, 11(12):2685-2691.

[10] Sung RS, Christensen LL, Leichtman AB, et al. Determinants of discard of expanded criteria donor kidneys: impact of biopsy and machine perfusion[J]. Am J Transplant, 2008, 8(4):783-792.

[11] Nyberg SL, Baskin-Bey ES, Kremers W, et al. Improving the prediction of donor kidney quality: deceased donor score and resistive indices[J]. Transplant, 2005, 80(7):925-929.

［12］ Hoogland ER,de Vries EE,Christiaans MH,et al. The value of machine perfusion biomarker concentration in DCD kidney transplantations［J］. Transplantation,2013,95(4):603-610.

［13］ Nagelschmidt M,Minor T,Gallinat A,et al. Lipid peroxidation products in machine perfusion of older donor kidneys［J］. J Surg Res,2013,180(2):337-342.

［14］ Hoogland ER,de Vries EE,Christiaans MH,et al. The value of machine perfusion biomarker concentration in DCD kidney transplantations［J］. Transplantation,2013,95(4):603-610.

［15］ Nagelschmidt M,Minor T,Gallinat A,et al. Lipid peroxidation products in machine perfusion of older donor kidneys［J］. J Surg Res,2013,180(2):337-342.

［16］ Stratta RJ,Moore PS,Farney AC,et al. Influence of pulsatile perfusion preservation on outcomes in kidney transplantation fromexpanded criteria donors［J］. J Am Coll Surg,2007,204(5):873-882.

原载于《中华移植杂志(电子版)》,2016,10(4):154-158

儿童逝世后捐献供肾的功能维护、评估和应用指南

中华医学会器官移植学分会
中国医师协会器官移植医师分会

1 前言

随着我国公民逝世后器官捐献(China donation after citizen's death,CDCD)工作的进一步深入,未成年供者(未满18周岁)的器官捐献逐渐增多。以中山大学附属第一医院移植中心为例,自2011年至今,未成年人供肾移植占该中心所有CDCD肾移植的20.1%,未成年捐献者占所有捐献者的19.7%。未成年人逝世后器官捐献供器官的应用,扩展了捐献器官池。

未成年人逝世后器官捐献供者与成人逝世后器官捐献供者存在差异,在器官的功能维护、评估及应用方面有其特殊性。而对未成年人本身来讲,从出生开始至青春期,经历了多个不同的时期,每个时期在解剖、生理、代谢等方面各有特点,不同发育阶段的未成年供者,其死亡判定标准、器官功能维护、受者选择、手术方式等方面也有较大差异。

为了规范我国未成年人逝世后捐献肾脏的功能维护、评估和应用,中华医学会器官移植学分会、中国医师协会器官移植医师分会组织肾脏移植和儿科重症医学专家制订了《中国未成年人逝世后捐献肾脏的功能维护、评估和应用指南》(以下简称"指南"),为相关临床科室提供工作指引。

2 指南参照的推荐级别/证据水平标准

本指南按照"推荐分级的评估、制定与评价(GRADE)"系统对证据质量等级和推荐强度进行分级。

3 中国未成年人器官捐献分类及判定标准

3.1 中国一类(C-Ⅰ)及判定标准

中国一类(C-Ⅰ):国际标准化脑死亡器官捐献(donation after brain death,DBD),即脑死亡案例。未成年人脑死亡判定标准在特定年龄段具有其特殊性。

29d~18岁未成年人脑死亡判定标准:

3.1.1 判定的先决条件

(1)昏迷原因明确。

(2)排除了各种原因的可逆性昏迷。

3.1.2 临床判定

(1)深昏迷。

（2）脑干反射消失。

（3）无自主呼吸（靠呼吸机维持通气，自主呼吸激发试验证实无自主呼吸）。

以上3项临床判定必须全部具备。

3.1.3 确认试验

（1）脑电图：脑电图显示电静息。

（2）经颅多普勒超声（transcranial doppler，TCD）：TCD 显示颅内前循环和后循环血流呈振荡波、尖小收缩波或血流信号消失。

（3）短潜伏期体感诱发电位（short latency somatosensory evoked potential，SLSEP）：正中神经 SLSEP 显示双侧 N9 和（或）N13 存在，P14、N18 和 N20 消失。

以上3项确认试验需至少具备2项。

3.1.4 判定时间

临床判定和确认试验结果均符合脑死亡判定标准可首次判定为脑死亡。29d～1岁婴儿，首次判定24h后再次复查，结果仍符合脑死亡判定标准，方可最终确认为脑死亡。1～18岁儿童，首次判定12h后再次复查，结果仍符合脑死亡判定标准，方可最终确认为脑死亡。严重颅脑损伤或心跳呼吸骤停复苏后应至少等待24h后才能进行脑死亡判定。

3.2 中国二类（C-Ⅱ）及判定标准

中国二类（C-Ⅱ）：国际标准化心脏死亡器官捐献（donation after cardiac death，DCD），包括 Maastricht 标准分类的Ⅰ～Ⅳ型案例。

3.3 中国三类（C-Ⅲ）及判定标准

中国三类（C-Ⅲ）：中国过渡时期脑-心双死亡标准器官捐献（donation after brain death awaiting cardiac death，DBCD），即完全符合中国一类标准，由于部分地区的群众对于脑死亡概念未充分认识和接受，仍严格按照中国二类标准实施器官捐献。

推荐意见：

1. 足月儿出生后29d及以上的未成年人，脑死亡判定标准建议采用2014年国家卫生和计划生育委员会脑损伤质控评价中心颁布的《脑死亡判定标准与技术规范（儿童质控版）》（1-A）。

2. 足月出生后28d及以内的新生儿，脑死亡判定流程与前者一致，但首次判定与再次判定的时间间隔至少为24h（1-B）。

3. 中国二类未成年供者心脏死亡判定标准及实施程序可参照中国二类成年供者（1-D）。

4. 小于3岁的儿童，也可以按国际标准化心脏死亡器官捐献（DCD）流程施行捐献。但血栓形成的风险较高，因此获取器官前应注意充分全身肝素化（1-D）。

4 未成年供者维护

无论是未成年供者或者成年供者，其维护的最终目的都是维护捐献器官的功能，包括维持血流动力学稳定，保证器官灌注，维持水、电解质及酸碱平衡，控制感染等。未成年供者维护原则与成年供者类似，需注意不同年龄阶段儿童的不同生理特点。

推荐意见：

5. 供者维护的目标是维持血流动力学稳定，保证各器官灌注，维持水、电解质及酸碱平衡、控制感染等（1-C）。

6. 由于各年龄段未成年人生理差异较大，对临床症状和体征的检查、实验室检查的判读、药物的用法和剂量、供器官维护措施的目标值、参数调节等，均应与儿科专科医师共同决定（1-C）。

4.1 中国一类未成年供者术前维护

未成年供者在脑死亡后，因生命中枢功能障碍，会出现一系列病理生理变化，包括神经及内分泌系统调控紊乱、低血压、中枢性尿崩、低体温等。因此，器官获取前的供器官功能维护应主要针对脑死亡后的上述病理生理改变进行。

推荐意见：

7. 对于潜在供者，应严密监测生命体征、血气分析、尿量、电解质、凝血功能等，必要时可行有创血流动力学监测（1-D）。

8. 建议使用晶体液及胶体液维持适当的有效循环血量，在补足血容量的基础上，可加用血管活性药物，如去甲肾上腺素或多巴胺等（1-C）。

9. 补液以低渗盐溶液及胶体液为主，血钠、钾尽量维持在正常范围（1-C）。

10. 存在中枢性尿崩的供者可考虑使用抗利尿激素（1-C）。

11. 纠正低体温是脑死亡判定的前提条件，因此建议将供者中心体温维持在 35℃ 以上（1-C）；如有条件，所有补液均应加温后输入（2-C）。

4.2 中国二类未成年供者术前维护

血流动力学不稳定是中国二类未成年供者最突出的病理生理特点。其次，由于住院时间、机械辅助通气时间较长，中国二类未成年供者的感染风险及药物相关器官功能损害的风险较高。因此，主要从维持血流动力学稳定、维持内环境稳定、控制感染等方面进行维护，达到改善组织供氧、积极维护实体器官功能的目的。

推荐意见：

12. 建议使用晶体液及胶体液维持适当的有效循环血量（1-C）；在补足血容量的基础上，可加用血管活性药物，如去甲肾上腺素或多巴胺（1-C）。

13. 绝大多数中国二类未成年供者无自主呼吸，建议使用机械辅助通气（1-C）。

14. 严密监测血气分析（至少每 8 小时 1 次），并据此纠正电解质、酸解平衡紊乱（1-D）；对于难以纠正的电解质、酸碱平衡紊乱，建议连续肾脏替代治疗（CRRT）（1-C）。

15. 中国二类未成年供者常有贫血及低蛋白血症，建议输注红细胞悬液，纠正贫血（1-C）；并补充白蛋白，纠正低蛋白血症（1-C）。

16. 在儿科重症监护病房（PICU）期间每日检测血常规、血清降钙素原、G 试验，每日进行血、尿、痰、引流液涂片及培养（1-D）。

17. PICU 停留时间超过 72h 者建议使用广谱抗生素预防感染（1-C），建议使用抗真菌药物预防真菌感染，推荐使用棘白菌素类药物（1-C）；使用呼吸机者建议使用广谱抗生素预防感染（1-C），并应及时根据病原体培养和药敏结果调整抗感染方案（1-B）。

18. 对于高肌红蛋白血症者建议行血液透析或血浆置换，同时利尿、碱化尿液，减少其对肾脏损伤（1-C）。

19. 避免使用或尽量少用羟乙基淀粉、甘露醇、万古霉素等具有肾毒性的药物(1-C);避免造影剂相关性肾损害,如果曾使用造影剂,应适当水化治疗(1-C)。

4.3 中国三类未成年供者术前维护

中国三类未成年供者在医学上被判定为脑死亡,其病理生理变化类似于中国一类。

推荐意见:

20. 中国三类未成年供者维护类似于中国一类未成年供者(1-C)。

4.4 减少热缺血时间的措施

热缺血时间是影响供肾质量及肾移植治疗效果的重要因素,热缺血时间过长是供肾被弃用的原因之一。在手术室撤除生命支持治疗可免除供者转运时间,从而缩短热缺血时间。对于血流动力学不稳定而又无法马上实施器官获取的供者,体外膜肺氧合(extracorporeal membrane oxygenation,ECMO)技术可维持腹腔器官的血流灌注。目前关于未成年供者使用ECMO的经验较少。中国二类未成年供者宣布死亡后,若无法立即获取器官或使用ECMO,经股动脉腹腔器官原位灌注可有效缩短热缺血时间。

推荐意见:

21. 建议在手术室撤除生命支持治疗(1-C)。

22. 对于血流动力学不稳定、无法马上获取器官的中国一类供者,如有条件,征求家属书面同意后,建议使用体外膜肺氧合(ECMO)维持器官灌注(1-D);对于可控的中国二类及中国三类供者,如果器官有明确的缺血缺氧性损伤,在宣布死亡后、器官获取前,建议使用ECMO进行供者器官再灌注(1-D)。

23. 不可控中国二类供者在宣布死亡后,如无法立即获取器官或使用ECMO,可考虑经股动脉插入三腔二囊管(DBTL)对腹腔器官进行原位灌注(1-C)。DBTL型号应根据供者的年龄、性别、发育情况决定,一般而言,>12岁儿童采用16Ch的DBTL,5~12岁儿童采用12Ch的DBTL(1-D);<5岁儿童使用DBTL可能无法保证灌注充分,建议可直接使用单腔导管进行灌注(1-D)。

5 未成年人供肾获取与保存

5.1 未成年人供肾获取手术术式

未成年人供肾获取手术术式与成人类似。未成年供者,尤其是<5岁的儿童供者,因为血管管腔较细,容易扭曲旋转,导致灌注不充分,甚至血栓形成,器官获取手术前应全身肝素化,术中动作轻柔、保证灌注充分。同时,<5岁的儿童供者的解剖具有特殊性,其腹腔干、肠系膜上动脉开口水平相对较低,距双肾动脉开口较近,因此供肾动脉容易受供肝获取的影响,甚至可能受损。

推荐意见:

24. <5岁儿童供者供肾获取前应全身肝素化,减少血栓形成机会(1-B)。

25. 腹主动脉、肠系膜上静脉插管原位灌注时,先用高渗枸橼酸盐嘌呤(HCA)液,再用UW液或HTK液(1-C)。

26. 对于<5岁儿童供者,建议双肾整块获取(1-C)。肾上腹主动脉至少保留至肠系膜上动脉开口或以上,下腔静脉也应尽量多保留(1-C)。如果不同时进行肝脏获取,腹主动脉

可保留至腹腔干开口以上,或肾动脉开口以上至少 1cm 水平(1-B),以免肾移植术中供者腹主动脉近端在封闭或吻合后,肾动脉血流受影响。

27. 器官获取手术动作应轻柔,注意避免肾血管扭曲、成角、张力过高(1-B)。

28. 肾门、输尿管周围应保留适量的组织,避免完全脉络化,以减少移植后输尿管缺血坏死的发生(1-C)。

5.2 修肾

供肾在体外修整时,分为单侧供肾修整和整块双供肾同时修整。单侧供肾修整与成人供肾修整技术基本一致,整块双供肾的修整应根据移植术式作相应的设计和调整。婴幼儿供肾血管纤细,容易扭转、成角、撕裂,修肾时动作应轻柔,保留适量的血管周围组织,起支撑作用。

推荐意见:

29. 单侧供肾修整方式与成人类似(1-B)。修肾过程动作宜轻柔,避免用力牵拉血管(1-C)。供肾动脉灌注时应选用口径合适的软胶管或套管针,避免损伤血管内膜(1-C)。

30. 整块双供肾修整时,将腹主动脉及下腔静脉周围组织剥离、结扎,显露吻合口即可,尽量保留肾动脉周围组织,起支持和保护作用,可防止扭转或成角,同时可减少异位肾动脉损伤的机会(1-C)。对于不同的双供肾移植术式,可选择腹主动脉近端或远端作吻合,另一端采用血管缝线连续缝闭。缝闭时与肾动脉开口留有一定距离,避免影响肾动脉血供(1-C);腹主动脉盲端也不宜过长,以减少血栓形成的机会(1-D)。建议通过腹主动脉插管进行双供肾整块灌注(1-C)。

6 未成年人供肾评估与应用原则

6.1 未成年人供肾评估

6.1.1 供肾外观

胎儿在孕 36 周时肾单位数量已基本恒定,大约在 100 万左右,胎儿的肾小球数量主要与其发育程度有关,与出生时体质量成正相关。早产儿、低体质量儿的肾小球数量偏少。婴幼儿肾脏尚未发育成熟,体积偏小,呈明显分叶状。

6.1.2 缺血时间

热缺血时间,包括功能性热缺血时间及无血压状态时间,均与肾移植预后呈显著负相关性。原则上功能性热缺血时间超过 2h 或无血压状态时间超过 30min 的供肾,不予采用。冷缺血虽然对供肾损伤较小,但原则上不能超过 24h。未成年供者对缺血、缺氧状态耐受性较强,可根据具体情况适当延长缺血时间的上限,但减少缺血时间始终对改善肾移植预后有积极意义。

推荐意见:

31. 功能性热缺血时间[>6 岁的儿童,收缩压<60mmHg(1mmHg=0.133kPa,下同);≤6 岁的儿童,收缩压<50mmHg;或按具体年龄判断]原则上最长不能超过 2h(1-C)。在无血压下,建议将热缺血状态时间控制在 20min 以内(1-C),30min 是上限(1-C),但应充分全身肝素化(1-D)。未成年人对于缺血、缺氧具有更高的耐受性,6 岁以上未成年供者,热缺血时间限制可适当延长(1-D)。

32. 未成年人供肾冷缺血时间建议控制在24h以内(1-C)。6岁以上未成年供者,冷缺血时间上限可适当延长(1-D)。

6.1.3 供肾零点病理活检

零点活检是评估供肾功能的重要手段。<5岁儿童供肾体积小,活检时损伤血管、集合系统的风险高,故一般不进行零点活检,但当怀疑供者存在累及肾脏的遗传性疾病、供肾发育异常时,建议进行零点活检。供肾零点病理活检的技术包括穿刺法及楔形切除法。穿刺法取材较稳定,能同时取到髓质及皮质标本,有利于供肾质量的病理学评估,但存在一定的损伤血管、集合系统风险。楔形切除法相对安全,但容易出现取材深度不够、取材不均等情况,影响供肾质量评估。

推荐意见:

33. <5岁儿童供肾活检时,损伤血管、集合系统风险较大,零点活检仅在必要时进行(1-C)。若采用穿刺法,穿刺部位应在上极或下极,禁止在中部穿刺(1-B)。

34. >5岁儿童供者供肾如有必要进行活检,建议采用穿刺法(1-C)。

6.1.4 体外低温机械灌注

目前,关于未成年人供肾体外低温机械灌注的经验有限,有待进一步研究。

推荐意见:

35. 对于较大的单侧供肾(供者年龄≥10岁、供肾长径≥8cm),可采用体外机械灌注,方法类似成人,但应注意降低灌注压力,避免高灌注损伤(2-C)。对于较小的单侧供肾(供者年龄<10岁、供肾长径<8cm),体外机械灌注经验十分有限(2-C)。

36. 整块双供肾可利用腹主动脉作为双肾灌注的共同通道,可以分别阻断单侧肾动脉,观察对侧肾脏机械灌注的参数(2-C)。

37. 未成年人供肾进行体外机械灌注的起始压力建议不超过30mmHg(2-C)。婴幼儿供肾血管纤细柔嫩,不宜行体外机械灌注(2-C)。

6.1.5 感染

推荐意见:

38. 全身细菌感染是器官捐献的禁忌证(1-C)。如经抗生素规范足疗程治疗,停用抗生素1周后血培养阴性;或所感染细菌具有很高治愈率,可以考虑器官捐献(1-D)。全身多重耐药菌感染是器官捐献的禁忌证(1-C)。

39. 细菌性脑膜炎不是器官捐献的禁忌证(1-C)。不明原因的病毒性脑炎器官捐献需慎重考虑(2-C)。

40. 乙型脑炎、狂犬病、阿米巴原虫感染是器官捐献的禁忌证(1-C)。

41. 手足口病在成人罕有发病,不是器官捐献的禁忌证,儿童供者可以捐献给成人受者(1-C)。

6.2 供、受者匹配原则

未成年人供肾的组织配型技术和原则与成人相同。不同年龄、发育程度、原发病的未成年供者,其肾脏的发育程度、肾脏可代偿的最大功能不同。因此要充分考虑供、受者双方的情况,综合判断。其根本目的是在保证受者安全的情况下使未成年供者的器官,获得最大程度的利用。

推荐意见：

42. 未成年人供肾组织配型技术和原则与成人相同(1-C)。

43. 根据供者年龄、体质量及受者特点,供、受者间匹配有以下经验(1-C)：

供者体质量<1.5kg 时,不推荐使用；

1.5kg≤供者体质量<2.5kg 时,手术难度高,并发症多,不推荐使用；对于手术技术成熟、术后管理条件好的单位,可考虑行双肾同时移植给儿童或体质量较低(<50kg)的未致敏成人；

2.5kg≤供者体质量<5kg 时,建议将双肾同时移植给体质量较低(<15kg)的儿童；

5kg≤供者体质量<15kg、供肾长径<5cm 时,建议将单肾移植给体质量较低(<15kg)的儿童或双肾同时移植给体质量较低(<50kg)的成人；

15kg≤供者体质量<35kg、供肾长径≥5cm 时,建议将单肾移植给儿童或体质量较低(<50kg)的成人,或双肾同时移植给普通成人；

供者体质量≥35kg、供肾长径≥8cm 时,建议将单肾移植给普通成人；

5cm≤供肾长径<8cm 时,建议供、受者体质量比在 5∶1 以内的可行单肾移植；在 7.5∶1 以内的可行双肾同时移植。

44. 对于伴有生长发育障碍、消耗性疾病、严重营养不良的供者,其体质量的参考价值有限,供肾长径为较重要的参考(1-D)。

6.3 受者选择原则

免疫因素引起的移植肾损伤,是影响肾移植长期疗效的最重要因素之一。婴幼儿供肾移植术后早期,因移植肾体积较小、穿刺活检困难,如发生急性排斥反应,临床诊治难度较大,移植肾丢失风险高。选择术前未致敏受者,可减少术后排斥反应的风险。此外,婴幼儿供肾发育不完全,对高灌注敏感,肥胖、高血压控制不佳是术后发生移植肾高灌注损伤的危险因素。因此根据供肾情况选择适当的受者,可减少上述损伤的发生。

推荐意见：

45. 婴幼儿供肾发育不完全,免疫损伤导致的后果可能更严重；且肾脏体积小,术后穿刺活检不便,难以判断免疫损伤的性质及程度。因此,尽量选择未致敏受者,降低排斥反应风险(1-D)。

46. 肥胖受者手术难度较大,且移植肾容易发生高灌注损伤。建议选择体质量指数<30kg/m² 的受者(1-C)。

47. 推荐选择术前血压控制良好的受者,减少术后高灌注对移植肾的损伤(1-C)。难以控制的高血压是儿童供肾(特别是<5 岁的儿童供肾)肾移植的相对禁忌证(1-D)。建议选择术前服用不超过两种降压药即可满意控制血压的受者(1-D)。如为<5 岁的儿童供肾,建议选择血压控制更好的受者(1-D)。

48. 体质量匹配的儿童是儿童供肾的理想受者(1-D)。

6.4 未成年人供肾肾移植手术注意事项

6.4.1 手术方式

未成年人供肾肾移植手术,一般分为单肾移植、双供肾整块移植和双供肾分开移植等。

选择单肾移植时,通常供肾发育较完善、供肾体积较大,其手术方式与成人供肾基本一致。

推荐意见:

49. 未成年人单供肾移植的手术方式,与成人供肾基本一致(1-C)。

临床考虑单个供肾无法满足受者生理需要时,可行双供肾整块移植或双供肾分开移植。一般而言,儿童双供肾整块移植手术方式有以下几种(以右髂窝手术为例):①供者的下腔静脉与受者的髂外静脉行端侧吻合,供者的腹主动脉(可用近心端或远心端做吻合,另一端封闭)与受者的髂内动脉行端端吻合,或与受者的髂外动脉行端侧吻合;左侧供肾摆放在髂窝外上侧,右侧供肾摆放在髂窝内下侧,两个供肾骑跨在髂血管的两侧;或左侧供肾摆放在髂窝外下方,右侧供肾摆放在髂窝外上方,两个供肾均位于髂血管的外侧;②将供者的下腔静脉剖开,分离左右供肾静脉,利用供者下腔静脉分别延长双侧供肾静脉,使其形成合适的长度及流出口宽度,分别与受者的髂外静脉行端侧吻合;供者的腹主动脉吻合方式同前;两个供肾分别摆放在髂血管的两侧;③分别将供者的下腔静脉后壁及腹主动脉的前壁剖开,适当修整剖开后的下腔静脉盘及腹主动脉盘后,分别与受者的髂外静脉及髂外动脉行端侧吻合;两个供肾分别置于髂血管的两侧;④供者的下腔静脉与受者的髂外静脉行端侧吻合,供者的腹主动脉近心端与受者的髂总动脉(或髂外动脉的近心端)吻合,供者的腹主动脉远心端与受者的髂外动脉(或髂外动脉的远心端)行端侧吻合;此术式适用于肾上腹主动脉保留长度较长的新生儿或婴儿供者;术中应注意避免供肾动、静脉受压,致供肾缺血、血栓形成。

推荐意见:

50. 双供肾整块移植的术式选择:供者腹主动脉和下腔静脉近心端长度足够时,可考虑用作共同通道做吻合(1-D)。腹主动脉远心端口径足够时,可考虑用作共同通道做吻合(1-D)。血管较粗大的供者,可考虑使用带双肾动脉(静脉)开口的腹主动脉盘(下腔静脉盘)做吻合(1-D)。双供肾整块移植的手术方式多样,应根据供肾发育程度、血管解剖特点以及术者手术经验,选择合适的手术方式(1-C)。

51. 如双肾血管所供的腹主动脉或下腔静脉受损,或术者认为双供肾整块移植后可能出现位置摆放困难等情况时,可以将双肾血管完全分开后再与同侧髂窝分别行双肾移植(1-D)。双肾分开移植可以减少因血管压迫导致的术后并发症的发生(1-D)。

6.4.2 未成年人供肾输尿管的术中处理

婴幼儿供肾输尿管长度较短,一般仅 4~8cm,手术时常需使用输尿管全程,且移植肾输尿管血供单一、管腔纤细、管壁纤薄,术后输尿管吻合口易缺血、坏死,导致漏尿、梗阻等并发症。双供肾肾移植术后输尿管并发症发生率更高,且输尿管与血管位置关系密切,增加了诊治难度。术中适当的输尿管处理技术,可以减少输尿管并发症的发生。

推荐意见:

52. 双肾同时移植时,双输尿管末端可侧侧吻合形成共同开口,再包埋式吻合于受者膀胱(1-D);或者分别与膀胱吻合,两个吻合口之间应留有一定距离,以保证各自的血供及抗返流机制(1-C)。推荐使用包埋式抗返流技术,缝合膀胱肌层作隧道时,不宜过紧(1-D)。

53. 保留供者膀胱瓣做吻合时发生缺血、吻合口瘘的风险较高,仅在输尿管长度不足时考虑采用,此时无需使用包埋式抗返流技术(1-C)。

54. 建议留置输尿管支架管(猪尾巴管),型号根据输尿管管径选择(F3.0～F4.7),双供肾应分别留置支架管(1-D)。

6.4.3 缝线及缝合技术选择

推荐意见:

55. 可根据血管管径大小及血管壁厚度,选择6-0、7-0或8-0缝线,一般使用单股不可吸收缝线,作两点法单纯连续缝合(1-D)。

56. 动脉吻合口或动脉盘较小时,一侧作单纯连续缝合、另一侧单纯间断缝合,也可使用单股可吸收缝线作两点法单纯连续缝合,缩短手术时间(1-D)。

6.4.4 术后注意事项

推荐意见:

57. 术中及术后受者血压控制在130/80mmHg以下,减少移植肾高灌注损伤(1-D)。

58. 新生儿及婴儿供肾肾移植术后,如无禁忌证,建议尽早开始抗凝治疗,降低移植肾动脉血栓形成的风险,抗凝治疗期间严密监测凝血功能(1-D)。

59. 低龄儿童供肾肾移植术后,建议卧床休息3～5d,避免用力排便及咳嗽,以免移植肾移位造成其血管、输尿管扭转或成角(1-D)。

60. 低龄儿童供肾肾移植术后常出现一过性代偿不良状态,可表现为尿量正常或偏少、肌酐下降缓慢或反复、酸中毒、高钾血症等。可行规律透析作为过渡,以减少供肾负荷及高灌注损伤(1-D)。

7 总结

目前,我国CDCD工作已进入高速发展的阶段。未成年人供肾是CDCD肾脏捐献中重要的组成部分,大大缓解了肾源短缺问题。儿童供肾肾移植的临床经验表明,较大儿童供者能获得与标准供者相当的临床疗效;即使对于低龄儿童供者,通过积极的维护、适当的供受者匹配、精细的手术技术及围手术期管理、密切的随访,也能取得较好的远期效果。同时,随着儿童供肾肾移植技术的成熟以及推广应用,必能推动儿童肾移植的发展,使更多终末期肾病患儿获益。

8 利益声明

本指南的发布不存在与任何公司、机构或个人之间的利益冲突。

参 考 文 献

[1] 沈晓明,王卫平. 儿科学[M]. 7版. 北京:人民卫生出版社,2011.

[2] 中华医学会器官移植学分会,中国医师协会器官移植医师分会. 中国儿童肾移植临床诊疗指南(2015版)[J/CD]. 中华移植杂志:电子版,2016,10(1):12-23.

[3] 国家卫生和计划生育委员会脑损伤质控评价中心. 脑死亡判定标准与技术规范(儿童质控版)[J/CD]. 中华移植杂志:电子版,2015(2):54-57.

[4] Nakagawa TA,Ashwal S,Mathur M,et al. Guidelines for the determination of brain death in infants and children:an update of the 1987 Task Force recommendations[J]. Crit Care Med,2011,39(9):2139-2155.

［5］ 中华医学会器官移植学分会.中国心脏死亡器官捐献工作指南（第2版）［J/CD］.中华移植杂志：电子版,2012(3)：221-224.

［6］ 中华医学会器官移植学分会,中华医学会外科学分会移植学组,中国医师协会器官移植医师分会.中国心脏死亡捐献器官评估与应用专家共识［J/CD］.中华移植杂志：电子版,2014(3)：117-122.

［7］ Shemie SD,Baker AJ,Knoll G,et al. National recommendations for donation after cardiocirculatory death in Canada：donation after cardiocirculatory death in Canada［J］. CMAJ,2006,175(8)：S1.

［8］ Wu Z,Gao X,Chen F,et al. Chinese pediatric organ donation with scheduled cardiac arrest after brain death：a novel China classification beyond Maastricht［J］. Transplant Proc,2015,47(10)：2836-2840.

［9］ Khalifeh T,Baulier E,Le Pape S,et al. Strategies to optimize kidney recovery and preservation in transplantation：specific aspects in pediatric transplantation［J］. Pediatr Nephrol,2015,30(8)：1243-1254.

［10］ Cittanova ML,Leblanc I,Legendre C,et al. Effect of hydroxyethylstarch in brain-dead kidney donors on renal function in kidney-transplant recipients［J］. Lancet,1996,348(9042)：1620-1622.

［11］ Schnuelle P,Gottmann U,Hoeger S,et al. Effects of donor pretreatment with dopamine on graft function after kidney transplantation：a randomized controlled trial［J］. JAMA,2009,302(10)：1067-1075.

［12］ de Vries DK,Wijermars LG,Reinders ME,et al. Donor pretreatment in clinical kidney transplantation：a critical appraisal［J］. Clin Transplant,2013,27(6)：799-808.

［13］ Finfer S,Bohn D,Colpitts D,et al. Intensive care management of paediatric organ donors and its effect on posttransplant organ function［J］. Intensive Care Med,1996,22(12)：1424-1432.

［14］ Li JF,Liu J,Guo T,et al. Kidney transplantation from pediatric donors in a single Chinese center［J］. Cell Biochem Biophys,2014,70(3)：1713-1717.

［15］ Snoeijs MG,Dekkers AJ,Buurman WA,et al. In situ preservation of kidneys from donors after cardiac death：results and complications［J］. Ann Surg,2007,246(5)：844-852.

［16］ de Vries EE,Snoeijs MG,van Heurn E. Kidney donation from children after cardiac death［J］. Crit Care Med,2010,38(1)：249-253.

［17］ Brierley J,Hasan A. Aspects of deceased organ donation in paediatrics［J］. Br J Anaesth,2012,108（Suppl 1）：i92-i95.

［18］ Rehder KJ,Turner DA,Cheifetz IM. Extracorporeal membrane oxygenation for neonatal and pediatric respiratory failure：an evidence-based review of the past decade（2002-2012）［J］. Pediatr Crit Care Med,2013,14(9)：851-861.

［19］ van Heurn E,de Vries EE. Kidney transplantation and donation in children［J］. Pediatr Surg Int,2009,25(5)：385-393.

［20］ Fananapazir G,Tse G,Corwin MT,et al. Pediatric en bloc kidney transplants：clinical and immediate postoperative US factors associated with vascular thrombosis［J］. Radiology,2015：150430.

［21］ Luyckx VA,Bertram JF,Brenner BM,et al. Effect of fetal and child health on kidney development and long-term risk of hypertension and kidney disease［J］. Lancet,2013,382(9888)：273-283.

［22］ Yu SJ,Liu HC,Song L,et al. Dual kidney transplantation from pediatric donors to adult recipients［J］. Transplant Proc,2015,47(6)：1727-1731.

［23］ Peng F,Yu S,Peng L,et al. Transplantation of en bloc kidneys from cardiac deceased small pediatric donors：2 case reports and literature review［J］. Zhong Nan Da Xue Xue Bao Yi Xue Ban,2014,39(2)：204-208.

［24］ Halldorson JB,Bakthavatsalam R,Salvalaggio PR,et al. Donor-recipient size matching influences early but not late graft function after pediatric en-bloc kidney transplantation[J]. Transplantation,2010,89(2):208-214.

[25] Bar-Dayan A,Bar-Nathan N,Shaharabani E,et al. Kidney transplantation from pediatric donors:size-match-based allocation[J]. Pediatr Transplant,2008,12(4):469-473.

[26] Zhao WY,Zhang L,Zhu YH,et al. *En bloc* kidneys transplanted from infant donors less than 5kg into pediatric recipients[J]. Transplantation,2014,97(5):555-558.

[27] Gallinat A,Sotiropoulos GC,Witzke O,et al. Kidney grafts from donors ≤ 5 yr of age:single kidney transplantation for pediatric recipients or *en bloc* transplantation for adults? [J]. Pediatr Transplant,2013,17(2):179-184.

[28] Balachandran VP,Aull MJ,Goris M,et al. Successful transplantation of single kidneys from pediatric donors weighing less than or equal to 10kg into standard weight adult recipients[J]. Transplantation,2010,90(5):518-522.

[29] Maluf DG,Carrico RJ,Rosendale JD,et al. Optimizing recovery,utilization and transplantation outcomes for kidneys from small,≤20kg,pediatric donors[J]. Am J Transplant,2013,13(10):2703-2712.

[30] Sui M,Zhao W,Chen Y,et al. Optimizing the utilization of kidneys from small pediatric deceased donors under 15kg by choosing pediatric recipients[J]. Pediatr Transplant,2015.

[31] Friedersdorff F,Fuller TF,Werthemann P,et al. Outcome of single pediatric deceased donor renal transplantation to adult kidney transplant recipients[J]. Urol Int,2014,92(3):323-327.

[32] Wang Y,Lv J,Xie W,et al. Outcome of single kidney transplant from pediatric donors younger than 5 years of age after cardiac death in China:a single center experience[J]. Exp Clin Transplant,2015,13(3):239-242.

[33] Butani L,Troppmann C,Perez RV. Outcomes of children receiving *en bloc* renal transplants from small pediatric donors[J]. Pediatr Transplant,2013,17(1):55-58.

[34] Pelletier SJ,Guidinger MK,Merion RM,et al. Recovery and utilization of deceased donor kidneys from small pediatric donors[J]. Am J Transplant,2006,6(7):1646-1652.

[35] Tittelbach-Helmrich D,Drognitz O,Pisarski P,et al. Single kidney transplantation from young pediatric donors in the United States[J]. Am J Transplant,2010,10(9):2179-2180.

[36] Kayler LK,Magliocca J,Kim RD,et al. Single kidney transplantation from young pediatric donors in the United States[J]. Am J Transplant,2009,9(12):2745-2751.

[37] Li Y,Li J,Fu Q,et al. *En bloc* dual kidney transplantation from pediatric donors after cardiac death:initial experience in China[J]. Urol Int,2014,93(4):482-486.

[38] Kayler LK,Zendejas I,Gregg A,et al. Kidney transplantation from small pediatric donors:does recipient body mass index matter? [J]. Transplantation,2012,93(4):430-436.

[39] Balamuthusamy S,Paramesh A,Zhang R,et al. The effects of body mass index on graft survival in adult recipients transplanted with single pediatric kidneys[J]. Am J Nephrol,2009,29(2):94-101.

[40] Brenner BM,Lawler EV,Mackenzie HS. The hyperfiltration theory:a paradigm shift in nephrology[J]. Kidney Int,1996,49(6):1774-1777.

[41] Kayler LK,Shapiro R,Molmenti E. Transplantation of dual adult kidneys into a recipient with minimal abdominal vascular access[J]. Transplantation,2007,83(6):827-828.

[42] Kayler LK,Blisard D,Basu A,et al. Transplantation of *en bloc* pediatric kidneys when the proximal vascular

cuff is too short[J]. Transplantation,2007,83(1):104-105.

[43] Troppmann C,Perez RV. Transplantation of pediatric *en bloc* kidneys when the proximal vascular cuff is too short:the aortorenal aortic lid[J]. Transplantation,2007,84(8):1064-1065.

[44] Sureshkumar KK,Patel AA,Arora S,et al. When is it reasonable to split pediatric *en bloc* kidneys for transplantation into two adults? [J]. Transplant Proc,2010,42(9):3521-3523.

[45] Dharnidharka VR,Araya CE,Wadsworth CS, et al. Assessing the value of ureteral stent placement in pediatric kidney transplant recipients[J]. Transplantation,2008,85(7):986-991.

原载于《中华移植杂志(电子版)》,2016,10(2):53-59

心脏死亡捐献器官评估
与应用指南

中华医学会器官移植学分会
中华医学会外科学分会移植学组
中国医师协会器官移植医师分会

1 中国心脏死亡器官捐献与心脏死亡诊断标准

1.1 中国心脏死亡器官捐献

中国心脏死亡器官捐献,属于中国公民逝世后器官捐献(China donation after citizen's death,CDCD)三大类中的"中国二类(C-Ⅱ)",即国际标准化心脏死亡器官捐献(donation after cardiac death,DCD[注])或称无心跳器官捐献(non-heart beating donation,NHBD)[1]。

近年来,DCD 在我国已发展成为移植器官来源的重要组成部分。中华医学会器官移植学分会、中华医学会外科学分会移植学组和中国医师协会器官移植医师分会,联合制定本指南,以规范 DCD 器官的评估与应用,保障移植疗效。

1.2 中国心脏死亡诊断标准

根据《中国心脏死亡器官捐献工作指南(第 2 版)》,心脏死亡的判定标准,即呼吸和循环停止,反应消失。由于循环停止后心电活动仍可能存在,判定死亡时不应完全依赖于心电监测,可采用有创动脉血压和多普勒超声协助确认。DCD 器官获取时,需要快速而准确地判断循环的停止。但为确认循环停止的不可逆性或永久性,应至少观察 2min 再宣布死亡[1]。死亡诊断必须由非移植团队的相关专业医师完成。

推荐意见:

1. 在条件允许的情况下,可应用有创动脉血压检测和多普勒超声协助确认死亡。

2 DCD 器官的获取

2.1 生命支持系统的应用

确认供者已处于脑死亡或存在不可逆脑损害后,使用或撤除生命支持的时机,应该主要考虑捐献的器官有最佳预后。

可控的 DCD 供者确认死亡后,即可进行器官获取手术。而意外的心脏骤停或循环不稳定的患者,如拟行器官捐献,推荐使用体外膜肺氧合(extracorporeal membrane oxygenation,ECMO),恢复相应的器官灌注,以防其过度缺血[2-3]。在征得家属书面同意后,可在 ECMO

注:本文中的 DCD 指中国二类器官捐献,即国际标准化心脏死亡器官捐献

支持下,同时予以脑死亡判断。

对于 ECMO 支持的 DCD 案例,为避免陷入"供者病情是否可逆"的伦理困境,只有在脑死亡诊断明确后,方能拔除供者气管插管、停用血管活性药物;等待心脏停跳、宣布死亡后,可继续在 ECMO 支持下进行器官获取手术[4-6]。

推荐意见:

2. 如心脏骤停或循环不稳的患者拟行器官捐献,可在征得家属书面同意后建立 ECMO 支持,同时必须对供者进行脑死亡判断。

2.2 撤除生命支持前的准备

ICU、急诊室、神经内科或神经外科的医师,可基于头部 CT 或 MRI 的结果,确认患者存在不可逆转的极重度脑损伤。

推荐在手术室撤除生命支持。需注意以下 3 点:①必须由具有相关资质的医师监督终止治疗的整个过程,并及时确认死亡,且该医师不能是移植团队的成员;②如潜在的供者在撤除生命支持后(至少 1h)仍存在有效心脏搏出,须将患者转回 ICU 或其他合适地点,必须在与其家属讨论捐献相关事宜时,就讲明这种可能性;③器官获取团队,应负责审查供者的医院医疗记录和家属提供的病史,以获得正确的信息,尤其是供者的血型和感染性病原体检测报告等。

撤除生命支持的方式并非由移植外科医师决定,但包括移植外科医师在内的整个器官获取团队需了解终止治疗的过程。负责器官获取的移植外科医师,须在终止治疗前于相邻的手术室中做好准备。

2.3 撤除生命支持的过程

在撤除生命支持时,负责器官捐献的协调员,需连续记录供者每分钟的生命体征和尿量。在有条件的单位,可以保留终止治疗到宣布死亡过程的视频资料。

通常认为,在撤除生命支持后,到确认心脏死亡的时间过久,如肝脏 30min、肾脏 60min,则这些器官不再适合移植。但血流动力学的变化因人而异,没有任何一种方法可以教条化应用。在终止治疗期内,能否维持器官灌注是影响器官质量的最重要因素。只要血压可以维持,尿液可以继续排出,那么较长的终止治疗期也未必有害。

目前认为,当收缩压低于 50mmHg(1mmHg=0.133kPa,下同)时,器官将会出现热缺血损伤。这个指标被广泛采用,一旦收缩压持续(至少 2min)低于 50mmHg(或血红蛋白氧饱和度低于 70%),就认为"功能性热缺血期"已经开始。此外,不建议使用外周血氧饱和度来判断功能性热缺血期。因为患者在濒死过程中,会发生外周组织的循环障碍,导致血氧饱和度的准确性降低。

推荐意见:

3. 撤除生命支持系统后,到确认心脏死亡之间的时间过久,则会显著影响移植器官的预后:肝脏的上限为 30min、肾脏的上限为 60min。

2.4 获取器官

每个移植中心的器官获取技术各不相同,如采用西班牙创建的常温局部灌注(normothermic regional perfusion,NRP)技术,但广泛应用的仍是通过肝素化动脉灌注冷保存液,结合局部冷却,而迅速冷却器官[7]。一旦冷却,需要迅速取出器官。同时需要避免对器官造成意外伤害,尤其是存在血管解剖变异时。获取器官以后,需要在患者胸腔和腹腔中彻底检查是否存在肿瘤或其他异常病变,特别是结肠、胃、胰腺、食管及肺。肾脏在冷保存之前也需要去除肾脏周围的脂肪使其彻底暴露,以确认是否存在肿瘤,并检查灌注情况。

推荐意见:

4. 在行器官获取手术时,发现有任何异常的病变都需立即活检行病理学检测,并在决定移植前确认其报告。

2.5 器官损伤的修复和保存

如果获取过程中发生器官损伤,必须记录,并通知受者的移植外科医师准备修复损伤。在供者所在的医疗单位内,应该尽量减少器官获取后的手术操作时间。不推荐在供者所在的医疗单位去尝试修复损伤。在供器官获取后,装有器官的保存袋必须立刻置于 0 ~ 4℃ 冰水混合物中。器官分离最好在器官完全冷却后进行(至少在冰水内保存 1h 以上)。器官保存方式有静态低温保存和机械灌注保存等,目前最常用的方式是静态低温保存。多种保存溶液可应用于 DCD 器官保存,何种保存溶液最优,目前尚无定论[8]。

推荐意见:

5. 在供者所在的医疗单位内,应该尽量减少器官获取后的手术操作时间。

3 DCD 器官在肝移植中的评估和应用

随着移植需求的逐年增加,在社会各界的共同努力下,DCD 供肝已成为肝移植重要的器官来源。其移植疗效受到供者、受者、器官获取及植入的技术等多种因素影响[9]。

目前移植学界还没有可以广泛接受的评估标准,可预测 DCD 肝移植疗效以决定是否应用该供肝,也并不明确哪些受者移植 DCD 供肝效果最好。文献报道,比较 DCD 与脑死亡器官捐献(donation after brain death,DBD)来源移植受者的预后,前者的 1 年和 3 年生存率分别为 82% 和 71%,而后者为 86% 和 77%[10]。此外,DCD 受者,需要接受再次肝移植的比例显著高于 DBD 受者,其原发性无功能(primary nonfunction,PNF)与缺血性胆管病变(ischemic cholangiopathy)发生率也更高。

推荐意见:

6. DCD 肝移植受者,应警惕其 PNF 和缺血性胆管病变的发生。

近年来,越来越多的研究发现,经严格筛选的 DCD 供肝与 DBD 供肝相比,受者预后可以达到相当的水平[11-12]。受者的终末期肝病模型(model for end-stage liver disease,MELD)评分>30,或有器官灌注支持时,DCD 与 DBD 的肝移植受者存活率差异无统计学意义。

在评估是否接受 DCD 供肝时应考虑到,该受者拒绝使用器官而继续等待的存活时间。鉴于供器官的短缺,在评估时应该向受者说明,目前是在 DCD 供肝与没有肝脏之间进行选择,而不是与其他来源供肝进行选择。

推荐意见:

7. 在移植前,需告知受者和家属有关 DCD 供肝移植后的风险。受者有权拒绝 DCD 供肝。

3.1 供者选择

3.1.1 供者筛选

严格的供者特征包括:年龄<50 岁;肝功能基本正常;体质量<100kg;重症监护室停留时

间<5d;热缺血时间<20min;冷缺血时间<8h,无脂肪变性或大泡性脂肪变性<15%;无大剂量升压药物支持;乙型或丙型肝炎病毒血清学阴性;无活动性感染。

目前单中心研究和大型注册分析证实,供者年龄越大,缺血性胆管病变、移植失败和死亡等受者并发症的发生风险越高。在供者长时间缺血的情况下,供者体质量(>100kg)或体质量指数(body mass index,BMI)(>30kg/m²)同样是增加移植失败和死亡率的高危因素[10,13-21]。供者围拔管期的血流动力学不稳定,也是不良预后的危险因素。围拔管期低血压和/或缺氧对于胆道造成的不可逆损伤仍在进一步研究中[20-23]。功能性热缺血时间的延长,也将增加受者缺血性胆管病变和移植肝衰竭的风险[16,22]。长时间的冷缺血可增加受者胆道并发症的风险,包括缺血性胆管病变、移植肝衰竭及死亡[9-10,13,21]。确切的冷缺血时间临界点为6~8h[13,15,21]。

使用严格的供者标准,包括 BMI<29kg/m² 和功能性热缺血时间<20min(收缩压<50mmHg),从供者停搏至开始灌注的时间<10min,DCD 可达到与 DBD 供肝相同的移植成功率[9-10,13-21]。

推荐意见:

8. 经严格筛选的 DCD 供肝,可安全有效地用于移植。

3.1.2 边缘性供肝

在目前供肝短缺的情况下,"边缘性供者"(expanded criteria donor,ECD)作为一种可以谨慎使用的供肝来源,其特征包括:年龄 50~65 岁、BMI>30kg/m²、肝炎病毒血清学阳性、大剂量血管加压药物支持、劈离式移植物(split-grafts)、血钠浓度>155mmol/L、血清肌酐>106μmol/L、重症监护病房停留时间>5d(有呼吸机支持)、热缺血时间 20~30min、冷缺血时间 8~15h 以及大泡性脂肪变性比例 15%~60%。尤其在长时间功能性缺血和冷缺血时间>12h 的情况下,提示移植物的质量较差。

推荐意见:

9. 由于目前供肝的短缺,边缘性供肝可在谨慎地评估后使用。

由于 DCD 供者处于 ICU 监护状态,其潜在感染的风险要大于活体器官捐献。建议在供者捐献前,行血培养(包括需氧细菌、厌氧细菌和真菌)、脑脊液培养、尿培养、痰培养及其他可能感染的腔道和体液的培养。

推荐意见:

10. 器官获取前,应对供者行血培养与可能感染的腔道和体液的培养。

脂肪变性,尤其是大泡性脂肪变性,对于 PNF 或移植失败是一个危险因素。严重的脂肪肝更容易受到冷、热缺血再灌注损伤的影响。肝脏脂肪变性在高龄供者中,以及肥胖、血脂异常、代谢性疾病或糖尿病病史的供者中更普遍。小泡性脂肪变性为主的肝脏受到的缺血再灌注损伤较小,其移植存活率与非脂肪肝的移植存活率未见显著性差异;轻度大泡性脂肪变性的肝脏(<30%)相对安全;中度大泡性脂肪变性的肝脏(30%~60%)可以在紧急情况下有选择性的使用;重度脂肪变性(>60%)则会增加 PNF 的风险。由于对脂肪变性严重程度的大体观难以评判,一旦怀疑存在明显脂肪变性,应进行病理评估测定其百分比。DCD 供者 BMI>25kg/m² 时,可行肝冰冻活检明确脂肪变性的类型和程度。

推荐意见：

11. DCD 供者 BMI>25kg/m^2，或获取后的供肝大体观难以评判其质量时，应行肝活检协助判断。

3.1.3 DCD 供肝的禁忌证

除一般器官捐献的绝对禁忌证（即侵袭性或血液系统恶性肿瘤、未经治疗的全身性感染、朊病毒病感染、人类免疫缺陷病毒感染），DCD 供者的绝对禁忌证包括：①终末期肝病（慢性肝病、肝硬化及门脉高压症）；②急性肝衰竭（药物、病毒等）；③重度脂肪变性（大泡性脂肪变性比例>60%）；④不可改善的急性肝损伤。

3.2 供肝灌洗与保存

有效灌注肝脏微血管对 DCD 供肝的保存至关重要。目前对 DCD 供肝的灌流液选择尚无定论，通常认为低黏度保存液（如 HTK 液和 Marshall 液）比高黏度溶液（如 UW 液）对于肝脏保存更有效[24]。如低黏度溶液冷灌洗腹主动脉时，胆管狭窄的发生率要低于使用高黏度溶液[25]。但美国器官共享联合系统（united network of organ sharing，UNOS）的回顾性数据分析表明，利用 HTK 液灌洗保存的 DCD 供肝，预后比 UW 液差[26]。

在获取 DBD 供肝时，加压灌洗腹主动脉以及在后台加压灌洗可降低缺血以及其他胆道并发症的风险[25,27]。在获取 DCD 供肝时，非加压的原位腹主动脉灌洗无法提供足够的生理压力，因此建议利用原位高压灌洗（Marshall 液 120mmHg 压力或 UW 液 200mmHg 压力）以及离体 UW 液 120mmHg 压力灌洗，以进行动脉灌洗，从而更有效地冲洗胆管微循环。有文献报道，推荐在腹主动脉灌洗前给下腔静脉减压，以避免循环衰竭后对肝脏有害的物质堵塞在肝脏[22]。

推荐意见：

12. 获取 DCD 供肝时，可应用低黏度溶液（如国产的离体肾保存用枸橼酸盐嘌呤溶液，或 Marshall 液）进行动脉灌洗，然后应用高黏度溶液（如 UW 液）进行门静脉灌洗[22,25]。

13. 腹主动脉灌洗前可实施下腔静脉减压，以避免循环衰竭后造成肝脏淤血[22]。

3.3 受者选择

目前，影响移植预后的受者因素尚未有定论。有学者报道，根据功能性热缺血时间是否≤30min 和冷缺血时间是否≤10h，将 DCD 供肝分为低风险组和高风险组[18]。另有报道，根据受者的年龄、移植时健康状况、再次移植的状态、透析情况以及血清肌酐水平，将受者分为低风险组或高风险组[19]。低风险受者接受低风险 DCD 供肝时，1 年和 3 年的受者存活率与 DBD 来源相似。

近期一项 DCD 肝移植（1567 例）的数据分析也发现移植失败受者高危因素包括：年龄（<18 岁或>55 岁）、移植前在 ICU 停留的时间以及是否存在生命支持。其他研究确定的受者危险因素还包括：MELD 评分>35、丙型肝炎病毒（hepatitis C virus，HCV）血清学阳性[28]。

推荐意见：

14. 对于年龄>55 岁、需要生命支持、MELD 评分≥35 以及 HCV 血清学阳性的患者，使用 DCD 供肝存在一定风险。

4 DCD 器官在肾移植中的评估和应用

相对于 DBD 或活体来源的供肾,DCD 供肾会遭受更多的热缺血损伤。

4.1 供者选择

4.1.1 供者筛选

一般来说,使用 DCD 供肾与 DBD 供肾移植疗效无显著性差异。严格筛选的 DCD 供肾最好来自年轻的、没有致死性肾脏疾病的、可控制的供者。

4.1.2 相对禁忌证

年龄较大的供者(>60 岁),尤其是那些死于高血压和(或)心血管疾病的供者器官,供肾活检可能会发现其具有大动脉疾病或肾小球硬化,移植后长期预后可能较差[29-30],这样的肾脏基本被弃用。冷缺血时间也是影响移植肾存活的重要因素[31-32]。

推荐意见:

15. 器官获取前,如难以判断供肾质量,可以对其穿刺活检。进展性或者终末期慢性肾病患者,或者活检显示肾皮质坏死的患者不能作为肾脏供者。

从撤除生命支持治疗,至心跳、呼吸停止的这段期间内,发生的急性肾功能不全或血流动力学不稳定,均不会影响 DCD 供肾的移植效果[31]。

此外,鉴于热缺血时间与预后不良(表现为 PNF 以及后续移植失败)呈显著相关性,存在长时间的热缺血供者则不能进行肾脏捐献。目前的观点认为功能性热缺血时间是一个关键时间,原则上最长不能超过 2h。资料显示,在无血压情况下,超过 20min 则肾移植效果较差,而 30min 的热缺血时间是可以接受的绝对上限[33-34]。

推荐意见:

16. 功能性热缺血时间>2h 或者无血压>30min 不能成为肾脏供者。

4.1.3 绝对禁忌证

除了一般器官捐献的绝对禁忌证(即侵袭性或血液系统恶性肿瘤、未经治疗的全身性感染、朊病毒感染、HIV 感染)外,对于 DCD 供肾的绝对禁忌证还包括:①终末期肾病[慢性肾病(chronic kidney disease,CKD)5 期,估算肾小球滤过率(estimated glomerular filtration rate,eGFR)<15mL/min];②CKD 4 期(eGFR 15～30mL/min);③移植前肾活检显示急性肾皮质坏死。

急性肾损伤,即使供者在住院期间需透析治疗,也不是肾移植的绝对禁忌证。当然这可能会增加术后移植物功能延迟恢复(delayed graft function,DGF)或 PNF 的风险。

4.2 供肾灌洗与保存

单纯低温灌洗保存是目前最主要的肾脏保存方式,尚无证据显示使用哪种特殊的保存液会提高肾移植的预后,也没有确切的研究表明机械冷灌洗对于肾移植效果有明显改善。供肾接受机械常温灌洗的目的是对获取的肾脏供氧,以期可以控制甚至恢复缺血损伤。

4.3 供肾质量评估

肾脏功能的恢复取决于供者的健康状况、死亡过程中和器官获取过程中器官的缺血时间及其引起的损伤。虽然可以通过透析支持治疗等待肾功能恢复,但通过有效地评估来自高龄供者、热缺血时间较长等供肾特征,可以尽量减少 DGF 甚至 PNF 的发生。

供者高血压、血清肌酐评分与组织学评分的综合评分对于移植效果的预测最为准确。目前没有任何组织学标记物可以评估过长的热缺血时间或不可逆的缺血再灌注损伤引起的PNF。对于不可控制的DCD供者或者获取灌洗不足的肾脏,通常需要额外的活力测试(表1)。总之,低流速的机械灌洗或者含有高浓度酶的灌洗液均会增加细胞损伤程度,进而增加PNF的风险。

表1 心脏死亡器官捐献供肾移植活力测试的纽卡斯尔标准[35]

特　　征	单肾使用标准
机械灌注流量(流量指数)	>0.4mL·min^{-1}·mmHg^{-1}(每100g肾组织)
细胞内酶(GST)(也可以使用ALT、脂肪酸结合蛋白、氧化还原铁)	GST<100IU/L(每100g肾组织),灌洗液置于标准器官回收盒
高GST、低GFR、老年供者、糖尿病、冷缺血时间较长	考虑双肾移植

注:GST. 谷胱甘肽S转移酶;ALT. 丙氨酸氨基转移酶;GFR. 肾小球滤过率;1mmHg＝0.133kPa

推荐意见:

17. 供肾的灌注指标(如流量指数的动态变化)、标记物(如灌洗液的生化分析)或肾移植物活检评分系统,可用于评估供肾活力以判定这些器官能否用于双肾移植,但无法有效预测该器官能否用于单肾移植。

5　DCD移植受者围手术期特殊干预

5.1　肝移植

5.1.1　人工肝支持治疗

DCD供肝的脂肪变性、冷缺血时间等,均是导致其受者短期与中期预后劣于DBD供肝受者的危险因素,导致DGF发生率、PNF发生率及再移植率均更高。有学者报道,积极的李氏人工肝支持治疗(Li's artificial liver support system,Li's ALSS)联合后续的肝移植术,能够在供器官缺乏时挽救受者的生命,改善受者疾病状态,与未接受李氏人工肝即获得供肝的受者相比,术后生存良好,无明显差异[36-39]。而移植肝DGF或PNF的受者,同样可以通过李氏人工肝赢得等待二次移植的宝贵时间,部分受者甚至不需要再次移植,移植肝功能可逐渐恢复。

推荐意见:

18. 发生移植肝DGF或PNF时,应积极采用李氏人工肝支持治疗。

5.1.2　肾功能不全治疗

围手术期肾功能不全是影响肝移植受者预后的重要因素,移植学界越来越重视肾功能的评估和恢复[40-41]。DCD供肝,相对于其他来源,边缘性供肝的比例有所增加,导致肝移植术后急性肾损伤乃至肾功能衰竭的发生率有所增加。围手术期应用连续肾脏替代治疗(continuous renal replacement therapy,CRRT)支持,可有效调节水、电解质平衡,维持内循环稳定。个体化免疫抑制方案中,通过白细胞介素-2受体(interleukin 2 receptor,IL-2R)的单抗诱导治疗,保证了延迟或小剂量使用钙调磷酸酶抑制剂(calcineurin inhibitor,CNI)的可能性与安全性,大大减轻了 CNI 类药物的肾脏不良反应[42]。通过及时的综合治疗,肾功能往往可在术后 1~2 周逐渐恢复。

推荐意见:

19. 连续肾脏替代治疗和合理的免疫抑制方案,可有效改善肝移植术后急性肾损伤的预后。

5.2 肾移植

DCD 供肾不可避免地遭受热缺血损伤,因此会增加移植肾 DGF 与 PNF 的风险。鉴于 DCD 供肾受者存在较高的 DGF 发生率,欧美学者的推荐做法是在低免疫风险的受者中使用阻断 IL-2R 的单抗;对于高风险的受者,首选的方案是使用抗-T 淋巴细胞多克隆抗体(如胸腺细胞球蛋白或阿仑单抗),以清除 T 淋巴细胞的克隆株[35,43]。诱导免疫抑制治疗方案联合应用霉酚酸类药物可降低 CNI 用量,继而减少后者可能的肾损伤作用,并且不增加早期排斥反应发生率[44-45]。此外,较高剂量的霉酚酸与较好的肾功能相关[45]。

推荐意见:

20. 为降低移植肾 DGF 或 PNF 的风险,且不增加排斥反应的发生,可采用诱导免疫抑制联合霉酚酸类药物,减低 CNI 用量的治疗方案。

参 考 文 献

[1] 中华医学会器官移植学分会.中国心脏死亡器官捐献工作指南(第 2 版)[J/CD].中华移植杂志:电子版,2012,6(3):221-224.

[2] 秦科,孙煦勇,董建辉,等.体外膜肺氧合对捐献供体器官功能保护[C].2012 中国器官移植大会,厦门,2012.

[3] 王志为,杨志豪.心死亡捐献供体器官保护中体外膜肺氧合技术的应用研究进展[J/CD].中华临床医师杂志:电子版,2014,7(24):11614-11618.

[4] 霍枫,汪邵平,李鹏,等.体外膜肺氧合用于脑心双死亡供者器官获取的流程和方法[J].中华器官移植杂志,2013,34(7):396-400.

[5] Fondevila C,Hessheimer AJ,Flores E,et al. Applicability and results of Maastricht type 2 donation after cardiac death liver transplantation[J]. Am J Transplant,2012,12(1):162-170.

[6] Magliocea JF,Magee JC,Rowe SA,et al. Extracorporeal support for organ donation after cardiac death effectively expands the donor pool[J]. J Trauma,2005,58(6):1095-1102.

[7] Fondevila C,Hessheimer AJ,Ruiz A,et al. Liver transplant using donors after unexpected cardiac death:novel preservation protocol and acceptance criteria[J]. Am J Transplant,2007,7(7):1849-1855.

[8] Reich DJ,Mulligan DC,Abt PL,et al. ASTS recommended practice guidelines for controlled donation after cardiac death organ procurement and transplantation[J]. Am J Transplant,2009,9(9):2004-2011.

[9] Mathur AK,Heimbach J,Steffick DE,et al. Donation after cardiac death liver transplantation:predictors of outcome[J]. Am J Transplant,2010,10(11):2512-2519.

[10] Jay C,Ladner D,Wang E,et al. A comprehensive risk assessment of mortality following donation after cardiac death liver transplant-an analysis of the national registry[J]. J Hepatol,2011,55(4):808-813.

[11] Dubbeld J,Hoekstra H,Farid W,et al. Similar liver transplantation survival with selected cardiac death donors and brain death donors[J]. Br J Surg,2010,97(5):744-753.

[12] Fujita S,Mizuno S,Fujikawa T,et al. Liver transplantation from donation after cardiac death:a single center experience[J]. Transplantation,2007,84（1）:46-49.

[13] de Vera ME,Lopez-Solis R,Dvorchik I,et al. Liver transplantation using donation after cardiac death donors: long-term follow-up from a single center[J]. Am J Transplant,2009,9(4):773-781.

[14] Foley DP,Fernandez LA,Leverson G,et al. Donation after cardiac death:the University of Wisconsin experience with liver transplantation[J]. Ann Surg,2005,242(5):724-231.

[15] Foley DP,Fernandez LA,Leverson G,et al. Biliary complications after liver transplantation from donation after cardiac death donors:an analysis of risk factors and long-term outcomes from a single center[J]. Ann Surg,2011,253(4):817-825.

[16] Taner CB,Bulatao IG,Willingham DL,et al. Events in procurement as risk factors for ischemic cholangiopathy in liver transplantation using donation after cardiac death donors [J]. Liver Transpl,2012,18(1):100-111.

[17] Skaro AI,Jay CL,Baker TB,et al. The impact of ischemic cholangiopathy in liver transplantation using donors after cardiac death:the untold story[J]. Surgery,2009,146（4）:543-553.

[18] Mateo R,Cho Y,Singh G,et al. Risk factors for graft survival after liver transplantation from donation after cardiac death donors:an analysis of OPTN/UNOS data[J]. Am J Transplant,2006,6(4):791-796.

[19] Lee KW,Simpkins CE,Montgomery RA,et al. Factors affecting graft survival after liver transplantation from donation after cardiac death donors[J]. Transplantation,2006,82(12):1683-1688.

[20] Chan EY,Olson LC,Kisthard JA,et al. Ischemic cholangiopathy following liver transplantation from donation after cardiac death donors[J]. Liver Transpl,2008,14(5):604-610.

[21] Hong JC,Yersiz H,Kositamongkol P,et al. Liver transplantation using organ donation after cardiac death:a clinical predictive index for graft failure-free survival[J]. Arch Surg,2011,146(9):1017-1023.

[22] Muiesan P,Girlanda R,Jassem W,et al. Single-center experience with liver transplantation from controlled non-heartbeating donors:a viable source of grafts[J]. Ann Surg,2005,242(5):732-738.

[23] Ho KJ,Owens CD,Johnson SR,et al. Donor postextubation hypotension and age correlate with outcome after donation after cardiac death transplantation [J]. Transplantation,2008,85（11）:1588-1594.

[24] Monbaliu D,Pirenne J,Talbot D. Liver transplantation using Donation after Cardiac Death donors [J]. J Hepatol,2012,56（2）:474-485.

[25] Pirenne J,Van Gelder F,Coosemans W,et al. Type of donor aortic preservation solution and not cold ischemia time is a major determinant of biliary strictures after liver transplantation [J]. Liver Transpl,2001, 7(6):540-545.

[26] Stewart ZA,Cameron AM,Singer AL,et al. Histidine-Tryptophan-Ketoglutarate（HTK）is associated with reduced graft survival in deceased donor livers,especially those donated after cardiac death[J]. Am J Transplant,2009,9(2):286-293.

[27] Moench C,Moench K,Lohse AW,et al. Prevention of ischemic-type biliary lesions by arterial back-table pressure perfusion [J]. Liver Transpl,2003,9（3）:285-289.

[28] O'Callaghan JM,Knight SR,Morgan RD,et al. Preservation solutions for static cold storage of kidney allografts:a systematic review and meta-analysis[J]. Am J Transplant,2012,12（4）:896-906.

[29] Snoeijs MG,Buurman WA,Christiaans MH,et al. Histological assessment of preimplantation biopsies may improve selection of kidneys from old donors after cardiac death [J]. Am J Transplant,2008,8（9）: 1844-1851.

［30］ Wells AC,Rushworth L,Thiru S,et al. Donor kidney disease and transplant outcome for kidneys donated after cardiac death［J］. Br J Surg,2009,96(3):299-304.

［31］ Reid AW,Harper S,Jackson CH,et al. Expansion of the kidney donor pool by using cardiac death donors with prolonged time to cardiorespiratory arrest［J］. Am J Transplant,2011,11(5):995-1005.

［32］ Summers DM,Johnson RJ,Allen J,et al. Analysis of factors that affect outcome after transplantation of kidneys donated after cardiac death in the UK:a cohort study［J］. Lancet,2010,376(9749):1303-1311.

［33］ Nishikido M,Noguchi M,Koga S,et al. Kidney transplantation from non-heart-beating donors:analysis of organ procurement and outcome［J］. Transplant Proc,2004,36(7):1888-1890.

［34］ Teraoka S,Nomoto K,Kikuchi K,et al. Outcomes of kidney transplants from non-heart-beating deceased donors as reported to the Japan Organ Transplant Network from April 1995-December 2003:a multi-center report［J］. Clin Transpl,2004:91-102.

［35］ Andrews PA,Burnapp L,Manas D,et al. Summary of the British Transplantation Society guidelines for transplantation from donors after deceased circulatory death［J］. Transplantation,2014,97(3):265-270.

［36］ Xu X,Liu X,Ling Q,et al. Artificial liver support system combined with liver transplantation in the treatment of patients with acute-on-chronic liver failure［J］. PLoS One,2013,8(3):e58738.

［37］ Ling Q,Xu X,Wei Q,et al. Downgrading MELD improves the outcomes after liver transplantation in patients with acute-on-chronic hepatitis B liver failure［J］. PLoS One,2012,7(1):e30322.

［38］ 李兰娟. 人工肝脏［M］.2 版. 浙江:浙江大学出版社,2012.

［39］ Chen YS,Wu ZW,He JQ,et al. The curative effect of ALSS on 1month mortality in AoCLF patients after 72 to 120 hours［J］. Int J Artif Organs,2007,30(10):906-914.

［40］ Xu X,Ling Q,Zhang M,et al. Outcome of patients with hepatorenal syndrome type 1 after liver transplantation:Hangzhou experience［J］. Transplant,2009,87(10):1514-1519.

［41］ Xu X,Ling Q,Wei Q,et al. An effective model for predicting acute kidney injury after liver transplantation［J］. Hepatobiliary Pancreat Dis Int,2010,9(3):259-263.

［42］ Verna EC,Farrand ED,Elnaggar AS,et al. Basiliximab induction and delayed calcineurin inhibitor initiation in liver transplant recipients with renal insufficiency［J］. Transplant,2011.91(11):1254-1260.

［43］ Khwaja A. KDIGO guidelines for care of the kidney transplant recipient［J］. Nephron Clin Pract,2010,116(1):c27-c28.

［44］ Frei U,Daloze P,Vítko S,et al. Acute rejection in low-toxicity regimens:clinical impact and risk factors in the Symphony study［J］. Clin Transplant,2010,24(4):500-509.

［45］ Ekberg H,van Gelder T,Kaplan B,et al. Relationship of tacrolimus exposure and mycophenolate mofetil dose with renal function after renal transplantation［J］. Transplantation,2011,92(1):82-87.

原载于《中华移植杂志(电子版)》2014,8(3):117-122

活体供肾移植临床诊疗指南

中华医学会器官移植学分会
中国医师协会器官移植医师分会

1954 年美国成功实施了首例同卵双生兄弟间活体供肾移植,此后经历半个多世纪的发展,活体肾移植成为终末期肾病(end-stage renal disease,ESRD)患者的重要治疗手段[1-2]。1972 年 12 月中山医学院第一附属医院(现中山大学附属第一医院)外科完成了我国首例亲属活体供肾移植[3]。同济医科大学附属同济医院(现华中科技大学同济医学院附属同济医院)于 1999 年完成我国首例同卵双生姐妹间活体供肾移植[4]。

尽管近年来我国公民逝世后器官捐献得到长足进步,但仍然难以满足需求。在此情况下,亲属活体供肾移植重新成为移植界关注的焦点[5]。借鉴国外移植领域的经验,亲属活体器官捐献肾移植作为家庭自救的主要方式之一,已成为我国尿毒症患者日益重要的治疗手段[6-7]。

2009 年,基于我国器官移植的法律法规,总结我国和国外活体供肾移植的临床经验,借鉴循证医学证据,中华医学会组织专家制订了《中国活体供肾移植指南》。此后 6 年间,国际和我国活体肾移植领域无论在法律法规还是临床研究方面均有所进展,为进一步规范我国活体肾移植,我们组织专家对 2009 年的指南进行更新。

本指南中所涉及的诊断和治疗策略绝大部分有循证医学证据支持。根据循证医学证据的质量等级标准分为:1 级为多个随机对照试验的系统综述,2 级为单个随机对照试验,3 级为单个队列试验或病例对照试验;4 级为多个非试验性研究、专家意见、描述性研究。本指南中的推荐意见的推荐等级分为:A 级为高质量循证医学证据支持;B 级为中等质量循证医学证据支持;C 级为低质量循证医学证据支持,或该治疗的不良反应大于其疗效;D 级为中等质量循证医学证据反对;E 级为高质量循证医学证据反对。

1　活体肾移植的优势

确凿证据显示,活体供肾移植的人、肾长期存活率均明显优于尸体供肾移植[8]。与尸体供肾移植相比,活体供肾移植主要具有以下优势:①扩大供肾来源,缩短受者等待时间;②亲属活体供肾比尸体供肾更容易获得较为理想的人类白细胞抗原(HLA)配型,可降低术后出现排斥反应的可能性;③术前可以全面评估供肾质量,并选择恰当的手术时机;④冷、热缺血时间明显缩短,可减少缺血-再灌注损伤导致的移植肾不良事件;⑤便于在供者健康状况允许的条件下,在移植术前对受者进行免疫干预。

2　相关法律原则和伦理学

2.1　法律原则

世界卫生组织在 1991 年颁布了《人体器官移植指导原则》,内容包括器官捐献的自愿原则、非商业化原则、公平原则等,以此构成国际器官移植的基本准则[9]。我国在 2007 年颁布实施了《人体器官移植条例》(《条例》),这是我国首个关于器官移植的法律文件。2009 年又制定了《关于规范活体器官移植的若干规定》[10]。依据上述两个文件,我国对活体器官移植规定如下:开展活体肾移植的医疗机构仅限于卫生部指定机构;活体器官捐献者必须自愿、无偿,年满 18 周岁且具有完全民事行为能力;活体器官捐献人和接受人限于以下关系:①配偶(仅限于结婚 3 年以上或者婚后已育有子女);②直系血亲或者三代以内旁系血亲;③因帮扶等形成亲情关系(仅限于养父母和养子女之间的关系、继父母与继子女之间的关系)。

2.2　伦理学

按《条例》规定,实施活体器官移植的医疗机构必须成立"人体器官移植技术临床应用和伦理委员会",在摘取活体器官前,负责人体器官移植的执业医师应当向所在医疗机构的人体器官移植技术临床应用与伦理委员会提出摘取人体器官审查申请。人体器官移植技术临床应用与伦理委员会收到申请后,应当对下列事项进行审查,并出具同意或者不同意的书面意见:①人体器官捐献人的捐献意愿是否真实;②有否买卖或者变相买卖人体器官的情形;③人体器官的配型和接受人的适应证是否符合伦理原则和人体器官移植技术管理规范。经全体委员同意,人体器官移植技术临床应用与伦理委员会方可出具同意摘取人体器官的书面意见。人体器官移植技术临床应用与伦理委员会不同意摘取人体器官的,医疗机构不得作出摘取人体器官的决定,医务人员不得摘取人体器官。从事活体器官移植的医疗机构在伦理委员会出具同意摘取活体器官的书面意见后,应将相关材料上报省级卫生行政部门,根据回复意见实施。

3　知情同意

各移植中心必须履行充分的活体供肾移植相关事项的告知义务。

推荐意见:

1. 活体肾移植的开展必须遵循中国的法律法规,并符合伦理要求(未分级)。

2. 移植中心需履行告知义务,包括治疗方式可以选择尸体供肾移植或其他肾脏替代治疗、手术的近远期风险、移植的近远期效果、捐献者可以中途退出等(未分级)。

4　供者医疗评估

活体肾移植供者评估的首要目的是为了确保供者捐献肾脏的适合性,最核心的是供者的安全性问题。对活体供者的全面评估,主要目的在于确保供者在心理、生理上符合肾脏捐献的要求,保障供者的长期健康,同时兼顾受者的移植效果。

推荐意见:

3. 以快速、安全的方式确定意向供者是否适合捐献以及相关风险,快速确定不适合的供者可以让新的意向供者进入评估程序(未分级)。

4.1　ABO 血型

ABO 血型的相容性是首要鉴别条件,《条例》规定不相容者不能捐献。大样本研究表明 ABO 血型不相容肾移植可以取得和血型相容移植一致的临床效果[11]。国内由于器官短缺,部分移植中心已成功开展了 ABO 血型不相容肾移植,但总体而言仍属探索阶段,宜谨慎进行。

推荐意见：

4. 首选 ABO 相容的供者-受者(1-A)。

5. 只有在没有血型相合供者，且受者病情不允许等待尸体移植时才可考虑血型不相容肾移植，且应充分告知风险(1-A)。

4.2 组织相容性检测

组织相容性评估包含 3 个要素:确定供者-受者 HLA 相合状态;检测受者抗体;供受者交叉配型。受者具有供体特异性抗体(donor specific antibody,DSA)是确定的危险因素。在活体移植前,可对受者进行降敏处理,据处理结果决定是否移植。多数研究表明,经过适当的降敏治疗,具有 DSA 的受者在移植后的短期效果令人鼓舞,但长期效果不如没有 DSA 的受者[12]。因此,从提高患者远期存活率考虑,进行此类移植应谨慎。另一方面,大样本研究显示,即使是具有 DSA 的受者,其移植后的存活率也高于继续透析或等待尸体移植的患者。因此,对没有替代活体供者、尸体移植也难以找到匹配供者的高致敏患者,预处理后的活体移植也不失为一种选择,但应充分告知患者风险。

推荐意见：

6. 所有供受者均应检测组织相容性,有多个供者时原则上选择组织相容性更好的供者(1-B)。

7. 尽量避免 DSA 阳性的活体移植,对没有替代活体供者、尸体移植也难以找到匹配供者的高致敏患者,可在预处理结果满意的情况下进行,但应充分告知患者风险(1-B)。

8. 移植前 14d 内收集血清样本必须通过敏感的交叉配型检测,若交叉配型阳性,移植通常不应进行(1-B)。

4.3 全身情况的医学鉴定

4.3.1 病史和体格检查

推荐意见：

9. 应详细询问意向供者病史(表 1),并完成体格检查(1-A)。

4.3.2 临床检查项目

推荐意见：

10. 严格完成临床检查,详见表 2(1-B)。

4.4 肾脏解剖学评估

肾脏解剖学评估包括:双肾体积、肾血管以及其他解剖变异(如重复肾、重复肾盂、肾盂输尿管交接部狭窄等)。推荐 CT 三维重建或 MRI 取代传统的静脉尿路造影术(intravenous urography,IVU)和血管造影[13]。原则上,双侧变异者不能用于供肾。对于单侧变异,如果已有病理改变者不能用于供肾;如尚无病理改变,则可作为活体供肾的相对禁忌。只有在没有选择,受者不能耐受透析的情况下,选取存在解剖异常的一侧作为供肾,并在术前与供受者充分沟通。

多支血管严格说来属于解剖变异,而非异常。对训练有素、具有血管处理经验的医师而言,多支血管的处理并非难事,不应作为手术禁忌。但手术医师应接受过血管外科的相关培训,必要时可与血管外科医师共同手术,保障供受者的安全。

推荐意见：

11. CT 三维重建是肾脏解剖学评估的标准方式,也可选择 MRI(1-B)。

12. 慎重选择存在解剖异常的供者,根本出发点是保障供者安全(1-B)。

13. 多支血管并非禁忌,但应由血管处理经验丰富的医师施行手术(1-A)。

4.5 肾功能评估

肾功能的评估主要是测定肾小球滤过率(glomerular filtration rate,GFR)。标准方法为测定菊粉清除率,此法昂贵而繁琐,目前很少使用。常用方法为收集 24h 尿液检测肌酐清除率,也可采用放射性核素等方法。目前公认的 GFR 下限为 80ml/(min·1.73m²)。少数中心以 90ml/(min·1.73m²)为标准,主要原因在于现有慢性肾病 2 期的定义为 GFR 60 ~ 89ml/(min·1.73m²)。正常成人 40 岁以后平均每年下降 0.9ml/(min·1.73m²)[14],因此随年龄增长,供者 GFR 的安全临界值也逐年下降。应用英国核医学协会 GFR 指南推荐的检测方法(51Cr-ETDA)对 428 例活体捐肾者的 GFR 检测分析结果显示,中青年安全临界值为 86ml/(min·1.73m²),至 80 岁下降至 50ml/(min·1.73m²)[15]。然而,考虑到受者的肾功能恢复,宜将供者 GFR 标准定为 80ml/(min·1.73m²)以上。

表 1　需要了解供肾意向供者的病史内容

需了解的意向供者病史内容
• 心血管病危险因素 缺血性心肌病、外周血管疾病、动脉硬化;高血压;血栓栓塞性疾病;血友病
• 传播性感染病史 肝炎或黄疸;输血;静脉注射吸毒;6 个月内纹身或皮肤穿孔;HIV 患者和 HIV 携带者及其性伴侣;HTLV1 和 HTLV2 感染的高危人群;巨细胞病毒等病毒感染;慢性感染性疾病如结核、非典型分枝杆菌感染;梅毒;有传染病疫区长期居住史
• 糖尿病包括糖尿病家族史;代谢综合征及其他严重的代谢系统疾病;痛风
• 恶性肿瘤病史 黑色素瘤;睾丸癌;肾细胞癌;绒毛膜癌;血液系统恶性肿瘤;支气管癌;乳腺癌;单克隆丙种球蛋白病;卡波西肉瘤
• 明确的慢性肾脏疾病 包括可能影响捐赠者的肾病家族史以及血尿、肾性水肿、泌尿系感染;双侧肾结石和高复发类型的肾结石
• 吸烟和药物或酒精成瘾病史,吸毒者
• 精神病史,应用生长激素病史以及未明确诊断的神经障碍病史
• 慢性真菌和寄生虫感染 疟疾、蠕虫以及其他地方性传染性疾病
• 妇产科慢性疾病病史

注:HIV 为人类免疫缺陷病毒;HTLV 为人类 T 淋巴细胞病毒

表 2　供肾意向供者的常规筛查项目

项目种类	具体内容
一般情况	• BMI,血压
尿液检查	• 蛋白、血细胞和糖试纸检测(≥2 次) • 显微镜检查 • 细菌培养和敏感性测定(≥2 次,如有指征) • 蛋白排泄率测定(如有指征)
粪便检查	• 粪便隐血试验

项目种类	具体内容
血液检查	<ul><li>血红蛋白和血细胞计数</li><li>凝血筛查(PT 和 APTT)</li><li>肝、肾功能及电解质</li><li>空腹血糖</li><li>口服葡萄糖耐量试验(若有糖尿病家族史或空腹血糖>5.6mmol/L)</li></ul>
病毒学和感染筛查	<ul><li>乙型肝炎病毒和丙型肝炎病毒标志物</li><li>HIV</li><li>HTLV1 和 HTLV2(如有指征)</li><li>巨细胞病毒</li><li>EB 病毒</li><li>弓形虫</li><li>梅毒</li><li>水痘-带状疱疹病毒(若受者为血清学阴性)</li><li>人类疱疹病毒 8 型(如有指征)</li></ul>
肾脏解剖和功能评估	<ul><li>超声和 CT(包括三维重建)</li><li>ECT 测量双侧肾小球滤过率(GFR)</li></ul>
腹腔脏器	<ul><li>腹部超声</li></ul>
心血管呼吸系统	<ul><li>胸部 X 线摄片</li><li>心电图</li><li>超声心动图(如有指征)</li><li>心血管负荷试验(作为常规或如有指征时)</li></ul>
肿瘤筛查	<ul><li>肿瘤标志物</li><li>女性行乳腺超声和 X 线摄片、宫颈涂片</li></ul>

注:BMI 为体质量指数;PT 为凝血酶原时间;APTT 为活化部分凝血活酶时间;HIV 为人类免疫缺陷病毒;HTLV 为人类 T 淋巴细胞病毒;ECT 为发射型计算机断层摄影术

值得注意的是,总肾功能达标,但有一侧肾功能受损的情况并非罕见。对分肾功能的测定,目前欧美活体肾移植指南均未提及,也缺乏可靠的实验研究。建议进行放射性同位素扫描,单侧肾脏的 CFR 均应 $\geqslant$40ml/(min · 1.73m^2)。

推荐意见:

14. 测定 GFR 的标准方法为测定菊粉清除率,而临床常用方法为收集 24h 尿液检测肌酐清除率或放射性核素,供者需 GFR$\geqslant$80ml/(min · 1.73m^2)(1-B)。

15. 建议进行放射性同位素扫描,单侧肾脏的 GFR 均应 $\geqslant$40ml/(min · 1.73m^2)(2-B)。

4.6 年龄

我国法律规定,供者必须年满 18 岁。对供者的年龄上限,国际上并无统一标准[16]。考虑到供者的围手术期安全,$\leqslant$65 岁可能是目前比较适宜的标准。对年龄>65 岁的供者,不仅应进行活体供肾的相关评估,还应对手术相关项目进行全面检查,同时应充分告知供受者,高龄供者围手术期风险远大于年轻供者,且受者的长期肾功能有可能不如年轻供者,对年轻受者可能更是如此。

推荐意见:

16. 老龄单因素并非捐献的绝对禁忌证,但针对老龄供者必须进行特别严格的医学检查,以确保其适合捐献(1-A)。

17. 应告知供者和受者,供者年龄越大,围手术期并发症风险越高,而且移植物功能及受者长期生存可能受到影响(1-B)。

4.7 体质量指数

肥胖供者的代谢性疾病、心血管疾病以及呼吸系统和肾脏疾病发生率高,捐献肾脏对其有更多的短长期风险。目前对肥胖供者的应用趋于谨慎。1995 年的美国只有 16% 的移植中心排除肥胖的意向供者,而 2007 年有 52% 的移植中心排除了体质量指数(BMI)>35kg/m^{2}的意向供者,10% 的中心排除了 BMI>30kg/m^2 的意向供者。国内绝大多数移植中心认为BMI>35kg/m^2 为肾脏捐献的绝对禁忌证,BMI>30kg/m^2 的供者需进行仔细的术前评估,并建议达到理想体质量后再考虑捐献[17]。

推荐意见:

18. 供者的理想 BMI 应<30kg/m^2(1-B)。

19. 中度肥胖(BMI 为 30~35kg/m^2)的意向供者应全面评估,并建议其捐献前减重,捐献后维持理想体质量(1-B)。

20. 重度肥胖(BMI>35kg/m^2)通常不适合供肾(2-C)。

4.8 高血压

高血压可导致供者包括肾脏在内的多器官损害,目前的共识是药物不能控制的高血压不适合捐献。对药物可控的高血压,由于缺乏前瞻性研究,暂无统一标准。有移植中心排除所有高血压供者,也有中心认为只用 1 种药物就能控制血压的供者也可接受,还有中心接受 2 种药物可以控制血压的供者。尚需大样本的长期研究才能明确各种程度的高血压对供者的影响[18]。

推荐意见:

21. 药物不能控制的高血压不适合捐肾(1-B)。

22. 需关注高血压对供者影响的研究进展(未分级)。

4.9 糖尿病

现有绝大部分国际指南认为,明确诊断为 1 型或 2 型糖尿病患者不能捐献。空腹血糖受损者(6.1~7.0mmol/L)如有一级亲属 2 型糖尿病病史,不适合捐献。如没有家族史,需行标准的口服葡萄糖耐量试验(oral glucose tolerance test,OGTT)。餐后 2h 血糖>11.1mmol/L 为糖尿病,禁忌捐赠;>7.8mmol/L 为葡萄糖耐量降低,需结合供者血糖控制的依从性以及受者手术的急迫程度综合分析。

推荐意见:

23. 明确诊断为糖尿病的患者不能捐献(1-B)。

24. 空腹血糖受损:

(1) 如一级亲属有 2 型糖尿病病史,不适合捐献(1-B)。

(2) 一级亲属没有 2 型糖尿病病史需行 OGTT,如为糖尿病则禁忌捐献,如为 OGTT 降低,可据情况综合评估(1-B)。

4.10 心血管评估

年轻供者如无明确心血管疾病历史,只需进行常规心电图检查。50 岁以上或 40 岁以上伴有冠状动脉粥样硬化性心脏病(冠心病)危险因素如吸烟、高血压、心电图异常或者有明确冠心病家族史的意向供者都必须接受心脏应激试验检查。心脏发现杂音者应当行超声心动图检查。有昏厥、头晕或者心悸病史的供者应该接受超声心动图和动态心电图检查。

推荐意见:

25. 对以下意向供者需行全面的心血管评估:有心脏疾病病史;具有心血管疾病危险因素;老年供者(1-B)。

26. 筛查意向供者心血管疾病时,应设置较低阈值以作为排除标准(1-B)。

4.11 蛋白尿

蛋白尿是慢性肾脏疾病(chronic kidney disease,CKD)的重要标志。24h 尿蛋白测定是目前评估尿蛋白的标准方法。多数中心以 24h 尿蛋白<300mg 为标准,超过者是肾脏捐献禁忌,但也有少数中心以 150mg 为标准[16]。目前也有报道认为尿白蛋白测定比总蛋白更为敏感,但尚未广泛用于供者评估方面。生理性蛋白尿并非捐献禁忌。

推荐意见:

27. 24h 尿蛋白>150mg 者禁忌捐献(1-B)。

28. 尿白蛋白用于供者评估的价值尚待进一步研究(2-C)。

4.12 镜下血尿

剧烈运动、外伤等可以引起镜下血尿,并非捐献禁忌。如反复镜下血尿,又不能排除泌尿系肿瘤、结石、感染、慢性肾病等疾病者,不应作为供者。检查包括尿红细胞形态、泌尿系统影像学检查、细胞学检查、膀胱镜检以及肾活检。

推荐意见:

29. 存在病理性或不明原因镜下血尿的供者不宜捐献(1-B)。

4.13 尿路感染

单纯尿路感染,常规治疗后痊愈者不是捐献禁忌。反复尿路感染的意向供者应当行泌尿系影像学、膀胱镜检和尿流动力学检测以排除隐匿性疾病、解剖畸形或者神经源性膀胱,此类供者不宜捐献。

推荐意见:

30. 经常规治疗痊愈的单纯尿路感染不影响捐献,对复杂性尿路感染,除非能治愈原发疾病以及感染,通常不适合捐献(1-B)。

4.14 感染

患有可通过器官移植传播的传染性疾病的供者通常不适合捐献,包括病毒、细菌、真菌和寄生虫感染,最主要的是病毒和结核分枝杆菌。同时,受者存在活动性感染时也不宜接受移植。

供者人类免疫缺陷病毒(human immunodeficiency virus,HIV)感染是捐献肾脏的绝对禁忌证。丙型肝炎病毒(hepatitis C virus,HCV)感染既往也属禁忌,但近年来新型药物大大提高了 HCV 治愈率,可建议供者在治愈后捐献。存在病毒复制的乙型肝炎病毒(hepatitis B virus,HBV)的供者不能捐献,对没有病毒复制者,目前多认为传染风险极小,对有保护性抗体的受者尤其如此。但应和供受者充分沟通,告知理论上仍有传播风险,并可在术中术后使用抗病毒药物或 HBV 免疫球蛋白。供者血清学巨细胞病毒(cytomegalovirus,CMV)和 EB 病毒阳性而受者阴性时,是移植后受者感染的高危因素。在国内此类情况少见,即使如此也非移植禁忌,但在移植后需严密监测病毒复制并使用针对性药物预防。

管理细菌感染的重点是排除结核分枝杆菌感染,尤其应重视来自结核疫区或者高危人群的供者。注意病史采集和影像学检查,结合结核菌素试验或者 γ-干扰素释放实验进行结核筛查。活动的结核分枝杆菌感染或曾经发生泌尿系结核者不应作为供者。受者在结核活动期也不能接受移植,对经过正规治疗的非活动性结核,移植后应预防性使用抗结核药物 6 个月。

推荐意见:

31. 患有可通过器官移植传播的传染性疾病的供者通常不适合捐献,受者存在活动性感染时也不宜接受移植(1-B)。

32. 意向供者病毒感染:

(1) HIV 感染为活体捐献的绝对禁忌证(1-B)。

(2) 供者 HCV 感染可在治愈后捐献;活动性 HBV 不适合捐献,但无病毒复制活跃证据的供者,如受者也为 HBV 感染或 HBV 表面抗体阳性也可以考虑(1-C)。

4.15 肾结石

肾结石病史不是捐献的绝对禁忌证。既往有肾结石病史者,确认无高钙血症、高尿酸血症、代谢性酸中毒,以及无胱氨酸尿症或高草酸尿,无泌尿系感染和无肾脏钙质沉着,并且得到供受者的同意后方可捐献。单侧的单纯肾结石,可以将结石侧作为供肾,手术切取后行工作台腔内取石或碎石。对供受者术后均应注意结石的预防和随访。双侧结石和易复发结石者通常不宜作为供者[19]。

推荐意见:

33. 肾结石不是捐献的绝对禁忌证(1-A)。

34. 双侧结石、易复发结石者通常不宜作为供者(1-B)。

4.16 家族性肾病

如受者的 ESRD 是由于遗传性肾病所致或存在肾病家族史时,对有亲缘关系的意向供者进行彻底调查非常重要。包括生化、影像学以及组织学检查。详细家谱也很有意义,若确认存在家族性突变,意向供者应进行基因检测。

常染色体显性成人多囊肾病(autosomal dominant polycystic kidney disease,ADPKD)是最常见的遗传性肾病,有 ADPKD 表现的意向供者禁忌捐献。对具有 ADPKD 家族史的意向供者,年龄≥30 岁且无任何临床和影像学相关表现,可以作为供者。如年龄<30 岁,应行基因检测,如具有基因突变,不适合作为供者。

家族性溶血性尿毒综合征、家族性局灶性节段性肾小球硬化(focal and segmental glomerulosclerosis,FSGS)、Alport 综合征及家族性肾病综合征等不适合作为供者。

推荐意见:

35. 已知有肾病的家族成员应尽可能确诊。这可能有助于受者的诊断、明确遗传模式以及识别风险家族成员(1-A)。

36. 当受者肾衰竭归因于遗传因素时,应排除意向供者的遗传性疾病(1-A)。

37. 很多遗传肾病比较罕见,应及早请遗传学专业人士参与评估家族成员的可能风险(2-B)。

4.17 恶性肿瘤

原则上,未临床治愈的恶性肿瘤患者均不能作为供者[20]。必须对意向供者进行缜密地评估,了解恶性肿瘤既往史,通过查体排除浅部肿瘤,血液检查排除血液系统肿瘤,并行胸腹部的影像学检查。年龄>50 岁的供者,男性需检查前列腺特异性抗原,女性需行宫颈细胞涂片及排除乳腺肿瘤。

已经治愈的无转移癌症,如结肠癌(Dukes A,>5 年),宫颈原位癌、低度恶性非黑色素瘤皮肤癌可以作为供者[21]。同意接受癌症患者捐献肾脏前必须进行包括供、受者在内的讨论,告知不能完全排除癌转移的可能性。

推荐意见:

38. 恶性肿瘤原则上是活体捐献的禁忌证,但临床治愈的低度恶性肿瘤患者经过仔细评估和讨论后可考虑捐献(2-B)。

4.18 肾血管平滑肌脂肪瘤

双肾血管平滑肌脂肪瘤者不适合作为供肾。单侧肾脏血管平滑肌脂肪瘤如瘤体可完整切除,且剩余肾脏体积正常可考虑作为供肾。如因肿瘤位置或大小导致不能切除,或预期切除后剩余肾组织不能满足需求者不宜捐献。

5 活体肾移植受者的评估

受者评估原则上与尸体肾移植相同。但需注意,部分肾脏疾病选择亲属肾移植有可能增加肾病复发的风险,如局灶节段性肾小球硬化等。需在术前与供受者沟通说明。

6 活体供肾摘取原则

通常情况下肾脏切除并不困难。但与普通肾切除不同,供肾切取有着更高的要求:(1)是为拯救别人而给一个健康人施行手术,必须最大程度地降低死亡率和并发症发生率;(2)切取的肾脏将用于移植,必须保证其解剖完整,并尽可能缩短缺血时间,保护肾功能;(3)移植科医师应提高技术,缩短手术时间,尽量减少供者创伤。

6.1 活体供肾的侧别选择

供者两侧肾脏在解剖和功能上不尽相同,侧别选择的基本原则是将相对更好的肾脏留给供者,同时兼顾供受者的手术安全。建议如下:①分侧肾脏的 GFR 相差 10% 以上者,选用GFR 较低一侧作为供肾;②选择血管简单的一侧作为供肾;③若供者为有生育计划的女性,宜取右肾,因为妊娠时合并右肾积水的可能性大于左肾;④既往腹部手术史、外伤史可能导致肾周粘连,应结合其他情况综合考虑;⑤当两侧肾脏各方面条件相当时,由于右肾静脉短可导致供受者手术相对困难,通常选择切取左肾。

6.2 围手术期处理

活体供肾者术前应禁食、禁饮至少 6～8h。麻醉诱导前充分补液并留置尿管。麻醉通常采用静脉基础麻醉联合气管内麻醉,这可为侧卧体位的供者提供充分的通气,并可对抗腹腔镜气腹引起的腹压增加。在手术过程中保持良好的肌松可帮助手术视野的显露,并方便小切口取出供肾。目前无证据表明术中使用肝素、呋塞米以及甘露醇等药物能使供受者获益,可根据各中心的经验自行选择。术前单次预防性使用肾毒性较小的广谱抗生素,如第二代头孢菌素,术后不再使用。清醒后可饮水及进食流质,肠道排气后正常饮食。术后 1d 便可拔除尿管,鼓励早期下床活动。腹腔镜取肾的受者可在术后 3～4d 出院,开放手术适当延长。

6.3 活体供肾切除

目前供肾切取有标准开放手术、小切口开放供肾切取术（mini-open donor nephrectomy，MODN）、腹腔镜手术以及机器人辅助供肾切取。手术方式的选择以保障供受者安全为第一要务，可根据各中心情况决定[22]。

开放供肾切取术：按入路不同分为经腰入路和经腹入路，大多数中心采用经腰入路。术式简单、安全可靠、热缺血时间短。缺点是通常切口较长，术后切口疼痛、恢复时间相对较长。

腹腔镜活体供肾切取术：腹腔镜供肾切取按入路不同分为经腹腔入路和经后腹腔入路，按是否手辅助分为手助腹腔镜和全腹腔镜供肾切取。西方国家多采用经腹腔入路，国内以后腹腔入路更为多见。随着技术的进步和经验积累，腹腔镜手术除具有与传统开放手术同样的安全性外，还可以缩短住院时间、减轻术后伤口疼痛，使供者能更快的康复、更早的恢复正常工作和生活，并能使伤口更为美观，同时不影响供肾的功能和其存活率。目前腹腔镜供肾切取已成为发达国家活体供肾获取的标准式式。

机器人辅助腹腔镜手术：可以降低传统腹腔镜手术的操作难度，缩短学习曲线。机器人手术系统推广的主要障碍之一是费用昂贵。此外，机器人辅助的主要优势是深部手术或需要大量缝合的手术，对取肾而言似乎没有技术优势。

近年也有单孔腹腔内镜手术（laparoendoscopic single-site surgery，LESS）、经自然腔道内镜手术（natural orifice transluminal endoscopic surgery，NOTES）等的报道，尚需更大样本的随机对照试验证实其有效性和安全性。

推荐意见：

39. 无论是取肾侧别还是手术方式的选择，最主要的考量因素是保障供者的短、长期安全，兼顾受者的手术效果。建议选用本移植中心最为熟悉的手术方式，以减少术中及术后的并发症，保证供受者的安全[22]（1-B）。

7 活体供肾移植的不良事件与并发症

7.1 供体围手术期并发症

有研究显示活体供肾切除围手术期并发症平均发生率为32%，严重围手术期并发症发生率4.4%[23]。供者死亡是最严重并发症，近30年来的多项研究显示，肾移植供者的围手术期死亡率（术后90d）约为0.03%。死亡原因包括肺栓塞、心肌梗死等心血管事件以及血管夹脱落导致的大出血。大样本的对照研究表明，供者术后1年的死亡率与对照相当，提示死亡的主要原因可能是伴随疾病而非手术本身[22]。尽管围手术期死亡率极低且具有一定的不可预知性，由于其严重后果，仍需从供者评估、改进手术、完善围手术期管理和术后随访等多方面努力，最大程度减少并发症发生率。

7.2 供体远期并发症

活体供者的长期安全性是目前器官移植界最为关注的问题之一，涉及器官移植的基本决策。理论上，随机对照试验是研究供者长期风险的最佳方式，但由于伦理问题而几乎不可能实现。目前的结果主要来自于回顾性研究，由于样本量、随访时间以及对照人群的不同，对结果的判定需要仔细分析。

7.2.1 供者远期死亡率 现有研究普遍支持肾脏捐献并不增加供者远期死亡率,即使以按供者条件筛选的健康人群为对照,结论也是如此。然而,随访时间不长是这些研究的共同缺点,肾脏捐献对供者死亡率的确切影响尚待进一步研究[24-26]。

7.2.2 供者终末期肾病 肾脏捐献使供者失去了大约50%的肾单位,GFR也随之下降。健存的对侧肾脏具有一定的代偿能力,同时可能伴有超滤过损害。来自美国和挪威的大样本研究显示,肾脏捐献会增加供者 ESRD 发生率,黑种人、年轻人是主要危险因素。然而,供者 ESRD 的发生率仍然很低,以供者存活到80岁计算,供者发生 ESRD 的估计终生风险为 0.9%,明显高于健康对照(0.14%),但同时显著低于普通人群(3.26%)[27-29]。

7.2.3 供者妊娠相关并发症 育龄期女性在捐献肾脏后的妊娠安全是目前普遍关心的问题。Garg 等研究了加拿大安大略的85例捐肾后怀孕妇女,按1:6比例与510名健康孕妇配对比较。结果显示,与健康孕妇相比,捐肾后怀孕女性出现妊娠高血压的风险比为2.5,先兆子痫的风险比为2.4。但其他主要指标,包括早产、低体重儿、胎儿和母亲死亡率等两组没有差异。其他两项研究结论与之类似。表明在发达地区,供者术后妊娠总体安全[29]。

推荐意见:

40. 现有证据表明肾移植供者的近、远期并发症发生率均低,不需改变支持活体肾移植的临床实践(1-B)。

41. 供者 ESRD 发生风险增加,尤其年轻供者,因此对年轻供者捐献的风险及收益应更为慎重的评估(1-B)。

42. 年轻未育女性通常不宜作为供者(2-C)。

8 供者的长期随访

供者的长期随访有利于早期发现供者的健康问题并及时治疗。而完整收集供者的长期数据也可准确评估供者的长期风险,以此为制定器官捐献相关政策的依据。随访时间通常认为应该在术后6、12、24个月,此后随访间隔时间可据情况适当延长。随访内容至少应包括供者的存活状态、肾功能、尿蛋白、血压以及糖尿病和心血管疾病的发生率。其次还应了解供者的长期健康相关的生活质量和心理健康状况。此外,捐献对供者的社会经济学状态的长期影响也应该纳入随访内容[28]。

随着活体供者器官移植的发展和累计供者日益增多,很多国家高度重视对供者的随访。《阿姆斯特丹"关注活体供肾者会议"纪要及评估细则》建议,应该就活体肾脏捐献后出现的"警惕性事件"(包括捐献者死亡、术后透析、肾移植)建立国际化的注册机构。欧洲11个国家联合成立了"欧洲活体捐献和公共健康项目",要求各移植中心必须报告供者的注册和随访资料。同时还成立了"欧洲活体供者心理随访项目",对供者的心理健康和生活质量进行长期随访。1994年,美国要求所有移植中心报告供者信息;1999年,要求报告供者6个月和12个月的随访信息;而到2008年,要求所有移植中心及时、完整地填报供者术后6个月、1年及2年的随访数据。英国也在2000年建立了活体供者的随访系统,所有移植中心都需向系统提供全部供体资料。

尽管经过多年努力,供者随访状况仍然堪忧。最主要的原因包括供者依从性和经费缺乏[29]。对发达国家,解决上述困难最理想的方法是成立独立于移植中心的国家随访系统,由国家承担费用。而对发展中国家,至少应成立活体供者的登记系统,强制要求各中心填报数据,但应提供相应的经费支持。

推荐意见:

43. 应对供者长期随访,尤其是关注肾功能及相关疾病(1-A)。

利益声明:本指南的发布不存在与任何公司、机构或个人之间的利益冲突

参 考 文 献

[1] Legendre Ch, Kreis H. A tribute to Jean Hamburger's contribution to organ transplantation[J]. Am J Transplant, 2010, 10(11): 2392-2395.

[2] Murray JE, Tilney NL, Wilson RE. Renal transplantation: a twenty-five year experience[J]. Ann Surg, 1976, 184(5): 565-73.

[3] 中山医学院第一附属医院外科. 同种异体肾移植一例临床报道[J]. 新医学, 1974, 5(12): 593-596.
Department of Surgery in the First Affiliated Hospital of Zhongshan Medical College. Clinical report of allograft renal transplantation in 1 case[J]. New Med, 1974, 5(12): 593-596.

[4] 林正斌, 曾凡军, 刘斌, 等. 同卵孪生姐妹间肾移植一例报告[J]. 中华器官移植杂志, 2000, 21(1): 33-34.
Lin ZB, Zeng FJ, Liu B, et al. One case report: renal transplantation between the identical-twin sister[J]. Chin J Organ Transplant, 2000, 21(1): 33-34.

[5] 石炳毅, 蔡明, 钱叶勇, 等. 亲属活体供肾移植的相关伦理学问题与实践[J]. 中华医院管理杂志, 2007, 23(12): 839-842.
Shi BY, Cai M, Qian YY, et al. Living-related donor kidney transplantation: ethical problems and practice[J]. Chin J Hosp Admin, 2007, 23(12): 839-842.

[6] Ethics Committee of the Transplantation Society. The consensus statement of the amsterdam forum on the care of the live kidney donor[J]. Transplantation, 2004, 78(4): 491-492.

[7] 陈忠华. 提倡亲属活体肾移植力推"家庭内自救"方案[J]. 肾脏病与透析肾移植杂志, 2006, 15(1): 47-48.
Chen ZH. Encouraging living-related kidney transplantation and promoting family-salvage program[J]. Chin J Nephrol Dial Transplant, 2006, 15(1): 47-48.

[8] Matas AJ, Smith JM, Skeans MA, et al. OPTN/SRTR 2013 Annual Data Report: kidney[J]. Am J Transplant, 2015, 15(Suppl 2): 1-34.

[9] Kohei N, Hirai T, Omoto K, et al. Chronic antibody-mediated rejection is reduced by targeting B-cell immunity during an introductory period[J]. Am J Transplant, 2012, 12(2): 469-476.

[10] Lefaucheur C, Loupy A, Hill GS, et al. Preexisting donor-specific HLA antibodies predict outcome in kidney transplantation[J]. J Am Soc Nephrol, 2010, 21(8): 1398-1406.

[11] el-Diasty TA, Shokeir AA, el-Ghar ME, et al. Contrast enhanced spiral computerized tomography in live kidney donors: a single session for anatomical and functional assessment[J]. J Urol, 2004, 171(1): 31-34.

[12] Grewal GS, Blake GM. Reference data for 51Cr-EDTA measurements of the glomerular filtration rate derived from live kidney donors[J]. Nucl Med Commun, 2005, 26(1): 61-65.

[13] Fleming JS, Zivanovic MA, Blake GM, et al. Guidelines for the measurement of glomerular filtration rate using plasma sampling[J]. Nucl Med Commun, 2004, 25(8): 759-769.

[14] Mandelbrot DA, Pavlakis M, Danovitch GM, et al. The medical evaluation of living kidney donors: a survey of US transplant centers[J]. Am J Transplant, 2007, 7(10): 2333-2343.

［15］ Working Party of the British Transplantation Society and the Renal Association. United Kingdom guidelines for living donor kidney transplantation［M］. 3rd ed. London：British Transplantation Society，2011.

［16］ Tangdhanakanond K，Mandelbrot D. Evaluation of high-risk living kidney donors［J］. Front Biosci，2015，7：158-167.

［17］ Delmonico F，Council of the Transplantation Society. A report of the amsterdam forum on the care of the live kidney donor：data and medicalguidelines［J］. Transplantation，2005，79（6 Suppl）：S53-S66.

［18］ 中华医学会. 临床技术操作规范器官移植分册［M］. 北京：人民军医出版社，2010：10-11.

［19］ Moore DR，Feurer ID，Zaydfudim V，et al. Evaluation of living kidney donors：variables that affect donation［J］. Prog Transplant，2012，22（4）：385-392.

［20］ 中华医学会器官移植学分会，中华医学会泌尿外科学分会肾移植学组.“活体供肾移植”博鳌会议共识［M］. 香港：华夏科学出版社，2008.

［21］ Matas AJ，Bartlett ST，Leichtman AB，et al. Morbidity and mortality after living kidney donation，1999-2001：survey of United States transplant centers［J］. Am J Transplant，2003，3（7）：830-834.

［22］ Segev DL，Muzaale AD，Caffo BS，et al. Perioperative mortality and long-term survival following live kidney donation［J］. JAMA，2010，303（10）：959-966.

［23］ Ibrahim HN，Foley R，Tan L，et al. Long-term consequences of kidney donation［J］. N Engl J Med，2009，360（5）：459-469.

［24］ Fehrman-Ekholm I，Elinder CG，Stenbeck M，et al. Kidney donors live longer［J］. Transplantation，1997，64（7）：976-978.

［25］ Mjøen G，Hallan S，Hartmann A，et al. Long-term risks for kidney donors［J］. Kidney Int，2014，86（1）：162-167.

［26］ Muzaale AD，Massie AB，Wang MC，et al. Risk of end-stage renal disease following live kidney donation［J］. JAMA，2014，311（6）：579-586.

［27］ Garg AX，Nevis IF，McArthur E，et al. Gestational hypertension and preeclampsia in living kidney donors［J］. N Engl J Med，2015，372（2）：124-133.

［28］ Living Kidney Donor Follow-Up Conference Writing Group，Leichtman A，Abecassis M，et al. Living kidney donor follow-up：state-of-the-art and future directions，conference summary and recommendations［J］. Am J Transplant，2011，11（12）：2561-2568.

［29］ Schold JD，Buccini LD，Rodrigue JR，et al. Critical factors associated with missing follow-up data for living kidney donors in the United States［J］. Am J Transplant，2015，15（9）：2394-2403.

原载于《器官移植》，2016，7（6）：417-426

ABO 血型不相容亲属活体肾移植临床诊疗指南

中华医学会器官移植学分会

中国医师协会器官移植医师分会

1 前言

在器官资源问题得到根本性解决之前,不断拓展器官来源是器官移植领域的永恒主题。亲属活体肾移植是解决器官短缺的有效方式之一,且已在全世界各移植中心成熟开展。跨越血型障碍的肾移植为这类患者带来了福音,从而部分缓解器官短缺问题。

1955 年,Hume 等[1]首次报道了 10 例 ABO 血型不相容肾移植(ABO-incompatible kidney transplantation,ABOi-KT),遗憾的是,8 例发生了超急性排斥反应(hyperacute rejection,HAR),导致肾功能丧失。Alexandre 等[2]在 1987 年首次报道了 26 例成功的 ABOi-KT,为了克服排斥反应,作者在肾移植术前反复进行血浆置换(plasma exchange,PE),以去除受者体内预存的 ABO 血型抗体,术中同时进行了脾切除,以抑制术后由于血型抗体反弹引起的免疫排斥反应,达到了较好的效果,由此建立了 ABOi-KT 的基本框架。

早期的方案通常在移植术前或术中同时进行脾切除。然而,随着研究的深入发现,脾切除后受者不仅免疫功能低下,增加术后感染风险,还可能出现不明原因的胃肠道消化功能不良等不良反应,增加死亡风险,而且对抑制 ABO 血型抗体产生作用有限[3]。因此,2001 年瑞典 Tyden 等首次介绍了不进行脾切除,而在术前使用利妥昔单抗的方法,成功进行了 ABOi-KT[3-4]。到目前为止,术前利妥昔单抗的应用和去除血浆预存 ABO 血型抗体的处理构成了 ABOi-KT 术前处理的基本框架,也是其区别于 ABO 血型相容肾移植(ABO-compatible kidney transplantation,ABOc-KT)所在,为大多数移植中心所采用。

日本是全世界进行 ABOi-KT 最多的国家,目前已超过 2400 例,每年约 30% 的活体肾移植是 ABOi-KT[5-7]。Opelz 等[8]分析,2005 至 2012 年在欧洲和澳大利亚协同移植研究注册的 ABOi-KT 有 1420 例,约占活体肾移植总数的 4.2%。美国进行此类移植的比例相对较小,但这个数字在逐年增加[9]。自 2006 年 12 月我国开展此类手术以来[10],常规进行 ABOi-KT 的移植中心数量和病例数都在不断增加。

为了避免 HAR 及加速性排斥反应,ABOi-KT 需要在术前对受者进行血浆处理,以去除受者体内天然存在的 ABO 血型抗体。去除血浆 ABO 血型抗体的方法有多种。美国 Montgomery 等主要采用多次 PE 或 PE 联合使用静脉注射免疫球蛋白的方法[11];日本 Takahashi 等则以双重滤过血浆置换(double filtration plasmaphresis,DFPP)为主要手段,去除血浆蛋白中的抗体成分[12];瑞典 Tyden 等则主要使用血型抗原免疫吸附柱,特异性地去除受者体内 ABO 血型抗体[13]。目前,还没有足够的证据表明这 3 种处理方式孰优孰劣[14]。

ABOi-KT 的围手术期处理方案经过多年的改进,现已具有与 ABOc-KT 相同、甚至更好的预后。Takahashi 等[6]报道,自 2001 年摒弃脾切除采用新的方案以来,日本进行的 1427 例 ABOi-KT,其 1、3、5、9 年移植物存活率分别达到 96%、93%、91% 和 83%,与 ABOc-KT 存活率相当。Montgomery 等[9]对美国 280 个移植中心 1995 至 2012 年进行的 738 例 ABOi-KT 总结发现,术后 14d 是 ABOi-KT 的高风险期,移植肾功能丧失的风险高于 ABOc-KT 组;而 14d 后两组受者、移植肾存活率均没有显著差异。这可能是因为术后 2 周是 ABOi-KT 移植肾发生免疫适应的关键时期,2 周后移植肾对 ABO 血型抗体成功产生免疫适应[15]。Tyden 等[16]综合了瑞典和德国 3 个中心 60 例受者的数据,在长达 61 个月的随访中,ABOi-KT 组移植物存活率为 97%,而同期开展的 274 例 ABOc-KT 组则为 95%,受者生存率均为 98%,两组无统计学差异。Fuchinoue 等[17]报道 60 例 ABOi-KT 受者 5 年生存率为 100%,高于 ABOc-KT 组的 88.4%。因此,ABO 血型已经不再是肾移植的独立危险因素。

为了使 ABOi-KT 有一个可操作方案,我们根据国际上已发表的文献,结合中国开展此项工作积累的相关经验,特制定本指南,供同道参考。由于目前国际上进行的 ABOi-KT 主要是活体肾移植,心脏死亡器官捐献(donor after cardiac death,DCD)供肾鲜有应用,因此本指南也主要探讨基于亲属活体的 ABOi-KT。

2 ABOi-KT 的适应证与禁忌证

2.1 适应证

ABOi-KT 适用于终末期肾脏疾病患者,其适应证和禁忌证与 ABOc-KT 相似(表 1)。也可参考 2010 年人民卫生出版社出版的《临床诊疗指南:器官移植分册》之《亲属活体肾脏移植临床诊疗指南》章节[18]。但 ABOi-KT 尤其适用于短时间内难以找到 ABO 血型匹配肾源,且具有以下情况之一者:①通过透析进行肾脏替代疗法效果差或(和)并发症多,危及生命;②患者不能接受其他肾脏替代疗法。

表 1 ABO 血型不相容肾移植适应证[18,25-26]

(1) 各类肾小球肾炎
(2) 遗传性疾病,如多囊肾、肾单位肾痨、Alport's 综合征等
(3) 代谢性疾病,如糖尿病、高草酸尿症、痛风、卟啉病等
(4) 梗阻性肾病
(5) 药物性肾损伤
(6) 系统性疾病,如系统性红斑狼疮、血管炎、进行性系统性硬化症等
(7) 溶血尿毒综合征
(8) 先天性疾病,如马蹄肾、先天肾发育不全等
(9) 不可逆的急性肾功能衰竭
(10) 严重创伤
(11) 外伤所致双肾或孤立肾丧失者

血浆处理之前受者基础血型抗体滴度与预后的关系目前仍存在争议。早期研究提示术前血型抗体基础滴度高与术后抗体介导排斥反应(antibody mediated rejection,AMR)发生率及移植物失功呈正相关[19-21]。近来也有研究表明基础抗体滴度和术后移植物存活率无关,

在日本部分移植中心,初始血型抗体滴度高于 1∶1024 仍不作为禁忌证,而瑞典及欧洲移植中心通常不对初始血型抗体滴度高于 1∶128 的患者进行移植[22-23]。无论如何,高滴度的基础抗体意味着较多的血浆处理次数、手术费用、术后抗体反弹、凝血功能紊乱[23-24]。

推荐意见:

1. 进行血浆处理前,ABO 血型不相容肾移植(ABOi-KT)受者的 ABO 血型抗体滴度,抗 A IgG、IgM 和抗 B IgG、IgM 抗体滴度要求均低于 1∶256。(1-C)

2. 局灶节段性肾小球硬化等原发病复发率相对较高,此类受者接受血浆处理及使用利妥昔单抗可以降低复发风险。(1-B)

3. 抗肾小球基底膜病一般认为应该待抗基底膜抗体消失后进行,但血浆处理可降低相关抗体滴度,利妥昔单抗可以抑制相关抗体产生,因此有经验的移植中心可以在告知受者及家属风险后进行研究性移植。(2-C)

4. 1 型糖尿病并肾功能衰竭,如 ABO 血型不相容,也可以行胰肾联合移植。(1-B)

2.2 禁忌证

表 2 ABO 血型不相容肾移植禁忌证[18,27]

绝对禁忌证
(1) 广泛播散或未治愈的肿瘤
(2) 严重精神性疾病及存在难以解决的心理社会问题
(3) 不可逆的多器官功能衰竭,而无条件进行多器官联合移植
(4) 不可逆脑损伤等严重神经系统损害
(5) 药物滥用者
(6) 急性活动性肝炎
(7) 严重的凝血功能障碍
(8) 未控制的严重感染、活动期结核病、AIDS(CD4+ T 细胞<200 个/mL;HIV>400 拷贝数/mL)
(9) 各种进展期代谢性疾病
(10) 活动期消化性溃疡

相对禁忌证
(1) 已经治愈的肿瘤
(2) 慢性肝病,例如慢性乙型病毒性肝炎或慢性丙型病毒性肝炎
(3) HIV 感染
(4) 预存 HLA 抗体、交叉配型阳性
(5) 药物滥用史
(6) 泌尿道严重畸形,神经源性膀胱等
(7) 严重营养不良或者恶病质
(8) 有证据表明依从性差
(9) 缺乏家庭及社会支持
(10) 活动性感染
(11) 终末期肾脏疾病原发病处于活动期
(12) 原发性高草酸尿症、肾单位肾痨等合并有肝功能异常的先天性疾病,建议行肝肾联合移植
(13) 严重的、难以控制的蛋白尿
(14) 腹主动脉及髂动脉疾病

推荐意见：

5. 既往 ABO 血型相容肾移植史不是 ABOi-KT 受者再次移植的禁忌证(1B)；而有 ABOi-KT 移植史的受者再次肾移植建议选择血型相容的供者(2-C)。

6. 交叉配型阳性受者，可通过血浆置换(PE)、静脉注射免疫球蛋白(IVIG)和使用利妥昔单抗跨越血型和配型障碍，移植成功并获得较好预后。(2-B)

3 ABOi-KT 供者的手术适应证和禁忌证[18,27]

表3 ABO 血型不相容肾移植供者手术适应证

(1) 心理状态有完全自主行为能力，能对自己的决定和行为负责，心理健康，完全自愿，不存在经济上的附加条件，是一种高尚的行为
(2) 年龄 18～65 岁
(3) 无肾脏疾病，如肾炎、肾病、感染、结石、肿瘤、畸形；拟摘取肾脏大血管正常，无畸形、硬化和明显狭窄；肾功能良好，内生肌酐清除率>80mL/min
(4) 无心脏、肝脏、肺脏疾病；无高血压、糖尿病、系统性红斑狼疮；无恶性肿瘤、传染性疾病(如 AIDS、梅毒、肝炎等)；无精神心理疾病；无凝血功能障碍

表4 ABO 血型不相容肾移植供者手术禁忌证

绝对禁忌证
(1) 广泛播散或未治愈的肿瘤
(2) 严重精神性疾病及存在难以解决的心理社会问题
(3) 不可逆的器官功能衰竭
(4) 不可逆脑损伤等严重神经系统损害
(5) 药物滥用者
(6) 急性活动性肝炎
(7) 内生肌酐清除率<70mL/min
(8) BMI>35
(9) 年龄<18 岁
相对禁忌证
(1) 已经治愈的肿瘤
(2) 慢性肝病，例如慢性乙型病毒性肝炎或慢性丙型病毒性肝炎
(3) HIV 感染
(4) 药物滥用史
(5) 泌尿道严重畸形，神经源性膀胱等
(6) 严重营养不良或者恶病质
(7) 有证据表明依从性差
(8) 缺乏家庭及社会支持
(9) 活动性感染
(10) 腹主动脉及下腔静脉脉疾病
(11) 内生肌酐清除率 70～80mL/min
(12) BMI 30～35
(13) 其他疾病，如糖尿病、高血压、甲亢以及泌尿系结石等

推荐意见：

7. 在知情同意原则下，HBV、HCV 阳性供者分别可以移植给 HBV、HCV 阳性受者。（1-B）

8. 由于 PE 及双重滤过血浆置换（DFPP）能去除 ABOi-KT 受者血中包括抗 HBsAg 在内的抗体，因此建议在 HBV、HCV 阳性供肾移植给阴性受者前，检测受者血浆处理后血中抗 HBsAg 浓度，参照 ABOc-KT 指南执行；或仅在紧急情况下，符合知情同意原则，可以移植给阴性受者。（1-C）

4 组织配型

HLA 匹配率和移植预后相关[28]。通常需要鉴定 HLA-A、HLA-B、HLA-DR 这 3 类在移植中最重要的抗原。为避免发生 HAR，必须交叉配型。淋巴细胞毒交叉配合试验（complement dependent cytotoxicity，CDC）阴性受者，部分经 ELISA 或更敏感的 Luminex 分析仍显示阳性，提示其体内仍存在供者特异性抗体（donor specific antibody，DSA），DSA 的存在是独立危险因素，与术后 AMR 发生及移植物失功呈正相关，但是对移植受者生存率没有影响[29-31]。

部分研究提示 O 型受者较其他血型受者发生 AMR 的几率高[32]，但证据强度以及可重复性不足[16]。

推荐意见：

9. ABOi-KT 供受者组织配型要求：HLA 错配位点 ≤3 个（1C）；淋巴毒交叉配合试验（CDC）<10%（1A）；群体反应性抗体（PRA）<20%（1C）；供者特异性抗体（DSA）阴性（Luminex 平均荧光强度<1000）（1-B）。

10. 部分 PRA 高但经 CDC 及 Luminex 检测显示 DSA 阴性者，仍可以移植。（1-D）

5 抗 CD20 单抗的应用

利妥昔单抗是一种嵌合型鼠抗人 CD20 单抗，CD20 表达于人正常的初始 B 细胞与成熟 B 细胞，是 B 淋巴细胞的标志。利妥昔单抗特异性地与 CD20 抗原结合，可能通过补体依赖的 CDC 直接诱导 B 细胞凋亡或抗体依赖细胞介导的细胞毒反应而清除 B 细胞。最初应用于 B 淋巴细胞淋巴瘤的治疗，近来有文献报道其可有效防治体液性排斥反应[33]。目前，利妥昔单抗的应用已经在 ABOi-KT 中替代脾切除，成为常规手段[34-35]。使用抗 CD20 抗体与其他不含 CD20 的血浆处理方案相比，具有较好的移植物存活率，但其统计学意义尚存在争议[8,36-37]。

推荐意见：

11. ABOi-KT 受者推荐使用利妥昔单抗，可根据 CD19+ B 细胞的比例选择以下方案，并在使用过程中根据其比例变化做适当调整：CD19+ B 细胞比例在 10% ~15% 者，术前 4 周、2 周和 24h 分别使用 100、100、100mg；CD19+ B 细胞比例 ≥15% 者，术前 4 周、2 周和 24h 分别使用 200、100、100mg；CD19+ B 细胞比例 ≤10% 者，术前 4 周、2 周分别使用 100、100mg；儿童及体质量低的受者酌情减量。（1-C）

12. 对 PRA 阳性受者，推荐联合使用利妥昔单抗、DFPP 或（和）PE，必要时可使用抗人胸腺免疫球蛋白（ATG）/抗 CD3 单克隆抗体（OKT3）等多抗或单抗。（2-C）

6 血浆处理

ABOi-KT 受者术前处理的中心环节是尽可能清除体内抗 A、抗 B 血型抗体,以避免发生 HAR[38]。主要从 3 个方面入手:降低预存的 ABO 血型抗体滴度水平;降低 ABO 血型抗体反弹;调整好受者的凝血功能状态。ABOi-KT 术前去除血型抗体的方法主要有:PE、DFPP 和血浆免疫吸附 3 种处理方式。应用 DFPP 会去除绝大多数凝血因子,特别是纤维蛋白原,故现在一般与 PE 配合使用,以减轻由此造成的凝血功能紊乱综合征和低蛋白、低灌注综合征。

由于血型抗体测定方法及采用血浆处理方案的差异,不同国家的不同移植中心在手术当天对 ABO 血型抗体滴度的要求也存在差异,从 1:4 到 1:32 不等,但均能取得较好效果[12,23,39-40]。

术后 2 周内血浆的处理存在争议:有人认为应该在术后根据抗体滴度[11]或者不管抗体滴度,在固定时间点抢先进行血浆处理[39];也有意见认为术后抗体滴度对预后没有影响,因此术后不进行血浆处理[12,23]。2 周后免疫适应建立,血型抗体滴度不再考虑[6]。

推荐意见:

13. ABOi-KT 手术当天对抗 A 和抗 B 血型抗体滴度要求:成年受者 IgM≤1:16 且 IgG≤1:16;儿童受者 IgM≤1:64 且 IgG≤1:64。(1-B)

14. 对合并凝血功能紊乱、严重低蛋白血症的受者术前血浆处理使用 PE,并使用 AB 型血浆作为置换液。(1-B)

15. 术前血浆处理过程中可同时执行血液透析、连续肾脏替代疗法、灌流等。(未分级)

16. 术前血浆处理过程中避免肺水肿、心力衰竭。(1-A)

17. 术前血浆处理过程中适当使用糖皮质激素,避免由于血制品输注带来的不良反应,如过敏反应等(2-B);推荐使用枸橼酸钠抗凝(2-C)。

18. 对于术前血浆处理后血型抗体滴度反弹较快的受者,推荐联合 IVIG。(2-B)

19. DFPP 一般与 PE 配合使用,推荐在 PE 和 DFPP 时以新鲜 AB 型血浆作为补充。(2-B)

20. PE 后推荐使用抗生素预防感染(2C);对于需要大量新鲜冰冻血浆行 PE 的受者(如血栓性血小板减少性紫癜),推荐注射乙肝免疫球蛋白(2-B)。

21. 术后 2 周内监测血型抗体滴度,对于 IgG 或 IgM 血型抗体滴度≥1:32 者,建议进行 1~2 次 PE(2C);2 周后不再进行 PE(1-A)。

7 血型抗体滴度的监测

血型抗体滴度推荐检查方法包括:盐水介质凝集试验、胶体介质凝集试验、酶处理红细胞的凝集试验、抗球蛋白试验及其改良方法抗球蛋白试验、低离子凝聚胺试验。不同的实验方法之间,甚至相同的实验方法在不同的实验室测定同一份样本的血型抗体滴度存在较大偏差[41]。因此移植过程应该在同一实验室使用同一方法测定血型抗体滴度。

推荐意见:

22. ABOi-KT 术前和术后均应监测抗 A IgG、抗 A IgM、抗 B IgG 和抗 B IgM 血型抗体。(1A)

23. 术前分别在配型时、接受免疫抑制剂前后、接受利妥昔单抗前后、PE 或(和)DFPP

前后监测抗体滴度。(未分级)

8 免疫抑制方案

在 ABOi-KT 术前 1 周开始使用经典三联免疫抑制治疗,通常为他克莫司 0.05 ~ 0.10mg·kg^{-1}·d^{-1}、霉酚酸酯 1 ~ 2g/d 或霉酚酸钠 1.440g/d、甲泼尼龙 20 ~ 80mg/d。术后 3d 内甲泼尼龙推荐使用高剂量,一般为 500mg/d;之后逐渐减量,直至病情稳定后低剂量维持。与 ABOc-KT 相比,ABOi-KT 受者术后 30d 可采用相同的免疫抑制方案。糖皮质激素撤除目前存在争议,有部分报道在 ABOi-KT 术后 7d 或 1 个月后停用激素,对排斥反应发生率、移植物存活均没有影响[23,42]。

推荐意见:

24. 对存在高危或高致敏因素的受者(例如高 PRA 水平、再次移植、移植肾功能延迟恢复等),使用 ATG 或(和)IL-2 受体单克隆抗体进行免疫诱导治疗。(1-C)

25. 普遍采用 CNI 联合 1 种抗增殖类药物加糖皮质激素的三联免疫抑制方案作为免疫抑制维持治疗的初始方案,并将他克莫司作为 CNI 的一线药物。(1-B)

26. 对糖皮质激素撤除方案普遍持谨慎态度,在没有严重并发症的情况下不主张完全停用,而倾向于小剂量维持。(2-B)

9 凝血功能紊乱的监测与治疗

由于大多 ABOi-KT 受者肝功能正常,很多移植中心在 PE 和 DFPP 后,常以白蛋白作为替代液,由此可能导致血小板减少,凝血因子丢失[23]。通常可以通过测定活化部分凝血活酶时间(active partial thromboplastin time,APTT)和凝血酶原时间(prothrombin time,PT)分别反映内源性和外源性凝血情况。然而,XIII因子的丢失可能不会被这 2 种方法检测到[43],导致 APTT 和 PT 处于正常值范围的出血。

推荐意见:

27. ABOi-KT 手术当天对凝血功能要求:活化部分凝血活酶时间(APTT)24 ~ 46s;血浆凝血酶时间(TT)11 ~ 21s;纤维蛋白原(Fib)1.2 ~ 4.0g/L;D-二聚体<0.3mg/L。(1-B)

28. 术前常规检测 PT、APTT、血小板、D-二聚体、血浆钙离子浓度;如果有出血证据,则输入新鲜 AB 型血浆,有条件的中心可根据检测凝血功能异常的具体情况补充相应凝血因子或凝血酶原复合物(1B);术中、术后监测血浆钙离子浓度、血常规以及凝血指标(2-B)。

29. 血浆处理过程中必须监测凝血功能(1A);血浆处理时、处理后 24h 内或移植 72h 内应高度注意可能出现的消耗性凝血功能紊乱和(或)血栓性微血管病(2-C)。

30. 外科性术后出血,则行手术止血;凝血因子丢失所致出血,则输入新鲜 AB 型血浆、冷沉淀,建议少使用止血药物;纤溶亢进致凝血功能紊乱出血,输入新鲜 AB 型血浆、冷沉淀和血小板时,同时使用肝素抗凝。(1-D)

31. 低温和酸中毒可加重凝血功能障碍,整个围手术期建议使用电热毯等保温措施,维持体温不低于 36℃,并维持内环境酸碱平衡。(1-D)

10 并发症及处理

10.1 外科并发症

ABOi-KT 与 ABOc-KT 受者外科并发症发生率没有显著差异,包括:出血、血栓、移植肾动脉狭窄、移植肾自发破裂、动静脉瘘、输尿管瘘、输尿管梗阻、附睾炎以及睾丸鞘膜积液[40,44]。由于术前多次血浆处理,凝血因子、血小板损失或功能异常,肝素、枸橼酸钠等抗凝药物的应用,可能导致受者凝血功能紊乱,有文献报道这可能增加出血概率[45-46]。但是随着利妥昔单抗的应用、血浆处理次数的减少以及出血倾向减少,对于术前凝血功能正常的受者通常可根据术后凝血功能状态给予抗凝药物,其长期效果可能优于未抗凝者[47]。其他外科常见并发症及处理见《亲属活体肾脏移植临床诊疗指南》[18]。

推荐意见:

32. 如凝血功能正常,术后给予 6000IU 低分子肝素,2 次/d,持续 3～7d;病情稳定后给予口服抗血小板药物如阿司匹林。(1-B)

33. 如受者术后因低凝所致局部血肿,可不积极清除血肿。(2-B)

10.2 排斥反应

通常在临床上观察到移植受者血清肌酐升高和尿量减少时,需要考虑排斥反应的发生。移植肾穿刺活检是诊断排斥反应的金标准。ABOi-KT 和 ABOc-KT 排斥反应发生率没有显著区别[6]。但术后 48h 至 2 周是 ABOi-KT 排斥反应的高发期,处理不当可能导致此时间段 ABOi-KT 排斥反应发生率高于 ABOc-KT[9]。C4d 染色对 ABOi-KT 体液排斥反应诊断没有指导意义[48]。

10.2.1 HAR

通过术前 HLA 配型及 CDC、DSA 检测,术前血浆处理去除血型抗体,一般不会发生 HAR。

推荐意见:

34. ABOi-KT 术后 HAR 尚无有效的治疗方法,一旦确诊需立即行移植肾切除手术。(1-A)

10.2.2 加速性排斥反应

加速性排斥反应一般发生在术后 48h 至 7d。

推荐意见:

35. ABOi-KT 术后发生加速性排斥反应的受者,建议使用 PE 联合大剂量 IVIG,利妥昔单抗剂量增加至 $375mg/m^2$,必要时行挽救性脾切除(1-C);同时及时调整免疫抑制方案,防止停药后再发生急性排斥反应(AR)(1-B);对于极少数治疗无效的病例,应该尽早切除移植肾(2-C)。

10.2.3 急性排斥反应(acute rejection,AR)

AR 一般可发生在术后任何阶段,但一般在术后 3 个月内。迟发的 AR 多在免疫抑制剂停用或减量、合并感染等情况时出现。

推荐意见:

36. 移植肾多普勒彩色超声检查是目前 AR 较为理想的非创伤性诊断手段。(1-A)

37. 推荐使用糖皮质激素作为急性细胞性排斥反应的初始用药,短期内连续发生 AR,冲击量应当控制在 5g 以内(1D);对于激素治疗效果不佳和复发的急性细胞性排斥反应受者,建议使用淋巴细胞清除性抗体,包括抗淋巴细胞球蛋白、ATG、OKT3(2-C)。

38. 建议使用以下 1 个或多个方案治疗抗体介导的 AR,可联用或不用糖皮质激素冲击治疗:PE、IVIG、蛋白酶体抑制剂、淋巴细胞清除性抗体。(2-C)

39. 在治疗的同时应当及时调整免疫抑制剂治疗方案。(2-C)

10.2.4　慢性排斥反应

慢性排斥反应目前尚无特效药物,只能通过减少术前 HLA 错配、减少供肾缺血再灌注损伤、预防感染等手段进行预防。术后定期随访中若发现血清肌酐水平升高、蛋白尿等情况,应尽快入院筛查原因。

推荐意见:

40. 免疫活动明显的受者可考虑加强免疫抑制方案,如加用哺乳动物雷帕霉素靶蛋白抑制剂。如无逆转可能,应停用免疫抑制剂,恢复血液透析治疗,等待再次肾移植。(2B)

10.3　感染

ABOi-KT 通常采用更强的免疫抑制,包括多次血浆处理及利妥昔单抗的使用。部分研究证实 ABOi-KT 受者发生 CMV、单纯疱疹病毒、带状疱疹病毒、多瘤病毒感染及肺炎概率高于 ABOc-KT[49-50]。尚没有足够的证据表明利妥昔单抗增加感染的风险[51]。血浆处理过程中血液与外界接触,操作经验不足可能带来感染风险;但血浆处理后受者的低免疫球蛋白及低补体状态可能是感染增加的主要原因[52-54]。

应综合受者的免疫状态和感染情况考虑是否降低免疫抑制剂剂量。潜伏病毒的激活及结核复发或感染提示免疫抑制可能过度。细菌感染考虑降低糖皮质激素用量,病毒感染考虑减少他克莫司用量。出现中性粒细胞减少、免疫球蛋白比例低下等情况时,应首先考虑使用粒细胞巨噬细胞集落刺激因子和输注丙种球蛋白。

推荐意见:

41. ABOi-KT 术后 CMV 感染发病率较高,大多表现为不明原因发热、白细胞和血小板减少、全身乏力、酸痛以及轻度的肝肾功能损害,推荐使用定量 PCR 检测血浆中 CMV 拷贝数确诊。(1-B)

42. 除在 CMV 阴性供受者之间进行移植外,推荐预防性使用更昔洛韦或缬更昔洛韦,必要时可以使用 CMV 超敏免疫球蛋白。(2-C)

10.4　系统并发症

ABOi-KT 与 ABOc-KT 相比,不会增加消化、心血管、代谢、骨关节、生殖等系统的并发症。

10.5　肿瘤

肾移植术后肿瘤发病率明显增加,约为同龄普通人群的 100 倍,但 ABOi-KT 与 ABOc-KT 相比,二者在肿瘤发生率上没有区别[55]。CNI 停用或减量是治疗肾移植术后肿瘤的基础,或可将其替换为哺乳动物雷帕霉素靶蛋白抑制剂。

推荐意见:

43. 当受者出现快速发生或复发的鳞癌,或全身多处出现皮肤癌变时,必须考虑更换或停用免疫抑制剂。(2-A)

44. 有些受者以苯丁酸氮芥或环磷酰胺代替硫唑嘌呤,皮肤变化可以恢复,但常常导致

移植物排斥反应。(2-D)

11 术后管理及随访

ABOi-KT 术后随访和 ABOc-KT 相似。术后 2 周免疫适应已建立,血型抗体滴度检测不再必要。

推荐意见:

45. ABOi-KT 术后定期随访,积极鼓励受者建立健康的生活方式,适量运动、合理饮食、根据需要减轻体质量;注意评估受者抑郁和焦虑状况。(未分级)

12 结语

ABOi-KT 在日本和欧美国家目前已经常规开展。与 ABOc-KT 相比,ABOi-KT 在移植物存活和受者预后方面均无差异,甚至更优。最近 ABOi-KT 供器官已经成功向 DCD 扩展[56-57],因此,推广该术式可以在一定程度上缓解我国移植器官短缺的现状。在 ABOi-KT 成功开展后,ABO 血型不相容心脏移植、肝移植等均得以成功开展[58]。ABOi-KT 应用的血浆处理技术也改善了 HLA 高度致敏的受者预后[59],使肾移植在跨越 HLA 的障碍上向前迈进了一大步。

然而,ABOi-KT 目前依然存在一些待解决的问题,一些机制有待深入研究,治疗的成本/效益问题尚待进一步优化。在血浆处理方面,不同移植中心通常有不同的处理方案;可接受的抗体滴度不同移植中心有不同的标准;利妥昔单抗的应用及其剂量、疗程也存在多样性。在免疫适应机制方面,虽然有大量研究,但是核心和关键的原因仍未确定。对免疫适应机制的进一步阐明将有助于优化选择治疗方案,并为治疗方案的个体化应用提供依据。

13 利益声明

本指南的发布不存在与任何公司、机构或个人之间的利益冲突。

参 考 文 献

[1] Hume DM,Merrill JP,Miller BF,et al. Experiences with renal homotransplantation in the human:report of nine cases[J]. J Clin Invest,1955,34(2):327-382.

[2] Alexandre GP,Squifflet JP,De Bruyere M,et al. Present experiences in a series of 26 ABO-incompatible living donor renal allografts[J]. Transplant Proc,1987,19(6):4538-4542.

[3] Sonnenday CJ,Warren DS,Cooper M,et al. Plasmapheresis,CMV hyperimmune globulin,and anti-CD20 allow ABO-incompatible renal transplantation without splenectomy[J]. Am J Transplant,2004,4(8):1315-1322.

[4] Tyden G,Kumlien G,Fehrman I. Successful ABO-incompatible kidney transplantations without splenectomy using antigen-specific immunoadsorption and rituximab[J]. Transplantation,2003,76(4):730-731.

[5] Tanabe K,Ishida H,Inui M,et al. ABO-incompatible kidney transplantation:long-term outcomes[J]. Clin Transpl,2013:307-312.

[6] Takahashi K,Saito K. ABO-incompatible kidney transplantation[J]. Transplant Rev(Orlando),2013,27(1):1-8.

[7] Aikawa A,Saito K,Takahashi K. Trends in ABO-incompatible kidney transplantation[J]. Exp Clin Transplant,2015,13(Suppl 1):18-22.

[8] Opelz G,Morath C,Susal C,et al. Three-year outcomes following 1420 ABO-incompatible living-donor kidney

transplants performed after ABO antibody reduction: results from 101 centers[J]. Transplantation, 2015, 99 (2):400-404.

[9] Montgomery JR, Berger JC, Warren DS, et al. Outcomes of ABO-incompatible kidney transplantation in the United States[J]. Transplantation, 2012, 93(6):603-609.

[10] 王毅,罗志刚,桂培根,等. 供、受者 ABO 血型不相容保留受者脾脏的亲属活体供肾移植一例[J]. 中华器官移植杂志,2007,28(11):694-695.

[11] Segev DL, Simpkins CE, Warren DS, et al. ABO incompatible high-titer renal transplantation without splenectomy or anti-CD20 treatment[J]. Am J Transplant, 2005, 5(10):2570-2575.

[12] Tanabe K. Japanese experience of ABO-incompatible living kidney transplantation[J]. Transplantation, 2007, 84 (12 Suppl):S4-S7.

[13] Genberg H, Kumlien G, Wennberg L, et al. Isoagglutinin adsorption in ABO-incompatible transplantation[J]. Transfus Apher Sci, 2010, 43(2):231-235.

[14] Lo P, Sharma A, Craig JC, et al. Preconditioning therapy in ABO-incompatible living kidney transplantation: A systematic review and meta-analysis[J]. Transplantation, 2016, 100(4):933-942.

[15] Galili U. Xenotransplantation and ABO incompatible transplantation: the similarities they share[J]. Transfus Apher Sci, 2006, 35(1):45-58.

[16] Tyden G, Donauer J, Wadstrom J, et al. Implementation of a protocol for ABO-incompatible kidney transplantation-a three-center experience with 60 consecutive transplantations[J]. Transplantation, 2007, 83(9): 1153-1155.

[17] Fuchinoue S, Ishii Y, Sawada T, et al. The 5-year outcome of ABO-incompatible kidney transplantation with rituximab induction[J]. Transplantation, 201, 91(8):853-857.

[18] 中华医学会. 临床诊疗指南:器官移植学分册(2010 版)[M]. 北京:人民卫生出版社,2010.

[19] Shimmura H, Tanabe K, Ishikawa N, et al. Role of anti-A/B antibody titers in results of ABO-incompatible kidney transplantation[J]. Transplantation, 2000, 70(9):1331-1335.

[20] Gloor JM, Lager DJ, Moore SB, et al. ABO-incompatible kidney transplantation using both A2 and non-A2 living donors[J]. Transplantation, 2003, 75(7):971-977.

[21] Chung BH, Lim JU, Kim Y, et al. Impact of the baseline anti-A/B antibody titer on the clinical outcome in ABO-incompatible kidney transplantation[J]. Nephron Clin Pract, 2013, 124(1-2):79-88.

[22] Shimmura H, Tanabe K, Ishida H, et al. Lack of correlation between results of ABO-incompatible living kidney transplantation and anti-ABO blood type antibody titers under our current immunosuppression[J]. Transplantation, 2005, 80(7):985-988.

[23] van Agteren M, Weimar W, de Weerd AE, et al. The first fifty ABO blood group incompatible kidney transplantations: the rotterdam experience[J]. J Transplant, 2014:913902.

[24] Won D, Choe W, Kim HJ, et al. Significance of isoagglutinin titer in ABO-incompatible kidney transplantation [J]. J Clin Apher, 2014, 29(5):243-250.

[25] Mital D, Hammes E. Indications for renal transplantation//Saclarides JT, Myers AJ, Millikan WK. Common surgical diseases: An algorithmic approach to problem solving[M]. New York: Springer New York, 2014: 239-242.

[26] Gohh RY, Yango AF, Morrissey PE, et al. Preemptive plasmapheresis and recurrence of FSGS in high-risk renal transplant recipients[J]. Am J Transplant, 2005, 5(12):2907-2912.

［27］ Andrews P,Burnapp L,Manas D,et al. Summary of the British Transplantation Society/Renal Association U. K. guidelines for living donor kidney transplantation［J］. transplantation,2012,93(7):666-673.

［28］ Opelz G. Strength of HLA-A,HLA-B,and HLA-DR mismatches in relation to short-and long-term kidney graft survival. Collaborative Transplant Study［J］. Transpl Int,1992,5(Suppl 1):S621-S624.

［29］ Lefaucheur C,Loupy A,Hill GS,et al. Preexisting donor-specific HLA antibodies predict outcome in kidney transplantation［J］. J Am Soc Nephrol,2010,21(8):1398-1406.

［30］ Thammanichanond D,Ingsathit A,Mongkolsuk T,et al. Pre-transplant donor specific antibody and its clinical significance in kidney transplantation［J］. Asian Pac J Allergy Immunol,2012,30(1):48-54.

［31］ Hirai T,Kohei N,Omoto K,et al. Significance of low-level DSA detected by solid-phase assay in association with acute and chronic antibody-mediated rejection［J］. Transpl Int,2012,25(9):925-934.

［32］ Toki D,Ishida H,Horita S,et al. Blood group O recipients associated with early graft deterioration in living ABO-incompatible kidney transplantation［J］. Transplantation,2009,88(10):1186-1193.

［33］ Barnett AN,Hadjianastassiou VG,Mamode N. Rituximab in renal transplantation［J］. Transpl Int,2013,26(6):563-575.

［34］ Gloor J,Stegall M. ABO-incompatible kidney transplantation with and without splenectomy［J］. Transplantation,2006,82(5):720.

［35］ Genberg H,Kumlien G,Wennberg L,et al. ABO-incompatible kidney transplantation using antigen-specific immunoadsorption and rituximab:a 3-year follow-up［J］. Transplantation,2008,85(12):1745-1754.

［36］ Kohei N,Hirai T,Omoto K,et al. Chronic antibody-mediated rejection is reduced by targeting B-cell immunity during an introductory period［J］. Am J Transplant,2012,12(2):469-476.

［37］ Montgomery RA,Locke JE,King KE,et al. ABO incompatible renal transplantation:a paradigm ready for broad implementation［J］. Transplantation,2009,87(8):1246-1255.

［38］ Tobian AA,Shirey RS,Montgomery RA,et al. ABO antibody titer and risk of antibody-mediated rejection in ABO-incompatible renal transplantation［J］. Am J Transplant,2010,10(5):1247-1253.

［39］ Tyden G,Kumlien G,Genberg H,et al. The Stockholm experience with ABO-incompatible kidney transplantations without splenectomy［J］. Xenotransplantation,2006,13(2):105-107.

［40］ Wilpert J,Fischer KG,Pisarski P,et al. Long-term outcome of ABO-incompatible living donor kidney transplantation based on antigen-specific desensitization. An observational comparative analysis［J］. Nephrol Dial Transplant,2010,25(11):3778-3786.

［41］ Muramatsu M,Gonzalez HD,Cacciola R,et al. ABO incompatible renal transplants:Good or bad? ［J］. World J Transplant,2014,4(1):18-29.

［42］ Galliford J,Charif R,Chan KK,et al. ABO incompatible living renal transplantation with a steroid sparing protocol［J］. Transplantation,2008,86(7):901-906.

［43］ Focosi D. Acquired factor VIII deficiency after desensitization as a potential contributor to postoperative bleeding:more than meets the eye［J］. Transpl Int,2015,28(2):246-247.

［44］ Humar A,Matas AJ. Surgical complications after kidney transplantation［J］. Semin Dial,2005,18(6):505-510.

［45］ Kim MH,Jun KW,Hwang JK,et al. Risk factors for postoperative bleeding in ABO-incompatible kidney transplantation［J］. Clin Transplant,2015,29(4):365-372.

［46］ de Weerd AE,van Agteren M,Leebeek FW,et al. ABO-incompatible kidney transplant recipients have a higher bleeding risk after antigen-specific immunoadsorption[J]. Transpl Int,2015,28(1):25-33.

[47] Takahashi K,Saito K,Takahara S,et al. Excellent long-term outcome of ABO-incompatible living donor kidney transplantation in Japan[J]. Am J Transplant,2004,4(7):1089-1096.

[48] Haas M,Rahman MH,Racusen LC,et al. C4d and C3d staining in biopsies of ABO-and HLA-incompatible renal allografts:correlation with histologic findings[J]. Am J Transplant,2006,6(8):1829-1840.

[49] Habicht A,Broker V,Blume C,et al. Increase of infectious complications in ABO-incompatible kidney transplant recipients-a single centre experience[J]. Nephrol Dial Transplant,2011,26(12):4124-4131.

[50] Lentine KL,Axelrod D,Klein C,et al. Early clinical complications after ABO-incompatible live-donor kidney transplantation:a national study of medicare-insured recipients[J]. Transplantation,2014,98(1):54-65.

[51] Kelesidis T,Daikos G,Boumpas D,et al. Does rituximab increase the incidence of infectious complications? A narrative review[J]. Int J Infect Dis,2011,15(1):e2-e16.

[52] Kaplan A. Complications of apheresis[J]. Semin Dial,2012,25(2):152-158.

[53] Moriya Y,Yamaji K,Kanai Y,et al. The effectiveness of intravenous human immunoglobulin treatment after plasmapheresis in restoring serum immunoglobulin levels:a preliminary study[J]. Ther Apher,2002,6(2):154-158.

[54] Biglarnia AR,Nilsson B,Nilsson Ekdahl K,et al. Desensitization with antigen-specific immunoadsorption interferes with complement in ABO-incompatible kidney transplantation[J]. Transplantation,2012,93(1):87-92.

[55] Hall EC,Engels EA,Montgomery RA,et al. Cancer risk after ABO-incompatible living-donor kidney transplantation[J]. Transplantation,2013,96(5):476-479.

[56] Masterson R,Hughes P,Walker RG,et al. ABO incompatible renal transplantation without antibody removal using conventional immunosuppression alone[J]. Am J Transplant,2014,14(12):2807-2813.

[57] Stewart ZA,Locke JE,Montgomery RA,et al. ABO-incompatible deceased donor liver transplantation in the United States:a national registry analysis[J]. Liver Transpl,2009,15(8):883-893.

[58] Koestner SC,Kappeler A,Schaffner T,et al. Histo-blood group type change of the graft from B to O after ABO mismatched heart transplantation[J]. Lancet,2004,363(9420):1523-1525.

[59] Montgomery RA,Lonze BE,King KE,et al. Desensitization in HLA-incompatible kidney recipients and survival[J]. N Engl J Med,2011,365(4):318-326.

原载于《中华移植杂志(电子版)》2017,11(4):193-200

儿童肾移植临床诊疗指南

中华医学会器官移植学分会

中国医师协会器官移植医师分会

1 前言

据美国肾脏病数据系统(United States Renal Data System,USRDS)资料统计,至2012年12月31日,儿童占所有终末期肾病(end stage renal disease,ESRD)患病人数的1.2%左右。在过去20余年中,儿童ESRD发病率不断升高,2003年达到高峰,从2008年起有缓慢下落的趋势,但发病率依然较高,2012年ESRD患儿新发1163例,发病率为13.1/100万儿童(0~19岁)[1]。

儿童ESRD的病因疾病谱与成人ESRD明显不同,儿童ESRD因高血压和糖尿病所致者极少。根据对中国肾移植科学登记系统(Chinese Scientific Registry of Kidney Transplantation,CSRKT)中1983~2012年儿童数据的分析,我国儿童ESRD的病因中最为多见的是慢性肾小球肾炎(63.7%)[2]。USRDS 2014年资料显示,2008~2012年儿童ESRD最为常见的病因是囊性、先天性或遗传性肾病(38.3%),其次是肾小球疾病(23.0%)[1]。与成人相比,ESRD患儿最大的特点是其常罹患其他遗传性和偶发性的综合征或代谢性疾病,并常合并多个器官或系统功能不全,如先天性心脏病、中枢神经系统疾病、骨骼畸形和胃肠道疾病等。

儿童ESRD的肾脏替代治疗包括血液透析(血透)、腹膜透析(腹透)和肾移植,以肾移植为首选。接受肾移植治疗的ESRD患儿5年生存率为95%,而血透和腹透患儿5年生存率分别为76%和81%[1]。长期透析常导致营养不良、骨代谢异常,造成患儿生长及心理发育异常。而肾移植可以有效地避免上述透析并发症,同时克服长期透析对儿童生存质量的影响。这些都反映了肾移植作为ESRD患儿替代治疗的优势[3]。

儿童除了在原发疾病上不同于成人,在生理、心理、机体状态、各器官功能及免疫状态等方面也具有不同于成人的特点,相应在肾移植术前评估、术中处理和术后管理等多个方面亦有不同之处,因此有必要独立制定一部儿童肾移植指南。

国际上,2009年《改善全球肾脏病预后组织(Kidney Disease:Improving Global Outcomes,KDIGO)临床实践指南:肾移植受者的诊治》[4]包含了针对儿童的推荐内容,但其中大部分是基于成人肾移植的证据。欧洲泌尿外科协会制定的肾移植指南则没有针对儿童的推荐内容。国内,2010年人民卫生出版社出版的《临床诊疗指南——器官移植分册》包含了专门的"儿童肾移植诊疗指南"章节[5],是国内外首部专门的儿童肾移植诊疗指南。本指南由中华医学会器官移植学分会、中国医师协会器官移植医师分会组织专家制订,基于2010年《临床诊疗指南——器官移植分册》相关章节,结合循证医学研究方法及编审会成员的临床经验而制定,供从事儿童肾移植的同道参考。

特别说明,本指南中的儿童年龄范围与《中华人民共和国未成年人保护法》中的规定一致,为未满 18 周岁。

2 指南参照的推荐级别/证据水平标准

本指南按照"推荐分级的评估、制定与评价(GRADE)"系统对证据质量等级和推荐强度进行分级(表 1)。

表 1 GRADE 系统证据质量等级和推荐强度

证据质量等级 和推荐强度	定　义
证据质量等级	
高 A	未来研究几乎不可能改变现有疗效评价结果的可信度
中 B	未来研究可能对现有疗效评估有重要影响,可能改变评价结果的可信度
低 C	未来研究很有可能对现有疗效评估有重要影响,改变评价结果可信度的可能性较大
极低 D	任何疗效的评估都很不确定
推荐强度	
强推荐 1	明确显示干预措施利大于弊或弊大于利
弱推荐 2	利弊不确定或无论质量高低的证据均显示利弊相当

3 儿童肾移植适应证和禁忌证

3.1 适应证(表 2)

表 2 儿童肾移植适应证

(1)肾小球肾炎
　　包括微小病变型肾病、膜性肾病、膜增生性肾小球肾炎、系膜毛细血管性肾小球肾炎、IgA 肾病、抗基底膜肾小球肾炎、局灶性节段性肾小球硬化等
(2)慢性肾盂肾炎
(3)遗传性疾病
　　如多囊肾、肾单位肾痨、Alport's 综合征等
(4)代谢性疾病
　　如糖尿病、高草酸尿症、痛风、卟啉病等
(5)梗阻性肾病
(6)药物性肾损伤
(7)系统性疾病
　　如系统性红斑狼疮、血管炎、进行性系统性硬化症等
(8)溶血尿毒综合征
(9)其余先天性疾病
　　如马蹄肾、先天肾发育不全等
(10)不可逆的急性肾衰竭
(11)严重创伤

各种原因导致的儿童期 ESRD 均有肾移植指征,但不仅限于以下疾病。

推荐意见:

1. 原发性高草酸尿症、肾单位肾痨等合并有肝功能异常的先天性疾病,可选择肝肾联合移植(2-C)。

3.2 禁忌证(表3)

表3　儿童肾移植禁忌证

绝对禁忌证

   (1) 广泛播散或未治愈的肿瘤

   (2) 严重精神性疾病及存在难以解决的心理社会问题

   (3) 不可逆的多器官功能衰竭而无条件进行多器官联合移植

   (4) 不可逆脑损伤等严重神经系统损害

   (5) 药物滥用者

   (6) 急性活动性肝炎

相对禁忌证

   (1) 已经治愈的肿瘤

   (2) 慢性肝病,例如慢性乙型病毒性肝炎或慢性丙型病毒性肝炎

   (3) 人免疫缺陷病毒(HIV)感染

   (4) ABO 血型不相容或者预存人类白细胞抗原(HLA)抗体

   (5) 曾有药物滥用史

   (6) 泌尿道严重畸形,神经源性膀胱等

   (7) 严重营养不良或者恶病质

   (8) 有证据表明依从性差

   (9) 缺乏家庭及社会支持

   (10) 活动性感染

   (11) 终末期肾病原发病处于活动期

   (12) 严重的难以控制的蛋白尿

   (13) 腹主动脉及髂动脉疾病

推荐意见:

2. 患儿若有相对禁忌证,在控制不良情况并制定针对性的预防方案后谨慎行肾移植(未分级)。

3. 非免疫性、遗传性因素所致的大量蛋白尿,如 NPHS2 基因突变所致的遗传性肾病,不是相对禁忌证,在术后蛋白尿会快速减少至接近正常或者正常水平。

4 移植时机的选择

推荐意见:

4. 只要选择合适的供肾、成功手术及良好的护理,无需严格限定进行肾移植的最小年龄(未分级);

5. 建议 ESRD 儿童选择在 1~12 岁,有条件的在 1~5 岁进行肾移植手术(2-C);

6. 建议 ESRD 儿童及早登记等待以便在有合适供肾时选择不经过透析的"抢先"(pre-emptive)肾移植(2-C)。

5 受者术前检查和准备

5.1 术前检查内容（表4）

表4 儿童肾移植受者的术前检查内容[a]

（1）病史询问

包括原肾穿刺活检结果,透析方式(途径、频率、持续时间),有无泌尿系畸形(如反流性肾病、神经源性膀胱、后尿道瓣膜等),每日尿量,首次移植情况,既往治疗和手术史,伴随疾病,输血史,过敏史,个人史,肾脏疾病家族史

（2）全面体格检查

包括身高,体质量,头围(<10岁),血压,全面体查,血管情况,骨盆检查,牙齿检查

（3）一般实验室检查

包括血、尿、大便常规,肝、肾功能及电解质,凝血功能,血脂,空腹血糖

（4）病原学检查

包括巨细胞病毒(CMV)(IgG、IgM,若IgM阳性需加做CMV DNA),梅毒,人类免疫缺陷病毒(HIV),肝炎(甲、乙、丙、丁、戊型),结核菌素纯蛋白衍生物(PPD)试验,结核感染T细胞斑点试验(T-SPOT. TB)

（5）组织相容性检测

包括血型(ABO和Rh),人类白细胞抗原(HLA)Ⅰ类(A、B)、Ⅱ类(DR、DQ),群体反应性抗体(PRA),供者特异性抗体(DSA),补体依赖性细胞毒交叉配型试验(CDC)

（6）辅助检查

包括心电图,超声心动图,胸部X光,泌尿系超声,肝胆胰脾超声,腹部及双侧髂血管彩超

（7）心理评估

以评价其接受透析和移植手术及术后治疗的依从性

（8）合并症评估

尤其是合并有其他器官功能受损的先天性疾病,如高草酸尿症、肾单位肾痨等

（9）基因检测

怀疑原发病为遗传性疾病者,基因检测突变位点可确诊,如高草酸尿症、肾单位肾痨等;术前可行相关药物代谢酶的基因型检测,以便准确调整他克莫司等免疫抑制剂剂量

[a] 主要检查项目在等待移植时每6~12个月需复查1次,以及移植前2周内复查

推荐意见：

7. 术前充分评估肾外器官功能,对于怀疑有遗传性疾病的患儿,使用基因检测技术协助诊断(1-C)。

8. 术前行基因型检测协助免疫抑制剂的个体化应用(2-D)。

5.2 术前准备

推荐意见：

9. 若无合适的供肾,在移植肾等待期间进行血液透析或腹膜透析过渡(1-C)。

10. 在移植前尽量全面接种疫苗(2-C)：

- 乙型肝炎病毒表面抗体(抗-HBs)阴性患者接种乙肝疫苗,乙肝疫苗在移植前后均可接种,以移植前接种最佳,且接种后6~12周需检测血清抗-HBs浓度以评价机体免疫力,以

后每年检测抗-HBs 效价,当低于 10mIU/mL 时需要复种(2-C);

- 流感疫苗、甲肝疫苗、百日咳疫苗、白喉疫苗、破伤风疫苗、肺炎链球菌疫苗、脊髓灰质炎减毒活疫苗在移植前后均可以接种(2-C);
- 水痘疫苗、轮状病毒疫苗、麻疹疫苗、腮腺炎疫苗、风疹疫苗和卡介苗在术前至少 2 个月以上接种,术后不建议接种(2-C);
- 接受肾移植后 6 个月内应尽量避免接种除流感疫苗之外的其他疫苗(2-C);
- 对因为年龄、直接暴露、居住或曾经在疾病流行地区旅游,或者面临其他流行病学风险而可能罹患某种疾病的肾移植受者接种以下疫苗:狂犬病疫苗、蜱传脑膜炎疫苗、流行性乙型脑炎灭活疫苗、脑膜炎球菌疫苗、肺炎球菌疫苗、伤寒沙门菌灭活疫苗(2-D)。

11. 建议在以下情况进行原肾或初次移植肾切除:

- 严重膀胱输尿管返流(1-C);
- 反复肾脏相关性尿路感染(1-C);
- 严重的肾血管性高血压(1-C);
- 儿童型多囊肾合并结石、反复血尿、感染或多囊肾巨大影响肾移植手术(1-D);
- Denys-Drash 综合征(1-C);
- 再次肾移植前首次移植肾肿瘤或慢性排斥反应反复发作(1-C)。

12. 对有膀胱及尿道畸形的 ESRD 患儿可根据情况选择在术前(2-D),或者术中同期(1-C),或者术后二期手术(1-D)进行下尿路重建或尿路改道手术。

13. 术前使用促红细胞生成素纠正贫血(1-B)。

14. 腹透 ESRD 患儿若出现腹膜炎,抗生素治疗控制感染后 1 个月以上行肾移植(2-C)。

15. 有以下任意一条的 ESRD 患儿在肾移植前接受抗结核治疗(1-B):

- 结核菌素纯蛋白衍生物(PPD)试验阳性(++)及以上或者结核感染 T 细胞斑点(T-SPOT. TB)阳性;
- 有未治疗的潜伏性结核病;
- 有与活动期结核患者接触史。

16. 建议在术前对 ESRD 结核患儿采用与当地普通人群中结核患儿相同的防治策略(2-D)。

6 供、受者配型

推荐意见:

17. 儿童肾移植供、受者配型参照成人肾移植指南,但考虑到移植肾远期存活率,配型要求较成人更高(未分级)。

7 供肾选择和手术

7.1 供者选择

推荐意见:

18. 建议低体质量 ESRD 患儿接受低体质量儿童逝世后捐献的肾脏(具体供、受者匹配原则见《中国未成年人逝世后捐献肾脏的功能维护、评估和应用指南》)(1-C)。注:《中国未成年人逝世后捐献肾脏的功能维护、评估和应用指南》已由中国医师协会器官移植医师分会、中华医学会器官移植分会制定完成,近期刊出。

19. 亲属活体供肾,对于 ESRD 患儿仍然是一种重要的选择(1-D)。

20. 建议有条件的患儿选择"抢先"肾移植(2-D)。

21. 通过病史、生化检查、器官获取前的影像学检查和功能状态以及器官获取后的解剖和穿刺病理结果,评估供肾质量(1-D)。

22. 等待肾移植的儿童获得额外的加分,18 岁或以下的死亡供肾优先给儿童(1-D)。

7.2 供肾植入术

推荐意见:

23. 对体质量大于 15kg 的儿童,可采用腹膜外手术入路(1-D):

- 供肾动脉与髂总动脉或髂外动脉行端侧吻合;供肾静脉与髂外静脉行端侧吻合;如有必要,供肾动脉亦可以与髂内动脉行端端吻合(1-D)。

24. 对体质量小于 15kg 的儿童,可采用经腹切口,通过游离盲肠暴露大血管,把肾脏置于盲肠后(1-D):

- 供肾动脉可与腹主动脉行端侧吻合;供肾静脉与下腔静脉行端侧吻合;肾动、静脉最好带有腹主动脉瓣与下腔静脉瓣,在血管吻合时可采用间断缝合方法,或者用强度在 3 个月以上的可吸收血管吻合线连续缝合(1-D)。

25. 若体积较小的儿童供肾移植给体质量较小的儿童,可采用腹膜外手术入路(1-D):

- 供肾动脉瓣与髂总动脉或髂外动脉行端侧吻合;供肾静脉瓣与髂外静脉行端侧吻合(1-D)。

26. 输尿管与受者膀胱吻合时放置支架管(1-D)。

8 免疫抑制治疗

8.1 免疫抑制剂诱导治疗方案

推荐意见:

27. 在肾移植术前或术中即开始联合应用免疫抑制剂,包括生物制剂和传统免疫抑制剂(1-A)。

28. 使用白细胞介素 2 受体拮抗剂(IL-2Ra)或淋巴细胞清除性抗体进行诱导治疗(2-A):

- 在高免疫风险患者中使用淋巴细胞清除性抗体进行诱导治疗(2-B)。

29. 在使用 IL-2Ra 或淋巴细胞清除性抗体进行免疫诱导治疗时,按公斤体质量计算确切的药物使用剂量(2-C)。

8.2 免疫抑制剂维持治疗方案

推荐意见:

30. 肾移植术后使用免疫抑制剂进行维持治疗(1-A)。

31. 多种不同机制的免疫抑制剂联合使用,包括钙调磷酸酶抑制剂(CNI)、抗增殖药物、糖皮质激素和哺乳动物雷帕霉素靶蛋白抑制剂(mTORi)等(1-B)。

32. 将 CNI 作为肾移植术后维持方案一线用药,并根据患儿的疾病状况个体化选择应用他克莫司或环孢素(1-B):

- CNI 根据监测血药浓度进行剂量调整(1-B)。

33. 建议将霉酚酸作为抗增殖药物的一线用药(1-B)。

34. 对于低免疫风险且接受过诱导治疗的患儿,可在治疗过程中行激素撤离(2-B)。

35. 建议持续应用 CNI,如要使用 mTORi,联合使用低剂量的 CNI 而不是撤离 CNI,并应在移植肾功能完全恢复、手术伤口愈合之后再联合使用(2-B)。

9 术后相关并发症

9.1 血管并发症

9.1.1 动脉血栓

推荐意见:

36. 术中一旦发生动脉血栓,立即重新切开取栓及灌注(1-C)。

37. 供、受者血管细小时,术中及术后早期抗凝(1-D)。

38. 如果动脉瓣缺失,选择供肾动脉与受者髂外动脉吻合,利用打孔器获得较为理想的吻合口直径,或者选择与受者髂内动脉吻合,以预防动脉血栓形成(2-D)。

9.1.2 静脉血栓

推荐意见:

39. 静脉血栓一旦出现,多数只能切除移植肾(1-D)。

9.1.3 移植肾动脉狭窄

推荐意见:

40. 如果多普勒超声怀疑移植肾动脉狭窄,行 CT 血管造影(CTA)、磁共振血管造影(MRA)或数字减影血管造影(DSA)检查以确诊(1-C)。

41. 严重的肾动脉-髂外动脉端侧吻合口狭窄(狭窄程度≥70%)术后 1 周以内或估计肾血管及肾周粘连不明显者,首选直接开放手术拆除吻合口,并行肾动脉与髂内动脉端端吻合;若术后 1 周以上或估计肾血管及肾周粘连明显者,或其余严重吻合口狭窄(狭窄程度≥70%)者,首选介入治疗;若介入治疗失败可行外科手术干预(1-C):

- 外科干预时,应避免利用静脉重建动脉(1-C)。

42. 狭窄程度较轻可试行扩血管和降压药物治疗(1-D)。

43. 移植肾动脉狭窄患儿如果正在服用血管紧张素转化酶抑制剂(ACEI)或者血管紧张素Ⅱ受体拮抗剂(ARB),立即停用(1-A)。

9.2 尿路并发症

9.2.1 输尿管漏

推荐意见:

44. 为预防输尿管坏死,供肾切取时输尿管不要剥离太干净,避免损伤输尿管血供,移植术中供肾输尿管尽量不要保留太长(1-B)。

45. 常规留置输尿管支架管(1-D)。

46. 一旦发生输尿管漏,初始处理为留置导尿管和局部引流,必要时留置肾造瘘管,然后通过输尿管镜放置输尿管支架管,如果以上方法不能解决,考虑开放手术(1-C)。

9.2.2　输尿管梗阻

推荐意见:

47. 为预防输尿管梗阻,术中输尿管不宜保留过长,建立抗返流隧道时避免过紧(1-D)。

48. 术中常规放置输尿管支架管,并保留1个月或以上(1-D)。

49. 输尿管梗阻一旦证实,初始治疗方案为经皮肾造瘘,然后可逆行联合顺行放置输尿管支架管,如果输尿管镜技术不能解决考虑开放手术(1-C)。

9.2.3　膀胱输尿管返流

推荐意见:

50. 为预防膀胱输尿管返流,建议膀胱输尿管吻合的黏膜下隧道长度应为输尿管直径的3~4倍(1-D)。

51. 一旦发生膀胱输尿管返流,可利用自身输尿管行输尿管输尿管吻合。如果自身输尿管也存在返流或不能利用,则行输尿管膀胱重新吻合,进行抗返流处理(1-D)。

9.2.4　泌尿系结石

推荐意见:

52. 为预防肾移植术后泌尿系结石,采用可吸收缝线吻合输尿管,及时处理泌尿系梗阻和感染,及时治疗受者的甲状旁腺功能亢进症(1-C)。

53. 一旦术后发生结石,建议行体外冲击波碎石、输尿管镜和经皮肾镜取石碎石(1-D)。

9.3　移植肾功能延迟恢复(delayed graft function, DGF)

推荐意见:

54. 积极查找明确DGF的原因,对可处理的原因进行相应处理(1-B)。

55. 无尿期严格控制液体入量,以透析治疗过渡,避免心力衰竭、高钾血症等并发症(1-B)。

56. 密切监测CNI药物浓度并控制在合适范围(1-C)。

9.4　急性排斥反应

推荐意见:

57. 在治疗急性排斥反应前进行活检,并根据Banff病理分级标准明确诊断,除非活检风险过大或会明显延迟治疗(1-C)。

58. 建议对亚临床和临界型急性排斥反应给予治疗(2-D)。

59. 使用糖皮质激素作为急性细胞性排斥反应的初始用药(1-B):

● 对发生急性排斥反应时未使用糖皮质激素的受者加用或恢复维持剂量的泼尼松(1-C);

● 对于糖皮质激素治疗效果不佳的急性细胞性排斥反应和复发的急性细胞性排斥反应受者,建议使用淋巴细胞清除性抗体(2-C)。

60. 使用以下一个或多个药物或措施治疗抗体介导的急性排斥反应,可联用或者不用糖皮质激素冲击(2-C):

- 血浆置换;
- 静脉应用免疫球蛋白;
- 抗 CD20 单克隆抗体;
- 蛋白酶体抑制剂;
- 淋巴细胞清除性抗体。

61. 对于发生急性排斥反应的受者,建议对未使用霉酚酸或硫唑嘌呤者加用霉酚酸,对正在使用硫唑嘌呤者换用霉酚酸(1-D)。

9.5 慢性移植物损伤

推荐意见:

62. 对于所有不明原因移植肾功能下降的受者,进行移植肾活检以发现潜在的可逆原因(1-C)。

63. 对于有慢性移植肾损伤以及 CNI 毒性组织学证据的受者,减少、撤除或替换 CNI(2-C):

- 对于有慢性移植肾损伤,估算肾小球滤过率(eGFR)>40mL · min^{-1} · (1.73m^2)$^{-1}$,尿蛋白/尿肌酐<500mg/g(或其他等效的蛋白尿评估方法)的患者,建议使用 mTORi 代替 CNI(2-D)。

64. 一旦确诊,适当给予药物对症治疗,例如控制血压、纠正酸中毒、予 ACEI 类药物等(2-D)。

9.6 病毒感染

9.6.1 BK 多瘤病毒(BK virus,BKV)

推荐意见:

65. 建议定期筛查 BKV(1-C):

- 建议常规监测:移植术后前 3~6 个月内每月 1 次;第 7~12 个月每 3 个月 1 次;12 个月后每 3~6 个月 1 次,直至术后 2 年(1-D);
- 建议在出现不明原因的血清肌酐升高时筛查 BKV(1-D);
- 建议在急性排斥反应治疗后筛查 BKV(1-D)。

66. 建议同时监测尿和血浆 BKV 核酸浓度(1-C):

- 对于年龄较小的患儿,建议监测尿 BKV 核酸浓度,阳性时再进行血浆 BKV 核酸浓度的复查(2-D)。

67. 当血浆 BKV 核酸浓度持续高于 1×10^4 拷贝/L(或尿 BKV 核酸浓度持续高于 1×10^7 拷贝/L 时),在原有的免疫抑制剂递减方案的基础上进一步减少免疫抑制强度(1-D)。

68. 当移植肾穿刺病理证实 BKV 相关性肾病时,进一步减少免疫抑制强度(2-D)。

69. 在治疗 BKV 感染时,至少每 2~4 周监测 1 次血浆 BKV 核酸浓度和移植肾功能,直至血浆 BKV 转阴和移植肾功能稳定(1-D)。

9.6.2 巨细胞病毒(cytomegalovirus,CMV)

推荐意见:

70. CMV 感染的预防:在儿童肾移植受者中预防 CMV 感染的方案参考成人,但注意口服更昔洛韦在低龄儿童中吸收不良(2-D):

- 儿童肾移植受者(供者和受者同时 CMV 血清学阴性者除外)在移植后至少 3 个月内(1-B)以及 ATG 治疗后 6 周内(1-C),接受抗 CMV 药物预防。

71. 术后定期监测 CMV IgM 和 CMV DNA(1-D)。

72. 若术后 CMV IgM 阳性或者 CMV DNA 拷贝数≥500/mL 者,予抗 CMV 治疗(2-D):

- 建议静脉使用更昔洛韦(1-D);
- 对所有 CMV 病,不管严重与否,静脉使用更昔洛韦(1-D);
- 对于危及生命的 CMV 病,立即减量甚至停用免疫抑制剂,同时静脉应用丙种球蛋白,直至病情控制(1-D);
- CMV 感染患儿,建议每周检测血清 CMV 核酸水平或 CMV PP65 抗原水平(2-D);
- 建议维持治疗直至血清核酸检测或 PP65 抗原检测转为阴性(2-D)。

73. CMV 感染期间严密监测移植肾功能、白细胞和血小板水平(1-D)。

9.6.3 EB 病毒(Epstein-Barr virus,EBV)

推荐意见:

74. 发现 EBV 载量增加时减少免疫抑制强度(2-D)。

75. 对于患 EBV 疾病,包括移植后淋巴组织增生性疾病(PTLD)的患儿,减少免疫抑制强度(1-C)。

9.6.4 单纯疱疹病毒(herpes simplex virus,HSV)1 型和 2 型;水痘带状疱疹病毒(varicella-zoster virus,VZV)

推荐意见:

76. 对于浅表感染 HSV-1 和 HSV-2,使用合适的口服抗病毒药物直至治愈(1-D)。

77. 对于系统性感染 HSV-1 和 HSV-2,静脉使用阿昔洛韦(1-B),并且减少免疫抑制强度(1-D):

- 静脉应用阿昔洛韦直至患儿临床反应良好(1-B),然后替换为口服抗病毒药物直至一个完整的 14~21d 的治疗周期(1-D)。

78. 对于反复发生 HSV-1 和 HSV-2 感染的肾移植受者,预防性使用抗病毒药物(1-D)。

79. 对于单纯 VZV 感染患儿,使用口服阿昔洛韦或伐昔洛韦治疗(1-B),至少持续至所有皮损结痂(1-D)。

80. 对于弥漫性或侵袭性 VZV 感染患儿,使用静脉阿昔洛韦治疗(1-B),同时减少免疫抑制强度(1-C),直至所有皮损结痂(1-D)。

81. 对于 VZV 易感的肾移植受者,建议在接触活性 VZV 感染者后进行原发性 VZV 感

染的预防(1-D):

- 在暴露后96h内应用VZV免疫球蛋白(或静脉注射免疫球蛋白)(1-D);
- 如果不能获取免疫球蛋白或者已经暴露超过96h,暴露后7~10d开始为期7d的口服阿昔洛韦治疗(1-D)。

9.6.5 丙型肝炎病毒(hepatitis C virus,HCV)

推荐意见:

82. 对于HCV感染的肾移植受者,可应用现行所有常规诱导和维持免疫抑制方案(2-D)。

83. HCV感染者于感染后定期检测丙氨酸转氨酶(ALT)水平。定期检查肝脏超声和甲胎蛋白以筛查肝硬化和肝细胞癌(未分级)。

84. HCV感染者定期检测尿蛋白水平(未分级):

- 新出现蛋白尿的患者(包括2次或2次以上尿蛋白/肌酐>1或者24h尿蛋白>1g),应接受移植肾活检,病理检查应包括免疫荧光和电子显微镜检查(未分级)。

85. 感染HCV的儿童肾移植受者仅在治疗受益明显大于所致排斥反应风险时接受干扰素治疗(例如纤维化淤胆性肝炎、危及生命的血管炎)(2D):

- 对于HCV相关肾小球疾病的肾移植受者,建议不要接受干扰素治疗(2-D)。

86. 对于HCV感染的肾移植受者,可根据其基因型选择使用以下相应的新型抗HCV药物治疗(Simeprevir/西甲匹韦、Sofosbuvir/索菲布韦、Harvoni/索菲布韦二代、Daclatasvir/达卡他韦等)(2-D)。

9.6.6 乙型肝炎病毒(hepatitis B virus,HBV)

推荐意见:

87. 对于感染HBV的肾移植受者,继续现有的诱导及维持免疫抑制方案(2-D)。

88. 对于感染HBV的肾移植受者,避免使用干扰素治疗(2-C)。

89. 所有乙型肝炎病毒表面抗原(HBsAg)阳性的肾移植受者长期接受恩替卡韦、替诺福韦或拉米夫定的预防性治疗(2-B):

- 为了尽可能降低潜在的耐药性发生风险,应优先选用恩替卡韦或替诺福韦,除非因为经济因素需要使用拉米夫定(2-D);
- 在使用抗病毒药物治疗期间,定期检测HBV DNA以及ALT水平,以监测药物的有效性以及是否存在耐药性(未分级)。

90. 对于存在拉米夫定耐药性的肾移植受者,使用恩替卡韦或替诺福韦(2-D)。

91. 对于HBsAg阳性的肾移植受者,应定期检查肝脏超声和甲胎蛋白,筛查是否存在肝硬化或肝细胞肝癌(未分级)。

92. 对于HBsAg阴性并且抗-HBs滴度<10mIU/mL的肾移植受者,建议接受强化疫苗接种,使得抗-HBs滴度≥100mIU/mL(2-D)。

9.6.7 人免疫缺陷病毒(human immunodeficiency virus,HIV)

推荐意见：

93. 术前筛查 HIV 感染(未分级)。

94. 将感染 HIV 的肾移植受者转诊给 HIV 专科医师,以确定抗逆转录病毒的方案,应重点关注药物的相互作用及合适剂量(未分级)。

9.7 其他感染

9.7.1 尿路感染

推荐意见：

95. 对于移植肾肾盂肾炎的患者,留血和尿培养后开始静脉抗生素治疗(2-C)。

9.7.2 耶氏肺孢子菌肺炎(pneumocystis jirovecii pneumonia,PCP)

推荐意见：

96. 于移植术后至少 3~6 个月内每天服用复方新诺明,以预防 PCP(1-B)。

97. 在急性排斥反应期间和接受相应治疗后至少 6 周内每天服用复方新诺明,以预防PCP(2-C)。

98. 对于经支气管肺泡灌洗或肺活检证实患有 PCP,给予大剂量的复方新诺明、糖皮质激素治疗,同时减少或者停用免疫抑制剂(1-C)。

99. 对于中度或重度 PCP(界定为 $PaO_2 < 70mmHg$ 或肺泡-动脉氧分压差 $>35mmHg$;$1mmHg = 0.133kPa$,下同),使用糖皮质激素治疗(1-C)。

100. PCP 患病期间严密监测移植肾功能(1-D)。

9.7.3 结核

推荐意见：

101. 对感染结核的肾移植受者使用与当地普通人群相同的结核预防和治疗方案(2-D)。

102. 对于接受利福平治疗的受者,监测血 CNI 和 mTORi 水平(1-C):

- 可使用利福布丁代替利福平,以减少与 CNI 和 mTORi 的相互作用(2-D);
- 接受利福平治疗的受者,可使用五酯片、五酯胶囊、五酯滴丸或硫氮卓酮等帮助提高CNI 浓度(2-D)。

9.8 心血管及代谢性疾病并发症

9.8.1 糖尿病

9.8.1.1 筛查移植术后新发的糖尿病(new-onset diabetes mellitus after renal transplantation,NODAT)

推荐意见：

103. 对于所有原发病非糖尿病的肾移植受者,定期监测空腹血糖、口服糖耐量试验和(或)糖化血红蛋白(HbA1c)(1-C)。

104. 在开始使用 CNI、mTORi 或皮质类固醇治疗,或剂量大幅增加时,筛查空腹血糖、口服糖耐量试验和(或)HbA1c,以除外 NODAT(1-D)。

9.8.1.2 移植过程中出现的 NODAT 或糖尿病的处理

推荐意见：

105. 若出现 NODAT，在权衡排斥及其他不良反应的风险后，可调整免疫抑制剂治疗方案以逆转或减轻糖尿病（未分级）。

106. 可将 HbA1c 的目标值设定在 7.0%～7.5%，尤其是对于经常发生低血糖反应的受者，应避免将 HbA1c 目标值设定在 6.0% 或以下（未分级）。

9.8.2 高血压、血脂异常

9.8.2.1 高血压

推荐意见：

107. 在每次就诊时测量血压（1-C），建议受者定期自测并记录血压（2-D）。

108. 建议维持血压水平小于相应年龄、性别和身高的第 90 百分位（2-C）。

109. 治疗高血压可使用任何种类的降压药，且需密切监测药物的不良反应和相互作用；尿蛋白阳性伴高血压的儿童肾移植受者，可使用 ACEI 和（或）ARB 为一线治疗（1-D）。

9.8.2.2 血脂异常

推荐意见：

110. 儿童肾移植受者定期监测血脂（1-D）。

111. 评估儿童肾移植受者血脂异常的继发因素并尽量去除（1D）。

112. 血脂控制理想目标在：低密度脂蛋白胆固醇（low density lipoprotein cholesterol，LDL-C）<2.85mmol/L，总胆固醇（total cholesterol，TC）<4.40mmol/L（1-C）。

113. 首选饮食干预治疗血脂异常，但需保证足够的营养摄入，对于 2 岁以下婴幼儿应慎重（1-C）。

114. 对于≥10 岁的儿童受者，饮食治疗 6 个月到 1 年无效，LDL-C≥4.14mmol/L，并伴有①确切的早发心血管疾病家族史（55 岁前），或②同时存在≥2 个的未控制心血管疾病危险因素者（包括早发心血管疾病、脑血管意外或突发外周血管疾病的家族史、吸烟、高血压、肥胖、糖尿病、缺乏锻炼、HDL-C<0.91mmol/L），建议采取药物治疗。对于<10 岁的儿童，若 TC>10mmol/L，也可开始药物治疗。

9.8.3 肥胖

推荐意见：

115. 每次就诊时评估肥胖情况，包括身高、体质量、体质量指数、腰围（未分级）。

116. 向所有肥胖的肾移植受者提供减轻体质量的方案，口服糖皮质激素短期体质量增长过快的受者建议减量或撤离糖皮质激素（未分级）。

9.9 钙磷代谢异常

推荐意见：

117. 术后定期监测血清钙、磷及血骨化二醇[25(OH)D]、甲状旁腺素水平（未分级）。

118. 使用普通人群的推荐方案纠正维生素 D 的缺乏和不足（2-D）。

9.10 血液系统并发症

推荐意见：

119. 定期检查全血细胞计数（未分级）。

120. 评估和治疗贫血，尽可能地去除病因，可使用慢性肾脏病的标准方案治疗贫血（未分级）。

121. 不明原因的进行性贫血建议行血微小病毒检测（1-D）。

122. 中性粒细胞减少和血小板减少的治疗应包括尽可能地去除病因（未分级）。

123. 选择 ACEI 或 ARB 类药物进行红细胞增多症的初始治疗（1-C）。

9.11 高尿酸血症和痛风

推荐意见：

124. 肾移植受者在出现高尿酸血症时进行治疗，首选饮食治疗、碱化尿液，若无效，加用药物控制（2-D）。

125. 使用秋水仙碱治疗急性痛风，对于肾功能不全或合并 CNI 使用者酌情减少剂量（2-D）。

126. 对于使用硫唑嘌呤者，避免使用别嘌呤醇（1-B）。

127. 尽可能避免使用非甾体抗炎药物和环氧化酶-2 抑制剂（2-D）。

9.12 生长发育障碍

推荐意见：

128. 术后定期监测生长和发育情况（1-C）。

129. 对于肾移植术后持续存在生长发育障碍的儿童，应评估生长发育障碍的原因，并视情况使用生长激素（2-B）。

130. 对于仍有发育可能的儿童，减少或避免使用皮质类固醇（2-C）。

9.13 原发病复发

推荐意见：

131. 在肾移植术前，需要评估肾移植后原发病复发的风险，对于原发病为肾小球微小病变（MCD）、局灶节段性肾小球硬化（FSGS）、IgA 肾病、膜增生性肾小球肾炎（MPGN）、抗肾小球基底膜肾病或抗中性粒细胞胞浆抗体（ANCA）相关性血管炎等有复发可能的肾脏病的肾移植受者，术后定期检查尿常规，筛查有无尿蛋白、镜下血尿（2-C）。

132. 对于原发性溶血尿毒综合征（HUS）的受者，在出现移植肾功能不全时筛查血栓性微血管病（例如血小板计数、外周血涂片观察血细胞形态、血浆结合珠蛋白、血清乳酸脱氢酶）（2-D）；并且行补体相关基因检测寻找可能的致病原因（1-D）。

133. 当肾移植后出现蛋白尿/血尿时，需要及时追溯原发病，并行移植肾活检，明确是否为原发病复发或者新发肾小球疾病（2C）。

134. 复发性肾脏病的治疗：

- 对于复发性 FSGS，使用 ACEI 或 ARB 控制尿蛋白（1-B）；若仍有大量蛋白尿

（>40mg・$(m^2)^{-1}$・d^{-1}或>50mg・kg^{-1}・d^{-1}）行血浆置换（2-C）或者使用环磷酰胺治疗（2-C）；部分患者可以考虑联合血浆置换和使用抗CD20单克隆抗体（2-D）；

- 对于ANCA相关性血管炎或抗肾小球基底膜肾病复发的受者，使用大剂量的糖皮质激素和环磷酰胺（2-D）；也可以联合应用血浆置换（2-D）；

- 对于肾小球肾炎复发伴有蛋白尿的受者，使用ACEI或ARB（2-C）；

- 对于原发性高草酸尿症的受者，在血浆和尿液草酸盐水平恢复正常之前，采用恰当的措施避免草酸盐沉积（2-C）。

10 儿童肾移植术后管理

10.1 围手术期液体管理

推荐意见：

135. 若为成人供肾给儿童，在移植肾血流开放前，通过补充白蛋白、晶体液等和（或）使用多巴胺等血管活性药物，使中心静脉压达到10～15cmH_2O（1mmH_2O=0.098kPa，下同），收缩压控制在120～140mmHg（2-D）；若为儿童供肾，中心静脉压控制在8～12cmH_2O，收缩压控制在100～130mmHg（2-D）。

136. 术后早期根据尿量静脉补液，量出为入，直至口服摄入量能维持出入量平衡为止（2-D）。

137. 术后早期中心静脉压维持在7～12cmH_2O，血压维持在同年龄、同性别血压平均值到平均值加两个标准差之间（2-D）。

138. 术后补晶体液首选乳酸钠林格氏液或生理盐水（2-D）。

10.2 肾移植术后随访

推荐意见：

139. 出院前制定受者随访计划，对受者监护人进行充分教育（1-A）。

140. 随访时间：术后3个月内每周随访1次，术后4～6个月内每2周随访1次，术后7～12个月内每月随访1次，每半年进行1次全面检查，病情有变化随时复查（1-B）。

10.3 随访内容

推荐意见：

141. 一般情况：自前次随访以来的病情变化、体质量、生命体征、24h尿量（1-A）。

142. 一般实验室检查：血尿常规、血电解质及肝肾功能、免疫抑制剂血药浓度（1-A）。

143. 在每次测量血清肌酐浓度的同时，评估肾小球滤过率（2-C），选择一种目前公认的计算儿童肾小球滤过率的公式（如改良的Schwartz公式）（2-C）。

144. 影像学检查：

- 超声检查：常规3个月复查1次（1-B），特殊情况随时复查。

145. 建议行移植肾组织病理检查的情况（除其他推荐意见已提到的情况外）：

- 当血清肌酐浓度出现不明原因的持续性上升时（1-C）；

- 在经过抗急性排斥反应治疗后血清肌酐浓度仍不能降至基线水平时（1-D）；

- 在 DGF 期间(2-C);
- 在移植后 1～2 个月内,当移植肾功能未能恢复到预期水平时(1-D);
- 新出现的蛋白尿:尿蛋白浓度>100mg/L;或 24h 尿蛋白定量>150mg;或随意尿蛋白/尿肌酐比值:小于 2 岁者>0.5,大于等于 2 岁者>0.2(2-C);
- 不明原因的 24h 尿蛋白定量≥40mg·$(m^2)^{-1}$·d^{-1} 或 50mg·kg^{-1}·d^{-1}(2-C)。

10.4 预防、发现、处理不良依从性

推荐意见:

146. 建议向所有肾移植受者及其家庭成员提供教育,提供预防和处理不良依从性的具体方法,以尽可能减少免疫抑制治疗的不良依从性(未分级)。

10.5 恢复社会功能

推荐意见:

147. 肾移植术后 4～6 周内,避免到学校以及公共场所(未分级)。

148. 成功移植 6 个月～1 年以后,适龄儿童可以返回学校接受教育(未分级)。

11 总结

对于 ESRD 患儿,肾移植可以有效延长预期寿命,提高生活质量是最有效的肾脏替代治疗手段。近年来,我国儿童肾移植规模逐渐加大,发展势头良好,这得益于公民逝世后器官捐献的大力发展。然而,儿童不是成人的缩小版,儿童肾移植在手术方式、围手术期管理、免疫抑制剂应用、并发症等问题上异于成人,如何解决这些问题在临床上也缺乏统一的规范。为此,我们制定本指南,以期指导我国儿童肾移植的诊治。由于我国现阶段儿童肾移植规模仍较小,经验有限,指南内容未能涵盖方方面面,其指导作用亦需要经过临床实践来检验。希望进一步的临床实践能够积累更多经验和数据,不断丰富本指南的内容,进一步提高儿童肾移植的长期疗效。

12 利益声明

本指南的发布不存在与任何公司、机构或个人之间的利益冲突。

参 考 文 献

[1] Saran R,Li Y,Robinson B,et al. US Renal Data System 2014 annual data report:epidemiology of kidney disease in the United States[J]. Am J Kidney Dis,2015,66(1 Suppl 1):Svii,S1-S305.

[2] Liu L,Zhang H,Fu Q,et al. Current status of pediatric kidney transplantation in China:data analysis of Chinese Scientific Registry of Kidney Transplantation[J]. Chin Med J(Engl),2014,127(3):506-510.

[3] 王长希.抓住机遇发展我国儿童肾移植[J].中华儿科杂志,2015,53(9):644-646.

[4] Kidney Disease:Improving Global Outcomes(KDIGO)Transplant Work Group. KDIGO clinical practice guideline for the care of kidney transplant recipients[J]. Am J Transplant,2009,9(Suppl 3):S1-S155.

[5] 中华医学会.临床诊疗指南器官移植分册[M].北京:人民卫生出版社,2010.

[6] Jeyarajah DR,McBride M,Klintmalm GB,et al. Combined liver-kidney transplantation:what are the indications? [J]. Transplantation,1997,64(8):1091-1096.

［7］ Millan MT, Berquist WE, So SK, et al. One hundred percent patient and kidney allograft survival with simultaneous liver and kidney transplantation in infants with primary hyperoxaluria: a single-center experience［J］. Transplantation,2003,76(10):1458-1463.

［8］ Zhao WY, Zhang L, Zhu YH, et al. *En bloc* kidneys transplanted from infant donors less than 5kg into pediatric recipients［J］. Transplantation,2014,97(5):555-558.

［9］ Zhao WY, Zhang L, Zhu YH, et al. Single kidneys transplanted from small pediatric donors less than 15 kilograms into pediatric recipients［J］. Transplantation,2014,98(12):e97-e100.

［10］ Sui M, Zhao W, Chen Y, et al. Optimizing the utilization of kidneys from small pediatric deceased donors under 15kg by choosing pediatric recipients［J］. Pediatr Transplant,2016,20(1):39-43.

［11］ Li JF, Liu J, Guo T, et al. ,Kidney transplantation from pediatric donors in a single Chinese center［J］. Cell Biochem Biophys,2014,70(3):1713-1717.

［12］ Danziger-Isakov L, Kumar D; AST Infectious Diseases Community of Practice. Vaccination in solid organ transplantation［J］. Am J Transplant,2013,13(Suppl 4):311-317.

［13］ Dharnidharka VR, Fiorina P, Harmon WE. Kidney transplantation in children［J］. N Engl J Med,2014,371(6):549-558.

［14］ Cransberg K, Smits JM, Offner G, et al. Kidney transplantation without prior dialysis in children:the Eurotransplant experience［J］. Am J Transplant,2006,6(8):1858-1864.

［15］ Sun L, Tong H, Wang H, et al. High mutation rate of NPHP3 in 18 Chinese infantile nephronophthisis patients［J］. Nephrology(Carlton),2016,21(3):209-216.

［16］ Monico CG, Rossetti S, Schwanz HA, et al. Comprehensive mutation screening in 55 probands with type 1 primary hyperoxaluria shows feasibility of a gene-based diagnosis［J］. J Am Soc Nephrol,2007,18(6):1905-1914.

［17］ Chen SY, Li JL, Meng FH, et al. ,Individualization of tacrolimus dosage basing on cytochrome P450 3A5 polymorphism-a prospective,randomized,controlled study［J］. Clin Transplant,2013,27(3):E272-E281.

［18］ Li JL, Liu S, Fu Q, et al. ,Interactive effects of CYP3A4,CYP3A5,MDR1 and NR1I2 polymorphisms on tacrolimus trough concentrations in early postrenal transplant recipients［J］. Pharmacogenomics,2015,16(12):1355-1365.

［19］ Ghane Sharbaf F, Bitzan M, Szymanski KM, et al. Native nephrectomy prior to pediatric kidney transplantation:biological and clinical aspects［J］. Pediatr Nephrol,2012,27(7):1179-1188.

［20］ Subramanian AK, Morris MI; AST Infectious Diseases Community of Practice. Mycobacterium tuberculosis infections in solid organ transplantation［J］. Am J Transplant,2013,13(Suppl 4):68-76.

［21］ Routh JC, Yu RN, Kozinn SI, et al. Urological complications and vesicoureteral reflux following pediatric kidney transplantation［J］. J Urol,2013,189(3):1071-1076.

［22］ Dharnidharka VR, Araya CE, Wadsworth CS, et al. Assessing the value of ureteral stent placement in pediatric kidney transplant recipients［J］. Transplantation,2008,85(7):986-991.

［23］ Benfield MR, Herrin J, Feld L, et al. Safety of kidney biopsy in pediatric transplantation:a report of the Controlled Clinical Trials in Pediatric Transplantation Trial of Induction Therapy Study Group［J］. Transplantation,1999,67(4):544-547.

［24］ Offner G,Toenshoff B,Höcker B,et al. Efficacy and safety of basiliximab in pediatric renal transplant patients receiving cyclosporine,mycophenolate mofetil,and steroids［J］. Transplantation,2008,86(9):1241-1248.

［25］ Grenda R,Watson A,Trompeter R,et al. A randomized trial to assess the impact of early steroid withdrawal on growth in pediatric renal transplantation:the TWIST study［J］. Am J Transplant,2010,10(4):828-836.

［26］ Webb NJ,Douglas SE,Rajai A, et al. Corticosteroid-free kidney transplantation improves growth:2-year follow-up of the TWIST Randomized Controlled Trial［J］. Transplantation,2015,99(6):1178-1185.

［27］ Gaston RS,Kaplan B,Shah T,et al. Fixed-or controlled-dose mycophenolate mofetil with standard-or reduced-dose calcineurin inhibitors:the Opticept trial［J］. Am J Transplant,2009,9(7):1607-1619.

［28］ Höcker B,van Gelder T,Martin-Govantes J,et al. Comparison of MMF efficacy and safety in paediatric vs. adult renal transplantation:subgroup analysis of the randomised,multicentre FDCC trial［J］. Nephrol Dial Transplant,2011,26(3):1073-1079.

［29］ Magee JC,Bucuvalas JC,Farmer DG,et al. Pediatric transplantation［J］. Am J Transplant,2004,4(Suppl 9):54-71.

［30］ McDonald R,Ho PL,Stablein DM,et al. Rejection profile of recent pediatric renal transplant recipients compared with historical controls:a report of the North American Pediatric Renal Transplant Cooperative Study (NAPRTCS)［J］. Am J Transplant,2001,1(1):55-60.

［31］ Chisholm-Burns MA,Spivey CA,Rehfeld R,et al. Immunosuppressant therapy adherence and graft failure among pediatric renal transplant recipients［J］. Am J Transplant,2009,9(11):2497-2504.

［32］ Kranz B,Vester U,Nadalin S,et al. Outcome after kidney transplantation in children with thrombotic risk factors［J］. Pediatr Transplant,2006,10(7):788-793.

［33］ Routh JC,Yu RN,Kozinn SI,et al. Urological complications and vesicoureteral reflux following pediatric kidney transplantation［J］. J Urol,2013,189(3):1071-1076.

［34］ Tavakoli A,Surange RS,Pearson RC,et al. Impact of stents on urological complications and health care expenditure in renal transplant recipients:results of a prospective,randomized clinical trial［J］. J Urol,2007,177(6):2260-2264.

［35］ Smith KM,Windsperger A,Alanee S,et al. Risk factors and treatment success for ureteral obstruction after pediatric renal transplantation［J］. J Urol,2010,183(1):317-322.

［36］ Ranchin B,Chapuis F,Dawhara M,et al. Vesicoureteral reflux after kidney transplantation in children［J］. Nephrol Dial Transplant,2000,15(11):1852-1858.

［37］ Menke J,Sollinger D,Schamberger B,et al. The effect of ischemia/reperfusion on the kidney graft［J］. Curr Opin Organ Transplant,2014,19(4):395-400.

［38］ Birk PE,Blydt-Hansen TD,Dart AB,et al. Low incidence of adverse events in outpatient pediatric renal allograft biopsies［J］. Pediatr Transplant,2007,11(2):196-200.

［39］ Haas M,Sis B,Racusen LC,et al. Banff 2013 meeting report:inclusion of c4d-negative antibody-mediated rejection and antibody-associated arterial lesions［J］. Am J Transplant,2014,14(2):272-283.

［40］ Haas M. The Revised(2013)Banff Classification for antibody-mediated rejection of renal allografts:update, difficulties,and future considerations［J］. Am J Transplant,2015.［Epub ahead of print］.

［41］ Djamali A,Kaufman DB,Ellis TM,et al. ,Diagnosis and management of antibody-mediated rejection:current status and novel approaches[J]. Am J Transplant,2014,14(2):255-271.

[42] Nankivell BJ,Chapman JR. The significance of subclinical rejection and the value of protocol biopsies[J]. Am J Transplant,2006,6(9):2006-2012.

[43] Gray D,Shepherd H,Daar A,et al. Oral versus intravenous high-dose steroid treatment of renal allograft rejection. The big shot or not? [J]. Lancet,1978,1(8056):117-118.

[44] Gaber AO,First MR,Tesi RJ,et al. Results of the double-blind,randomized,multicenter,phase Ⅲ clinical trial of Thymoglobulin versus Atgam in the treatment of acute graft rejection episodes after renal transplantation[J]. Transplantation,1998,66(1):29-37.

[45] Sharif A,Shabir S,Chand S,et al. Meta-analysis of calcineurin-inhibitor-sparing regimens in kidney transplantation[J]. J Am Soc Nephrol,2011,22(11):2107-2118.

[46] Hirsch HH, Brennan DC, Drachenberg CB, et al. Polyomavirus-associated nephropathy in renal transplantation: interdisciplinary analyses and recommendations [J]. Transplantation, 2005, 79 (10): 1277-1286.

[47] Hirsch HH,Randhawa P; AST Infectious Diseases Community of Practice. BK polyomavirus in solid organ transplantation[J]. Am J Transplant,2013,13(Suppl 4):179-188.

[48] Vasudev B,Hariharan S,Hussain SA,et al. BK virus nephritis:risk factors,timing,and outcome in renal transplant recipients[J]. Kidney Int,2005,68(4):1834-1839.

[49] Strippoli GF,Hodson EM,Jones C,et al. Preemptive treatment for cytomegalovirus viremia to prevent cytomegalovirus disease in solid organ transplant recipients[J]. Transplantation,2006,81(2):139-145.

[50] Florescu DF,Qiu F,Schmidt CM,et al. ,A direct and indirect comparison meta-analysis on the efficacy of cytomegalovirus preventive strategies in solid organ transplant[J]. Clin Infect Dis,2014,58(6):785-803.

[51] Kotton CN,Kumar D,Caliendo AM,et al. International consensus guidelines on the management of cytomegalovirus in solid organ transplantation[J]. Transplantation,2010,89(7):779-795.

[52] Tsai DE,Hardy CL,Tomaszewski JE,et al. Reduction in immunosuppression as initial therapy for posttransplant lymphoproliferative disorder:analysis of prognostic variables and long-term follow-up of 42 adult patients[J]. Transplantation,2001,71(8):1076-1088.

[53] Wei F,Liu J,Liu F,et al. Interferon-based anti-viral therapy for hepatitis C virus infection after renal transplantation:an updated meta-analysis[J]. PLoS One,2014,9(4):e90611.

[54] WHO Guidelines Approved by the Guidelines Review Committee. Guidelines for the Screening, Care and Treatment of Persons with Hepatitis C Infection[J]. Geneva:World Health Organization,2014.

[55] Silva A,Rodig N,Passerotti CP,et al. Risk factors for urinary tract infection after renal transplantation and its impact on graft function in children and young adults[J]. J Urol,2010,184(4):1462-1467.

[56] Limper AH,Knox KS,Sarosi GA,et al. An official American Thoracic Society statement:Treatment of fungal infections in adult pulmonary and critical care patients[J]. Am J Respir Crit Care Med,2011,183(1): 96-128.

[57] Cochat P,Fargue S,Mestrallet G,et al. Disease recurrence in paediatric renal transplantation[J]. Pediatr Nephrol,2009,24(11):2097-2108.

[58] Tejani A,Stablein DH. Recurrence of focal segmental glomerulosclerosis posttransplantation:a special report

of the North American Pediatric Renal Transplant Cooperative Study[J]. J Am Soc Nephrol,1992,2(12 Suppl):S258-S263.

[59] Loirat C,Niaudet P. The risk of recurrence of hemolytic uremic syndrome after renal transplantation in children[J]. Pediatr Nephrol,2003,18(11):1095-1101.

[60] Bobrowski AE,Langman CB. The primary hyperoxalurias[J]. Semin Nephrol,2008,28(2):152-162.

[61] Sorof JM,Sullivan EK,Tejani A,et al. Antihypertensive medication and renal allograft failure:a North American Pediatric Renal Transplant Cooperative Study report[J]. J Am Soc Nephrol,1999,10(6):1324-1330.

[62] Becker-Cohen R,Nir A,Rinat C,et al. Risk factors for cardiovascular disease in children and young adults after renal transplantation[J]. Clin J Am Soc Nephrol,2006,1(6):1284-1292.

[63] Burroughs TE,Swindle JP,Salvalaggio PR,et al. Increasing incidence of new-onset diabetes after transplant among pediatric renal transplant patients[J]. Transplantation,2009,88(3):367-373.

[64] The Editorial Board of Chinese Journal of Pediatrics,中华医学会儿科学分会儿童保健学组,中华医学会儿科学分会心血管学组,等. 儿童青少年血脂异常防治专家共识[J]. 中华儿科杂志,2009,47(6):426-428.

[65] Joist H,Brennan DC,Coyne DW. Anemia in the kidney-transplant patient[J]. Adv Chronic Kidney Dis,2006,13(1):4-10.

[66] Khanna D,Fitzgerald JD,Khanna PP,et al. 2012 American College of Rheumatology guidelines for management of gout. Part 1:systematic nonpharmacologic and pharmacologic therapeutic approaches to hyperuricemia[J]. Arthritis Care Res(Hoboken),2012,64(10):1431-1446.

[67] Fine RN,Stablein D,Cohen AH,et al. Recombinant human growth hormone post-renal transplantation in children:a randomized controlled study of the NAPRTCS[J]. Kidney Int,2002,62(2):688-696.

[68] Kasiske BL,Vazquez MA,Harmon WE,et al., Recommendations for the outpatient surveillance of renal transplant recipients. American Society of Transplantation[J]. J Am Soc Nephrol,2000,11(Suppl 15):S1-S86.

原载于《中华移植杂志(电子版)》,2016,10(1):12-23

肾移植受者免疫抑制治疗指南

中华医学会器官移植学分会

中国医师协会器官移植医师分会

2012 年《柳叶刀》发表了首个中国慢性肾疾病横断面调查研究结果,数据显示我国慢性肾疾病总患病率为 10.8%,预计有 1.195 亿患者;随着年龄增长,慢性肾病患病率逐渐升高[1]。肾移植作为终末期慢性肾衰竭患者最理想的肾脏替代疗法,在全球范围内迅速推广。中国肾移植科学登记系统数据中心(Chinese Scientific Registry of Kidney Transplantation Data Center,CSRKT)统计数据表明,2015 年我国共完成肾移植手术 7131 例,仅次于美国居世界第 2 位。随着手术技术的成熟和新型免疫抑制剂的应用,肾移植的近期存活率得到显著提高,国内大中心 1 年移植肾存活率已普遍超过 95%[2],但是肾移植的远期存活情况仍然不容乐观,移植后期受者的排斥反应和免疫抑制治疗仍是临床面临的重要问题。

为解决临床实际问题,提高临床医师对肾移植受者免疫抑制治疗的认识,规范国内肾移植受者管理,帮助医师在肾移植临床实践中做出合理决策,我们组织专家制订了《中国肾移植受者免疫抑制治疗指南(2016 版)》(以下简称"指南")。本指南以《2009 版改善全球肾病预后组织(Kidney Disease:Improving Global Outcomes,KDIGO)肾移植受者管理指南》为主要参考,结合我国的临床实践经验,希望能为相关临床科室提供工作指引。

本指南中所涉及的诊断和治疗策略绝大部分有循证医学证据支持。根据循证医学证据的质量等级标准分为:1 级为多个随机对照试验的系统综述,2 级为单个随机对照试验,3 级为单个队列试验或病例对照试验;4 级为多个非试验性研究、专家意见、描述性研究。本指南中的推荐意见的推荐等级分为:A 级为高质量循证医学证据支持;B 级为中等质量循证医学证据支持;C 级为低质量循证医学证据支持,或该治疗的不良反应大于其疗效;D 级为中等质量循证医学证据反对;E 级为高质量循证医学证据反对。

1 免疫抑制诱导治疗

近年来,免疫抑制剂的应用在肾移植临床实践中的问题日益突出。临床应用表明,抗体诱导治疗可减少急性排斥反应,可使术后早期急性排斥反应发生率降低 30% ~ 40%[3],但在什么情况下需要诱导治疗仍是目前尚未统一的问题。对存在高危或高致敏因素的患者[例如群体反应性抗体水平高、再次移植、移植肾功能延迟恢复(delayed graft function,DGF)等]使用诱导治疗的必要性已达成共识[4]。

1.1 诱导治疗方案

KDIGO 指南建议,除受者和供者是同卵双生姐妹或兄弟之外,所有的肾移植受者都需要接受诱导治疗以预防排斥反应。目前的诱导治疗方案是在移植术前、术中或术后立即给予生物制剂——白细胞介素-2 受体拮抗剂(interleukin-2 receptor antagonist,IL-2RA)或淋巴细胞清除性抗体。

推荐意见:

1. 推荐在肾移植术前或术中即开始联合应用免疫抑制剂(1-A)。

2. 推荐将使用抗体诱导治疗纳入肾移植受者的初始免疫抑制方案中(1-A)。

(1) 推荐将 IL-2RA 作为诱导治疗的一线用药(1-B)。

(2) 对排斥反应风险较高的肾移植受者,建议使用淋巴细胞清除性抗体[如家兔抗胸腺细胞球蛋白(rabbit antithymocyte globulin,rATG)、抗胸腺细胞球蛋白-Fresenius(antithymocyte globulin-Fresenius,ATG-F)]进行诱导治疗(2-B)。

1.2 急性排斥反应的危险因素

根据上述推荐内容,给予诱导治疗方案应考虑肾移植受者排斥反应的风险。

推荐意见:

3. 基于临床研究证据,肾移植受者的急性排斥反应危险因素如下:

(1) 人类白细胞抗原(human leukocyte antigen,HLA)错配位点较多(A 级)。

(2) 受者较年轻(B 级)。

(3) 供者年龄较大(B 级)。

(4) 群体反应性抗体(panel reactive antibody,PRA)>0(B 级)。

(5) 术前存在或术后出现供者特异性抗体(B 级)。

(6) 血型不匹配(B 级)。

(7) 移植肾功能延迟恢复(B 级)。

(8) 冷缺血时间>24h(C 级)。

2 免疫抑制治疗的初始方案

免疫抑制维持治疗是一个长期的治疗方案,在移植术前或术中即开始启动。初始治疗用药可与诱导治疗用药合并或不合并使用。起始方案普遍使用联合药物治疗以达到充分的免疫抑制疗效,同时降低单个药物的毒性。由于急性排斥反应风险在移植术后 3 个月内最高,所以在这一时间段内应给予充足的剂量,待移植肾功能稳定后再逐渐减量以降低药物毒性。

国内外普遍采用钙神经蛋白抑制剂(calcineurin inhibitor,CNI)联合一种抗增殖类药物加糖皮质激素的三联免疫抑制方案作为维持治疗的初始方案[5]。确定 CNI 的最佳使用剂量十分重要,但目前并无明确的研究数据。诱导治疗方案联合应用霉酚酸(mycophenolic acid,MPA)类药物可降低 CNI 用量,继而减少后者可能的肾损伤作用,并且不增加早期排斥反应发生率[6]。

推荐意见:

4. 推荐在维持方案中联合使用免疫抑制剂(包括 CNI 和抗增殖类药物),包括或不包括糖皮质激素(1-B)。

5. 建议在肾移植术前或术后使用他克莫司或环孢素(CsA)(2-B)。

(1) 选择他克莫司作为 CNI 用药方案(2-B)。口服初始剂量应为 0.05~0.25mg/(kg·d),分 2 次口服,维持治疗根据血药浓度调整剂量。

（2）选择 CsA 作为 CNI 用药方案（2-C）。CsA 的使用剂量为 6~8mg/（kg·d），维持治疗根据血药浓度调整剂量。

6. 建议将 MPA 类药物作为抗增殖类的一线用药（2-B）。

（1）吗替麦考酚酯（mycophenolate，MMF）剂量为肾移植术前12h 或移植术后24h 内开始口服，剂量一般为每次 0.5~1.0g，每日 2 次，维持治疗根据临床表现或血药浓度调整剂量。

（2）麦考酚钠肠溶片推荐的起始剂量为 360~720mg，每日 2 次。

（3）排斥反应不会引起 MPA 药代动力学改变，无需减少剂量或中断治疗。DGF 的受者无须调整剂量。

7. 抗增殖类二线用药。肾移植术前巨细胞病毒（cytomegalovirus，CMV）感染高危受者，建议选择咪唑立宾作为抗增殖二线用药，推荐剂量为 150~200mg/d（2-B）。

8. 如使用西罗莫司，推荐在移植肾功能完全恢复、手术伤口愈合之后开始使用（1-B）。

3 免疫抑制剂的长期维持治疗

目前国内外最常用的免疫抑制维持治疗方案是以 CNI 为基础的三联免疫抑制方案，即环孢素或他克莫司联合一种抗增殖类药物（如 MPA 类药物或咪唑立宾等）加糖皮质激素。主张肾移植免疫抑制方案中撤除 CNI 或糖皮质激素的观点尚存在很大争议[7]。

总之，肾移植术后免疫稳态的建立是一个动态过程，鉴于个体差异性和免疫系统复杂性，不可能采用统一免疫抑制模式，应遵循选择性、协调性和特异性的用药原则。

推荐意见：

9. 如未发生急性排斥反应，建议移植术后 2~4 个月采用低剂量的免疫抑制维持方案（2-C）。

10. 建议持续应用以 CNI 为基础的免疫抑制方案，如无特殊情况，不建议停用 CNI（2-B）。

11. 出现 MPA 类药物相关的腹泻、腹胀等消化道症状、骨髓抑制、丙型肝炎病毒（hepatitis C virus，HCV）复制活跃或 CMV、BK 病毒（BK virus，BKV）感染等情况时，推荐减量或停用 MPA 类药物或转换应用二线抗增殖类药物，如咪唑立宾（2-B）。

4 免疫抑制剂血药浓度的监测

个体化用药原则要求根据受者的病情变化来调整治疗方案，医师通过分析血药浓度等检查结果决定方案中联合用药的组合和具体剂量。

过去30 年，免疫抑制剂的应用已有效降低了移植肾的排斥反应发生率，并有效改善了受体的存活率，近60% 的成人肾移植受者存活超过 10 年[8]。由于移植受者个体存在年龄、体重、胃肠道功能等差异，并受遗传因素、环境因素和药物间相互作用等诸多因素影响，所以药物在受者体内的代谢过程差异较大[9]。因此，定期进行免疫抑制剂血药浓度监测，优化给药剂量，确保有效预防排斥反应，对于移植受者具有十分重要的意义。

推荐意见：

12. 免疫抑制剂血药浓度的监测

（1）推荐检测 CNI 的血药浓度（1-B）。检测频率至少应该达到：移植术后短期内隔日检测,直至达到目标浓度(2-C);在更改药物或受者状况出现变化可能影响血药浓度时,随时测定(2-C);出现肾功能下降提示有肾毒性或排斥反应时,随时测定(2-C)。

(2) 建议用于监测 CsA 血药浓度的指标(2-D):服药后 12h 谷浓度;服药后 2h 血药浓度或浓度时间曲线下面积(area under the curve,AUC)。

(3) 在 CsA+MPA 类药物+激素的三联方案中 CsA 的血药谷浓度与峰浓度(C_2),CsA 的目标谷浓度参考值:术后 1 个月内 200 ~ 350ng/ml,1 ~ 3 个月 150 ~ 300ng/ml,3 ~ 12 个月 100 ~ 250ng/ml,1 年以上大于 50ng/ml。CsA 的目标血药峰浓度参考值:术后 1 个月内 1000 ~ 1500ng/ml,1 ~ 3 个月 800 ~ 1200ng/ml,3 ~ 12 个月 600 ~ 1000ng/ml,1 年以上大于 400ng/ml。

(4) 建议用于监测他克莫司血药浓度的指标(2-C):服药后 12h 谷浓度。在他克莫司+MPA 类药物+激素的三联方案中,他克莫司的目标谷浓度参考值:术后 1 个月内 10 ~ 15ng/ml,1 ~ 3 个月 8 ~ 15ng/ml,3 ~ 12 个月 5 ~ 12ng/ml,1 年以上 5 ~ 10ng/ml。

(5) 对于新生抗供体特异性抗体(de novo donor specific antibody,dnDSA)阳性且肾功能稳定的肾移植受者,建议维持他克莫司血药谷浓度大于 6ng/ml[10-11]。

13. 如果使用 IL-2RA 或淋巴细胞清除性抗体作为诱导治疗用药,CNI 类药物目标药物浓度可适当减低。

14. 建议监测 MPA 类药物的血药浓度(2-D)。

15. 建议监测西罗莫司血药浓度(2-C)。

5 急性排斥反应的治疗

急性排斥反应是肾移植后 1 年内最常见的并发症,是导致慢性排斥反应和移植肾失功的最重要的危险因素,是影响肾移植受者生存的主要因素之一[12]。受者出现血清肌酐水平上升,在排除导致移植肾失功的其他因素后,就要考虑急性排斥反应。一旦出现急性排斥反应就需及早给予抗排斥反应治疗,否则将发展为不可逆的移植肾损害。

免疫抑制治疗是预防急性排斥反应的主要措施[13]。选择不良反应较小、特异性较高、作用较强的免疫抑制方案以减少急性排斥反应是提高移植成功率的重要环节[14]。

推荐意见:

16. 推荐在治疗急性排斥反应前进行活检,除非活检会明显延迟治疗(1-C)。

17. 建议对亚临床和临界急性排斥反应进行干预(2-D)。

18. 推荐使用糖皮质激素作为急性细胞性排斥反应的初始用药(1-D)。

(1) 建议对发生急性排斥反应时未使用皮质激素的受者加用或恢复维持剂量的泼尼松(2-D)。

(2) 对于激素冲击治疗效果不佳或复发的急性细胞性排斥反应,建议使用淋巴细胞清除性抗体或者抗人 T 细胞 CD3 鼠单抗(mouse monoclonal antibody against human CD3 antigen,OKT3)(2-C)。

19. 建议使用如血浆置换、静脉应用免疫球蛋白(intravenous immunoglobulin,IVIG)、抗CD20 单克隆抗体、淋巴细胞清除性抗体等单一或联合方案治疗急性抗体介导的排斥反应(antibody mediated rejection,AMR),可联用或不联用糖皮质激素(2-C)。

20. 发生急性排斥反应的受者,如未使用 MPA 类药物,则建议加用 MPA 类药物。正在使用硫唑嘌呤者建议换用 MPA 类药物(2-D)。

6 慢性移植肾损伤的治疗

慢性移植肾损伤(chronic allograft injury,CAI)既往曾被称为"慢性排斥反应"或"慢性移植肾肾病",是影响移植肾长期存活的主要因素,在临床上表现为移植肾功能渐进性下降的移植肾病变,主要是肾间质纤维化和肾小管萎缩,其他可能出现的临床症状包括亚临床排斥反应、移植肾肾小球病变或移植肾血管病变。CAI 的发病因素包括高血压、CNI 药物毒性、慢性 AMR 以及其他因素。

推荐意见:

21. 推荐对于所有不明原因肾功能下降的受者进行移植肾活检,以发现潜在的可能原因(1-C)。

22. 有 CAI 以及 CNI 毒性反应的组织学证据的受者,建议减量、撤除或替代 CNI(2C)。对有 CAI,估算肾小球滤过率(estimated glomerular filtration rate,eGFR)>40ml/(min·1.73m^2),尿蛋白/尿肌酐比值<500mg/g(或其他等效蛋白尿评估方法)的受者,建议使用哺乳动物雷帕霉素靶蛋白抑制剂(mammalian target of rapamycin inhibitor,mTORi)替代 CNI(2-D)。

7 药物之间的相互影响

移植术后给予免疫抑制剂治疗是维持移植肾功能和肾移植远期良好疗效的关键。然而,免疫抑制剂治疗范围窄,药代动力学个体差异大是其临床合理用药的主要难题;其血药浓度与疗效和毒性密切相关,安全合理用药极为重要。影响血药浓度的重要因素是药物的相互作用。研究表明,钙通道阻滞药(calcium channel blocker,CCB)可能促进 CsA 的吸收、增加生物利用度、减少容积分布、抑制肝脏微粒体氧化酶,从而抑制了 CsA 的代谢,减慢了 CsA 在肝脏的分解,增加 CsA 血药浓度。临床上当 CsA 与 CCB 合用时可明显减少 CsA 的用量。CsA 与 MMF 之间存在相互作用,CsA 可使 MMF 的血药浓度平稳增加,而 MMF 却不影响 CsA 的血药浓度。我国学者发现,护肝中成药五酯胶囊亦可使他克莫司的血药浓度显著提高。此外,肾移植受者除免疫抑制剂外有时需联用抗感染药(如抗真菌药、抗结核药)、非甾体镇痛药、利尿药、降压药、降糖药、H$_2$-受体阻滞剂等,使治疗药物趋于复杂。由于药物的相互作用、用药品种增加,不良反应的发生率亦会随之增高。因此,发挥好临床药师的作用,对肾移植受者加强用药审查、进行药学监护很有必要。

8 总结

本指南立足于循证医学证据,兼顾了全球的肾移植临床现状。在今后的临床诊疗过程中需结合我国国情探寻适合中国的诊疗规范,临床医师们要积极地行动起来,多学科联合进行多中心、前瞻性的随机对照临床研究,以提供更多中国人的循证医学证据。

利益声明:本指南的发布不存在与任何公司、机构或个人之间的利益冲突

参 考 文 献

[1] Zhang L,Wang F,Wang L,et al. Prevalence of chronic kidney disease in China:a cross-sectional survey[J].

Lancet,2012,379(9818):815-822.

[2] 王汀,江金财,俞志勇,等.2013中国器官移植大会会议纪要[J/CD].中华移植杂志(电子版),2014,8(1):42-46.

[3] Wang T,Jiang JC,Yu ZY,et al. Organ transplantation conference in 2013[J/CD]. Chin J Transplant(Electr Edit),2014,8(1):42-46.

[4] Hammond EB,Taber DJ,Weimert NA,et al. Efficacy of induction therapy on acute rejection and graft outcomes in African American kidney transplantation[J]. Clin Transplant,2010,24(1):40-47.

[5] Ji SM,Li LS,Cheng Z,et al. A single-dose daclizumab induction protocol in renal allograft recipients: a Chinese single center experience[J]. Transplant Proc,2007,39(5):1396-1401.

[6] Kidney Disease:Improving Global Outcomes(KDIGO)Transplant Work Group. KDIGO clinical practice guideline for the care of kidney transplant recipients[J]. Am J Transplant,2009,9(Suppl 3):S1-S155.

[7] Ekberg H,van Gelder T,Kaplan B,et al. Relationship of tacrolimus exposure and mycophenolate mofetil dose with renal function after renal transplantation[J]. Transplantation,2011,92(1):82-87.

[8] Ekberg H,Tedesco-Silva H,Demirbas A,et al. Reduced exposure to calcineurin inhibitors in renal transplantation[J]. N Engl J Med,2007,357(25):2562-2575.

[9] Ekbal NJ,Holt DW,Macphee IA. Pharmacogenetics of immunosuppressive drugs: prospect of individual therapy for transplant patients[J]. Pharmacogenomics,2008,9(5):585-596.

[10] Utecht KN,Hiles JJ,Kolesar J. Effects of genetic polymorphism on the pharmacokinetics of calcineurin inhibitors[J]. Am J Health Syst Pharm,2006,63(23):2340-2348.

[11] Lionaki S,Panagiotellis K,Iniotaki A,et al. Incidence and clinical significance of de novo donor specific antibodies after kidney transplantation[J]. Clin Dev Immunol,2013:849835.

[12] Wiebe C,Gibson IW,Blydt-Hansen TD,et al. Evolution and clinical pathologic correlations of de novo donor specific HLA antibody post kidney transplant[J]. Am J Transplant,2012,12(5):1157-1167.

[13] Vasconcellos LM,Schachter AD,Zheng XX,et al. Cytotoxic lymphocyte gene expression in peripheral blood leukocytes correlates with rejecting renal allografts[J]. Transplantation,1998,66(5):562-566.

[14] Girlanda R,Kirk AD. Frontiers in nephrology:immune tolerance to allografts in humans[J]. J Am Soc Nephrol,2007,18(8):2242-2251.

[15] Laftavi MR,Sharma R,Feng L,et al. Induction therapy in renal transplant recipients: a review[J]. Immunol Invest,2014,43(8):790-806.

原载于《器官移植》,2016,7(5):327-331

肾移植排斥反应临床诊疗指南

中华医学会器官移植学分会

中国医师协会器官移植医师分会

尿毒症是影响人类健康的重大疾病,最有效的治疗手段是肾移植。自从美国 Murry 1954 年成功地进行了第 1 例临床肾移植以来,已有 60 余年的发展历程,全球有近百万尿毒症患者接受肾移植手术而获得第 2 次生命。随着肾移植的外科技术日臻成熟,组织配型技术的普遍开展、围手术期抗体诱导治疗和新型强效免疫抑制剂的广泛应用,急性排斥反应(acute rejection,AR)逐渐减少。尽管如此,排斥反应仍然是影响移植肾长期存活的首要独立危险因素,是亟待解决的瓶颈问题。

解决排斥反应的关键是正确的诊断与合理的治疗,而正确诊断的"金标准"就是病理学,即移植病理学。1991 年,世界范围内多个移植中心的移植外科、移植病理和移植免疫学专家在加拿大 Banff 国家公园(Banff National Park)召开了第一届关于移植肾病理学诊断会议,即 Banff 移植病理学会议(Banff Conference on Allograft Pathology),旨在建立一个国际统一的移植肾活组织检查(活检)病理学诊断标准。其后会议形成了常态化,每两年举行 1 次,制定和修改的标准称为"Banff 标准"。

中华医学会器官移植学分会和中国医师协会器官移植医师分会组织国内专家,总结各移植中心的肾移植临床经验,依据 Banff 2013 标准,编写了本部指南。

1 肾移植排斥反应的分类

临床上根据排斥反应发生的时间分为 4 种类型:超急性排斥反应(hyperacute rejection,HAR)、加速性排斥反应(accelerated rejection,AAR)、AR 和慢性排斥反应(chronic rejection,CR)[1]。近年来,随着排斥反应机制研究的日益深入,也可依据其发病机制分为细胞介导的(细胞性)排斥反应(cell-mediated rejection,CMR 或 cellular rejection)以及抗体介导的(体液性)排斥反应(antibody-mediated rejection,AMR 或 humoral rejection)两种类型。肾移植术后早期最常见的排斥反应是急性 CMR,而影响移植肾近期和远期存活的主要是 AMR。

2 超急性排斥反应

HAR 是最剧烈且后果最严重的一类排斥反应,由于当前组织配型技术的提高以及高效免疫抑制剂的日益普及,此类排斥反应已非常少见。HAR 多为体内预存的供体特异性抗体(donor specific antibody,DSA)所致,未经特殊处理接受 ABO 血型不相容的供肾也是 HAR 发生的重要原因。其他重要的致敏因素包括多胎妊娠、反复输血、长期血液透析、再次移植、某次细菌或病毒感染致敏等[2]。个别患者因血循环中存在红细胞冷凝集素,当移植肾循环恢复时,受者血液流入低温的肾小血管,可引起红细胞凝集现象,并很快阻塞肾微血管,出现类似 HAR 的病理改变[2]。

2.1 诊断

临床表现:HAR 多发生在移植后数分钟至数小时内,一般发生在 24h 内,也有个别延迟至 48h。当供肾重新恢复血供时,移植肾饱满,呈深红色,数分钟后,移植肾变为花斑色,体积增大,肾由色泽鲜红出现紫纹,进而呈暗红,乃至呈紫褐色并失去光泽,移植肾由饱胀变柔软,体积缩小;肾动脉搏动有力,而肾静脉塌陷,肾脏搏动消失,泌尿停止;少数可出现寒战、高热、高血压、无尿、精神差等危重症的表现。

病理表现:HAR 的靶细胞是内皮细胞。供者特异性抗体与受者肾脏内皮细胞表面抗原结合激活补体系统,破坏移植肾血管壁,造成内皮细胞损伤,血小板聚集,纤维素沉着和微血栓形成,使动脉、小动脉和肾小球发生纤维素样坏死。

发生于手术台上的 HAR 根据其典型的临床表现诊断较易,在除外吻合口狭窄、血栓形成、血管扭曲等外科因素后,有时需要与肾动脉痉挛造成的肾缺血和色泽改变相鉴别,后者经热敷、普鲁卡因(奴夫卡因)封闭等处理后多能好转,实在难以确诊时可行移植肾活检。

对于延迟发生的 HAR 应需与其他原因造成的术后早期无尿的情况相鉴别,例如肾动脉、肾静脉血栓形成等血管性并发症、输尿管急性梗阻、移植肾功能延迟恢复(delayed graft function,DGF)等。辅助检查首选彩色多普勒超声(彩超),可提示移植肾有无血栓和供血情况,以及有无尿路梗阻。DGF 最常见的原因是急性肾小管坏死,在彩超上虽有时可见血流阻力指数(resistance index,RI)升高,但肾脏可见血流灌注,且临床上无 HAR 的全身和局部表现。

2.2 预防

HAR 关键在于预防。移植前常规进行交叉配型、补体依赖淋巴细胞毒性试验(complement-dependent cytotoxicity,CDC)和群体反应性抗体(panel reactive antibody,PRA)检测可有效地降低 HAR 的发生风险,虽不能完全杜绝,但对指导抗排斥反应治疗及长远的抗体清除非常必要[3-4]。

推荐意见:

1. 供受者 ABO 血型符合输血原则。ABO 血型不符者需经特殊处理(参见《ABO 血型不相容肾移植临床诊疗指南(2016 版)》)(1-A)。

2. 交叉配型阴性有助于减少 HAR 的发生(1-A)。

3. CDC 可检测出受者体内预存的 DSA,不使用 CDC>10% 的供者,可使绝大多数受者避免发生 HAR(1-B)。

4. PRA 测定有助于发现高致敏的受者,以利于采取相应的干预措施,减少或预防 HAR 的发生,需要向患者说明的是 PRA 阴性并不能排除 HAR 的可能性,甚至在亲属器官移植受者中也不例外(1-B)。

5. 对于二次以上移植的高致敏受者,建议在移植前行血浆置换或免疫吸附以清除抗人类白细胞抗原(human leukocyte antigen,HLA)抗体,大剂量免疫球蛋白有助于降低抗体水平(1-B)。

6. 清除 B 细胞的方案,目前临床上大多使用利妥昔单抗或包括利妥昔单抗的联合方案[4](1-C)。

2.3 治疗

迄今为止 HAR 尚无有效治疗方法,确诊后应尽早切除移植肾,防止其危及受者生命。

3 加速性排斥反应

AAR 多发生在移植术后 2～5 d,是介于 HAR 和 AR 之间的一种排斥反应。排斥反应程度剧烈,病程进展快,严重时可致移植肾破裂出血,移植肾功能常迅速丧失。病因与 HAR 类似,多由体内预存或新产生的抗体所致[5]。

3.1 诊断

临床表现:主要为术后移植肾功能恢复过程中突然出现少尿或无尿,体温上升,血压升高,移植肾肿胀、疼痛,并出现明显的血尿,原已下降的血清肌酐(Scr)水平又迅速升高,病情严重,进展迅速。

病理表现:组织病理学主要呈血管性排斥反应,以小血管炎症和纤维素样坏死为特征。表现为血管壁内淋巴细胞浸润,血管内有纤维蛋白和血小板沉积,管腔内不同程度的血栓形成,小动脉中层纤维蛋白样坏死,肾实质不均匀梗死、出血。间质可有水肿以及不同数量的淋巴细胞浸润。免疫荧光检查动脉壁和毛细血管壁有 IgM、IgG 及 C3 和纤维黏连蛋白沉积,因为有体液性因素的参与,肾小管周毛细血管基底膜 C4d 沉积,且多提示预后不良。

辅助检查:彩超是首选的辅助检查手段,可提示移植肾血流灌注明显不足,RI 升高(一般>0.8),并可排除血管栓塞和急性肾后性梗阻等外科因素。但由于超声检查对机器的分辨率和操作者的熟练程度及经验依赖性较强,很难做到标准化;并且 RI 本身也相对缺乏特异性,如急性肾小管坏死、加速性排斥反应和肾后性梗阻都可造成 RI 值的升高,故彩超检查并不建议作为确诊依据,最终确诊需行移植肾穿刺活检。

同位素肾图(emission computed tomography,ECT)检查:可见移植肾血供差,K/A 比值明显降低,排泄缓慢。

3.2 预防

与 HAR 的预防相同。

3.3 治疗

AAR 治疗困难,因其发生在术后常规预防性激素冲击过程中或冲击后的,表明其对激素不敏感,以往曾被称为"难治性或耐激素性排斥反应",一旦明确诊断应尽早应用抗胸腺细胞球蛋白(antithymocyte globulin,ATG)或抗人 T 细胞 CD3 鼠单抗(mouse monoclonal antibody against human CD3 antigen,OKT3)治疗,可联合应用 X 线照射移植肾或应用血浆置换和免疫吸附治疗。应用抗体治疗期间,需密切观察相关的不良反应,如细胞因子释放综合征、过敏反应、严重骨髓抑制等,可在首次应用前给予小剂量激素和抗组胺类药物,以减少不良反应发生。同时应警惕冲击治疗后发生严重感染,如巨细胞病毒(cytomegalovirus,CMV)和真菌感染。尽管经过抗体冲击治疗,仍有部分病例不能逆转或挽救,需要综合评估继续冲击需要承担的致命感染风险,以决定是否停用免疫抑制剂,或切除移植肾。即使排斥反应得到控制,远期预后仍然不佳。

推荐意见:

7. 对于在术后早期正在进行激素冲击过程中发生的 AAR,已表明对激素抵抗或不敏感,可不必进行甲泼尼龙(methylprednisolone,MP)冲击治疗,可直接进行抗体如 ATG、抗人 T 细胞免疫球蛋白(anti-human T lymphocyte immunoglobulin,ALG)冲击治疗。抗体治疗可以使部分耐糖皮质激素的 AAR 逆转,根据排斥反应的程度,使用疗程为 5～7d(1-C)。

8. DSA 阳性者应尽早检测 PRA。应尽早使用血浆置换,以清除循环中的抗体、免疫复合物,或行持续性肾脏替代治疗(continuous renal replacement therapy,CRRT)清除炎性因子,减轻对移植肾的损害(2-A)。

4 急性排斥反应

AR 是最常见的排斥反应类型,由于各种新型免疫抑制剂的不断推出,AR 的发生率进一步下降。合理的个体化免疫抑制方案可预防 AR 的发生,及时诊断和恰当治疗仍然是现阶段的重要课题。

AR 多数发生在移植后的前 3 个月内。各种原因导致的免疫抑制剂剂量不足是 AR 的常见原因,如免疫抑制剂突然减量或撤除,频繁呕吐、腹泻,短期内体质量明显增加等,早期发生的 AR 多数与钙神经蛋白抑制剂(calcineurin inhibitor,CNI)类等免疫抑制剂未达到目标浓度有关;此外,CMV 感染等也会诱发 AR。

典型的 AR 在临床上为局部表现加上全身反应。局部表现为移植肾的肿胀、疼痛,或伴发血尿,全身反应为无特殊原因的尿量减少和体质量增加,突发的不可解释的血压升高,发热(低热为主)、乏力、关节疼痛等。查体可发现移植肾肿大、质地变硬,可有压痛。移植后远期(如 5 年、10 年以上)受者也会发生 AR,症状多不典型,如不能及时发现和处理可导致移植肾严重损害甚或失功[6]。

针对肾移植术后早期发生的 AR,如何鉴别 CMR 和 AMR 对于指导治疗方案具有非常重要的意义,移植肾穿刺活检是目前确诊 AR 的金标准。移植肾穿刺病理诊断分类标准采用的是国际统一的 Banff 标准,根据该标准现将急性排斥反应分为 CMR 和 AMR 两大类(参见《中国肾移植病理学诊断指南》)(待发表)。

4.1 急性细胞性排斥反应

CMR 的本质就是在异抗原刺激下 T 细胞的活化、白细胞介素(interleukin,IL)-2 的产生和致敏 T 细胞大量的克隆增殖。T 细胞介导的排斥反应(TCMR)是早期移植肾失功的独立危险因素,可增加 AMR 发生风险,并影响受者预后[7]。

4.1.1 诊断 急性 CMR 可分为间质性和血管性两种,一般应用光镜和免疫荧光染色(C4d 等)加以诊断和鉴别。Banff 病理学分级中将细胞介导的排斥反应按轻重程度分为 3 级(具体参见《中国肾移植病理学诊断指南》)。

4.1.2 治疗 如果出现明显的重度急性排斥反应并伴有肾实质梗死以及动脉或小动脉的血栓栓塞,受累的移植肾多数将在 1 年内丧失功能。在大多数临床中心,糖皮质激素冲击疗法仍是 CMR 的一线治疗方案;对激素难治性 CMR,应尽早给予 ATG 治疗[8-9]。

推荐意见:

9. 糖皮质激素冲击疗法作为一线治疗方案。轻中度 CMR(Banff 分级为临界性变化、ⅠA 或ⅠB 级)如对激素冲击疗法有效,静脉滴注后,可口服激素维持(2-B)。

10. 激素难治性 CMR 应尽早给予 ATG 治疗(2-C)。

11. 重度 CMR(Banff 分级 ≥ ⅡA 级)常需要 ATG 治疗(2-C)。

12. ATG 治疗后给予抗生素,以预防感染(2-C)。

13. 根据血药浓度优化口服免疫抑制剂治疗方案(2-B)。

4.2 抗体介导的排斥反应

随着对 T 细胞介导的排斥反应的有效控制,以及对 AMR 发病机制及移植肾病理学特征研究的深入,AMR 已成为排斥反应预防和诊治的核心内容。AMR 是导致移植肾急性或慢性失功的重要原因,显著降低移植肾的近期和长期存活率[10]。相对于 CMR,肾移植术后 AMR 一般是由于受体体内抗供体 HLA 和(或)非 HLA 抗体而导致的[11]。AMR 的临床表现与 CMR 类似,且常常对糖皮质激素冲击治疗效果差,因而诊治困难,导致移植肾失功率增加[12],严重威胁受者及其移植肾的远期存活率。因此,应高度重视肾移植术后 AMR 的诊治。

4.2.1 诊断

AMR 的诊断可基于 DSA 阳性与活检组织病理学检查结果,其重要标志是肾小管周围毛细血管(peritubular capillary,PTC)补体成分 C4d 的广泛沉积;C4d 被覆在肾小管周围毛细血管内皮细胞和基底膜的胶原上,是 AMR 有关的补体激活的标志之一。因此,移植术后早期反应性抗体及 DSA 监测,联合活检组织 C4d 沉积,有助于及时确诊急性 AMR[13]。然而,仅凭 C4d 染色的诊断标准可能会漏诊部分 AMR[14]。C4d 阴性的受者如果有较多的 PTC 浸润,可结合其他提示 AMR 的分子生物学指标(C1q、C3d)诊断排斥反应。此外,系统生物学(转录组学、蛋白组学、代谢组学)、血尿细胞因子检测和影像学技术在 AMR 的诊断已显示出了非常宽广的应用前景[15]。现代影像学技术作为一项无创性的检查手段能够评估肾移植术后 AR 发生时肾内的氧合情况,目前血氧水平依赖功能磁共振成像(blood-oxygen-level-dependent MRI,BOLD-MRI)已成为功能磁共振成像中的主流方法,而超声造影技术的诊断价值也在临床研究中为临床医师提供了新的诊断思路和方法。研究表明,分子分型有助于识别移植肾失功风险高的受者,可纳入 AMR 的诊断标准[16];此外,微小核糖核酸(micro ribonucleic acid,miRNA)亦对 AMR 诊断有一定价值[17]。

推荐意见:

14. 抗体介导的排斥反应的诊断标准。

(1) C4d 阳性 AMR 诊断标准(1-A):移植肾功能减退;血清学发现 DSA 抗体阳性;肾小管周围毛细血管可见 C4d 沉积;明显的组织损伤形态学特征,如肾小管周围毛细血管炎、肾小球肾炎、动脉纤维素样坏死。

(2) C4d 阴性 AMR 诊断标准(Banff 2011 专家建议)[18](1-A):移植肾功能减退;血清学发现 DSA 抗体阳性;肾小管周围毛细血管未见 C4d 沉积;内皮细胞活化(W/F、PECAM、SELE mRNA 水平增高)和(或)可见肾小管和(或)毛细血管内皮细胞 $CD31^+Ki67^+$;明显的组织损伤形态学特征,如肾小管周围毛细血管炎、肾小球肾炎、动脉纤维素样坏死。

4.2.2 预防

已知 AMR 反应主要由针对 DSA 所介导,因此有效预防和抑制 DSA 的产生是减少 AMR 的关键。

术前重视供受者 HLA 配型:按交叉反应或氨基酸残基配型策略选择可接受性错配抗原和(或)错配抗原较少的供体,可有效预防 DSA 的产生。

脱敏预防:肾移植受者常处于高免疫状态,血清中 DSA 阳性,对其中补体依赖微量淋巴细胞毒交叉配型(complement-dependent cytotoxic crossmatch,XM-CDC)阳性受者进行脱敏治疗。静脉滴注人源性 CD20 单克隆抗体,抑制体内 B 淋巴细胞的活性;静脉注射免疫球蛋白(intravenous immunoglobulin,IVIG)或进行免疫吸附与血浆置换治疗,清除体内产生的 DSA,减轻 AMR 对移植物的损害[17]。静脉输注免疫球蛋白的作用有:(1)中和 DSA;(2)抗独特型抗体活性;(3)通过结合 C3b 与 C4b 抑制补体活性;(4)通过结合免疫球蛋白 G 受体(Fc γ receptor)抑制巨噬细胞与中性粒细胞活化;(5)抑制 CD19 表达,促进 B 细胞凋亡。

推荐意见:

15. 避免对不经处理的高致敏受者进行肾移植(1-B)。

16. 移植术前尽量避免或减少输血(1-B)。

17. 对高致敏受者进行肾移植时,应尽量避免 PRA 阳性的错配位点(1-B)。

18. 清除 DSA 抗体(血浆置换、免疫吸附)(1-B)。

19. 直接或间接抑制 DSA 生成,如应用抗 B 细胞抗体(如利妥昔单抗)、抗浆细胞活性制剂(蛋白酶抑制剂,如硼替佐米)(2-B)。

20. 静脉输注免疫球蛋白(2-B)。

4.2.3 治疗　肾移植 AMR 受者对单纯激素冲击疗法或单纯抗胸腺细胞免疫球蛋白治疗疗效不佳,这与 AMR 临床表现的非特异性和受者的个体差异有关。虽然目前并无统一的治疗方案[9],但基于不同 AMR 受者的临床病理特点,采取相应的个体化免疫治疗方案,减轻或延缓其对移植肾功能的损害,对提高 AMR 救治成功率有重要的现实意义[19-21]。

推荐意见:

21. 清除受者体内已有的抗体,包括血浆置换和免疫吸附等(1-B)。

22. 阻断或延迟抗体介导的初级和次级组织损伤作用,包括 IVIG 等(2-B)。

23. 抑制或清除体内抗体的继续产生,如应用抗 B 细胞药物(CD20 单克隆抗体,如利妥昔单抗);抗浆细胞活性制剂(蛋白酶抑制剂,如硼替佐米)(2-B)。

24. 调整或优化免疫抑制剂治疗方案(2-B)。

5　慢性排斥反应

随着新型免疫抑制剂的不断问世,移植肾近期存活率得到稳步提高,但其远期存活率却不尽人意,近半数的移植肾功能在 10 年内逐渐丧失[22]。尽管原因是多方面的,但影响移植肾长期存活的主要障碍为 CR,如何维持长期良好的移植肾功能和受者生活质量是目前器官移植领域的研究热点。

CR 是移植器官或组织功能逐渐而缓慢恶化的一种排斥反应,至少发生于移植术后 3 个月之后,持续 6 个月以上,并且有特征性组织学和影像学变化。大多数 CR 的病因都是多重性的,同时包括了免疫性和非免疫性的肾脏损伤机制。免疫性危险因素包括:急性排斥反应;组织相容性差;既往致敏史;免疫抑制剂剂量不足。非免疫性危险因素:缺血损伤和移植物功能延迟恢复、老年和扩大标准的尸体供者、供者和受者肾脏大小不匹配、CNI 肾毒性、高血压、高脂血症、吸烟及 CMV 感染等。

5.1　诊断

目前对移植肾 CR 临床及病理特点认识不足,且有相当数量的肾移植受者尽管存在与

CR 相似的病理学变化,但其肾功能检查结果正常。因此,必须确定严格的 CR 临床诊断标准[23]。

推荐意见:

25. 移植肾 CR 的诊断标准应包括以下 4 个方面(1-A):

(1) 移植肾的组织学变化符合 Banff 标准中的 CR 组织学表现,其肾血管、肾小球和肾小管-间质变化的性质和程度的诊断参见《中国肾移植病理学诊断指南》。

(2) 移植肾功能进行性减退:应当至少连续 10 次检测 Scr 水平,或以 3 个月为期限动态观察 Scr 的变化,并以 Scr 的倒数评价移植肾功能的减退。

(3) 发生时间应在肾移植术后 3 个月以上。

(4) 排除其他原因造成的移植肾功能异常。

5.2 预防

移植肾 CR 的高危因素包括既往急性排斥反应、HLA 非匹配移植、受者年龄<14 岁、供者-受者年龄差异大(如年轻受者-老年供者)及高血压等其他因素[24]。重视这些高危因素将有利于 CR 的预防。此外,由于 CR 病因复杂、机制不明确以及临床上治疗较为棘手,建立肾移植受者免疫状态的实时监测、识别与评价指标体系,将有助于 CR 的发现;而清除或灭活 DSA、抑制移植后 DSA 生成可有效预防 CR 发生[25]。

推荐意见:

26. 肾移植后定期进行 DSA 监测[26](1-B)。

5.3 治疗

CR 治疗的目标是尽可能防止肾功能进行性恶化。在移植肾穿刺活检病理组织学结果的基础上,结合临床表现,积极寻找引起 CR 的原因,制定有效治疗方案,部分病例的病情可能会得到缓解和稳定,甚至好转。

推荐意见:

27. 血压、血糖、血脂的管理(2-B)。

28. 调整或优化免疫抑制剂治疗方案(2-B)。

29. 抗凝抗栓治疗(2-B)。

6 总结与展望

移植肾排斥反应的危险因素是多方面的,HLA 在排斥反应的发生、发展过程中起着重要作用,但并非所有 HLA 不匹配者均会发生排斥反应。常规定期进行移植肾穿刺活检仍然是诊断和鉴别诊断的重要方法。近年来,国外的免疫组织学与分子生物学研究发现,移植排斥反应在一定时限内存在可逆性,这对进一步探索肾移植后排斥反应的发生机制,提高移植物的长期存活具有重要意义。在今后的临床诊疗过程中需结合临床实际,探索更加适合的诊疗规范。

利益声明:本指南的发布不存在与任何公司、机构或个人之间的利益冲突

参 考 文 献

[1] Broecker V, Mengel M. The significance of histological diagnosis in renal allograft biopsies in 2014[J].

Transpl Int,2015,28(2):136-143.

［2］ 孙世澜.肾衰竭诊断治疗学［M］.人民军医出版社,2012.

［3］ Yaich S. ABO-incompatible kidney transplantation［J］. Saudi J Kidney Dis Transpl,2013,24(3):463-472.

［4］ Muramatsu M,Gonzalez HD,Cacciola R,et al. ABO incompatible renal transplants:good or bad？［J］. World J Transplant,2014,4(1):18-29.

［5］ Matsuo N,Yamamoto H,Kobayashi A,et al. A case of accelerated acute rejection after ABO-compatible living unrelated kidney transplantation［J］. Clin Transplant,2009,23(Suppl 20):23-26.

［6］ Jalalzadeh M,Mousavinasab N,Peyrovi S,et al. The impact of acute rejection in kidney transplantation on long-term allograft and patient outcome［J］. Nephrourol Mon,2015,7(1):e24439.

［7］ Randhawa P. T-cell-mediated rejection of the kidney in the era of donor-specific antibodies:diagnostic challenges and clinical significance［J］. Curr Opin Organ Transplant,2015,20(3):325-332.

［8］ Zhang RB. Clinical management of kidney allograft dysfunction［J］. Open J Organ Transpl Surg,2014,4(2): 7-14.

［9］ Gaber AO,First MR,Tesi RJ,et al. Results of the double-blind,randomized,multicenter,phase Ⅲ clinical trial of Thymoglobulin versus Atgam in the treatment of acute graft rejection episodes after renal transplantation ［J］. Transplantation,1998,66(1):29-37.

［10］ Kidney Disease:Improving Global Outcomes(KDIGO)Transplant Work Group. KDIGO clinical practice guideline for the care of kidney transplant recipients［J］. Am J Transplant,2009,9(Suppl 3):S1-S155.

［11］ Salvadori M,Bertoni E. Acute antibody-mediated rejection in kidney transplantation:clinical and therapeutic aspects［J］. J Nephrol Ther,2013,4(1):146.

［12］ Melk A,Schmidt BM,Braun H,et al. Effects of donor age and cell senescence on kidney allograft survival ［J］. Am J Transplant,2009,9(1):114-123.

［13］ Allen U,Humar A,Limaye A,et al. Discipline of transplant infectious diseases(ID). foreword［J］. Am J Transplant,2009,9(Suppl 4):S1-S2.

［14］ Terasaki PI,Ozawa M. Predicting kidney graft failure by HLA antibodies:a prospective trial［J］. Am J Transplant,2004,4(3):438-443.

［15］ Haririan A. Current status of the evaluation and management of antibody-mediated rejection in kidney transplantation［J］. Curr Opin Nephrol Hypertens,2015,24(6):576-581.

［16］ Morath C,Zeier M. Transplantation:molecular diagnosis of kidney transplant rejection［J］. Nat Rev Nephrol, 2014,10(8):429-430.

［17］ Wilflingseder J,Reindl-Schwaighofer R,Sunzenauer J,et al. MicroRNAs in kidney transplantation［J］. Nephrol Dial Transplant,2015,30(6):910-917.

［18］ Djamali A,Kaufman DB,Ellis TM,et al. Diagnosis and management of antibody-mediated rejection:current status and novel approaches［J］. Am J Transplant,2014,14(2):255-271.

［19］ Singh N,Pirsch J,Samaniego M. Antibody-mediated rejection:treatment alternatives and outcomes［J］. Transplant Rev,2009,23(1):34-46.

［20］ Puttarajappa C,Shapiro R,Tan HP. Antibody-mediated rejection in kidney transplantation:a review［J］. J Transplant,2012:193724.

［21］ Kim M,Martin ST,Townsend KR,et al. Antibody-mediated rejection in kidney transplantation:a review of pathophysiology,diagnosis,and treatment options［J］. Pharmacotherapy,2014,34(7):733-744.

[22] Nankivell BJ, Borrows RJ, Fung CL, et al. The natural history of chronic allograft nephropathy[J]. N Engl J Med, 2003, 349(24): 2326-2333.

[23] Heemann U, Lutz J. Pathophysiology and treatment options of chronic renal allograft damage[J]. Nephrol Dial Transplant, 2013, 28(10): 2438-2446.

[24] Bhatti AB, Usman M. Chronic renal transplant rejection and possible anti-proliferative drug targets[J]. Cureus, 2015, 7(11): e376.

[25] Tanabe K, Inui M. Desensitization for prevention of chronic antibody-mediated rejection after kidney transplantation[J]. Clin Transplant, 2013, 27(Suppl 26): 2-8.

[26] Tait BD, Süsal C, Gebel HM, et al Consensus guidelines on the testing and clinical management issues associated with HLA and non-HLA antibodies in transplantation[J]. Transplantation, 2013, 95(1): 19-47.

原载于《器官移植》,2016,7(5):332-338

儿童肝移植临床诊疗指南

中华医学会器官移植学分会

中国医师协会器官移植医师分会

1 前言

儿童肝移植是临床肝移植的重要组成部分。自1963年世界首例儿童肝移植手术实施以来,经过半个世纪的发展,儿童肝移植的术后生存率已得到极大提高。在美国、日本等发达国家,儿童肝移植比例均超过肝移植总例数的10%,术后5年生存率约为80%,儿童活体肝移植的生存率则更高[1-2]。目前,国外儿童肝移植方面的指南有美国肝病研究协会与美国移植协会共同发布的《2013年儿童肝移植术后长期医疗管理指南》[3]和《2014年儿童肝移植术前评估指南》[4]。

中国大陆地区儿童肝移植的开展起步较晚,但近年来发展迅速。大陆地区在1996年成功实施了首例儿童肝移植。截至2013年12月31日,中国肝移植注册(China Liver Transplant Registry,CLTR)系统登记的18岁以内的儿童肝移植为935例,占大陆地区肝移植总数的3.6%。目前,儿童肝移植已逐渐在全国范围内广泛实施,亟待相关临床实践指南来指导全国儿童肝移植工作更规范、安全、有效地开展。中华医学会器官移植学分会、中国医师协会器官移植医师分会组织专家制订了《中国儿童肝移植临床诊疗指南(2015版)》(以下简称"指南"),以期为我国儿童肝移植工作的规范化开展提供指引。

2 指南参照的推荐级别/证据水平标准

本指南按照"推荐分级的评估、制定与评价(GRADE)"系统对证据等级和推荐意见强度进行分级(表1)。

表1　GRADE系统证据质量等级和推荐强度[5]

证据质量等级和推荐强度	定　义
证据质量等级	
高A	未来研究几乎不可能改变现有疗效评价结果的可信度
中B	未来研究可能对现有疗效评估有重要影响,可能改变评价结果的可信度
低C	未来研究很有可能对现有疗效评估有重要影响,改变评价结果可信度的可能性较大
极低D	任何疗效的评估都很不确定
推荐强度	
强推荐1	明确显示干预措施利大于弊或弊大于利
弱推荐2	利弊不确定或无论质量高低的证据均显示利弊相当

3 临床问题及推荐

3.1 儿童肝移植适应证和禁忌证(表2,表3)

表2 儿童肝移植适应证[2,4,6-8]

（1）胆汁淤积性肝病

　　胆道闭锁、Alagille 综合征、进行性家族性肝内胆汁淤积症、原发性硬化性胆管炎等

（2）遗传代谢性疾病

　　合并器质性肝损伤：Wilson's 病、Ⅰ型酪氨酸血症、糖原累积症、α1-抗胰蛋白酶缺乏症、囊性纤维化、尼曼匹克病、胆汁酸合成障碍、线粒体病等

　　无器质性肝损伤：尿素循环障碍性疾病、家族性淀粉样多发性神经病变、原发性高草酸尿症、Crigler-Najjar 综合征、枫糖尿症、纯合子家族性高胆固醇血症等

（3）暴发性肝功能衰竭

（4）肝脏肿瘤

　　肝母细胞瘤、肝细胞肝癌、婴儿型肝脏血管内皮瘤等

（5）其他

　　病毒性肝炎肝硬化、自身免疫性肝炎、隐源性肝硬化、布-加综合征、门脉性肺动脉高压、Caroli 病、先天性肝纤维化、二次肝移植等

推荐意见：

1. 儿童肝移植的适应证应结合患儿的临床表现、疾病严重程度、肝外器官受累情况以及其他治疗手段的疗效综合判定(1-A)。

表3 儿童肝移植禁忌证[4,8-9]

绝对禁忌证

（1）难以控制的全身性感染

（2）肝脏恶性肿瘤合并无法彻底清除的肝外转移灶

（3）合并严重的心、肺、脑等重要脏器器质性病变

（4）获得性免疫缺陷综合征（AIDS）

（5）其他：C 型尼曼匹克病、严重的多器官受累的线粒体病（如 Alper's 综合征、丙戊酸钠诱导的肝衰竭）等

相对禁忌证

（1）经化疗后仍快速进展或合并静脉侵犯的肝细胞癌

（2）广泛的门静脉系统血栓形成

（3）药物难以控制的门脉性肺动脉高压

（4）人类免疫缺陷病毒（HIV）携带者

（5）经多学科干预仍无法控制的高度不依从性

（6）噬血细胞性淋巴组织细胞增多症

推荐意见：

2. 若肝母细胞瘤的肺转移灶在化疗后完全消失或单发肺转移灶经根治性手术切除，则不被视为肝移植的禁忌证(1-B)。

3. 门脉性肺动脉高压患儿应尽快接受肝移植评估(2-B)，且移植前应将肺动脉压力控制在 35mmHg(1mmHg=0.133kPa,下同)以内；药物控制无效的肺动脉高压为肝移植的相对

禁忌证(1-B)。

4. 肝移植无法改善 C 型尼曼匹克病进行性加重的神经系统症状,故为肝移植的绝对禁忌证(1-B)。

5. Alper's 综合征或丙戊酸钠诱导的肝衰竭常合并严重的肝外病变,故不适合行肝移植手术(1-B)。

6. 噬血细胞性淋巴组织细胞增多症引起的急性肝功能衰竭应首选化疗或骨髓移植(2-B)。

3.2 儿童肝移植的术前准备与评估

3.2.1 儿童肝移植的术前多学科评估团队[4,8]

儿童肝移植术前评估团队应涵盖所有相关学科,包括移植外科、小儿外科或儿童肝脏科、营养科、感染科、重症医学科、麻醉科、移植协调员、精神医学科、监护人、社会工作者等。参与评估的各学科医疗成员应擅长儿科疾病的临床诊疗。

3.2.2 儿童肝移植术前的主要检查项目(表4)

表 4 肝移植前检查项目

(1) 生长发育与营养状态指标 　　身高、体质量、体质量指数(BMI)、最大腹围、上臂围、肱三头肌皮褶厚度、神经认知发育指标等
(2) 检验项目 　　常规项目:血型、血常规、C 反应蛋白、血肝肾功能、血电解质、空腹血糖、凝血功能、血氨、血降钙素原、尿常规、大便常规、大便隐血试验、真菌 G 试验 　　血清病毒学指标:抗巨细胞病毒(CMV)抗体、CMV-DNA、抗 EB 病毒(EBV)抗体、EBV-DNA、乙型肝炎病毒表面抗原(HBsAg)、抗丙型肝炎病毒抗体、抗 HIV 抗体、快速血浆反应素(RPR)试验
(3) 影像学检查 　　肝脏血管多普勒超声 　　心电图、心脏彩超 　　胸片或肺部计算机断层扫描(CT) 　　上腹部超声或计算机断层扫描血管造影(CTA)
(4) 其他 　　原发疾病相关的特殊检查 　　特殊的医疗情况相关检查

3.2.3 终末期肝病的严重程度评估[10]

终末期肝病模型(model for end-stage liver disease,MELD)评分仅适用于年满 12 周岁的儿童或成人肝病患者的疾病严重程度评估。儿童终末期肝病(pediatric end-stage liver disease,PELD)评分是评价 12 周岁以内儿童的疾病严重程度最常用的参数。PELD 评分的计算公式为:

PELD 评分=4. 36[年龄(<1 周岁)]−6. 87×Loge(血清白蛋白,g/dL)+4. 80×Loge(血清总胆红素,mg/dL)+18. 57×Loge[国际标准化比值(INR)]+6. 67[生长发育不良(<−2 倍标准差)]

注:①若血清白蛋白(g/dL)、总胆红素(mg/dL)或 INR 的数值小于 1,则直接将其设为 1

后进行计算;②若患儿在登记肝移植时未满 1 周岁,则其在 2 周岁以前的 PELD 评分均需加上 4.36;③生长发育不良是指身高低于相同年龄、性别的儿童身高中位数的 2 倍标准差以下;④计算所得的 PELD 评分需以整数表示。

推荐意见:

7. 推荐使用 PELD 评分(<12 周岁)与 MELD 评分(≥12 周岁)来评定儿童终末期肝病的严重程度,尸体器官应优先分配给 PELD 评分较高的患儿(1-B);少数疾病严重程度与 PELD/MELD 评分不符的病例应校正评分后重新进入肝移植等待名单(1-B)。

3.2.4　重要脏器功能评估

移植前应对患儿的心肺功能、肾脏功能、营养状态、神经认知发育等情况进行综合评估。在心肺功能评估中,应重视对门-体循环分流患儿的门脉性肺动脉高压或肝肺综合征的评估[11-13],以及对囊性纤维化患儿的呼吸功能评估[14]。肾小球滤过率(glomerular filtration rate,GFR)是目前公认的评价肾功能最准确的指标,但是直接测定 GFR 价格昂贵、程序繁琐,而且不能完全排除对患者的危害。改良的 Schwartz 公式[15] [GFR 估计值 = 0.413×身高(cm)/血清肌酐值(mg/dl)]计算的 GFR 估计值[ml · min^{-1} · (1.73m^2)$^{-1}$]或血清胱抑素 C 值[4,16-17]可用于评估 GFR 的变化水平。另外,合理地评估与纠正患儿的营养不良[18-20]与神经认知发育障碍[21-22]也是移植前评估的重要内容。

推荐意见:

8. 儿童肝移植前应行超声心动图检查(2-B);若超声心动图显示右心室收缩压高于 50mmHg,可进一步行右心导管检查以排除门脉性肺动脉高压(2-B)。

9. 对于可能存在门-体循环分流的患儿应在直立位行血氧饱和度测定(2-B);囊性纤维化患儿应在移植前行肺功能检查(2-B)。

10. 儿童肝移植前应行肾功能测定(1-A);可使用改良 Schwartz 公式(2-C)或血清胱抑素 C 测定(2-B)间接评估 GFR 水平;不推荐使用血清肌酐值直接评价肾功能状态(1-B)。

11. 对于营养不良的患儿,应给予针对性的营养支持,必要时通过胃管或肠外营养途径补充营养(2-B)。

12. 胆汁淤积性肝病患儿应注意补充中链脂肪酸与蛋白质(排除肝性脑病)(2-B),同时可适当补充脂溶性维生素(2-B),尤其对于 INR 延长的患儿可经静脉补充维生素 K(2-C)。

13. 术前应对患儿进行神经认知发育测试(2-C),对于神经认知发育不良的患儿应查明原因并尽早接受治疗(1-B)。

3.3　儿童肝移植的手术时机

3.3.1　胆道闭锁与其他胆汁淤积性肝病[4,8,23-26]

(1) 肝硬化导致肝功能失代偿;

(2) 胆道闭锁葛西术(又称 Kasai 术)后 3~6 个月血清胆红素仍高于 34μmol/L;

(3) 胆道闭锁葛西术后门脉高压导致难以控制的反复消化道出血或顽固性腹水等并发症;

(4) 胆道闭锁葛西术后无法控制的反复胆管炎发作;

(5) 严重的生长发育障碍,体质量与身高低于同龄、同性别儿童的第 3 百分位水平。

推荐意见：

14. 出生 60d 以内的胆道闭锁患儿的初始外科治疗应首选葛西术(1-B)，若患儿葛西术后 3～6 个月总胆红素仍高于 100μmol/L，则需尽快行肝移植手术；葛西术后总胆红素介于 34～100μmol/L 之间(1-B)、难以控制的门脉高压症状(2-B)或反复胆管炎发作(2-B)的患儿也应考虑行肝移植评估。

15. 未行葛西手术的患儿若出现肝硬化失代偿可直接行肝移植手术(2-B)。

3.3.2　代谢性疾病[8,27-28]

（1）预期将出现危及生命或严重影响生活质量的并发症，且经饮食与药物无法控制或得不到有效治疗；

（2）代谢紊乱可引起严重的神经系统并发症，且无其他有效治疗手段；

（3）经内科治疗无效的肝硬化失代偿。

推荐意见：

16. 代谢性疾病常合并肝外器官病变，其肝移植时机应根据不同疾病的特点个体化判断(1-A)。

3.3.3　暴发性肝功能衰竭[4,29-30]

肝脏损伤单元(liver injury units，LIU)评分可用于指导儿童暴发性肝衰竭的手术时机选择(见表 5)，计算公式如下：

（1）LIU 评分(PT) = 3.584×总胆红素峰值(mg/dl)+1.809×凝血酶原时间峰值(s)+0.307×血氨峰值(μmol/L)；

（2）LIU 评分(INR) = 3.507×总胆红素峰值(mg/dl)+54.51×INR 峰值+0.254×血氨峰值(μmol/L)。

表 5　儿童暴发性肝功能衰竭的肝移植手术时机[29-30]

LIU 评分(PT)	LIU 评分(INR)	推荐级别
0～43	0～210	弱
44～84	211～295	中
85～138	296～367	强
≥139	≥368	很强

注：本表适用于 18 岁以内的暴发性肝衰竭患者，LIU 评分(PT)与 LIU 评分(INR)二者可任选其一；LIU. 肝脏损伤单元；PT. 凝血酶原时间；INR. 国际标准化比值

推荐意见：

17. 对于暴发性肝功能衰竭应及时联系儿童肝移植中心行多学科评估(1-B)，并在暴发性肝功能衰竭的病因明确后充分评估肝移植的必要性及是否存在肝移植的禁忌证(1-B)。

18. 可考虑使用 LIU 评分系统指导儿童暴发性肝功能衰衰的手术时机选择(1-C)。

3.3.4　肝脏肿瘤[31-32]

（1）术前评估显示手术无法根治切除但无明显血管侵犯的非转移性肝细胞癌；

（2）无法手术切除、其他治疗方式亦无效的非转移性的其他肝脏肿瘤。

推荐意见：

19. 米兰标准不适用于儿童肝癌肝移植,故儿童肝癌行肝移植的指征不应受限于肿瘤大小或数目(2-B)。

3.4 儿童肝移植的手术方式[33-41]

儿童肝移植的手术方式主要分为全肝移植和部分肝移植。全肝移植包括经典原位肝移植与背驼式原位肝移植;部分肝移植包括活体肝移植、劈离式肝移植与减体积肝移植,此类技术可选择的供肝类型有左外叶、带或不带尾状叶的左半肝、带或不带肝中静脉的左半肝、带或不带肝中静脉的右半肝、右后叶、减体积的左外叶或单段移植物(Ⅱ或Ⅲ段)。此外,对于某些特殊的疾病还可选择多米诺肝移植与辅助性肝移植。

推荐意见：

20. 在全肝移植中,若供、受者的下腔静脉管径不匹配,则应优先考虑行背驼式肝移植(2-C)。

21. 对于左外叶供肝体积与受者体质量明显不匹配的婴幼儿部分肝移植,应考虑将移植物体积进行削减后再植入受者体内(1-B)。

22. 应优先选择与受者具有相同或相容血型的供者,但是1周岁以内的儿童在无合适的血型相容供者时可选择性实施血型不相容活体肝移植(1-C)。

23. 对于抗ABO血型抗体滴度较高或大龄患儿的血型不相容活体肝移植,可考虑使用血浆置换(2-C)、抗CD20单克隆抗体(如利妥昔单抗)(2-C)、联合术中脾脏切除(2-D)等措施,对提高移植物生存率有一定作用。

24. 离体状态下的供肝劈离技术可能对供肝质量造成一定损害,因此此类供肝的冷缺血时间应尽量控制在10h以内(2-C),供肝重量与受者体质量比值(GRWR)应尽量达到1.2%以上(1-C)。

25. 多米诺肝移植的供肝本身存在病变,因此将其移植给其他受者时应谨慎评估供肝病变可能产生的不利影响(1-B)。

26. 辅助性肝移植的主要适应证为非肝硬化性代谢性疾病(1-C)与暴发性肝衰竭(1-C)。

3.5 儿童肝移植常见并发症的预防与处理

3.5.1 血管并发症

(1) 动脉并发症[3,42-45]

最常见的动脉并发症为肝动脉血栓,常引起缺血性胆道并发症,后者是术后移植物失功的主要原因之一。多普勒超声是肝动脉血栓的首选监测手段,动脉开放后应立即行多普勒超声观察动脉血流情况,并在术后定期复查。若出现肝动脉血流异常,需立即行数字减影血管造影或急诊手术予以明确。肝动脉血栓的治疗方式包括急诊手术取栓与动脉再通、经静脉注射药物溶栓治疗、放射介入下溶栓治疗、再次肝移植等。其他的动脉并发症包括肝动脉狭窄、肝动脉假性动脉瘤等。

推荐意见：

27. 多普勒超声是动脉并发症的重要监测手段,动脉阻力指数<0.6需警惕肝动脉血栓

的发生风险(1-C)。

28. 早期肝动脉血栓首选的治疗方式为急诊手术取栓与动脉再通(2-C);肝动脉血栓继发的弥散性缺血性胆道并发症通常需行再次肝移植(1-B)。

29. 若肝动脉血栓形成后建立了良好的侧支循环,患儿肝功能正常且一般情况稳定,则暂可不予处理(2-C)。

（2）门静脉并发症[3,46-48]

主要包括门静脉血栓和门静脉狭窄。门静脉血栓形成为肝移植术后的严重并发症,术后早期的门静脉血栓形成可导致急性肝功能恶化,后期的门静脉血栓因侧支循环的建立通常以门脉高压症状为主要表现。多普勒超声是首选的诊断方法,常用的治疗手段包括手术取栓、血管架桥、溶栓治疗、放射介入下支架置入等。门静脉狭窄常发生于门静脉吻合口处,多与吻合缝线收缩过紧、门静脉扭曲或成角等技术性因素有关。术中发现的门静脉狭窄需拆除原吻合口重新吻合;术后门静脉狭窄可通过放射介入手段行球囊扩张或放置内支架。

推荐意见:

30. 门静脉血栓引起肝功能恶化需立即实施手术或其他治疗方式,尽快恢复门静脉血流(1-C)。

31. 后期门静脉血栓引起的门脉高压的治疗与非移植后的门脉高压治疗相似,必要时需行再次肝移植(1-C)。

32. 门静脉血栓患儿若存在血管异常不适合重建或发生急性肝功能衰竭,则再次肝移植是唯一的治疗选择(1-C)。

（3）流出道梗阻[49-50]

包括下腔静脉梗阻、肝静脉回流障碍、架桥血管回流障碍等。梗阻的发生常与流出道狭窄、扭曲成角、血栓形成等因素有关。临床表现为腹水增多、低蛋白血症、腹泻等。术后应行多普勒超声动态监测流出道直径与最大流速。若由于移植物位置不佳导致肝静脉扭曲可重建镰状韧带和圆韧带固定移植物(左叶供肝);术后发现的肝静脉吻合口狭窄可通过介入治疗置入金属支架扩张并支撑。

推荐意见:

33. 多普勒超声为首选的诊断方式,若诊断困难可行肝静脉造影术明确(1-B);经介入支架置入术是首选的治疗方式(1-B)。

3.5.2 胆道并发症

（1）胆瘘[51-52]

主要包括胆道吻合口瘘与肝切面胆瘘,一般发生于术后早期,在部分肝移植中的发生率高于全肝移植。胆瘘发生时,腹腔引流管常可见胆汁样液体流出,如胆汁引流不畅或引流管已拔除,则可出现腹肌紧张、腹痛、发热等临床表现。引流液检测、腹部超声、CT或磁共振胰胆管成像(magnetic resonance cholangiopancreatography, MRCP)可协助诊断。大多数胆瘘可通过腹腔引流或经内镜逆行胰胆管造影(endoscopic retrograde cholangiopancretography, ERCP)放置鼻胆管引流等方法予以治愈。非手术治疗无效者需接受手术治疗。

推荐意见：

34. 胆瘘可先采用非手术治疗,ERCP 适用于胆管端端吻合后发生的胆瘘(1-B);如非手术治疗无效,可采用手术方式治疗(1-B)。

（2）胆道狭窄[3,51-54]

包括吻合口狭窄与非吻合口狭窄,可行超声或 MRCP 予以诊断。相较于胆管-空肠吻合,胆管端端吻合术后胆道狭窄发生风险较高。ERCP 置入支架内支撑治疗胆管端端吻合口狭窄通常可获得较好的疗效;对于胆管-空肠吻合口狭窄或 ERCP 治疗困难的端端吻合口狭窄可行经皮肝穿刺胆道引流,必要时需再次手术解除胆道梗阻。由于肝内胆管缺血引起的弥漫性非吻合口狭窄需行再次肝移植术。

推荐意见：

35. 胆管端端吻合后的单纯性吻合口狭窄首选 ERCP 置入内支架(1-B),ERCP 治疗困难者可选择再次手术拆除原吻合口并改为 Roux-en-Y 胆管-空肠吻合(2-C)。

3.5.3　感染性并发症

（1）巨细胞病毒（cytomegalovirus,CMV）感染[3,55-58]

儿童肝移植术后最常见的感染类型之一,临床表现无特异性,可出现发热、乏力、白细胞减少、转氨酶升高等症状。CMV-DNA 阳性、PP65 抗原阳性或新发的 CMV-IgM 阳性可诊断为 CMV 感染。接受抗 CMV+供肝而自身抗 CMV 为阴性的患儿是术后 CMV 感染的高危人群;使用过高剂量的免疫抑制剂也会明显增加 CMV 感染风险。移植后预防性抗病毒治疗可显著减低 CMV 感染率。更昔洛韦与缬更昔洛韦是抗 CMV 感染最有效的药物,其他二线用药包括膦甲酸、西多福韦、抗 CMV 免疫球蛋白等。

推荐意见：

36. 抗 CMV-IgG 供者+/受者-的高危患儿术后应接受至少 3 个月的预防性抗病毒治疗,术后 14d 内使用静脉注射更昔洛韦,14d 后改为口服更昔洛韦或缬更昔洛韦(1-B)。

37. CMV 感染的首选治疗为静脉注射更昔洛韦,治疗应持续至血液 CMV-DNA 转阴(1-C)。

38. 难治性病例(静脉注射更昔洛韦 2 周无效)可使用二线用药,同时应行耐药突变基因检测(2-D)。

（2）EB 病毒（Epstein-Barr virus,EBV）感染与移植后淋巴增殖性疾病（posttransplant lymphoproliferative disorder,PTLD)[59-62]

对于大多数 PTLD,EBV 感染在其发病上起着关键性作用。PTLD 在移植术后 1 年内较常见,且多见于 5 岁以内患儿,其在儿童肝移植术后的发病率约为 3%,死亡率达 12% ~ 60%。对于术后不明原因发热、淋巴结肿大的患儿,PTLD 的诊断需结合组织病理学结果或其他检查(如 EBV-DNA)予以明确。PTLD 的主要治疗手段为降低免疫抑制剂用量、静脉注射免疫球蛋白和抗 CD20 单克隆抗体,其他治疗还包括化疗、放疗、手术等。

推荐意见：

39. 对于抗 EBV 抗体供者+/受者-的患儿术后应定期监测 EBV-DNA 与血清抗 EBV 抗体(1-B)。

40. 降低免疫抑制剂剂量应作为 PTLD 的初始治疗(1-B);对于 CD20 表达阳性的 PTLD 患儿,可考虑选择抗 CD20 单克隆抗体(2-C)。

(3) 新发乙型肝炎病毒(hepatitis B virus,HBV)感染[63-65]

移植后新发 HBV 感染多见于接受乙型肝炎病毒核心抗体阳性(抗 HBc+)供肝但自身抗 HBc 为阴性的患儿。移植后预防性抗 HBV 治疗可显著降低此类患儿新发 HBV 感染的发生率。儿童肝移植术后新发 HBV 的治疗与慢性乙型肝炎患儿相似,用药方案应根据患儿的年龄与体质量作出合适的选择。

推荐意见:

41. 抗 HBc+供肝患儿术后应监测 HBV 病毒学指标(1-A),且术后应使用核苷类药物行预防性抗 HBV 治疗(1-C),并适时接种乙肝疫苗(1-C)。

42. 移植后 HBV 感染并出现病毒耐药的患儿需行 HBV 变异检测(2-C)。

(4) 真菌感染[66]

术后真菌感染可见于各种类型的儿童肝移植,严重的侵袭性真菌感染甚至会危及患儿生命。对于供者感染风险较高(如重症监护病房暴露时间较长)的尸体肝移植受者,术后可行预防性抗真菌治疗。感染后的抗真菌治疗方案应根据药敏试验结果予以选择。

3.5.4 排斥反应

(1) 急性排斥反应[3,67]

最常见的排斥反应类型,大多发生在移植后 3 个月内,术后 7～14d 最为多见。术后血清转氨酶、总胆红素、碱性磷酸酶和/或 γ-谷氨酰转移酶升高伴免疫抑制剂浓度偏低常提示急性排斥反应,必要时需行肝穿刺活检予以明确。轻度急性排斥反应者可增加钙调神经磷酸酶抑制剂(calcineurin inhibitor,CNI)剂量或加用麦考酚酸类药物;如加药后效果仍不理想,可考虑更换 CNI 种类。若转氨酶升高持续 1 周以上或出现明显肝功能异常,可行糖皮质激素冲击治疗。

推荐意见:

43. 大多数急性排斥反应可通过肝功能变化与免疫抑制剂浓度监测进行判定(1-C),但是肝穿刺活检仍然是诊断急性排斥反应的"金标准"(1-A)。

(2) 慢性排斥反应[68]

是影响移植物长期生存的重要因素之一,在存活超过 5 年的患儿中发生率约为 5%。其治疗与急性排斥反应相似,部分反复治疗无效者需接受再次肝移植。

(3) 移植物抗宿主病(graft-versus-host disease,GVHD)[69]

肝移植术后 GVHD 较罕见,但致死率很高,临床表现为不明原因发热、腹泻、皮疹、白细胞减少等。结合特征性的临床表现、皮肤组织病理学表现、嵌合体检测等有助于诊断的确立。肝移植术后 GVHD 尚无理想的治疗方法,已报道的治疗手段包括糖皮质激素、减少免疫抑制剂用量、抗淋巴细胞免疫球蛋白、白介素-2 受体拮抗剂等。

3.5.5 原发性移植物无功能

常表现为肝移植术后数小时或数日内(一般不超过 2 周)严重的肝功能异常,多与供肝质量差、缺血再灌注损伤、冷缺血时间过长等因素有关,是肝移植术后最严重的并发症。再次肝移植是唯一的治疗选择。

3.6 儿童肝移植的长期管理与随访

3.6.1 免疫抑制用药及相关问题

（1）免疫抑制治疗方案[3,67,70-74]

首选以 CNI 类药物（他克莫司或环孢素）为基础且包含糖皮质激素的免疫抑制治疗方案。他克莫司的初始剂量为 $0.1 \sim 0.15$ mg/（kg·d），目标血药浓度在第 1 个月内为 $8 \sim 12$ ng/ml，第 $2 \sim 6$ 个月为 $7 \sim 10$ ng/ml，第 $7 \sim 12$ 个月为 $5 \sim 8$ ng/ml，12 个月以后根据肝功能情况酌情维持在 5 ng/ml 左右。环孢素的初始剂量为 $6 \sim 10$ mg/（kg·d），目标血药浓度在第 1 个月内 C_0 为 $150 \sim 200$ ng/ml，C_2 为 $1000 \sim 1200$ ng/ml，第 $2 \sim 6$ 个月 C_0 为 $120 \sim 150$ ng/ml，C_2 为 $800 \sim 1000$ ng/ml，第 $7 \sim 12$ 个月 C_0 为 $100 \sim 120$ ng/ml，C_2 为 $500 \sim 800$ ng/ml，12 个月以后根据肝功能情况酌情将 C_0 维持在 100 ng/ml 左右，将 C_2 维持在 500 ng/ml 左右。若 CNI 血药浓度偏低且增加 CNI 剂量后仍无法达到目标浓度，可加用麦考酚酸类药物或更换 CNI 种类。首剂糖皮质激素应在术中无肝期一次性静脉注射（甲泼尼龙 10 mg/kg），术后第 1 天静脉注射糖皮质激素的剂量为 4 mg/（kg·d），随后每日逐步减量至术后 1 周更换为口服糖皮质激素（例如泼尼松，初始剂量 $0.25 \sim 1$ mg/（kg·d））。另外，使用含白介素-2 受体拮抗剂的免疫诱导方案不仅可减少糖皮质激素的使用剂量，还有利于降低排斥反应的发生率；若使用免疫诱导，则 CNI 和糖皮质激素的使用剂量和时间可作适当调整。

推荐意见：

44. 接受肝移植的患儿应尽早撤除激素，建议通常在术后 $3 \sim 6$ 个月内停用糖皮质激素（1-C）。

45. 细胞色素 P450 3A5 基因型检测有助于指导移植后免疫抑制方案（2-C）。

（2）免疫耐受与撤药[75-76]

肝脏是"免疫特惠"器官，约 $10\% \sim 20\%$ 的肝移植患者术后可发生免疫耐受并可逐渐撤除免疫抑制剂。儿童的免疫系统尚未发育成熟，更易诱导免疫耐受的发生。但是，术后完全撤除免疫抑制剂目前仅局限于临床试验。

（3）免疫抑制剂相关不良反应

长期使用 CNI 类药物或糖皮质激素可引起肾功能损伤、心血管并发症、糖尿病等不良反应[3]。对于发生肾功能损伤的患儿应及时调整免疫抑制剂种类或剂量，必要时可考虑使用肾脏保护类药物[15,77-78]。移植术后高血压的发生多与移植时年龄、免疫抑制剂引起的肾功能损害以及糖皮质激素的使用相关，反复的血压升高应行肾脏功能检查并实施相应治疗[79]。术后新发糖尿病多见于肝移植时年龄 >5 岁的儿童，且在囊性纤维化、原发性硬化性胆管炎、急性肝坏死等特定疾病中的发生率较高[80-81]。

推荐意见：

46. 移植后肾功能的监测可使用改良的 Schwartz 公式计算 GFR 的估计值（2-C）；肾功能受损较严重的患儿应在调整免疫抑制方案的同时使用肾脏保护类药物（1-B）。

47. 应注意儿童肝移植术后血压的监测，术后出现高血压的患儿应给予治疗并考虑调整免疫抑制方案（1-B）。

48. 儿童肝移植术后应定期监测空腹血糖,新发糖尿病的诊断与治疗与未接受肝移植的糖尿病患儿相同(1-B)。

3.6.2　生长发育[82-84]

肝病患儿的生长发育常落后于同龄正常儿童,但成功的肝移植手术和术后适当的营养纠正能使大部分患儿实现"追赶生长"。移植后尽量减少糖皮质激素用量或早期撤除糖皮质激素有助于改善患儿的生长发育状态。然而,术后长期的肝功能异常或肾功能损伤则不利于肝移植术后的"追赶生长"。术后身高和/或体质量发育明显滞后、肥胖或骨质疏松的患儿应接受适当的干预治疗。对于身高与体质量的评估,可将其换算为身高或体质量的标准分数(又称 Z 评分)或同龄正常儿童身高或体质量的百分位数水平。Z 评分的计算公式如下:

$$Z\ 评分 = \frac{患儿的身高或体质量 - 同龄正常儿童身高或体质量的平均值}{同龄正常儿童身高或体质量的标准差}$$

推荐意见:

49. 儿童肝移植术后应定期监测身高、体质量、体质量指数(BMI)、骨质密度等指标,对于生长发育异常的患儿应查明原因并给予对应的治疗(1-B)。

3.6.3　神经认知发育与社会心理学发育[85-86]

神经认知发育评估内容包括学习、记忆、语言功能、执行能力等。肝移植术前的生长发育情况与术后的 CNI 药物浓度是影响移植后神经认知发育的主要因素。另外,部分患儿在肝移植后可出现大量缺课、创伤后应激障碍、抑郁、自卑心理等社会心理学问题。评估与纠正儿童肝移植术后的神经认知发育障碍或心理学问题是移植后随访中的重要内容之一。

推荐意见:

50. 对于移植后神经认知发育障碍的患儿应给予必要的康复治疗,并定期评估其恢复情况(1-B);应重视儿童肝移植术后的社会心理学发育,学龄期儿童应积极接受学龄期教育(1-B)。

3.6.4　疫苗接种[66,87-88]

疫苗接种可有效降低儿童肝移植术后的感染风险。灭活疫苗可在围手术期安全接种,但移植后过早接种疫苗常无法激发足够强度的免疫应答,因此移植后的疫苗接种应在术后 2~6 个月以后进行。移植后接种减毒活疫苗会引起较大的致病风险,故此类疫苗仅能在移植前为免疫功能正常的患儿接种,且疫苗接种与肝移植的间隔时间应至少达到 28d。另外,积极为患儿的家庭成员接种流感疫苗有助于降低患儿的流感患病率。

推荐意见:

51. 应尽早为患儿接种其年龄适应范围内的常规疫苗(1-B);灭活疫苗可在移植前或移植后 2~6 个月以后接种(1-B);减毒活疫苗的接种仅限于移植前 28d 以上(2-C)。

52. 与患儿有密切接触的家庭成员应每年接种流感疫苗(1-B)。

3.6.5　依从性[8,89]

肝移植患儿通常需接受终身的免疫抑制剂治疗,稳定的移植物功能有赖于良好的依从性。移植后的不依从在青春期患儿中较为常见,多与服药责任从监护人到患儿本人的过渡有关,其他的危险因素还包括抑郁、经济条件差、特殊的社会状态、创伤后应激障碍等。

推荐意见:

53. 对于反复免疫抑制剂浓度异常的患儿应作依从性评估,必要时增加随访频率或给予其他干预措施(1-B)。

4 总结与展望

虽然大陆地区儿童肝移植的总体疗效与发达国家之间仍存在差距,但是我国的儿童肝移植事业正在兴起,外科技术日趋成熟,活体肝移植已逐渐成为主要的移植类型。另外,近年来国家大力推广的器官捐献政策获得了较明显的成效,极大地缓和了儿童尸体器官短缺状态;多形式儿童肝移植如劈离式肝移植、婴幼儿单段活体肝移植、婴幼儿超减体积活体肝移植、辅助性肝移植、多米诺肝移植等技术的逐步开展也使得越来越多的终末期肝病患儿获得了肝移植的机会。然而,目前全国各个中心在儿童肝移植的操作与管理中尚无统一标准,且相关学科间缺乏交流与合作。本指南的发布将为中国儿童肝移植的临床实践提供理论指导,对提高我国儿童肝移植整体水平、加强多学科合作有着重要意义。我们相信在广大学者与同行的共同努力下,中国的儿童肝移植事业将会有更好的发展。

5 利益声明

本指南的发布不存在与任何公司、机构或个人之间的利益冲突。

参 考 文 献

[1] United Network for Organ Sharing[DB/OL]. http://www.unos.org/.

[2] Kasahara M, Umeshita K, Inomata Y, et al. Long-term outcomes of pediatric living donor liver transplantation in Japan: an analysis of more than 2200 cases listed in the registry of the Japanese Liver Transplantation Society[J]. Am J Transplant, 2013, 13(7): 1830-1839.

[3] Kelly DA, Bucuvalas JC, Alonso EM, et al; American Association for the Study of Liver Diseases; American Society of Transplantation. Long-term medical management of the pediatric patient after liver transplantation: 2013 practice guideline by the American Association for the Study of Liver Diseases and the American Society of Transplantation[J]. Liver Transpl. 2013, 19(8): 798-825.

[4] Squires RH, Ng V, Romero R, et al. Evaluation of the pediatric patient for liver transplantation: 2014 practice guideline by the American Association for the Study of Liver Diseases, American Society of Transplantation and the North American Society for Pediatric Gastroenterology, Hepatology and Nutrition[J]. Hepatology, 2014, 60(1): 362-398.

[5] GRADE working group[DB/OL]. http://www.gradeworkinggroup.org/index.htm.

[6] 中国肝移植注册. 2011年儿童肝移植科学报告[EB/OL]. http://www.cltr.org/.

[7] Fagiuoli S, Daina E, D´Antiga L, et al. Monogenic diseases that can be cured by liver transplantation[J]. J Hepatol, 2013, 59(3): 595-612.

[8] Kerkar N. Liver transplantation: a pediatric perspective[M]//Ahmad J, Friedman SL, Dancygier H. Mount Sinai expert guides: Hepatology. Oxford: John Wiley & Sons, Ltd, 2014: 394-403.

[9] Ahmed A, Keeffe EB. Current indications and contraindications for liver transplantation[J]. Clin Liver Dis, 2007, 11(2): 227-247.

［10］ Organ Procurement and Transplantation Network［DB/OL］. http://optn. transplant. hrsa. gov/.

［11］ Arguedas MR，Abrams GA，Krowka MJ，et al. Prospective evaluation of outcomes and predictors of mortality in patients with hepatopulmonary syndrome undergoing liver transplantation［J］. Hepatology，2003，37（1）：192-197.

［12］ Condino AA，Ivy DD，O´Connor JA，et al. Portopulmonary hypertension in pediatric patients［J］. J Pediatr，2005，147（1）：20-26.

［13］ Krowka MJ，Swanson KL，Frantz RP，et al. Portopulmonary hypertension：Results from a 10-year screening algorithm［J］. Hepatology，2006，44（6）：1502-1510.

［14］ Miller MR，Sokol RJ，Narkewicz MR，et al. Pulmonary function in individuals who underwent liver transplantation：from the US cystic brosis foundation registry［J］. Liver Transpl，2012，18（5）：585-593.

［15］ Schwartz GJ，Muñoz A，Schneider MF，et al. New equations to estimate GFR in children with CKD［J］. J Am Soc Nephrol，2009，20（3）：629-637.

［16］ Finney H，Newman DJ，Thakkar H，et al. Reference ranges for plasma cystatin C and creatinine measurements in premature infants，neonates，and older children［J］. Arch Dis Child，2000，82（1）：71-75.

［17］ Samyn M，Cheeseman P，Bevis L，et al. Cystatin C，an easy and reliable marker for assessment of renal dysfunction in children with liver disease and after liver transplantation［J］. Liver Transpl，2005，11（3）：344-349.

［18］ Sultan MI，Leon CD，Biank VF. Role of nutrition in pediatric chronic liver disease［J］. Nutr Clin Pract，2011，26（4）：401-408.

［19］ Sathe MN，Patel AS. Update in pediatrics：focus on fat-soluble vitamins［J］. Nutr Clin Pract，2010，25（4）：340-346.

［20］ Sullivan JS，Sundaram SS，Pan Z，et al. Parenteral nutrition supplementation in biliary atresia patients listed for liver transplantation［J］. Liver Transpl，2012，18（1）：120-128.

［21］ Kaller T，Schulz KH，Sander K，et al. Cognitive abilities in children after liver transplantation［J］. Transplantation，2005，79（9）：1252-1256.

［22］ Sorensen LG，Neighbors K，Martz K，et al. Cognitive and academic outcomes after pediatric liver transplantation：Functional Outcomes Group（FOG）results［J］. Am J Transpl，2011，11（2）：303-311.

［23］ Lykavieris P，Chardot C，Sokhn M，et al. Outcome in adulthood of biliary atresia：a study of 63 patients who survived for over 20 years with their native liver［J］. Hepatology，2005，41（2）：366-371.

［24］ Seda Neto J，Feier FH，Bierrenbach AL，et al. Impact of Kasai Portoenterostomy on Liver Transplantation Outcomes：A Retrospective Cohort Study of 347 Children with Biliary Atresia［J］. Liver Transpl，2015，21（7）：922-927.

［25］ Sokol RJ，Shepherd RW，Superina R，et al. Screening and outcomes in biliary atresia：summary of a National Institutes of Health workshop［J］. Hepatology，2007，46（2）：566-581.

［26］ Emerick KM，Rand EB，Goldmuntz E，et al. Features of Alagille syndrome in 92 patients：frequency and relation to prognosis［J］. Hepatology，1999，29（3）：822-829.

［27］ Kasahara M，Sakamoto S，Horikawa R，et al. Living donor liver transplantation for pediatric patients with metabolic disorders：the Japanese multicenter registry［J］. Pediatr Transplant，2014，18（1）：6-15.

［28］ Mazariegos G，Shneider B，Burton B，et al. Liver transplantation for pediatric metabolic disease［J］. Mol Genet Metab，2014，111（4）：418-427.

［29］ Liu E,MacKenzie T,Dobyns EL,et al. Characterization of acute liver failure and development of a continuous risk of death staging system in children［J］. J Hepatol,2006,44（1）:134-141.

［30］ Lu BR,Zhang S,Narkewicz MR,et al;Pediatric Acute Liver Failure Study Group. Evaluation of the liver injury unit scoring system to predict survival in a multinational study of pediatric acute liver failure［J］. J Pediatr,2013,162（5）:1010-1016.

［31］ Ismail H,Broniszczak D,Kaliciński P,et al. Liver transplantation in children with hepatocellular carcinoma. Do Milan criteria apply to pediatric patients［J］. Pediatr Transplant,2009,13（6）:682-692.

［32］ Romano F,Stroppa P,Bravi M,et al. Favorable outcome of primary liver transplantation in children with cirrhosis and hepatocellular carcinoma［J］. Pediatr Transplant,2011,15（6）:573-579.

［33］ Egawa H,Oike F,Buhler L,et al. Impact of recipient age on outcome of ABO-incompatible living-donor liver transplantation［J］. Transplantation,2004,77（3）:403-411.

［34］ Okada N,Sanada Y,Hirata Y,et al. The impact of rituximab in ABO-incompatible pediatric living donor liver transplantation:the experience of a single center［J］. Pediatr Transplant,2015,19（3）:279-286.

［35］ Schukfeh N,Lenz V,Metzelder ML,et al. First case studies of successful ABO-incompatible living-related liver transplantation in infants in Germany［J］. Eur J Pediatr Surg,2015,25（1）:77-81.

［36］ Popescu I,Habib N,Dima S,et al. Domino liver transplantation using a graft from a donor with familial hypercholesterolemia:sevenyr follow-up［J］. Clin Transplant,2009,23（4）:565-570.

［37］ Liu C,Niu DM,Loong CC,et al. Domino liver graft from a patient with homozygous familial hypercholesterolemia［J］. Pediatr Transplant,2010,14（3）:E30-E33.

［38］ Popescu I,Dima SO. Domino liver transplantation:how far can we push the paradigm［J］. Liver Transpl,2012,18（1）:22-28.

［39］ Rela M,Muiesan P,Andreani P,et al. Auxiliary liver transplantation for metabolic diseases［J］. Transplant Proc,1997,29（1-2）:444-445.

［40］ Rosenthal P,Roberts JP,Ascher NL,et al. Auxiliary liver transplant in fulminant failure［J］. Pediatrics,1997,100（2）:E10.

［41］ de Goyet JV,Rogiers X,Otte JB. Split-liver transplantation for the pediatric and adult recipient［M］∥Busuttil RW,Klintmalm GK. Transplantation of the Liver. New York:Saunders,2005:609-627.

［42］ Ackermann O,Branchereau S,Franchi-Abella S,et al. The long-term outcome of hepatic artery thrombosis after liver transplantation in children:role of urgent revascularization［J］. Am J Transplant,2012,12（6）:1496-1503.

［43］ Gu L,Fang H,Li F,et al. Impact of hepatic arterial hemodynamics in predicting early hepatic arterial thrombosis in pediatric recipients younger than three yr after living donor liver transplantation［J］. Pediatr Transplant,2015,19（3）:273-278.

［44］ Gu LH,Fang H,Li FH,et al. Prediction of early hepatic artery thrombosis by intraoperative color Doppler ultrasound in pediatric segmental liver transplantation［J］. Clin Transplant,2012,26（4）:571-576.

［45］ Warnaar N,Polak WG,de Jong KP,et al. Long-term results of urgent revascularization for hepatic artery thrombosis after pediatric liver transplantation［J］. Liver Transpl,2010,16（7）:847-855.

［46］ Rodríguez-Castro KI,Porte RJ,Nadal E,et al. Management of nonneoplastic portal vein thrombosis in the setting of liver transplantation:a systematic review［J］. Transplantation,2012,94（11）:1145-1153.

［47］ Jensen MK,Campbell KM,Alonso MH,et al. Management and long-term consequences of portal vein thrombosis after liver transplantation in children[J]. Liver Transpl,2013,19(3):315-321.

[48] Takatsuki M,Chen CL,Chen YS,et al. Systemic thrombolytic therapy for late-onset portal vein thrombosis after living-donor liver transplantation[J]. Transplantation,2004,77(7):1014-1018.

[49] Sommovilla J,Doyle MM,Vachharajani N,et al. Hepatic venous outflow obstruction in pediatric liver transplantation:technical considerations in prevention,diagnosis,and management[J]. Pediatr Transplant,2014, 18(5):497-502.

[50] Ko GY,Sung KB,Yoon HK,et al. Early posttransplant hepatic venous outflow obstruction:Long-term efficacy of primary stent placement[J]. Liver Transpl,2008,14(10):1505-1511.

[51] Dechêne A,Kodde C,Kathemann S,et al. Endoscopic treatment of pediatric post-transplant biliary complications is safe and effective[J]. Dig Endosc,2015,27(4):505-511.

[52] Laurence JM,Sapisochin G,DeAngelis M,et al. Biliary complications in pediatric liver transplantation:incidence and management over a decade[J]. Liver Transpl,2015,21(8):1082-1090.

[53] Sharma S,Gurakar A,Jabbour N. Biliary strictures following liver transplantation:past,present and preventive strategies[J]. Liver Transpl,2008,14(6):759-769.

[54] Tanaka H,Fukuda A,Shigeta T,et al. Biliary reconstruction in pediatric live donor liver transplantation:duct-to-duct or Roux-en-Y hepaticojejunostomy[J]. J Pediatr Surg,2010,45(8):1668-1675.

[55] Humar A,Snydman D;AST Infectious Diseases Community of Practice. Cytomegalovirus in solid organ transplant recipients[J]. Am J Transplant,2009,9(Suppl 4):S78-S86.

[56] Ljungman P,Griffiths P,Paya C. Definitions of cytomegalovirus infection and disease in transplant recipients [J]. Clin Infect Dis,2002,34(8):1094-1097.

[57] Madan RP,Campbell AL,Shust GF,et al. A hybrid strategy for the prevention of cytomegalovirus-related complications in pediatric liver transplantation recipients[J]. Transplantation,2009,87(9):1318-1324.

[58] Danziger-Isakov L,Bucavalas J. Current prevention strategies against cytomegalovirus in the studies in pediatric liver transplantation(SPLIT)centers[J]. Am J Transplant,2014,14(8):1908-1911.

[59] Green M,Michaels MG. Epstein-Barr virus infection and posttransplant lymphoproliferative disorder[J]. Am J Transplant,2013,13(Suppl 3):41-54.

[60] Allen UD,Preiksaitis JK;AST Infectious Diseases Community of Practice. Epstein-Barr virus and posttransplant lymphoproliferative disorder in solid organ transplantation[J]. Am J Transplant,2013,13(Suppl 4): 107-120.

[61] Narkewicz MR,Green M,Dunn S,et al;Studies of Pediatric Liver Transplantation Research Group. Decreasing incidence of symptomatic Epstein-Barr virus disease and posttransplant lymphoproliferative disorder in pediatric liver transplant recipients:report of the studies of pediatric liver transplantation experience[J]. Liver Transpl,2013,19(7):730-740.

[62] Reshef R,Vardhanabhuti S,Luskin MR,et al. Reduction of immunosuppression as initial therapy for posttransplantation lymphoproliferative disorder[J]. Am J Transplant,2011,11(2):336-347.

[63] Xi ZF,Xia Q,Zhang JJ,et al. *De novo* hepatitis B virus infection from anti-HBc-positive donors in pediatric living donor liver transplantation[J]. J Dig Dis,2013,14(8):439-345.

[64] Rao W,Xie M,Yang T,et al. Risk factors for *de novo* hepatitis B infection in pediatric living donor liver transplantation[J]. World J Gastroenterol,2014,20(36):13159-13166.

[65] Jonas MM,Block JM,Haber BA,et al;Hepatitis B Foundation. Treatment of children with chronic hepatitis

B virus infection in the United States: patient selection and therapeutic options[J]. Hepatology, 2010, 52 (6):2192-2205.

[66] Allen U, Green M. Prevention and treatment of infectious complications after solid organ transplantation in children[J]. Pediatr Clin North Am, 2010, 57(2):459-479.

[67] Kelly D, Jara P, Rodeck B, et al. Tacrolimus and steroids versus ciclosporin microemulsion, steroids, and aza-thioprine in children undergoing liver transplantation: randomized European multicentre trial[J]. Lancet, 2004, 364(9439):1054-1061.

[68] Ng VL, Fecteau A, Shepherd R, et al; Studies of Pediatric Liver Transplantation Research Group. Outcomes of 5-year survivors of pediatric liver transplantation: report on 461 children from a north americanmulticenter registry[J]. Pediatrics, 2008, 122(6):e1128-e1135.

[69] Taylor AL, Gibbs P, Sudhindran S, et al. Monitoring systemic donor lymphocyte macrochimerism to aid the di-agnosis of graft-versus-host disease afterliver transplantation[J]. Transplantation, 2004, 77(3):441-446.

[70] Xue F, Han L, Chen Y, et al. CYP3A5 genotypes affect tacrolimus pharmacokinetics and infectious complica-tions in Chinese pediatric liver transplant patients[J]. Pediatr Transplant, 2014, 18(2):166-176.

[71] Chen YK, Han LZ, Xue F, et al. Personalized tacrolimus dose requirement by CYP3A5 but not ABCB1 or ACE genotyping in both recipient and donor after pediatric liver transplantation[J]. PLoS One, 2014, 9 (10):e109464.

[72] Kelly D. Safety and efficacy of tacrolimus in pediatric liver recipients[J]. Pediatr Transplant, 2011, 15(1): 19-24.

[73] Gras JM, Gerkens S, Beguin C, et al. Steroid-free, tacrolimus-basiliximab immunosuppression in pediatric liver transplantation: clinical and pharmacoeconomic study in 50 children[J]. Liver Transpl, 2008, 14(4): 469-477.

[74] Turner AP, Knechtle SJ. Induction immunosuppression in liver transplantation: a review[J]. Transpl Int, 2013, 26(7):673-683.

[75] Feng S, Ekong UD, Lobritto SJ, et al. Complete immunosuppression withdrawal and subsequent allograft func-tion among pediatric recipients of parental living donor liver transplants[J]. JAMA, 2012, 307(3):283-293.

[76] Koshiba T, Li Y, Takemura M, et al. Clinical, immunological, and pathological aspects of operational tolerance after pediatric living-donor liver transplantation[J]. Transpl Immunol, 2007, 17(2):94-97.

[77] Campbell K, Ng V, Martin S, et al; SPLIT Renal Function Working Group. Glomerular filtration rate following pediatric liver transplantation--the SPLIT experience[J]. Am J Transplant, 2010, 10(12):2673-2682.

[78] Arora-Gupta N, Davies P, McKiernan P, Kelly DA. The effect of long-term calcineurin inhibitor therapy on re-nal function in children after liver transplantation[J]. Pediatr Transplant, 2004, 8(2):145-150.

[79] McLin VA, Anand R, Daniels SR, et al; for SPLIT Research Group. Blood pressure elevation in long-term survivors of pediatric liver transplantation[J]. Am J Transplant, 2012, 12(1):183-190.

[80] Hathout E, Alonso E, Anand R, et al; SPLIT study group. Posttransplant diabetes mellitus in pediatric liver transplantation[J]. Pediatr Transplant, 2009, 13(5):599-605.

[81] Kuo HT, Lau C, Sampaio MS, et al. Pretransplant risk factors for new-onset diabetes mellitus after transplant in pediatric liver transplant recipients[J]. Liver Transpl, 2010, 16(11):1249-1256.

[82] McDiarmid SV, Gornbein JA, DeSilva PJ, et al. Factors affecting growth after pediatric liver transplantation [J]. Transplantation, 1999, 67(3):404-411.

[83] Alonso EM, Shepherd R, Martz KL, et al; SPLIT Research Group. Linear growth patterns in prepubertal children following liver transplantation[J]. Am J Transplant, 2009, 9(6): 1389-1397.

[84] Bartosh SM, Thomas SE, Sutton MM, et al. Linear growth after pediatric liver transplantation[J]. J Pediatr, 1999, 135(5): 624-631.

[85] Gilmour S, Adkins R, Liddell GA, et al. Assessment of psychoeducational outcomes after pediatric liver transplant[J]. Am J Transplant, 2009, 9(2): 294-300.

[86] Mintzer LL, Stuber ML, Seacord D, et al. Traumatic stress symptoms in adolescent organ transplant recipients [J]. Pediatrics, 2005, 115(6): 1640-1644.

[87] Danzinger-Isakov L, Kumar D; AST Infectious Diseases Community of Practice. Guidelines for vaccination of solid organ transplant candidates and recipients[J]. Am J Transplant, 2009, 9(Suppl 4): S258-S262.

[88] Rubin LG, Levin MJ, Ljungman P, et al; Infectious Diseases Society of America. 2013 IDSA clinical practice guideline for vaccination of the immunocompromised host[J]. Clin Infect Dis, 2014, 58(3): 309-318.

[89] De Bleser L, Dobbels F, Berben L, et al. The spectrum of non-adherence with medication in heart, liver, and lung transplant patients assessed in various ways[J]. Transpl Int, 2011, 24(9): 882-891.

原载于《中华移植杂志(电子版)》,2016,10(1):2-11

肝移植乙型肝炎防治指南

中华医学会器官移植学分会
中华医学会肝病学分会

历经半个多世纪的探索与发展,肝移植已被公认为治疗终末期肝病的最有效措施。据中国肝移植注册系统(China Liver Transplant Registry,CLTR)2015 年统计资料,肝移植受者中病毒性肝炎相关肝病患者占 74.79%,其中乙型肝炎病毒(hepatitis B virus,HBV)相关肝病患者占 71.25%。因此,科学、有效地防治肝移植术后 HBV 感染与乙型肝炎复发,是我国肝移植领域的重要临床问题。

HBV 相关肝移植的初期临床实践证明,如未采取有效预防措施,肝移植术后 HBV 再感染率超过 90%[1-2]。其后,乙型肝炎免疫球蛋白(hepatitis B immunoglobulin,HBIG)[3-4]和拉米夫定(lamivudine,LAM)[5-6]先后被用于肝移植受者,使移植肝 HBV 再感染率明显降低。

为了有效应对肝移植术后 HBV 再感染问题,2001 年 7 月我国部分肝病内科和器官移植专家在天津制定了《中国肝移植术后乙型肝炎再感染、复发的诊断标准及预防意见》[7],首次确定了以拉米夫定联合小剂量 HBIG 为基础的治疗方案,并在全国范围推广,使我国肝移植术后 HBV 再感染率降至 10% 以内,取得了里程碑式的成果[8-9]。近年,多种核苷(酸)类药物[nucleos(t)ide analogs,NAs]如恩替卡韦(entecavir,ETV)、替诺福韦酯(tenofovir disoproxil fumarate,TDF)、替比夫定(telbivudine,LDT)、阿德福韦酯(adefovir,ADV)的出现,为防治肝移植术后 HBV 再感染提供了更多选择,但也导致了多种方案并存和治疗欠规范的问题。此外,目前我国是 HBV 中等流行区,肝移植供者潜在感染 HBV 的风险较高,但在供肝筛检环节中仍缺乏迅速、准确检测肝组织 HBV 感染的方法,故相关问题也需进一步探讨。因此,对肝移植术后 HBV 再感染和新发感染的预防、诊断和治疗问题,亟待形成统一认识。

为此,中华医学会器官移植学分会与肝病学分会联合组织相关专家,在总结 HBV 相关肝移植研究成果及临床实践的基础上,经多次认真讨论,最终形成了《中国肝移植乙型肝炎防治指南(2016 版)》,以帮助临床医生更好地预防、诊断和治疗肝移植术后 HBV 再感染和新发感染。本指南采用的循证医学证据分级依据 2009 年牛津大学循证医学中心证据分级标准,推荐意见强度依据 GRADE 系统推荐分级(表 1、2)[10-11]。

表 1　循证医学证据分级标准

级别	定　义
1a	同质随机对照研究的系统评价
1b	单个随机对照研究(可信区间窄)
1c	全或无病案系列
2a	同质队列研究的系统评价
2b	单个队列研究(包括低质量 RCT,如随访<80%)
2c	结局性研究
3a	同质病例对照研究的系统评价
3b	单个病例对照
4	病例系列研究(包括低质量队列和病例对照研究)
5	基于经验未经严格论证的专家意见

表 2　GRADE 系统推荐强度

推荐强度	定　义
强推荐	确定针对特定群体或患者的临床决策或干预措施利大于弊或弊大于利
弱推荐	不能确定临床决策或干预措施的利弊,采取临床决策或干预措施的利弊相当

1　术语

肝移植术后 HBV 再感染(hepatitis B virus reinfection after liver transplantation):移植术前存在明确 HBV 感染的患者,肝移植术后再次出现 HBsAg 和(或)HBV DNA 持续阳性。

肝移植术后乙型肝炎复发(hepatitis B recurrence after liver transplantation):肝移植术后 HBV 再感染者,同时出现无其他原因解释的肝功能异常或肝脏病理改变。

肝移植术后新发 HBV 感染(de novo hepatitis B virus infection):受者肝移植术前不存在 HBV 感染,肝移植术后出现 HBsAg 和(或)HBV DNA 阳性。

HBV 隐匿感染(occult hepatitis B virus infection):血清 HBsAg 阴性,而血清和(或)肝脏组织 HBV DNA 阳性的临床状态[12]。

基因耐药(genotypic resistance):肝移植术前、术后,HBV 基因突变导致的 NAs 耐药。

原发性无应答(primary nonresponse):NAs 治疗 12 周时 HBV DNA 较基线下降幅度<1 $\log_{10}$ IU/ml 或 24 周时 HBV DNA 较基线下降幅度<2 $\log_{10}$ IU/ml。

应答不佳或部分病毒学应答(suboptimal or partial virological response):NAs 治疗 24 周时 HBV DNA 较基线下降幅度>2 $\log_{10}$ IU/ml,但仍然可以检测到。

2　肝移植术后 HBV 再感染/新发感染的危险因素

肝移植术后 HBV 再感染/新发感染的发生机制复杂,目前尚未完全阐明。既往临床证据表明,供受者的 HBV 感染状态及围手术期处理等因素可增加肝移植术后 HBV 再感染/新发感染的风险。总结概括为：HBV 隐匿感染的供者，肝细胞内可长期存在 HBV 共价环状闭合 DNA（cccDNA），增加受者感染 HBV 的风险[13]；受者体内未被清除的 HBV 可直接感染移植肝脏[14]；多种肝外细胞可受到 HBV 感染[15]，并可持久携带 HBV cccDNA 等遗传物质，导致受者持续存在 HBV 再感染风险[14]；HBV 感染的肝细胞癌可转移至肝外组织，成为受者 HBV 再感染的潜在病毒来源[16-19]；HBV 基因突变可影响 NAs 或 HBIG 的治疗效果，增加 HBV 再感染/新发感染的风险；肝移植术中、术后输注血及血制品存在 HBV 感染风险；肝移植术后使用免疫抑制剂，降低受者免疫功能，削弱抗 HBV 感染能力，易导致 HBV 再感染/新发感染；NAs 基因屏障低、剂量低和抗-HBs 滴度不足，增加 HBV 再感染/新发感染的风险；受者用药依从性不佳，亦可导致 HBV 再感染/新发感染。

推荐意见：

1. 肝移植术后 HBV 再感染/新发感染的风险评估要点：①供者肝脏携带 HBV 的风险；②受者肝移植术前血液中的 HBV 载量；③HBV 相关肝癌的肝外转移；④HBV 基因耐药和 HBsAg 变异；⑤输血及血液制品；⑥肝移植受者的免疫抑制程度；⑦NAs 的用药方案，药物吸收和代谢的影响因素，抗-HBs 滴度；⑧患者对 HBV 相关治疗的依从性。（2b，强推荐）

3 HBV 相关肝移植的实验室与病理学检查

3.1 HBV 相关肝移植的实验室检查

肝移植术后需常规监测肝损伤和肝功能相关的实验室指标，这些指标也是判断 HBV 感染导致肝脏损伤的依据，主要包括：丙氨酸转氨酶（alanine aminotransferase，ALT）、天冬氨酸转氨酶（aspartate aminotransferase，AST）、γ-谷氨酰转肽酶（γ-glutamyltransferase，γ-GT）、胆红素总量（total bilirubin，TBIL）、白蛋白、血细胞计数和血浆凝血酶原时间等。

HBV 病毒学标志物[20]对 HBV 相关肝移植的临床实践有重要指导价值，主要包括：HBsAg、抗-HBs、HBeAg、抗-HBe、抗-HBc 和 HBV DNA。血清 HBsAg 是 HBV 感染的依据，可用于判定肝移植术前和术后的 HBV 感染状态；血清抗-HBs 可用于判断肝移植受者抗 HBV 感染的能力，并用于评价与监测接种乙型肝炎疫苗后机体的主动免疫状况，定量检测血清抗-HBs（抗-HBs 滴度）有助于指导 HBIG 的临床用药和乙型肝炎疫苗的强化免疫；抗-HBc 可用于评估供肝携带 HBV 的风险。HBV DNA 是 HBV 病毒血症的诊断指标之一，可定量反映 HBV 复制状况，常采用实时定量聚合酶链反应（real-time quantitative polymerase chain reaction，Real-time PCR）方法检测其血中水平。肝移植受者术前血清 HBV DNA 水平可用于预测肝移植术后 HBV 再感染风险、监测肝移植术后 HBV 临床/亚临床感染状况和评估 HBV 再感染后的治疗效果。

血清 HBV 耐药突变基因检测是肝移植前后更有针对性选择 NAs 的依据，主要采用基因序列测定方法或线性探针反向杂交方法。

3.2 HBV 相关肝移植的病理学检查

肝移植受者处于免疫抑制状态，HBV 再感染/新发感染者的病理学表现与非移植者感染 HBV 类似，但肝实质炎症细胞浸润程度和（或）类型可有别于非移植患者，肝细胞损伤程度较重，纤维化进展较快[21]。HBV 感染的组织学活动程度分级和纤维化分期，可采用 METAVIR 和 Laennec 评分系统[22]。肝组织坏死、纤维化可借助网状纤维和 Masson 三色染色评估[23]。肝组织内的 HBV 可通过 HBsAg、HBcAg 免疫组织化学染色或 HBV DNA 原位杂交检测[24]。

纤维化淤胆型肝炎(fibrosing cholestatic hepatitis,FCH)是由 T_H 2 型非特异性免疫反应所致的特殊类型肝炎[25],常发生于免疫低下的患者,其病程凶险、预后不佳[26-27],占肝移植术后 HBV 再感染者的 2%~10%,HBV 新发感染者同样存在 FCH 的发病风险。FCH 病理学特点包括:肝板排列紊乱,肝细胞广泛水样、气球样及毛玻璃样变性,肝细胞和毛细胆管淤胆;肝实质内多以中性粒细胞浸润为主,肝窦壁细胞增生伴纤维化;汇管区扩大、纤维组织及小胆管增生伴程度不等的中性粒细胞及单个核细胞浸润。肝组织 HBV 检测发现存在大量 HBV 抗原或 DNA。

推荐意见:

2. 肝移植术后 HBV 再感染/新发感染时,肝组织病理学检查有助于明确诊断、判定病变程度,可作为评估 NAs 治疗效果和确定再次移植指征的依据。(4,强推荐)

3. 肝组织 HBsAg、HBcAg 的免疫组织化学染色或 HBV DNA 原位杂交检测,可用于肝移植术后 HBV 感染的判定。(4,强推荐)

4 肝移植术后 HBV 再感染/新发感染的预防

4.1 供者的 HBV 感染评估和供肝的利用

供者的 HBV 感染史及 HBV 病毒学检测,是供肝安全性评估和合理利用的依据。HBV 血清标志物(HBsAg、抗-HBs、HBeAg、抗-HBe、抗-HBc)和 HBV DNA 是判断供肝 HBV 感染状态的最主要指标。供者的上述指标均阴性或仅抗-HBs 阳性时,供肝携带 HBV 的风险低;其他标志物阳性时,不同程度地增加术后受者感染 HBV 的风险。供者 HBsAg 阴性而抗-HBc 阳性时,供肝携带 HBV 的潜在可能性增加[28],可分配给存在 HBV 感染的受者,术后应采用抗 HBV 药物(NAs 联合 HBIG)预防 HBV 感染[29-33]。

推荐意见:

4. 供者 HBV 感染的风险评估应包括血清 HBsAg、抗-HBs、HBeAg、抗-HBe、抗-HBc 和 HBV DNA 检测。(2b,强推荐)

5. 供者血清 HBsAg、HBeAg、抗-HBe、抗-HBc 和 HBV DNA 均阴性时,供肝携带 HBV 的风险低。供者血清 HBsAg 阴性、抗-HBc 阳性时,供肝携带 HBV 的潜在可能性增加,无论受者是否存在 HBV 感染,接受抗-HBc 阳性供肝时,均应采用抗 HBV 药物预防。(2b,强推荐)

4.2 HBV 相关肝移植的 HBV 感染预防方案

符合《慢性乙型肝炎防治指南(2015 更新版)》[22]抗 HBV 治疗适应证的 HBV 相关肝病患者,移植术前应继续抗 HBV 治疗。不符合治疗适应证但 HBV DNA 阳性的患者,在决定接受肝移植后,应立即开始服用高耐药基因屏障 NAs 药物(ETV 或 TDF)[34];如患者 HBV DNA 阴性,宜于肝移植术前 1 至 2 周内开始服用高耐药基因屏障 NAs 药物(ETV 或 TDF)。肝移植术前血清 HBV DNA 阳性[35-37]增加术后 HBV 再感染风险,故应在术前尽可能地使 HBV DNA 不可检出[38]或最大限度降低 HBV DNA 水平[39]。

HBV 相关肝移植术中,采用 HBIG 充分中和 HBsAg 是阻止 HBV 感染移植肝脏的关键措施。HBV DNA 阴性受者,术中静脉注射 HBIG 剂量不低于 2000IU;HBV DNA 阳性受者,术中静脉注射 HBIG 剂量不低于 4000IU。如术中静脉注射 HBIG 后受者失血量较大,可适当增加剂量。

HBV 相关肝移植术后,宜采用"NAs 联合低剂量 HBIG"方案。美国肝病学会和移植学会 2012 年实践指南[40]指出,使用抗 HBV 药物和低剂量 HBIG,可防止 90% 的肝移植受者发生 HBV 再感染[40-41];对于术前 HBV DNA 低水平或阴性的患者,无其他 HBV 再感染高危因素时,术后可停用 HBIG,采用单药或联合 NAs 治疗。由于我国为 HBV 中等流行区、供者潜在感染的风险较高、HBV 相关肝癌的受者比例较高以及各医疗单位检测 HBV DNA 方法不一致等实际情况,术后免用 HBIG 方案仍需我国大样本的临床研究进一步证实,本指南暂不推荐。荟萃分析显示,肝移植术后采用高耐药基因屏障 NAs(ETV 或 TDF)联合 HBIG 作为预防方案时,HBV 再感染率仅为 1.0%,故高耐药基因屏障 NAs 联合 HBIG 预防方案更为有效[42]。在临床实践中,无 HBV 耐药突变高危因素和证据的 HBV 相关肝移植受者,术后亦可沿用术前已经使用的 NAs 并联合 HBIG 预防。

HBV 相关肝移植术后 6 个月内,宜较为密集地检测 HBsAg、HBV DNA 及抗-HBs 滴度,监测 HBV 复制及再感染情况,确定 HBIG 的使用剂量和频率。肝移植术后抗-HBs 滴度谷值:1 周内升至 1000IU/L;3 个月内不低于 500IU/L;3~6 个月不低于 200IU/L;6 个月以上不低于 100IU/L。肝移植 6 个月后,每 3 个月检测抗-HBs 滴度、HBsAg 和 HBV DNA。随访中,受者的抗-HBs 滴度突然降低或难以维持,常预示 HBV 再感染,应调整治疗方案。HBV 相关肝移植受者的抗病毒治疗,目前尚无停药指征。

推荐意见:

6. HBV 相关肝移植术前选用高耐药基因屏障 NAs,旨在最大限度降低 HBV DNA 水平;对于原发无应答或应答不佳者,建议换用或加用另一种抗病毒活性更强且无交叉耐药性的药物;患者等待肝移植期间,建议接受每月 1 次的 HBV 病毒学评估。(2b,强推荐)

7. HBV 相关肝移植术中无肝期静脉注射 HBIG,以中和受者血液中的 HBsAg。HBIG 推荐剂量:术前 HBV DNA 阴性受者,不低于 2000IU;术前 HBV DNA 阳性的受者,不低于 4000IU。如术中输入 HBIG 后受者失血量较大,可适当增加剂量。(2a,强推荐)

8. HBV 相关肝移植术后,选用高耐药基因屏障药物联合静脉注射或肌内注射 HBIG,预防肝移植术后 HBV 再感染;无 HBV 耐药突变高危因素及 HBV 耐药突变证据的 HBV 相关肝移植受者,术后可沿用术前已经开始使用的 NAs 并联合 HBIG 进行预防,建议长期应用。(2a,强推荐)

9. HBV 相关肝移植术后 6 个月内,宜较为密集地检测 HBsAg、HBV DNA 及抗-HBs 滴度,监测 HBV 复制及再感染情况,以确定 HBIG 的使用剂量和频率。术后抗-HBs 滴度谷值:1 周内升至 1000IU/L;3 个月内不低于 500IU/L;3~6 个月不低于 200IU/L;6 个月以上不低于 100IU/L。肝移植 6 个月后,每 3 个月检测抗-HBs 滴度、HBsAg 和 HBV DNA。(4,强推荐)

10. 随访中,受者的抗-HBs 滴度突然降低或难以维持,常预示 HBV 再感染,应调整治疗方案。(3b,弱推荐)

4.3 HBV 隐匿感染相关肝移植的 HBV 感染预防

肝移植术前有 HBV 隐匿感染(血清 HBsAg 阴性但肝脏 HBV DNA 阳性)的患者,如不采用抗 HBV 药物[NAs 和(或)HBIG]预防,术后新发 HBV 感染率可达 38.9%[13]。此外,供者也存在 HBV 隐匿感染的风险[43]。供者和受者肝移植术前存在 HBV 隐匿感染风险时,也需使用 NAs 和 HBIG 预防肝移植术后 HBV 再感染/新发感染。

推荐意见:

11. 肝移植受者术前血清抗-HBs 阴性时,如果供者或受者存在抗-HBc 等 HBV 隐匿感染风险因素,建议使用高耐药基因屏障 NAs 和 HBIG 预防肝移植术后 HBV 再感染/新发感染。(2B,强推荐)

5 肝移植术后 HBV 再感染/新发感染的治疗

肝移植术后 HBV 再感染/新发感染病情进展相对迅速,可导致移植肝功能衰竭甚至受者死亡,需尽快进行针对性的评估和治疗,旨在短期内迅速抑制 HBV 复制,避免出现严重肝损伤。

HBV 再感染/新发感染出现后,应停用 HBIG,同时加强 NAs 抗 HBV 治疗。美国肝病学会和移植学会 2012 年实践指南[40]推荐,肝移植术后 HBV 再感染病例需终身抗病毒治疗;在重新制定预防或治疗方案后,HBV 再感染者可接受再次肝移植[40,44]。在免疫抑制背景下,HBV 可能对 NAs 治疗无应答或应答不佳,造成用药选择复杂;HBV 再感染/新发感染后,需检测 HBV 耐药突变基因并调整用药。密集监测 HBV DNA 水平和肝损伤指标,肝损伤指标异常时,可行肝脏组织病理学检查,综合判定肝损伤程度及疾病进展情况,以确定是否行再次肝移植评估。

推荐意见:

12. 肝移植术后 HBV 再感染/新发感染时,应采用高耐药基因屏障 NAs 治疗,并检测 HBV 耐药突变基因及调整用药。(4,强推荐)

13. 肝移植术后 HBV 再感染/新发感染时,应动态检测 HBV DNA 和肝损伤指标,肝损伤指标异常时,可行肝脏组织病理学检查,综合判定肝损伤程度及疾病进展情况。(4,强推荐)

14. 肝移植术后 HBV 再感染/新发感染时,受者的病情进展迅速或组织学证实肝脏严重受损,应尽快进行再次肝移植评估。(4,强推荐)

6 特殊临床问题

6.1 肝移植合并肾功能不全的 NAs 选择

肝移植受者受术前疾病、术中血流动力学变化及术后肾毒性药物使用等因素的影响,更易发生肾功能不全,这些受者接受抗 HBV 治疗时,应动态监测肾脏功能变化,并根据肌酐清除率调整用药。核苷酸类似物(TDF[45-46]、ADV[22])经肾脏代谢,应尽可能避免使用。临床实践中,需综合评估药物对肾功能的不利影响与治疗获益,确定治疗方案。

推荐意见:

15. 肝移植合并肾功能不全时,可根据肌酐清除率调整 NAs 的剂量与用药间隔,尽可能避免使用 TDF 和 ADV。(5,弱推荐)

6.2 儿童肝移植 HBV 感染的预防

儿童是肝移植术后 HBV 新发感染的特殊人群。美国肝病学会和移植学会 2013 年儿童肝移植指南推荐,儿童在肝移植术前常规接种乙型肝炎疫苗[47]。不建议对长期服用免疫抑制剂的儿童接种减毒活疫苗,应选择灭活疫苗和基因重组疫苗[48-49]。有研究显示,移植术前接种过乙型肝炎疫苗的儿童,术后部分受者仍出现 HBV 新发感染,其中包括术前抗-HBs 阳性的病例[50]。此外,对接受抗-HBc 阳性供肝的儿童,可于术后接种乙型肝炎疫苗,以建立或强化主动免疫[51-52]。美国食品药品监督管理局(FDA)批准,核苷类似物(LAM 和 ETV)适用于 2~17 岁儿童,核苷酸类似物(ADV 和 TDF)适用于 12~17 岁儿童。目前尚未证实 NAs 对婴幼儿受者的安全性,在使用抗-HBc 阳性供肝[53]等特殊情况下,应权衡 HBV 感染风险与用药安全利弊,可在充分知情同意下,酌情使用 LAM[54] 或 ETV,但需密切监测药物不良反应。

推荐意见:

16. 建议肝移植术前对 HBsAg 和抗-HBs 阴性的患儿接种基因重组乙型肝炎疫苗,如果病情允许,宜在抗-HBs 阳性后行肝移植。(5,弱推荐)

17. 抗-HBs 阴性患儿接受抗-HBc 阳性供肝时,可在监护人充分知情同意后,采用 LAM 或 ETV 预防 HBV 感染,并注意根据体重和年龄调整剂量。(3b,强推荐)

6.3 成人肝移植受者主动免疫的构建

肝移植受者术后接种乙型肝炎疫苗,可有一定比率的患者产生具有保护作用的抗-HBs[55-57]。研究显示,肝移植受者接种乙型肝炎疫苗者,53.7% 产生主动免疫应答,14.9% 需进行周期性疫苗强化[58]。然而,与单独 HBIG 治疗存在相似问题,HBV 基因变异可逃避疫苗接种产生的抗体,即使在乙型肝炎疫苗诱导人体产生大量抗体的情况下,停用抗 HBV 药物仍可导致 HBV 再感染[55,59]。年轻受者接种 2 倍剂量乙型肝炎疫苗,可提高应答率[58,60-61]。临床实践中,在肝移植术后,对肝功能稳定、HBV DNA 阴性和免疫抑制剂用量较小的受者,可接种乙型肝炎疫苗以期建立对 HBV 的主动免疫。

HBV 相关肝移植受者,即使术后接种足量乙型肝炎疫苗,许多患者仍难以建立主动免疫[62-66]。HBsAg 特异性细胞免疫功能低下,可能是疫苗接种失败的原因,而采用基因重组乙型肝炎疫苗及加入佐剂(MPL)可提高乙型肝炎疫苗的应答率[67-69]。乙型肝炎疫苗更适用于非 HBV 感染受者,此类受者也可于肝移植术前接种乙型肝炎疫苗[70]。

推荐意见:

18. 建议肝移植术前对 HBsAg 和抗-HBs 均阴性的受者接种基因重组乙型肝炎疫苗。(4,弱推荐)

19. HBV 相关肝移植术后,对肝功能稳定、HBV DNA 阴性和免疫抑制剂用量较小的受者,可尝试接种基因重组乙型肝炎疫苗,其使用剂量可增至常规用量的 2 倍。(4,强推荐)

20. 已建立主动免疫的 HBV 相关肝移植受者,可停用 HBIG,继续使用 NAs;但需密切监测抗-HBs 滴度,必要时给予乙型肝炎疫苗强化。(4,强推荐)

参 考 文 献

[1] Samuel D, Muller R, Alexander G, et al. Liver transplantation in European patients with the hepatitis B surface

antigen[J]. N Engl J Med,1993,329(25):1842-1847. DOI:10. 1056/NEJM199312163292503.

[2] Katz LH,Tur-Kaspa R,Guy DG,et al. Lamivudine or adefovir dipivoxil alone or combined with immunoglobulin for preventing hepatitis B recurrence after liver transplantation[J]. Cochrane Database Syst Rev,2010,(7): CD006005. DOI:10. 1002/14651858. CD006005. pub2.

[3] Rosenau J,Kreutz T,Kujawa M,et al. HBsAg level at time of liver transplantation determines HBsAg decrease and anti-HBs increase and affects HBV DNA decrease during early immunoglobulin administration[J]. J Hepatol,2007,46(4):635-644. DOI:10. 1016/j. jhep. 2006. 11. 022.

[4] Chu CJ,Fontana RJ,Moore C,et al. Outcome of liver transplantation for hepatitis B:report of a single center's experience[J]. Liver Transpl,2001,7(8):724-731. DOI:10. 1053/jlts. 2001. 26062.

[5] Naoumov NV,Lopes AR,Burra P,et al. Randomized trial of lamivudine versus hepatitis B immunoglobulin for long-term prophylaxis of hepatitis B recurrence after liver transplantation[J]. J Hepatol,2001,34(6): 888-894.

[6] Perrillo RP,Wright T,Rakela J,et al. A multicenter United States-Canadian trial to assess lamivudine monotherapy before and after liver transplantation for chronic hepatitis B[J]. Hepatology,2001,33(2):424-432. DOI:10. 1053/jhep. 2001. 21554.

[7] 顾长海,王宇明. 肝功能衰竭[M]. 人民卫生出版社,2002:753-754.

[8] 沈中阳,朱志军,邓永林,等. 小剂量 HBIg 联合核苷类似物预防肝移植术后乙肝复发 1506 例回顾性分析[J]. 中华肝胆外科杂志,2011,17(5):364-366. DOI:10. 3760/cma. j. issn. 1007-8118. 2001. 005. 005.

[9] Wang ZF,Zhu ZJ,Shen ZY. Advances in prophylaxis and treatment of recurrent hepatitis B after liver transplantation[J]. Hepatobiliary Pancreat Dis Int,2005,4(4):509-514.

[10] Oxford Centre for Evidence based Medicine Levels of Evidence (March 2009)[EB/OL]∥http:∥www. cebm. net/oxford-centreevidence-based-medicine-levels-evidence-march-2009/.

[11] Brozek JL,Akl EA,Jaeschke R,et al. Grading quality of evidence and strength of recommendations in clinical practice guidelines:Part 2 of 3. The GRADE approach to grading quality of evidence about diagnostic tests and strategies[J]. Allergy,2009,64(8):1109-1116. DOI:10. 1111/j. 1398-9995. 2009. 02083. x.

[12] Tandoi F,Caviglia GP,Pittaluga F,et al. Prediction of occult hepatitis B virus infection in liver transplant donors through hepatitis B virus blood markers[J]. Dig Liver Dis,2014,46(11):1020-1024. DOI:10. 1016/j. dld. 2014. 07. 172.

[13] Xie M,Rao W,Yang T,et al. Occult hepatitis B virus infection predicts de novo hepatitis B infection in patients with alcoholic cirrhosis after liver transplantation[J]. Liver Int,2015,35(3):897-904. DOI:10. 1111/liv. 12567.

[14] Hussain M,Soldevila-Pico C,Emre S,et al. Presence of intrahepatic (total and ccc) HBV DNA is not predictive of HBV recurrence after liver transplantation[J]. Liver Transpl,2007,13(8):1137-1144. DOI:10. 1002/lt. 21179.

[15] Coffin CS,Mulrooney-Cousins PM,Peters MG,et al. Molecular characterization of intrahepatic and extrahepatic hepatitis B virus (HBV) reservoirs in patients on suppressive antiviral therapy[J]. J Viral Hepat,2011,18(6):415-423. DOI:10. 1111/j. 1365-2893. 2010. 01321. x.

[16] Chun J,Kim W,Kim BG,et al. High viremia,prolonged lamivudine therapy and recurrent hepatocellular carcinoma predict posttransplant hepatitis B recurrence[J]. Am J Transplant,2010,10(7):1649-1659. DOI:10. 1111/j. 1600-6143. 2010. 03162. x.

［17］ Faria LC, Gigou M, Roque-Afonso AM, et al. Hepatocellular carcinoma is associated with an increased risk of hepatitis B virus recurrence after liver transplantation[J]. Gastroenterology, 2008, 134(7): 1890-1899; quiz 2155. DOI: 10.1053/j. gastro. 2008. 02. 064.

［18］ 滕大洪, 朱志军, 郑虹, 等. 与乙型肝炎病毒相关的原发性肝细胞癌肝移植术后的临床观察[J]. 中华器官移植杂志, 2007, 28(12): 719-721. DOI: 10. 3760/cma. j. issn. 0254-1785. 2007. 12. 005.

［19］ 李敏如, 易述红, 蔡常洁, 等. 肝移植术后原发性肝癌复发与乙型肝炎病毒再感染的关系[J]. 中华肝脏病杂志, 2011, 19(4): 271-274. DOI: 10. 3760/cma. j. issn. 1007-3418. 2011. 04. 010.

［20］ Sarri G, Westby M, Bermingham S, et al. Diagnosis and management of chronic hepatitis B in children, young people, and adults: summary of NICE guidance[J]. BMJ, 2013, 346: f3893. DOI: 10. 1136/bmj. f3893.

［21］ 高银杰, 李捍卫, 赵景民, 等. 肝移植后乙型病毒性肝炎复发的临床病理研究[J]. 中华器官移植杂志, 2011, 32(8): 477-480. DOI: 10. 3760/cma. j. issn. 0254-1785. 2011. 08. 008.

［22］ 中华医学会肝病学分会, 中华医学会感染病学分会. 慢性乙型肝炎防治指南(2015 更新版)[J]. 中华肝脏病杂志, 2015, 23(12): 888-905. DOI: 10. 3760/cma. j. issn. 1007-3418. 2015. 12. 002.

［23］ 王政禄, 李卉, 张淑英, 等. 肝移植术后常见并发症的病理学特点[J]. 中华器官移植杂志, 2008, 29(7): 417-420. DOI: 10. 3760/cma. j. issn. 0254-1785. 2008. 07. 011.

［24］ Roche B, Feray C, Gigou M, et al. HBV DNA persistence 10 years after liver transplantation despite successful anti-HBS passive immunoprophylaxis[J]. Hepatology, 2003, 38(1): 86-95. DOI: 10. 1053/jhep. 2003. 50294.

［25］ Pessoa MG, Bzowej N, Berenguer M, et al. Evolution of hepatitis C virus quasispecies in patients with severe cholestatic hepatitis after liver transplantation[J]. Hepatology, 1999, 30(6): 1513-1520. DOI: 10. 1002/hep. 510300610.

［26］ Ferrarese A, Zanetto A, Gambato M, et al. Liver transplantation for viral hepatitis in 2015[J]. World J Gastroenterol, 2016, 22(4): 1570-1581. DOI: 10. 3748/wjg. v22. i4. 1570.

［27］ Benner KG, Lee RG, Keeffe EB, et al. Fibrosing cytolytic liver failure secondary to recurrent hepatitis B after liver transplantation[J]. Gastroenterology, 1992, 103(4): 1307-1312.

［28］ 张闻辉, 邓永林, 郑虹, 等. 肝移植术后新发乙型肝炎病毒感染的临床分析[J]. 中华器官移植杂志, 2012, 33(5): 295-298. DOI: 10. 3760/cma. j. issn. 0254-1785. 2012. 05. 010.

［29］ Suehiro T, Shimada M, Kishikawa K, et al. Prevention of hepatitis B virus infection from hepatitis B core antibody-positive donor graft using hepatitis B immune globulin and lamivudine in living donor liver transplantation[J]. Liver Int, 2005, 25(6): 1169-1174. DOI: 10. 1111/j. 1478-3231. 2005. 01165. x.

［30］ MacConmara MP, Vachharajani N, Wellen JR, et al. Utilization of hepatitis B core antibody-positive donor liver grafts[J]. HPB (Oxford), 2012, 14(1): 42-48. DOI: 10. 1111/j. 1477-2574. 2011. 00399. x.

［31］ Fábrega E, García-Suarez C, Guerra A, et al. Liver transplantation with allografts from hepatitis B core antibody-positive donors: a new approach[J]. Liver Transpl, 2003, 9(9): 916-920. DOI: 10. 1053/jlts. 2003. 50190.

［32］ Holt D, Thomas R, Van Thiel D, et al. Use of hepatitis B core antibody-positive donors in orthotopic liver transplantation[J]. Arch Surg, 2002, 137(5): 572-575; discussion 575-576. DOI: 10. 1001/archsurg. 137. 5. 572.

［33］ Yu AS, Vierling JM, Colquhoun SD, et al. Transmission of hepatitis B infection from hepatitis B core antibody-positive liver allografts is prevented by lamivudine therapy[J]. Liver Transpl, 2001, 7(6): 513-

517. DOI:10. 1053/jlts. 2001. 23911.

[34] 中华医学会器官移植学分会,中华医学会外科学分会移植学组,中国医师协会器官移植医师分会. 中国肝癌肝移植临床实践指南(2014 版)[J]. 中华消化外科杂志,2014,13(7):497-501. DOI:0. 3760/cma. j. issn. 1673-9752. 2014. 07. 001.

[35] Martin P,DiMartini A,Feng S,et al. Evaluation for liver transplantation in adults:2013 practice guideline by the American Association for the Study of Liver Diseases and the American Society of Transplantation[J]. Hepatology,2014,59(3):1144-1165. DOI:10. 1002/hep. 26972.

[36] Dickson RC,Terrault NA,Ishitani M,et al. Protective antibody levels and dose requirements for IV 5% Nabi Hepatitis B immune globulin combined with lamivudine in liver transplantation for hepatitis B-induced end stage liver disease[J]. Liver Transpl,2006,12(1):124-133. DOI:10. 1002/lt. 20582.

[37] Wang K,Zhu ZJ,Zheng H,et al. Protective hepatitis B surface antibodies in blood and ascites fluid in the early stage after liver transplantation for hepatitis B diseases[J]. Hepatol Res,2012,42(3):280-287. DOI:10. 1111/j. 1872-034X. 2011. 00926. x.

[38] Lok AS,McMahon BJ. Chronic hepatitis B [J]. Hepatology, 2007, 45 (2): 507-539. DOI:10. 1002/hep. 21513.

[39] Marzano A,Gaia S,Ghisetti V,et al. Viral load at the time of liver transplantation and risk of hepatitis B virus recurrence[J]. Liver Transpl,2005,11(4):402-409. DOI:10. 1002/lt. 20402.

[40] Lucey MR,Terrault N,Ojo L,et al. Long-term management of the successful adult liver transplant:2012 practice guideline by the American Association for the Study of Liver Diseases and the American Society of Transplantation[J]. Liver Transpl,2013,19(1):3-26. DOI:10. 1002/lt. 23566.

[41] Wang PJ,Tam N,Wang H,et al. Is hepatitis B immunoglobulin necessary in prophylaxis of hepatitis B recurrence after liver transplantation? A meta-analysis[J]. PLoS One,2014,9(8):e104480. DOI:10. 1371/journal. pone. 0104480.

[42] Cholongitas E,Papatheodoridis GV. High genetic barrier nucleos(t) ide analogue(s) for prophylaxis from hepatitis B virus recurrence after liver transplantation:a systematic review[J]. Am J Transplant,2013,13 (2):353-362. DOI:10. 1111/j. 1600-6143. 2012. 04315. x.

[43] Niu Y,Chen X,Feng L,et al. Anti-HBc-positive/HBsAg-negative liver donors pose a higher risk of occult HBV infection but do not cause severe histological damage in liver grafts [J]. Clin Res Hepatol Gastroenterol,2014,38(4):475-480. DOI:10. 1016/j. clinre. 2014. 03. 016.

[44] 张海明,孙丽莹,郑虹,等. 病毒性肝炎复发患者再次肝移植的预后[J]. 中华消化杂志,2013,33(9):606-610. DOI:10. 3760/cma. j. issn. 0254-1432. 2013. 09. 006.

[45] Tsai MC,Chen CH,Tseng PL,et al. Comparison of renal safety and efficacy of telbivudine, entecavir and tenofovir treatment in chronic hepatitis B patients:real world experience[J]. Clin Microbiol Infect,2016,22 (1):95. e1-7. DOI:10. 1016/j. cmi. 2015. 05. 035.

[46] Pradat P,Le Pogam MA,Okon JB,et al. Evolution of glomerular filtration rate in HIV-infected, HIV-HBV-coinfected and HBVinfected patients receiving tenofovir disoproxil fumarate[J]. J Viral Hepat,2013,20(9):650-657. DOI:10. 1111/jvh. 12088.

[47] Kelly DA,Bucuvalas JC,Alonso EM,et al. Long-term medical management of the pediatric patient after liver transplantation:2013 practice guideline by the American Association for the Study of Liver Diseases and the American Society of Transplantation[J]. Liver Transpl,2013,19(8):798-825. DOI:10. 1002/lt. 23697.

［48］ Danzinger-Isakov L,Kumar D; Practice ASTIDCo. Guidelines for vaccination of solid organ transplant candi-dates and recipients［J］. Am J Transplant,2009,9 Suppl 4:S258-262. DOI:10. 1111/j. 166-6143. 2009. 02917. x.

［49］ Allen U,Green M. Prevention and treatment of infectious complications after solid organ transplantation in children［J］. Pediatr Clin North Am,2010,57(2):459-479,table of contents. DOI:10. 1016/j. pcl. 2010. 01. 005.

［50］ Su WJ,Ho MC,Ni YH,et al. Clinical course of de novo hepatitis B infection after pediatric liver transplanta-tion［J］. Liver Transpl,2010,16(2):215-221. DOI:10. 1002/lt. 21980.

［51］ Chang SH,Suh KS,Yi NJ,et al. Active immunization against de novo hepatitis B virus infection in pediatric patients after liver transplantation［J］. Hepatology, 2003, 37 (6): 1329-1334. DOI: 10. 1053/jhep. 2003. 50227.

［52］ Ni YH,Ho MC,Wu JF,et al. Response to booster hepatitis B vaccines in liver-transplanted children primarily vaccinated in infancy［J］. Transplantation,2008,86(11):1531-1535. DOI:10. 1097/TP. 0b013e318189064c.

［53］ 董冲,高伟,马楠,等. 乙型肝炎核心抗体阳性亲属活体供肝应用于儿童受者的风险及治疗方案［J］. 中华器官移植杂志,2015,36(2):92-96. DOI:10. 3760/cma. j. issn. 0254-1785. 2015. 02. 007.

［54］ Lee YJ,Oh SH,Kim KM,et al. De novo hepatitis B virus infection after pediatric liver transplantations with hepatitis B core antibodypositive donors:a single-center 20-yr experience［J］. Pediatr Transplant,2015,19 (3):267-272. DOI:10. 1111/petr. 12432.

［55］ Ishigami M,Honda T,Ishizu Y,et al. Frequent incidence of escape mutants after successful hepatitis B vac-cine response and stopping of nucleos(t)ide analogues in liver transplant recipients［J］. Liver Transpl, 2014,20(10):1211-1220. DOI:10. 1002/lt. 23935.

［56］ Günther M,Neuhaus R,Bauer T,et al. Immunization with an adjuvant hepatitis B vaccine in liver transplant recipients:Antibody decline and booster vaccination with conventional vaccine［J］. Liver Transpl,2006,12 (2):316-319. DOI:10. 1002/lt. 20674.

［57］ Sánchez-Fueyo A, Rimola A, Grande L, et al. Hepatitis B immunoglobulin discontinuation followed by hepatitis B virus vaccination:A new strategy in the prophylaxis of hepatitis B virus recurrence after liver transplantation［J］. Hepatology,2000,31(2):496-501. DOI:10. 1002/hep. 510310233.

［58］ Yoshizawa A,Yamashiki N,Ueda Y,et al. Long-term efficacy of hepatitis B vaccination as post-transplant prophylaxis in hepatitis B surface antigen (HBsAg) positive recipients and HBsAg negative recipients of anti-hepatitis B core positive grafts［J］. Hepatol Res,2016,46(6):541-551. DOI:10. 1111/hepr. 12586.

［59］ Lu SC,Jiang T,Lai W,et al. Reestablishment of active immunity against HBV graft reinfection after liver transplantation for HBVrelated end stage liver disease［J］. J Immunol Res, 2014, 2014: 764234. DOI: 10. 1155/2014/764234.

［60］ Lo CM,Lau GK,Chan SC,et al. Efficacy of a pre-S containing vaccine in patients receiving lamivudine prophylaxis after liver transplantation for chronic hepatitis B［J］. Am J Transplant,2007,7(2):434-439.

［61］ Feng L,Niu Y,Chen H,et al. Immunogenicity of different hepatitis B virus vaccination schedules in liver transplant recipients［J］. Hepatol Res,2013,43(5):495-501. DOI:10. 1111/j. 1872-034X. 2012. 01102. x.

［62］ Ishigami M,Kamei H,Nakamura T,et al. Different effect of HBV vaccine after liver transplantation between chronic HBV carriers and non-HBV patients who received HBcAb-positive grafts［J］. J Gastroenterol,2011, 46(3):367-377. DOI:10. 1007/s00535-010-0313-6.

［63］ Rosenau J,Hooman N,Hadem J,et al. Failure of hepatitis B vaccination with conventional HBsAg vaccine in patients with continuous HBIG prophylaxis after liver transplantation［J］. Liver Transpl,2007,13（3）:367-373. DOI:10. 1002/lt. 21003.

［64］ Di Paolo D,Lenci I,Trinito MO,et al. Extended double-dosage HBV vaccination after liver transplantation is ineffective,in the absence of lamivudine and prior wash-out of human Hepatitis B immunoglobulins［J］. Dig Liver Dis,2006,38（10）:749-754. DOI:10. 1016/j. dld. 2006. 06. 011.

［65］ Karasu Z,Ozacar T,Akarca U,et al. HBV vaccination in liver transplant recipients:Not an effective strategy in the prophylaxis of HBV recurrence［J］. J Viral Hepat,2005,12（2）:212-215. DOI:10. 1111/j. 1365-2893. 2005. 00585. x.

［66］ Angelico M,Di Paolo D,Trinito MO,et al. Failure of a reinforced triple course of hepatitis B vaccination in patients transplanted for HBV-related cirrhosis［J］. Hepatology,2002,35（1）:176-181. DOI:10. 1053/jhep. 2002. 30278.

［67］ Bauer T,Günther M,Bienzle U,et al. Vaccination against hepatitis B in liver transplant recipients:pilot analysis of cellular immune response shows evidence of HBsAg-specific regulatory T cells［J］. Liver Transpl,2007,13（3）:434-442. DOI:10. 1002/lt. 21061.

［68］ Nevens F,Zuckerman JN,Burroughs AK,et al. Immunogenicity and safety of an experimental adjuvanted hepatitis B candidate vaccine in liver transplant patients［J］. Liver Transpl,2006,12（10）:1489-1495. DOI:10. 1002/lt. 20836.

［69］ Stärkel P,Stoffel M,Lerut J,et al. Response to an experimental HBV vaccine permits withdrawal of HBIg prophylaxis in fulminant and selected chronic HBV-infected liver graft recipients［J］. Liver Transpl,2005,11（10）:1228-1234. DOI:10. 1002/lt. 20464.

［70］ Lin CC,Chen CL,Concejero A,et al. Active immunization to prevent de novo hepatitis B virus infection in pediatric live donor liver recipients［J］. Am J Transplant,2007,7（1）:195-200. DOI:10. 1111/j. 1600-6143. 2006. 01618. x.

原载于《中华器官移植杂志》,2016,37（11）:686-692

肝移植常见并发症病理诊断指南

中华医学会器官移植学分会
中国医师协会器官移植医师分会
中国抗癌协会肝癌专业委员会病理学组
中华医学会病理学分会消化病理学组
中华医学会病理学分会全国肝胆肿瘤及移植病理协作组

我国于 2008 年制订的《肝移植术后常见病变的病理诊断与分级指南》[1-2],对于规范我国肝移植病理诊断流程,提高肝移植病理诊断水平起到了积极的作用。随着肝移植临床及病理学领域不断取得新进展,脑死亡和心脏死亡器官捐献、活体肝移植(LDLT)和抗体介导的排斥反应(AMR)等新概念的提出和新技术的应用,对规范化病理诊断提出了新的要求。为此,我们于 2014 年 10 月,参照美国肝病学会临床指南委员会推荐的循证医学证据水平和证据类别评价标准(表 1)[3],组织制订了《肝移植常见并发症病理诊断指南(2016 版)》(简称《2016 版指南》)。

表 1 推荐循证医学证据分级系统

证据水平	描 述
A	证据来自多个临床随机对照试验或荟萃分析
B	证据来自单个临床随机对照试验或非随机研究
C	证据来自专家经验、病例研究或诊疗标准

证据类别	描 述
I	有证据和(或)通常同意某种特定的诊断评价、诊疗过程或治疗方法可以获益、有用和有效
II	对诊断评价、诊疗过程或治疗方法的有用性或有效性的证据相互冲突或意见分歧
IIa	证据或意见偏向于有用或有效
IIb	证据或意见的有用性或有效性不完善
III	有证据或通常同意某种特定的诊断评价、诊疗过程或治疗方法无用或无效,在某些情况下可能有害

肝移植后并发症的病理类型复杂多样,有些并发症,如乙型肝炎病毒(HBV)和丙型肝炎病毒(HCV)感染、肿瘤、自身免疫性肝病、血管并发症和移植后淋巴细胞增生性疾病等在许多文献中已有阐述。因此,本指南中不再赘述。本指南编写的基本原则是:聚焦以病理特征作为主要诊断标准和以病理诊断作为主要治疗依据的常见并发症,细化重要并发症的病理

诊断标准,以肝移植病理诊断的程序化和规范化作为切入点,引入新成果和新经验,为提高我国肝移植规范化病理诊断水平提供指导性的意见和建议。

1　肝移植病理诊断基本规范

1.1　多学科联合诊断

由于排斥反应等并发症的临床和实验室表现通常缺乏特异性,甚至溶血、骨骼疾病、肾功能不全、乳糜泄和糖尿病等肝外病变也可以导致肝移植术后肝功能指标异常[4]。因此,病理医师在诊断前应详细了解血清学和影像学检查结果,与临床充分交换意见;而临床医师也应了解常见并发症的病理特点和组织学分级标准,以便正确理解病理诊断的实际意义及对治疗方案的影响。

1.2　供肝活检

建议分别在供肝移植前修整时和供肝门静脉血流开放后(零时)取肝活检做基线病理检查,为评估供肝质量和移植后发生损伤的程度保留原始的病理学对照依据。有研究显示,供肝大胆管的管周腺体和血管丛损伤程度是预测移植后胆管狭窄的病理因素[5]。

1.3　肝穿刺组织满意度评估

一般认为,肝穿刺组织中含有≥10个以上结构完整的门管区能较好满足病理诊断的需要(通常为2条长度≥1.5cm的组织)。为此,建议在病理报告中注明肝穿刺组织的满意度:

Ⅰ类(满意):含≥10个门管区,能较好满足病理诊断的需要;Ⅱ类(基本满意):含5~9个门管区,能基本满足病理诊断的需要;Ⅲ类(不满意):门管区≤4个,勉强评估会影响病理诊断的可靠性与准确性,应建议临床酌情再做肝穿刺活检。

1.4　肝移植病理报告的时效性

为满足临床治疗的时效性,推荐建立快速肝穿刺组织石蜡包埋和制片方法,对于临床标注"加急"的标本,争取在送检当天或1个工作日内完成石蜡切片初步病理诊断报告[6]。

1.5　肝移植专用申请单和报告单

为适应肝移植专科病理诊断的特殊性,推荐使用本指南制订的肝移植病理检查申请单和报告单。临床医师应重点填写供肝的缺血时间、原发病、临床用药、影像学和生化检查等重要信息,这些信息对于保证病理诊断的准确性十分重要;病理医师应在报告单中填报重要的病理学参数,并注意与前次送检肝穿刺组织的对比。

1.6　移植病理医师的资质与培训

器官移植病理学是临床诊断病理学科中的一个亚专科。从事肝移植病理诊断的医师应具有普通病理和肝脏专科病理诊断的基础,并接受移植病理专业培训;器官移植学会应将移植病理医师的培训纳入到临床器官移植医师的整体培训规划中[7]。

推荐意见:

1. 从事肝移植病理诊断的医师应接受移植病理专业培训。为满足肝移植治疗时效性的需要,肝穿刺活检石蜡切片病理报告应尽可能在一个工作日内发出(B,Ⅰ),推荐使用肝移植病理诊断专用申请单和报告单(B,Ⅰ)。

2　供肝病理学评估

冰冻组织快速诊断是评估供肝质量的主要方法,但在冰冻条件下肝组织有时固定不佳,导致组织收缩和细胞清晰度降低,影响诊断的准确性,故应对送检组织及时进行良好固定。

2.1 大泡性脂肪变性

发生大泡性脂肪变性的肝细胞对缺血再灌注损伤敏感,是导致供肝微循环和功能障碍以及诱发排斥反应的重要原因。建议从供肝的左叶和右叶分别取活检组织,以减少肝细胞脂肪变性分布偏差对诊断的影响。冰冻条件下肝细胞易产生冰晶,在 HE 染色片上与脂肪空泡、水样变性空泡及糖原空泡相似,需注意鉴别,必要时可做油红 O 或苏丹 III 染色辅助判断。

1. 脑死亡和心脏死亡供肝:①轻度:大泡性脂肪变性<20%,以局灶性分布为主,使用安全;②中度:大泡性脂肪变性占 20%～30%,以带状分布为主,使用较安全,但心脏死亡供肝易发生缺血再灌注损伤和缺血性胆管炎[8];③重度:大泡性脂肪变性>30%,以小叶分布为主,是导致移植肝功能丧失的独立危险因素[9-10]。有报道显示,若无重要危险因素存在,大泡性脂肪变性达 30%～60% 的供肝也可以安全使用[10]。

2. 活体供肝:①轻度:大泡性脂肪变性≤10%;②中度:大泡性脂肪变性占 10%～30%;③重度:大泡性脂肪变性>30%,可显著增加肝移植物衰竭的风险[11]。

2.2 小泡性脂肪变性

单纯小泡性脂肪变性一般不影响移植肝的功能,但若同时存在中至重度的小泡性与大泡性脂肪变性时,则可能会严重影响移植肝的功能和受者的预后,应慎重使用[12]。

2.3 其他

应报告肝细胞变性坏死、肝炎、肝纤维化和肝细胞胆汁淤积等病变情况。

建议 2:冰冻切片快速诊断评估供肝脂肪变性的组织学类型和严重程度时,应注意避免组织固定因素的影响,供肝最终能否被用于移植应由临床结合各种危险因素综合判定(A,I)。

3 缺血再灌注损伤(IRI)

3.1 临床特点

IRI 包括供肝的热缺血、冷缺血以及再灌注等全过程引起的损伤,约 40% 发生在术后 7d 内,是诱发急性排斥反应(AR)、胆管并发症和导致移植物功能不良(IPF)和原发性无功能(PNF)的重要原因[7]。受者常在移植后的数小时内出现血清丙氨酸转氨酶(ALT)和天冬氨酸转氨酶(AST)明显升高。此后,于术后 1 周内,ALT 和 AST 通常很快恢复正常,损伤严重时可导致 PNF,出现胆红素总量(TB)和 γ-谷氨酰转移酶(γ-GT)持续性升高。轻度 IRI 的组织学修复约需 10～15d;中至重度 IRI 的肝损伤指标可能在术后 1 至数月恢复正常[7]。

3.2 组织学特点

主要表现为中央静脉周围肝细胞的水样变性/气球样变性/小泡性脂肪变性、毛细胆管胆汁淤积、肝细胞坏死和凋亡以及小胆管炎[13],肝窦内中性粒细胞的数量和微循环障碍与 IRI 的严重程度有关。

3.3 肝实质损伤分级标准

以下 3 种病变可单独或合并出现,以分级最重者作为评价标准。

1. 肝细胞变性:①轻度:累及面积<30%;②中度:累及面积30%～50%;③重度:累及面积>50%。

2. 肝细胞胆汁淤积:分级标准同上。

3. 肝细胞坏死:主要累及中央静脉周围肝细胞。①轻度:肝细胞点状坏死及少量凋亡;②中度:肝细胞灶性坏死及较多凋亡;③重度:肝细胞融合性/带状坏死。

3.4 鉴别诊断

需与AMR、急性排斥反应、药物性肝损伤、胆管并发症相鉴别。

建议3:IRI与排斥反应等肝移植后早期并发症的临床表现相似,但治疗原则相左。因此,病理诊断时应特别注重结合临床,并注意把握组织学特征进行鉴别诊断(B,Ⅰ)。

4 抗体介导的排斥反应

4.1 临床特点

肝移植后急性AMR的发生率约为0.3%～2%,多发生于术后数天至数周之内,多见于ABO血型不相容间移植和受者血清中供者特异性抗体(DSA)阳性(平均荧光强度≥10 000)者,而严重的急性AMR多见于存在高滴度DSA的受者。此外,由于肝移植后免疫微环境的改变,8%～39%的受者还可能出现新生DSA,由此也会增加发生AMR的风险。AMR损伤的主要靶点为血管内皮细胞(包括动脉、静脉及肝窦)[14]。AMR的早期经有效治疗后,血清DSA滴度降低,肝功能逐步恢复,肝组织内C4d染色减弱或消失,组织学损伤程度减轻,但AMR的晚期有转为慢性排斥反应(CR)的风险[15]。AMR的最终诊断需结合血清DSA检测、组织病理学和C4d免疫组化结果加以综合判定。

4.2 组织学特点

1. 急性AMR的组织学特点:①门静脉分支血管内皮细胞肥大,血管扩张;②嗜酸粒细胞性中央静脉炎;③门管区嗜酸粒细胞增多;④门管区淋巴细胞浸润;⑤淋巴细胞性静脉炎,④、⑤项与AMR负相关[16-17]。此外,肝窦中性粒细胞浸润,胆管周围血管丛/门管区毛细血管炎(血管腔内出现单核细胞和嗜酸粒细胞),由嗜酸粒细胞、巨噬细胞和中性粒细胞介导的静脉内皮炎,小胆管反应性增生,肝细胞点状坏死,小叶中央肝细胞水样变性和胆汁淤积,胆管壁坏死及胆管周围血管丛小动脉消失等表现,也都可见于急性AMR[18],而门管区急性排斥反应"三联征"(门管区淋巴细胞、嗜酸粒细胞和中性粒细胞等混合炎症细胞浸润,胆管上皮炎性损伤和静脉内皮炎)不典型。

2. 慢性AMR的组织学特点:表现为门管区非炎症性纤维化、轻度活动性界面炎和小叶炎、胆管狭窄、窦周纤维化、门管区胶原化、静脉分支管腔闭塞和结节再生性增生等[19-20]。

4.3 诊断标准

(1)确诊:满足以下①～③项;(2)高度可疑:满足以下①～③项中的任意两项,合并④和⑤中任意一项;(3)可疑:满足以下①～③中任意一项,合并④和⑤[21]。①血清DSA阳性;②肝组织内C4d阳性(判定标准见下"C4d免疫组化染色");③出现微血管损伤和微血管炎等组织学表现;④出现AR或CR病理表现;⑤排除造成肝损伤的其他原因。

4.4 C4d免疫组化染色

1. 检测方法:石蜡切片组织进行 C4d 免疫组化染色较为方便,应使用多克隆抗体,而冰冻切片免疫荧光染色的敏感性和特异性更高。此外,还需注意 C4d 阴性 AMR 的存在。

2. 染色阳性标准:肝组织内小血管内皮细胞阳性着色,包括肝窦内皮细胞及门管区间质毛细血管/小静脉内皮细胞染色,病变严重时胆管上皮也可以出现阳性[15]。

3. 染色阳性强度:①0 分:小血管无染色;②1 分(轻微):小血管染色占比<10%;③2 分(灶性):小血管染色占比为 10% ~50%;④3 分(弥漫):小血管染色占比>50%[23]。

4. 阳性诊断标准:阳性染色强度=3 分,且满足以下 3 项中的任意 2 项:①≥4 个门管区血管内皮细胞着色;②肝窦内皮细胞线性着色;③≥2 个中央静脉血管内皮细胞着色[22]。

4.5 鉴别诊断

需与 IRI、AR、HBV 肝炎和 HCV 肝炎等相鉴别。需要注意的是,HBV 和 HCV 肝炎复发等病变也可以出现 C4d 沉积,需注意结合血清学检测鉴别诊断。

建议 4:对肝移植后血清 DSA 阳性、疑为 AMR 或无明确病因的早期肝功能异常受者,及时行肝穿刺活检和 C4d 染色有助于 AMR 的早期发现和早期治疗(B,Ⅰ)。

5 急性排斥反应

5.1 临床特点

发生率为 30% ~70%,多发生在肝移植后 30d 内,尤以 5 ~15d 多见[7]。病程早期或组织损伤轻微的受者常不出现明显的临床表现,病程后期或重度损伤时,受者出现发热、移植肝体积增大和压痛、胆汁量少且色淡;TB、ALT、AST、γ-GT 和碱性磷酸酶(ALP)等肝损伤指标显著升高或反复波动,外周血中性粒细胞和嗜酸粒细胞增多也较为常见。但上述临床和实验室表现多缺乏敏感性和特异性。

5.2 组织学特点

1. 门管区型 AR(PB-AR):是肝移植后最常见的 AR 类型,80% ~90% 发生在肝移植后 5 ~30d(中位数为 8d),由 T 淋巴细胞介导,作用靶点是血管内皮细胞和胆管上皮细胞。经典的 PB-AR 具有门管区"三联征",国际 Banff 评分系统将门管区"三联征"按排斥反应活动指数(RAI)各计 3 分,总分为 9 分[7,23]:1 ~2 分为无 AR;3 分为交界性/不确定性 AR;4 ~5 分为轻度 AR;6 ~7 分为中度 AR;8 ~9 分为重度 AR。

2. 中央静脉周围炎型 AR(CP-AR):其发生与抗体及 T 淋巴细胞介导的排斥反应均可能有关。CP-AR 是一组病变的总称,包括中央静脉内皮炎、中央静脉周围肝细胞坏死/脱失、单核细胞浸润、周围肝窦充血和出血等病理改变组成,易导致肝腺泡Ⅲ区桥接坏死和纤维化[24]。就诊断 CP-AR 而言,肝穿刺组织内中央静脉的数量>6 个可满足诊断需要,≤3 个则影响诊断的准确性。Banff 分级系统主要是针对经典的 PB-AR,因而需要对 CP-AR 进行组织学分级[7]。

Ⅰ级(轻微):病变累及<50% 的中央静脉,局限于腺泡Ⅲ区范围。

Ⅱ级(轻度):病变累及>50% 的中央静脉,局限于腺泡Ⅲ区范围。

Ⅲ级(中度):病变累及>50% 的中央静脉,扩展到腺泡Ⅱ区范围。

Ⅳ级(重度):病变累及>50% 的中央静脉,超过腺泡Ⅱ区范围。

肝移植术后早期出现 CP-AR+PB-AR 者发生移植肝功能丧失和中央静脉周围炎（CP）的概率可能增加。CP-AR 通常具有顽固性、耐药性和治疗后易复发等特点,可能会增加抗排斥反应治疗的难度。Ⅱ级以下的 CP-AR 有自发缓解的可能,若与 PB-AR 合并出现时,提示排斥反应加重。对顽固性 CP-AR,建议在抗排斥反应治疗后进行病理学复查,在客观判断抗排斥反应效果的基础上调整治疗方案[24]。

3. 迟发型 AR（LAR）:是指肝移植术后 ≥6 个月发生的 AR,发生率为 7% ~40%,免疫抑制剂水平不足可能是诱发因素之一[25]。LAR 除可有门管区"三联征"表现外,有时也表现为孤立性 CP-AR,门管区炎症以淋巴细胞、中性粒细胞和嗜酸粒细胞为主,可出现界面炎和小叶炎,但静脉内皮炎和胆管炎较轻。相比于经典的 PB-AR,LAR 更易转为 CP 和导致移植物功能丧失[26]。

5.3 鉴别诊断

需与 AMR、IRI、自身免疫性肝炎（AIH）、病毒性肝炎、CP、胆管/血管并发症以及药物性肝损伤等相鉴别。

建议 5:病理诊断 AR 时应报告 AR 的病理类型特点,并进行规范的 RAI 组织学评分（A,Ⅰ）;孤立性 CP 还可见于 IRI、AIH、病毒性肝炎及药物性肝损伤等病变,需注意鉴别诊断（B,Ⅰ）。

6 慢性排斥反应

6.1 临床特点

CR 是一种形态学概念,并非依据时间划分,可发生在肝移植后任何阶段,但多发生在肝移植 1 年以后,5 年发生率为 3% ~5%[7]。CR 的主要危险因素包括:①增强免疫抑制治疗不能缓解或仍持续存在 AR;②多次 AR 发作史;③长期存在亚临床 AR。实验室检查通常血清 TB、γ-GT 和 ALP 升高。

6.2 组织学特点

以小胆管退行性变（胆管萎缩、核固缩、胞浆空泡化和基底膜缺失）、数量减少或消失,以及大、中动脉闭塞性动脉病变等为基本特点,部分病例可出现门管区小动脉数量减少,病程后期可出现小叶中央纤维化。小胆管增生是 CR 出现逆转或鉴别诊断的重要依据。胆管上皮细胞的周期调控蛋白 p21WAF1/Cip1 抗体免疫组化染色阳性有助于 CR 的早期诊断。可采用 Banff 系统的 RAI 分级标准评估 CR 程度,即根据胆管损伤或缺失、肝纤维化和动脉病变,分别计 3 分,总分为 9 分,其中 1 ~4 分为早期 CR,对抗排斥反应治疗仍可能有应答;5 ~9 分为晚期 CR,对抗排斥反应治疗的反应有限,常需要再次肝移植[7]。

6.3 小胆管缺失的判定

CR 的病理诊断中应注明有小叶间胆管减少和退行性变的门管区占全部门管区的比例,通常应做细胞角蛋白（CK7/CK19）免疫组化染色加以确认,经过 ≥2 次肝穿刺检查证实 >50% 的门管区小胆管缺失时可诊断 CR,但在肝穿刺组织门管区数量不足时需谨慎诊断[7]。

6.4 鉴别诊断

需与胆管并发症、药物性肝损伤、原发性胆汁性肝硬化（PBC）和原发性硬化性胆管炎

（PSC）等相鉴别。

建议6：病理诊断 CR 时应进行 Banff 病理分期和 RAI 评分；动态肝穿刺活检观察到进行性小叶间胆管退变和数量减少是诊断 CR 的重要组织学依据（A，I）。

7 胆管并发症

7.1 临床特点

发生率为 5%～25%，包括吻合性狭窄和非吻合性狭窄（NAS）两大类，前者指胆管吻合口发生的机械性阻塞或狭窄。NAS 的发生率为 5%～15%，多发生于术后 5～8 个月，为肝动脉血栓或狭窄等多种因素造成胆管周围血管丛受损，导致胆管供血不足而引起肝内胆管的区段性或弥漫性狭窄和坏死，又称为缺血性胆管炎或缺血性胆管病变[13]。有研究显示，肝移植后 1 年内发生的 NAS 主要与 IRI 有关，而在 1 年后发生的 NAS 则与免疫介导机制有关[27]，如 AR/CR 发作、巨细胞病毒感染及 AIH 受者等因素[28]。

7.2 组织学特点

胆管阻塞/狭窄的主要组织学表现是门管区水肿及小胆管增生，伴中性粒细胞为主的炎症细胞浸润，常有小胆管扩张并含胆栓、小叶中央肝细胞及毛细胆管胆汁淤积、中央静脉周围肝细胞水样/气球样变性，小叶间胆管腔及胆管壁内出现中性粒细胞。发生缺血性胆道病时，门管区少量以中性粒细胞和嗜酸粒细胞为主的炎症细胞浸润，小叶间胆管退行性变（包括胆管萎缩、上皮细胞凋亡、核固缩和基底膜缺失等），随着病变进展，可出现胆管数量减少，较大胆管黏膜上皮脱失、管壁坏死及胶原变性，胆管周围血管丛小动脉坏死或消失[13]。胆管并发症后期可出现桥接纤维化[27-28]。

7.3 鉴别诊断

需与 AR、CR、药物性肝损伤和 PSC 等相鉴别。

建议7：胆道造影及影像学检查是诊断胆管并发症的主要依据。当临床难以将胆管并发症与其他并发症相区别时，病理学检查具有一定的辅助诊断意义，特别是在与排斥反应等并发症的鉴别诊断中具有重要价值（A，I）。

8 药物性肝损伤（DILI）：

8.1 临床特点

国外报道肝移植后免疫抑制背景下 DILI 的发生率为 2%，发生时间中位数为术后 60d（15～965d）[29]；国内报道发生率为 12.5%，44% 的病例发生在术后 30d（5～1643d），其中 68.1% 由抗生素、抗真菌药物和抗病毒药物所致，31.9% 由抗肿瘤药物和免疫抑制剂等药物所致[30]。肝移植后通常需要较长时期使用免疫抑制剂和非免疫抑制剂等药物，这些药物间的相互作用也使得判断 DILI 的发生模式更为复杂，而免疫抑制剂的治疗浓度与中毒浓度之间差别并不大，一些无临床症状的 DILI 仅在程序性肝穿刺检查时得以发现。

目前临床上以无症状受者出现血清 ALT>3 倍正常值上限（3×ULN）和 ALP>2×ULN 作为诊断 DILI 的主要实验室指标[31]，当难以与其他并发症引起的肝功能异常相区别时，常需要借助肝穿刺活检进行鉴别。病理学检查作为一种排除性诊断，可参考以下辅助诊断条件：①临床存在可能引起 DILI 的用药史；②出现 DILI 的肝功能损伤指标；③免疫抑制剂的血药浓度过高或波动较大;④出现以肝细胞变性和毛细胆管胆栓为主的形态学改变;⑤排除其他引起移植肝功能异常的并发症;⑥停用可疑药物后,临床症状改善、肝损伤指标下降或转为正常,肝组织学损伤减轻或消失。

8.2 组织学特点

引发DILI的药物类型与组织学损伤类型之间缺乏关联性,80%的DILI为轻至中度损伤,作用靶点以肝实质细胞为主,也可累及胆管细胞和血管内皮细胞,共性表现为肝腺泡Ⅲ区肝细胞水样/气球样变性、脂肪变性和毛细胆管胆汁淤积,肝细胞凋亡及核分裂易见,门管区和肝窦出现中性粒细胞、嗜酸粒细胞和淋巴细胞混合性炎症细胞浸润,严重者出现肝腺泡Ⅲ区为主的融合坏死及桥接坏死;病程迁延者可出现肝细胞大泡性脂变、门管区炎性纤维组织和小胆管增生及肉芽肿病变等。发生血管内皮细胞损伤时还可导致肝静脉阻塞症和肝紫癜症等[29-31]。

有报道显示,不同免疫抑制剂引起的DILI有一定差异,如:①环孢素A(CsA):肝细胞气球样变、胆汁淤积和点状坏死;②他克莫司:中央静脉周围肝细胞缺失,肝窦扩张淤血,肝细胞胆汁淤积和灶性坏死,可出现结节性增生改变;③肾上腺糖皮质激素:肝细胞气球样变或脂肪变性,大剂量使用可能诱发移植后淋巴组织增生病;④西罗莫司:门管区少量单核细胞和嗜酸粒细胞浸润、轻度界板炎和肝窦淤血;⑤硫唑嘌呤:轻度肝细胞胆汁淤积和肝窦扩张淤血,或呈紫癜样改变,严重者出现小叶中央性肝细胞坏死、中央静脉纤维化、胆汁淤积性肝炎以及胆管上皮损伤,长期用药可能出现局灶性结节性增生[7,29-31]。

8.3 组织学分级

着重观察肝细胞水样变性、脂肪变性、坏死和胆汁淤积的范围和程度。①轻度:累及面积<30%,肝细胞点状坏死;②中度:累及面积30%~50%,肝细胞融合性坏死;③重度:累及面积>50%,肝细胞片状坏死。

8.4 鉴别诊断

需与IRI、AR、CR、AIH、HBV/HCV肝炎、感染和胆管并发症等相鉴别。

建议8:肝移植受者始终存在DILI风险,对于无明确病因出现肝损伤指标显著升高者应怀疑DILI可能(A,Ⅰ)。但DILI的组织学表现缺乏诊断特异性,最终病理诊断应建立在鉴别诊断的基础之上(B,Ⅰ)。

9 新发自身免疫性肝炎(dn-AIH)

9.1 临床特点

是指患者因非AIH原因接受肝移植治疗,移植后发生了典型的AIH,出现高丙种球蛋白血症及相应自身抗体升高。儿童和成人的发生率分别为5%~10%和1%~2%,可发生于术后任何时期,是导致肝移植后晚期(>1年)移植肝功能丧失的原因之一。肝移植后HCV复发、多次AR发作史以及免疫抑制剂水平低等是诱发因素。患者对标准的AIH治疗方案有效,而对抗排斥反应治疗无效[32]。Banff工作组曾提出dn-AIH最低诊断标准:①存在慢性肝炎的组织学表现;②抗核抗体滴度增高(≥1∶160);③高γ球蛋白血症;④除外其他引起肝功能异常的原因。

9.2 组织学特点

呈典型 AIH 慢性肝炎表现,包括门管区淋巴浆细胞浸润并穿入邻近肝实质,形成界面炎和桥接纤维化,肝细胞玫瑰花环形成以及伴浆细胞浸润的小叶中央肝细胞坏死等,严重者可出现桥接/融合坏死;发生孤立性 CP 及腺泡Ⅲ区和(或)门管区纤维化者预后不良。

当 dn-AIH 富含浆细胞(≥30%)时也称为浆细胞性肝炎(PCH),IgG4 免疫组化染色阳性浆细胞占 25% 以上的 PCH,其炎症活动度和纤维化程度会加重,但对加强免疫抑制治疗的反应较好[33]。小叶中央坏死性炎的活动度及小叶中央浆细胞的比例达到 30%～50% 时,对诊断 dn-AIH 的特异性和敏感性较高[34]。当组织学检查显示门管区浆细胞增多时,应提示临床做自身抗体检测。目前 Banff 工作组将 dn-AIH 和浆细胞性肝炎都归于富浆细胞性排斥反应[20]。

9.3 鉴别诊断

需与 AR、CR、特发性移植后肝炎(IPTH)、胆管并发症、药物引起的自身免疫样肝炎及 HCV 肝炎伴自身免疫现象等相鉴别。

建议 9:当肝移植后无明确病因的肝功能异常患者出现慢性肝炎的组织学表现时,应考虑到 dn-AIH 的可能,必要时行 CD38 和 CD138 免疫组化染色明确浆细胞成分,结合实验室检查结果,按照 AIH 诊断标准进行评估和诊断(B,Ⅰ)。

10 特发性移植后肝炎

10.1 临床特点

是指肝移植受者在无明确病毒感染或 AIH 等情况下出现了慢性肝炎的病理改变,可伴有肝脏功能轻度异常。IPTH 多在肝移植后 5 年和 10 年进行的程序性肝穿刺检查时发现,术后 10 年发生率为 65%,成年人为 10%～30%,儿童为 22%～64%,24%～73% 的患者出现血清低滴度的抗核抗体及抗平滑肌抗体[35],多次发生 AR 或 LAR 者发生 IPTH 的概率可增加 2.8 倍。有研究认为 IPTH 可能是由免疫介导性损伤所致,与免疫抑制剂不足有关。IPTH 具有类固醇依赖性,预后较差,随访 10 年的肝穿刺检查病例中,50% 可出现桥接纤维化或肝硬化,并与 CR 的发生相关;早期发现和增强免疫抑制治疗有可能使病变逆转[36]。

10.2 组织学特点

IPTH 主要表现为门管区界面炎伴单核细胞浸润,可累及门管区周围肝实质,门管区因小胆管增生和不规则界面炎而扩大,还可出现不同程度的小叶炎、肝细胞脱失和凋亡以及 CP 等表现,静脉周围可出现单核细胞浸润,但无明显静脉内皮炎和胆管炎;应对肝纤维化程度进行组织学分级[36]。

10.3 鉴别诊断

需与各类病毒性肝炎(HBV、巨细胞病毒、EB 病毒等)、AIH 和 PSC 复发、LAR 和 CR 等相鉴别。

建议 10:IPTH 的正确诊断对临床制订治疗方案和评估预后十分重要,但作为一种排除性诊断,需要注意与排斥反应、病毒性感染和胆管并发症等鉴别(B,ⅡA)。

11 附录

肝移植病理检查申请单与报告单模板(请到本刊网站下载,下载网址:http://zhqgyzzz. yiigle. com/photo/908458. jhtml)。

XXX 医院

一、肝移植病理检查申请单

送检医院:本院[ ]/外院:		病理号:
姓名: 性别: 年龄: 送检日期: 年 月 日		
科室: 床号: 住院号: 收到日期: 年 月 日		
临床诊断:		送检医师:

一、病史摘要

受者:发病时间: ;临床诊断:

供者:年龄: 岁;性别:男[ ]女[ ];临床诊断:

类型:DBD[ ];DCD[ ];DBCD[ ];LDLT[ ];其他情况:

二、手术情况

移植时间: 年 月 日;移植类型:原位[ ];背驮[ ];其他:

供肝:保存液类型: ;热缺血时间: ;冷缺血时间: ;无肝期时间: ;

胆道热缺血时间: ;ABO 血型配型:[ ]型→[ ]型;HLA 配型:

三、再次肝穿刺(移植)病史

前次肝穿刺(移植)时间: 年 月 日;前次肝穿刺(移植)病理号:

前次肝穿刺(移植)病理诊断:

四、影像学检查时间: 年 月 日;检查方法:

胆管情况: ;肝脏情况:

肝血管及肝血流情况: ;其他病变:

五、实验室检查时间: 年 月 日

ALT: U/L;AST: U/L;γ-GT: U/L;ALP: U/L;T-Bil: μmol/L;

D-Bil: μmol/L;HBV/HCV: ;CMV: ;EBV: ;其他:

六、用药剂量及血药浓度

FK506 剂量: ; ng/mL;CsA 剂量: ; ng/mL;皮质激素剂量: mg;

RAPA 剂量: ; ng/mL;MMF 剂量: g;抗病毒药物:

其他用药:

七、送检标本情况

供肝修整: 块, × × × cm;零时活检: 块, × × × cm;

肝穿刺组织: 条,长度: cm;肝肿瘤:部位: ;直径: ;

数量: 个;肝外病灶部位:病肝情况:

二、肝移植病理检查报告单

一、肝穿刺组织满意度:
门管区数量:[ ]个;满意:[ ];基本满意:[ ];不能满意:[ ] (满意:含≥10 个门管区;基本满意:含 5~9 个门管区;不满意:含≤4 个门管区) 中央静脉数量:[ ]个;满意:[ ];基本满意:[ ];不能满意:[ ] (满意:含≥6 个中央静脉;基本满意:含 4~5 个中央静脉;不满意:含≤3 个中央静脉)

二、显微镜检查

(一)门管区病变:	(门静脉[ ],中央静脉[ ],肝窦[ ])
1. 炎症细胞:无[ ]轻[ ]中[ ]重[ ]	11. 中央静脉周围炎:无[ ]轻[ ]中[ ]重[ ]
(淋巴细胞[ ]、中性粒细胞[ ]、嗜酸性细胞	12. 小动脉减少:无[ ]有[ ]
[ ]、浆细胞[ ]、其他:( ))	13. 小动脉内膜增厚/泡沫细胞沉积:有[ ]无[ ]
2. 纤维化:无[ ]轻[ ]中[ ]重[ ]	(四)肝细胞病变:
3. 水肿:无[ ]轻[ ]中[ ]重[ ]	14. 气球样变:无[ ]轻[ ]中[ ]重[ ]
4. 界面炎:无[ ]轻[ ]中[ ]重[ ]	15. 脂肪变性:大泡性:[%];小泡性:[%]
(二)胆管病变:	16. 胆汁淤积:无[ ]轻[ ]中[ ]重[ ]
5. 胆管炎:无[ ]轻[ ]中[ ]重[ ]	17. 坏死:无[ ]轻[ ]中[ ]重[ ]
6. 胆管增生:无[ ]有[ ]	(五)其他:
7. 胆管阻栓:无[ ]有[ ]	18. 肝小叶纤维化:无[ ]轻[ ]中[ ]重[ ]
8. 胆管退行性变:无[ ]有[ ]	19. 与前次肝穿比较:改善[ ]相似[ ]加重[ ]
9. 胆管缺失:无[ ]有[占全部门管区 %]	20. 特殊染色:
(三)血管病变:	21. 免疫组化:
10. 静脉内皮炎:无[ ]轻[ ]中[ ]重[ ]	22. 其他检查:

三、Banff 排斥反应活动指数(RAI)评分:RAI= /9。
门管区炎症:(0~3)[ ];静脉内皮炎:(0~3)[ ];胆管炎症/损伤:(0~3)[ ]

四、病理诊断:
(肝移植术后 天,第 次肝穿刺):
病理医师: 报告日期: 年 月 日

中国《肝移植病理诊断指南(2016 版)》推荐

参 考 文 献

［1］ 全国肝胆及移植病理协作组.肝移植术后常见病变的病理诊断与分级指南（Ⅰ）［J］.中华器官移植杂志,2008,29(1):49-51.

［2］ 全国肝胆及移植病理协作组.肝移植术后常见病变的病理诊断与分级指南（Ⅱ）［J］.中华器官移植杂志,2009,30(10):626-628. DOI:10.3760/cma.j.issn.0254-1785.2009.10.013.

［3］ Koh C,Zhao X,Samala N,et al. AASLD clinical practice guidelines:a critical review of scientific evidence and evolving recommendations［J］. Hepatology,2013,58(6):2142-2152. DOI:10.1002/hep.26578.

［4］ Lucey MR,Terrault N,Ojo L,et al. Long-term management of the successful adult liver transplant:2012 practice guideline by the American Association for the Study of Liver Diseases and the American Society of Transplantation［J］. Liver Transpl,2013,19(1):3-26. DOI:10.1002/lt.23566.

［5］ op den Dries S,Westerkamp AC,Karimian N,et al. Injury to peribiliary glands and vascular plexus before liver transplantation predicts formation of non-anastomotic biliary strictures［J］. J Hepatol,2014,60(6):1172-1179. DOI:10.1016/j.jhep.2014.02.010.

［6］ 顾怡瑾,冼志红,俞花,等.肝移植穿刺活检组织快速石蜡制片［J］.临床与实验病理学杂志,2010,26(6):761-762. DOI:10.3969/j.issn.1001-7399.2010.06.034.

［7］ 丛文铭.肝脏移植临床病理学［M］.北京:军事医学科学出版社,2011.

［8］ Spitzer AL,Lao OB,Dick AA,et al. The biopsied donor liver:incorporating macrosteatosis into high-risk donor assessment［J］. Liver Transpl,2010,16(7):874-884. DOI:10.1002/lt.22085.

［9］ Dutkowski P,Schlegel A,Slankamenac K,et al. The use of fatty liver grafts in modern allocation systems:risk assessment by the balance of risk (BAR) score［J］. Ann Surg,2012,256(5):861-869. DOI:10.1097/SLA.0b013e318272dea2.

［10］ Morrissey PE,Monaco AP. Donation after circulatory death:current practices,ongoing challenges,and potential improvements［J］. Transplantation,2014,97(3):258-264. DOI:10.1097/01.TP.0000437178.48174.db.

［11］ Miller CM,Durand F,Heimbach JK,et al. The International Liver Transplant Society Guideline on Living Liver Donation［J］. Transplantation,2016,100(6):1238-1243. DOI:10.1097/TP.0000000000001247.

［12］ Xia W,Ke Q,Wang Y,et al. Donation after cardiac death liver transplantation:graft quality evaluation based on pretransplant liver biopsy［J］. Liver Transpl,2015,21(6):838-846. DOI:10.1002/lt.24123.

［13］ Cursio R,Gugenheim J. Ischemia-reperfusion injury and ischemic-type biliary lesions following liver transplantation［J］. J Transplant,2012,2012:164329. DOI:10.1155/2012/164329.

［14］ 董辉,丛文铭.肝移植后抗体介导性排斥反应的进展［J］.中华器官移植杂志,2014,35(8):509-511. DOI:10.3760/cma.j.issn.0254-1785.2014.08.016.

［15］ Lunz J,Ruppert KM,Cajaiba MM,et al. Re-examination of the lymphocytotoxic crossmatch in liver transplantation:can C4d stains help in monitoring［J］? Am J Transplant,2012,12(1):171-182. DOI:10.1111/j.1600-6143.2011.03786.x.

［16］ Hübscher SG. Antibody-mediated rejection in the liver allograft［J］. Curr Opin Organ Transplant,2012,17(3):280-286. DOI:10.1097/MOT.0b013e328353584c.

［17］ O'Leary JG,Michelle Shiller S,Bellamy C,et al. Acute liver allograft antibody-mediated rejection:an interinstitutional study of significant histopathological features［J］. Liver Transpl,2014,20（10）:1244-1255. DOI:10. 1002/lt. 23948.

［18］ Kim PT,Demetris AJ,O'Leary JG. Prevention and treatment of liver allograft antibody-mediated rejection and the role of the 'two-hit hypothesis'［J］. Curr Opin Organ Transplant,2016,21（2）:209-218. DOI:10. 1097/MOT. 0000000000000275.

［19］ O'Leary JG,Cai J,Freeman R,et al. Proposed diagnostic criteria for chronic antibody-mediated rejection in liver allografts［J］. Am J Transplant,2016,16（2）:603-614. DOI:10. 1111/ajt. 13476.

［20］ Demetris AJ,Bellamy C,Hübscher SG,et al. 2016 Comprehensive update of the Banff Working Group on liver allograft pathology:introduction of antibody-mediated rejection［J］. Am J Transplant,2016,Jun 7. DOI: 10. 1111/ajt. 13909. ［Epub ahead of print］.

［21］ Kozlowski T,Andreoni K,Schmitz J,et al. Sinusoidal C4d deposits in liver allografts indicate an antibody-mediated response:diagnostic considerations in the evaluation of liver allografts［J］. Liver Transpl,2012,18 （6）:641-658. DOI:10. 1002/lt. 23403.

［22］ Ali S,Ormsby A,Shah V,et al. Significance of complement split product C4d in ABO-compatible liver allograft:diagnosing utility in acute antibody mediated rejection［J］. Transpl Immunol,2012,26（1）:62-69. DOI:10. 1016/j. trim. 2011. 08. 005.

［23］ 丛文铭,陆新元,董辉,等. 肝移植术后急性排异的病理类型与转归:附1120例次肝穿刺分析［J］. 临床与实验病理学杂志,2011,27（2）:117-120. DOI:10. 3969/j. issn. 1001-7399. 2011. 02. 002.

［24］ Abraham SC,Freese DK,Ishitani MB,et al. Significance of central perivenulitis in pediatric liver transplantation［J］. Am J Surg Pathol,2008,32（10）:1479-1488. DOI:10. 1097/PAS. 0b013e31817a8e96.

［25］ Nacif LS,Pinheiro RS,Pécora RA,et al. Late acute rejection in liver transplant:a systematic review［J］. Arq Bras Cir Dig,2015,28（3）:212-215. DOI:10. 1590/S0102-67202015000300017.

［26］ 王政禄,李卉,张淑英,等. 肝移植术后常见并发症的病理学特点［J］. 中华器官移植杂志,2008,29 （7）:417-420.

［27］ Karimian N,Westerkamp AC,Porte RJ. Biliary complications after orthotopic liver transplantation［J］. Curr Opin Organ Transplant,2014,19（3）:209-216. DOI:10. 1097/MOT. 0000000000000082.

［28］ Gastaca M. Biliary complications after orthotopic liver transplantation:a review of incidence and risk factors ［J］. Transplant Proc,2012,44（6）:1545-1549. DOI:10. 1016/j. transproceed. 2012. 05. 008.

［29］ Sembera S,Lammert C,Talwalkar JA,et al. Frequency,clinical presentation,and outcomes of drug-induced liver injury after liver transplantation［J］. Liver Transpl,2012,18（7）:803-810. DOI:10. 1002/lt. 23424.

［30］ Zhenglu W,Hui L,Shuying Z,et al. A clinical-pathological analysis of drug-induced hepatic injury after liver transplantation［J］. Transplant Proc,2007,39（10）:3287-3291.

［31］ 中华医学会肝病学分会药物性肝病学组. 药物性肝损伤诊治指南［J］. 中华肝脏病杂志,2015,23 （11）:810-820. DOI:10. 3760/cma. j. issn. 1007-3418. 2015. 11. 004.

［32］ Kerkar N,Yanni G. 'De novo' and 'recurrent' autoimmune hepatitis after liver transplantation:a comprehensive review［J］. J Autoimmun,2016,66:17-24. DOI:10. 1016/j. jaut. 2015. 08. 017.

［33］ Castillo-Rama M,Sebagh M,Sasatomi E,et al. "Plasma cell hepatitis" in liver allografts:identification and characterization of an IgG4-rich cohort［J］. Am J Transplant,2013,13（11）:2966-2977. DOI:10. 1111/ ajt. 12413.

［34］ Sebagh M, Castillo-Rama M, Azoulay D, et al. Histologic findings predictive of a diagnosis of de novo autoimmune hepatitis after liver transplantation in adults［J］. Transplantation, 2013, 96（7）: 670-678. DOI: 10. 1097/TP. 0b013e31829eda7f.

［35］ Miyagawa-Hayashino A, Haga H, Egawa H, et al. Idiopathic post-transplantation hepatitis following living donor liver transplantation, and significance of autoantibody titre for outcome［J］. Transpl Int, 2009, 22（3）: 303-312. DOI: 10. 1111/j. 1432-2277. 2008. 00803. x.

［36］ Sanada Y, Matsumoto K, Urahashi T, et al. Protocol liver biopsy is the only examination that can detect mid-term graft fibrosis after pediatric liver transplantation［J］. World J Gastroenterol, 2014, 20（21）: 6638-6650. DOI: 10. 3748/wjg. v20. i21. 6638.

原载于《中华器官移植杂志》,2016,37(8):494-501

肝癌肝移植临床实践指南

中华医学会器官移植学分会
中华医学会外科学分会移植学组
中国医师协会器官移植医师分会

据统计中国每年超过 30 万人死于肝细胞癌（以下简称肝癌），占全球肝癌死亡人数的一半左右。而肝移植是被全世界认可的治疗终末期肝病的有效手段之一。我国自 20 世纪 90 年代掀起第 2 次肝移植热潮以来，肝移植事业发展迅猛，呈专业化和规模化发展态势，在移植数量和质量方面已接近或达到西方发达国家水平。截至 2014 年 4 月，中国肝移植注册网站登记肝移植 26 751 例。目前，肝移植在全国范围内已得到广泛开展，亟待相关临床实践指南来指导全国肝移植工作更规范、安全、有效地开展。中华医学会器官移植学分会、中华医学会外科学分会移植学组及中国医师协会器官移植医师分会组织专家制订了《中国肝癌肝移植临床实践指南（2014 版）》（以下简称"指南"），重点阐述肝移植受者选择标准、术前降期治疗、受者抗病毒治疗、受者免疫抑制剂应用、术后肿瘤复发的防治 5 部分内容。

1 循证医学证据

本指南采用的循证医学证据分级主要参考 2001 年牛津大学循证医学中心证据分级标准（表 1），推荐意见强度主要参考 GRADE 系统推荐分级等[1-2]。

表 1 循证医学证据分级标准

证据级别	定　　义
I	同质随机对照试验（randomized controlled trial, RCT）的系统评价 单个 RCT（可信区间窄） 全或无病案系列研究
II	同质队列研究的系统评价 单个队列研究（包括低质量 RCT，如随访率<80%） 结果研究，生态学研究
III	同质病例对照研究的系统评价 单个病例对照研究
IV	病例系列研究（包括低质量队列及病例对照研究）
V	基于经验未严格论证的专家意见

2 肝癌肝移植受者选择标准（表 2）

供肝短缺是世界性难题，故应将宝贵的供肝资源优先分配给肝移植的最大获益者。心脏死亡器官捐献是中国目前拓展供肝来源的主要方向，而活体肝移植在有丰富移植经验的医疗单位已成为一项成熟技术[3]。1996年,Mazzaferro等提出米兰标准后,符合米兰标准的肝癌肝移植受者获得了长期生存[4-7]。但米兰标准对肝癌大小和数目的限制过于严格,更重要的是忽略了肿瘤的生物学特性。如果根据米兰标准,中国大多数肝癌患者将失去肝移植机会。近年来国际上涌现出一些新的肝癌肝移植受者选择标准,如加州大学旧金山分校(UCSF)标准、Up-to-Seven标准等,这些新标准提出的共同目的是扩大受者人群并取得与米兰标准相似的移植生存率[8-9]。2008年,中国提出的杭州标准是国际上率先引入肿瘤生物学特性和病理学特征的肝移植标准,这是对以往局限于肿瘤形态学标准的巨大突破。研究结果证实:无论是尸体肝移植还是活体肝移植,符合杭州标准的肝移植受者均获得满意的术后生存率[10-15]。近年来,对于肝癌切除术后复发者,如符合肝移植准入标准,多数专家主张行抢救性肝移植;对于肝癌肝移植术后移植物失功能者,再次肝移植应审慎考虑[16-17]。

表2　肝癌肝移植受者选择标准

序号	建议	证据级别	推荐强度
1	米兰标准是肝癌肝移植受者选择的参考基准。	Ⅱ	强
2	杭州标准是可靠的肝癌肝移植受者选择标准,符合杭州标准者接受肝移植可获得满意的术后生存率。	Ⅱ	强
3	某项肝移植标准如经多中心大样本研究证实,能取得与米兰标准相似的效果,则可应用于临床。	Ⅱ	弱
4	肝癌切除术后肝内肿瘤复发且无法再次手术切除者,如无肝外播散及大血管侵犯,可行抢救性肝移植。	Ⅱ	弱
5	符合肝癌肝移植选择标准的患者可接受活体肝移植,术前须严格评估供者与受者的社会心理学状态。	Ⅲ	弱
6	对于符合肝癌肝移植选择标准的患者,实施活体肝移植后如出现移植物失功能,可行尸体肝移植。	Ⅲ	弱
7	对于超越肝癌肝移植选择标准的患者,实施活体肝移植后如出现肝癌复发导致的移植物失功能,不建议行尸体肝移植。	Ⅴ	强
8	为了最小化供者风险及最优化受者预后,活体肝移植的开展仅限于具有成熟肝移植技术的医疗单位。	Ⅴ	强

3　肝癌肝移植术前降期治疗(表3)

肝癌肝移植术前肿瘤降期治疗是通过一系列治疗手段,减轻肿瘤负荷,降低分期,使不满足肝癌肝移植受者选择标准的患者能够被纳入移植标准,获得肝移植机会。降期治疗主要适用于不符合现有肝癌肝移植标准,且无门静脉主干或下腔静脉等大血管侵犯、无远处转移的肝癌患者[18-21]。降期治疗的方法主要有局部消融治疗和TACE等[18-19,22]。局部消融治疗包括RFA、微波消融、冷冻消融和经皮无水乙醇注射等方法。降期治疗的疗效采用增强CT和MRI检查结合AFP进行评估,评价指标包括肿瘤大小、数目和AFP水平等[22-28]。目前有研究结果显示:多种治疗方法的联合应用可达到更好的降期疗效[29]。

表3 肝癌肝移植术前降期治疗

序号	建 议	证据级别	推荐强度
9	降期治疗的方法主要有局部消融治疗和TACE等。局部消融治疗包括RFA、微波消融、冷冻消融和经皮注射无水乙醇等方法，需根据个体病情选择适合的降期治疗方法。	Ⅱ	强
10	多种降期治疗方法的联合应用可达到更好的降期疗效。	Ⅱ	强
11	降期治疗效果的评价指标包括肿瘤大小、数目和AFP水平等。	Ⅱ	强

4 肝癌肝移植受者抗病毒治疗（表4）

中国肝癌肝移植受者90%以上与HBV感染相关。肝移植前HBV载量高以及肝移植后乙型病毒性肝炎（以下简称乙肝）复发的受者，肝癌复发的风险增加，因此，对乙肝肝移植受者尽早行抗病毒治疗，尽快降低HBV水平，有助于降低肝移植术后乙型肝炎复发率，提高受者长期生存率[30-32]。HBV载量高的等待肝移植患者应采用恩替卡韦等强效、高耐药屏障核苷类似物（nucleostide analogues，NAs）。肝移植术中无肝期应给予乙肝免疫球蛋白（hepatitis B immunoglobulin，HBIG）。肝移植术后的主要抗病毒治疗方案为NAs联合低剂量HBIG，其中恩替卡韦或替诺福韦的联合方案能更好地预防移植术后乙肝复发[33-38]。应用无激素免疫抑制方案可降低移植术后乙肝复发率[39]。此外也有肝移植患者术后接种乙肝疫苗预防乙肝复发的报道，其临床应用尚有争议[40-42]。中国HCV感染患者呈增多趋势，HCV RNA阳性患者如肝功能Child-Pugh评分≤7分，术前宜进行抗病毒治疗，移植术后须经病理检查确认丙型病毒性肝炎复发后方可给予抗HCV治疗[43]。

表4 肝癌肝移植受者抗病毒治疗

序号	建 议	证据级别	推荐强度
12	HBV相关性肝癌肝移植患者，如移植前HBV DNA阳性，应于术前尽早给予NAs，尽可能降低HBV DNA水平。	Ⅰ	强
13	如术前HBV高载量，应优先选择强效、高耐药屏障药物；耐药者应根据耐药位点检测结果选择相应药物，如发生拉米夫定耐药，可加用阿德福韦酯或改用替诺福韦治疗。	Ⅱ	强
14	HBV相关性肝癌肝移植受者术中无肝期应给予HBIG，术后长期使用NAs和HBIG预防乙肝复发。	Ⅱ	强
15	恩替卡韦或替诺福韦联合低剂量HBIG相比拉米夫定联合低剂量HBIG，可更好地预防移植术后乙肝复发。	Ⅱ	强
16	无激素免疫抑制方案可降低肝移植术后乙肝复发率。	Ⅳ	弱

注：NAs：高耐药屏障核苷类似物；HBIG：乙肝免疫球蛋白

5 肝癌肝移植受者免疫抑制剂应用（表5）

钙调磷酸酶抑制剂（calcineurin inhibitor，CNI）的应用是肝移植后肝癌复发的独立危险因素[44]。对于肝癌肝移植受者,肿瘤的复发风险与其侵袭性及机体的免疫功能有关,受者处于强免疫抑制状态时其免疫监视系统受到破坏,促进肿瘤复发、转移,而免疫抑制剂量不足则容易诱发排斥反应。如何维持这一平衡,目前尚无定论[45-47]。肝癌肝移植受者目前尚不建议将免疫抑制剂全线撤除,但主张个体化的低剂量免疫抑制方案[45]。近年来临床上有糖皮质激素早期撤除、无糖皮质激素及使用具有肿瘤抑制作用的 mTOR 抑制剂(西罗莫司为代表)的成功应用方案[44,48-50]。目前临床上主要的免疫抑制方案为:(1)他克莫司或环孢素+吗替麦考酚酯+糖皮质激素;(2)IL-2 受体阻滞剂+西罗莫司+吗替麦考酚酯+糖皮质激素;(3)IL-2 受体阻滞剂+吗替麦考酚酯+他克莫司/西罗莫司[51-54]。

表5　肝癌肝移植受者免疫抑制剂应用

序号	建　　议	证据级别	推荐强度
17	CNI 的应用是肝移植术后肝癌复发的独立危险因素。	Ⅰ	强
18	对合并肝肾综合征或肾功能不全受者应避免应用 CNI,采用 IL-2 受体阻滞剂、吗替麦考酚酯和西罗莫司治疗。	Ⅰ	强
19	肝癌肝移植受者,应采用低剂量 CNI 及糖皮质激素早期撤除方案。	Ⅱ	强
20	肝癌肝移植受者应用 mTOR 抑制剂(西罗莫司为代表)可减少术后肿瘤复发和转移。	Ⅱ	强
21	肝癌肝移植受者,可采用无糖皮质激素免疫抑制方案。	Ⅱ	弱

注:CNI:钙调磷酸酶抑制剂

6　肝癌肝移植术后肿瘤复发的防治(表6)

肝癌肝移植术后 5 年肝癌复发率可达 20.0% ~ 57.8%,故复发、转移的防治十分重要[9,55]。肝癌的形态学特征(大小、数目等)、分期、组织学分级以及生物学特性等应作为术后用药的重要参考,制订个体化治疗方案。

表6　肝癌肝移植术后复发的防治

序号	建　　议	证据级别	推荐强度
22	超越米兰标准的肝癌肝移植受者,术后应用放射免疫治疗可降低肝癌复发率。	Ⅱ	弱
23	超越米兰标准的肝癌肝移植受者,术后应用索拉非尼治疗或系统性化疗,可提高生存率。	Ⅲ	弱
24	对于可切除的肺转移癌,手术治疗可提供长期生存的机会。	Ⅲ	强
25	局限于移植肝内的复发癌,可采用手术切除、TACE、局部消融治疗。	Ⅳ	强
26	肝癌肝移植术后不可切除的复发转移癌,应用索拉非尼治疗,可延长受者生存时间。	Ⅳ	强

肝癌肝移植术后可能存在针对肿瘤的免疫逃逸,故应给予受者一定疗程的术后治疗,以期尽可能地减少微小转移灶,降低术后复发率。选用碘^{131}美妥昔单抗放射免疫治疗、索拉非尼治疗以及系统性化疗(如奥沙利铂或阿霉素分别与氟尿嘧啶联合使用),均可为部分受者提供一定的生存获益[56-59]。

对于肝移植术后肝癌复发转移者,应用索拉非尼治疗,可延长受者生存时间[18,60-62]。肺转移灶如可切除,首选手术切除[63]。移植肝内复发病灶的局部治疗包括手术切除、TACE、局部消融等[64-66]。有专家提出放疗、再次肝移植等可作为治疗的选择。对于晚期患者,可考虑减少或停止免疫抑制剂的使用。

参 考 文 献

[1] Oxford Centre for Evidence-based Medicine—Levels of Evidence(March 2009)[DB/OL]. Oxford Centre for Evidence-based Medicine, 2009 [2014-04-15]. http://www. cebm. net/oxford-centre-evidence-based-medicine-levels-evidence-march-2009/.

[2] Schünemann HJ, Oxman AD, Brozek J, et al. Grading quality of evidence and strength of recommendations for diagnostic tests and strategies[J]. BMJ, 2008, 336(7653):1106-1110.

[3] Liang WH, Wu LW, Ling XT, et al. Living donor liver transplantation versus deceased donor liver transplantation for hepatocellular carcinoma:a meta-analysis[J]. Liver Transpl, 2012, 18(10):1226-1236.

[4] Mazzaferro V, Regalia E, Doci R, et al. Liver transplantation for the treatment of small hepatocellular carcinomas in patients with cirrhosis[J]. N Engl J Med, 1996, 334(11):693-699.

[5] European Liver Transplant Registry Results[DB/OL]. European Liver Transplant Registry, 2011[2014-04-15]. http://www. eltr. org.

[6] OPTN/SRTR Annual Report[DB/OL]. Organ Procurement and Transplantation Network, 2011[2014-04-15]. http://www. ustransplant. org.

[7] Mazzaferro V, Bhoori S, Sposito C, et al. Milan criteria in liver transplantation for hepatocellular carcinoma:an evidence-based analysis of 15 years of experience[J]. Liver Transpl, 2011, 17(Suppl 2):S44-57.

[8] Yao FY, Ferrell L, Bass NM, et al. Liver transplantation for hepatocellular carcinoma:expansion of the tumor size limits does not adversely impact survival[J]. Hepatology, 2001, 33(6):1394-1403.

[9] Mazzaferro V, Llovet JM, Miceli R, et al. Predicting survival after liver transplantation in patients with hepatocellular carcinoma beyond the Milan criteria:a retrospective, exploratory analysis[J]. Lancet Oncol, 2009, 10(1):35-43.

[10] Zheng SS, Xu X, Wu J, et al. Liver transplantation for hepatocellular carcinoma:Hangzhou experiences[J]. Transplantation, 2008, 85(12):1726-1732.

[11] Lei JY, Wang WT, Yan LN. Hangzhou criteria for liver transplantation in hepatocellular carcinoma:a single-center experience[J]. Eur J Gastroenterol Hepatol, 2014, 26(2):200-204.

[12] Audet M, Panaro F, Piardi T, et al. Are the Hangzhou criteria adaptable to hepatocellular carcinoma patients for liver transplantation in Western countries? [J]. Liver Transpl, 2009, 15(7):822-826.

[13] Chen J, Xu X, Wu J, et al. The stratifying value of hangzhou criteria in liver transplantation for hepatocellular carcinoma[J]. PLoS One, 2014, 9(3):e93128.

[14] 徐骁,杨家印,钟林,等.肝癌肝移植"杭州标准"多中心应用研究——1163例报道[J].中华器官移植杂志,2013,34(9):524-527.

[15] 郑树森,汪恺,徐骁,等.肝移植治疗肝癌的受者选择杭州标准在亲属活体供肝移植中的应用价值[J].中华器官移植杂志,2011,32(6):330-333.

[16] Hu ZH,Wang W,Li ZW,et al. Recipient outcomes of salvage liver transplantation versus primary liver transplantation:a systematic review and meta-analysis[J]. Liver Transpl,2012,18(11):1316-1323.

[17] Olthoff KM,Merion RM,Ghobrial RM,et al. Outcomes of 385 adult-to-adult living donor liver transplant recipients:a report from the A2ALL Consortium[J]. Ann Surg,2005,242(3):314-325.

[18] Clavien PA,Lesurtel M,Bossuyt PM,et al. Recommendations for liver transplantation for hepatocellular carcinoma:an international consensus conference report[J]. Lancet Oncol,2012,13(1):e11-22.

[19] Galuppo R,McCall A,Gedaly R. The role of bridging therapy in hepatoeellular carcinoma[J]. Int J Hepatol,2013:419302.

[20] European Association for the Study of the Liver. EASL-EORTC clinical practice guidelines:management of hepatocellular carcinoma[J]. J Hepatol,2012,56(4):908-943.

[21] Washburn K,Edwards E,Harper A,et al. Hepatocellular carcinoma patients are advantaged in the current liver transplant allocation system[J]. Am J Transplant,2010,10(7):1643-1648.

[22] Lewandowski RJ,Kulik LM,Riaz A,et al. A comparative analysis of transarterial down staging for hepatocellular carcinoma:chemoembolization versus radioembolization[J]. Am J Transplant,2009,9(8):1920-1928.

[23] Merani S,Majno P,Kneteman NM,et al. The impact of waiting list alpha-fetoprotein changes on the outcome of liver transplant for hepatocellular carcinoma[J]. J Hepatol,2011,55(4):814-819.

[24] Mailey B,Artinyan A,Khalili J,et al. Evaluation of absolute serum α-fetoprotein levels in liver transplant for hepatocellular cancer[J]. Arch Surg,2011,146(1):26-33.

[25] Ravaioli M,Grazi GL,Piscaglia F,et al. Liver transplantation for hepatocellular carcinoma:results of downstaging in patients initially outside the Milan selection criteria[J]. Am J Transplant,2008,8(12):2547-2557.

[26] Yao FY,Kerlan RK Jr,Hirose R,et al. Excellent outcome following down-staging of hepatocellular carcinoma prior to liver transplantation:an intention-to-treat analysis[J]. Hepatology,2008,48(3):819-827.

[27] Duvoux C,Roudot-Thoraval F,Decaens T,et al. Liver transplantation for hepatocellular carcinoma:a model including α-fetoprotein improves the performance of Milan criteria[J]. Gastroenterology,2012,143(4):986-994.

[28] Lai Q,Avolio AW,Graziadei I,et al. Alpha-fetoprotein and modified response evaluation criteria in solid tumors progression after locoregional therapy as predictors of hepatocellular cancer recurrence and death after transplantation[J]. Liver Transpl,2013,19(10):1108-1118.

[29] Ashoori N,Bamberg F,Paprottka P,et al. Multimodality treatment for early-stage hepatocellular carcinoma:a bridging therapy for liver transplantation[J]. Digestion,2012,86(4):338-348.

[30] Koda M,Nagahara T,Matono T,et al. Nucleotide analogs for patients with HBV-related hepatocellular carcinoma increase the survival rate through improved liver function[J]. Inter Med,2009,48(1):11-17.

[31] Wong JS1,Wong GL,Tsoi KK,et al. Meta-analysis:the efficacy of anti-viral therapy in prevention of recurrence after curative treatment of chronic hepatitis B-related hepatocellular carcinoma[J]. Aliment Pharmacol

Ther,2011,33(10):1104-1112.

[32] Wu JC,Huang YH,Chau GY,et al. Risk factors for early and late recurrence in hepatitis B-related hepatocellular carcinoma[J]. J Hepatol,2009,51(5):890-897.

[33] European Association for the Study of the Liver. EASL clinical practice guidelines:Management of chronic hepatitis B virus infection[J]. J Hepatol,2012,57(1):167-185.

[34] Chen CJ,Yang HI,Iloeje UH,et al. Hepatitis B virus DNA levels and outcomes in chronic hepatitis B[J]. Hepatology,2009,49(Suppl 5):S72-84.

[35] Lai CL,Yuen MF. Prevention of hepatitis B virus-related hepatocellular carcinoma with antiviral therapy[J]. Hepatology,2013,57(1):399-408.

[36] Yin JH,Li N,Han YF,et al. Effect of antiviral treatment with nucleotide/nucleoside analogs on postoperative prognosis of hepatitis B virus-related hepatocellular carcinoma:a two-stage longitudinal clinical study[J]. J Clin Oncol,2013,31(29):3647-3655.

[37] Huang G,Lai EC,Lau WY,et al. Posthepatectomy HBV reactivation in hepatitis B-related hepatocellular carcinoma influences postoperative survival in patients with preoperative low HBV-DNA levels[J]. Ann Surg,2013,257(3):490-505.

[38] Hu TH,Chen CL,Lin CC,et al. Section 14. Combination of entecavir plus low-dose on-demand hepatitis B immunoglobulin is effective with very low hepatitis B recurrence after liver transplantation[J]. Transplantation,2014,97(Suppl 8):S53-59.

[39] Kim JM,Joh JW,Kim SJ,et al. Steroid withdrawal in adult liver transplantation:occurrence at a single center [J]. Transplant Proc,2010,42(10):4132-4136.

[40] Sánchez-Fueyo A, Rimola A, Grande L, et al. Hepatitis B immunoglobulin discontinuation followed by hepatitis B virus vaccination:A new strategy in the prophylaxis of hepatitis B virus recurrence after liver transplantation[J]. Hepatology,2000,31(2):496-501.

[41] Lo CM,Liu CL,Chan SC,et al. Failure of hepatitis B vaccination in patients receiving lamivudine prophylaxis after liver transplantation for chronic hepatitis B[J]. J Hepatol,2005,43(2):283-287.

[42] Lo CM,Lau GK,Chan SC,et al. Efficacy of a pre-S containing vaccine in patients receiving lamivudine prophylaxis after liver transplantation for chronic hepatitis B[J]. Am J Transplant,2007,7(2):434-439.

[43] Watt K,Veldt B,Charlton M. A practical guide to the management of HCV infection following liver transplantation[J]. Am J Transplant,2009,9(8):1707-1713.

[44] Vivarelli M,Cucchetti A,La Barba G,et al. Liver transplantation for hepatocellular carcinoma under calcineurin inhibitors:reassessment of risk factors for tumor recurrence[J]. Ann Surg,2008,248(5):857-862.

[45] Chen K,Man K,Metselaar HJ,et al. Rationale of personalized immunosuppressive medication for hepatocellular carcinoma patients after liver transplantation[J]. Liver Transpl,2014,20(3):261-269.

[46] Miyagi S,Kawagishi N,Sekiguchi S,et al. The relationship between recurrences and immunosuppression on living donor liver transplantation for hepatocellular carcinoma[J]. Transplant Proc,2012,44(3):797- 801.

[47] Saigal S,Shah S. Liver transplantation-economics in the less developed world[J]. Indian J Gastroenterol,2012,31(1):13-14.

[48] Foroncewicz B,Mucha K,Ryszkowska E,et al. Safety and efficacy of steroid-free immunosuppression with tacrolimus and daclizumab in liver transplant recipients:6-year follow-up in a single center[J]. Transplant

Proc,2009,41(8):3103-3106.

[49] Nair S,Eason J,Loss G. Sirolimus monotherapy in nephrotoxicity due to calcineurin inhibitors in liver transplant recipients[J]. Liver Transpl,2003,9(2):126-129.

[50] Menon KV,Hakeem AR,Heaton ND. Meta-analysis:recurrence and survival following the use of sirolimus in liver transplantation for hepatocellular carcinoma[J]. Aliment Pharmacol Ther,2013,37(4):411-419.

[51] Liang W,Wang D,Ling X,et al. Sirolimus-based immunosuppression in liver transplantation for hepatocellular carcinoma:a meta-analysis[J]. Liver Transpl,2012,18(1):62-69.

[52] Soliman T,Hetz H,Burghuber C,et al. Short-term induction therapy with anti-thymocyte globulin and delayed use of calcineurin inhibitors in orthotopic liver transplantation [J]. Liver Transplant, 2007, 13 (7): 1039-1044.

[53] Martin-Mateos RM,Graus J,Albillos A,et al. Initial immunosuppression with or without basiliximab:a comparative study[J]. Transplant Proc,2012,44(9):2570-2572.

[54] Pillai AA,Levitsky J. Overview of immunosuppression in liver transplantation[J]. World J Gastroenterol, 2009,15(34):4225-4233.

[55] Zimmerman MA,Ghobrial RM,Tong MJ,et al. Recurrence of hepatocellular carcinoma following liver transplantation:a review of preoperative and postoperative prognostic indicators[J]. Arch Surg,2008,143(2): 182-188.

[56] Xu J,Shen ZY,Chen XG,et al. A randomized controlled trial of Licartin for preventing hepatoma recurrence after liver transplantation[J]. Hematology,2007,5(2):269- 276.

[57] Huang L,Li GM,Zhu JY,et al. Efficacy of sorafenib after liver transplantation in patients with primary hepatic carcinoma exceeding the Milan criteria:a preliminary study [J]. Oncol Targets Ther, 2012, 5: 457-462.

[58] Zhang Q,Chen H,Li Q,et al. Combination adjuvant chemotherapy with oxaliplatin,5-fluorouracil and leucovorin after liver transplantation for hepatocellular carcinoma:a preliminary open-label study[J]. Invest New Drugs,2011,29(6):1360-1369.

[59] 张照辉,马力文,宋世兵,等.肝癌肝移植术后辅助化疗的临床分析[J].中华肿瘤杂志,2005,27(1): 45-47.

[60] Waghray A,Balci B,El-Gazzaz G,et al. Safety and efficacy of sorafenib for the treatment of recurrent hepatocellular carcinoma after liver transplantation[J]. Clin transplant,2013,27(4):555-561.

[61] Pfeiffenberger J,Koschny R,Hoffmann K,et al. Sorafenib treatment is save and may affect survival of recurrent hepatocellular carcinoma after liver transplantation [J]. Langenbceks Arch Surg, 2013, 398 (8): 1123-1128.

[62] Sposito C,Mariani L,Germini A,et al. Comparative efficacy of sorafenib versus best supportive care in recurrent hepatocellular carcinoma after liver transplantation:a case-control study[J]. J Hepatol,2013,59(1): 59-66.

[63] Hwang S,Kim YH,Kim DK,et al. Resection of pulmonary metastases from hepatocellular carcinoma following liver transplantation[J]. World J Surg,2012,36(7):1592-1602.

[64] Taketomi A,Fukuhara T,Morita K,et al. Improved results of a surgical resection for the recurrence of hepatocellular carcinoma after living donor liver transplantation[J]. Ann Surg Oncol,2010,17(9):2283-2289.

［65］ Ko HK, Ko GY, Yoon HK, et al. Tumor response to transcatheter arterial chemoembolization in recurrent hepatocellular carcinoma after living donor liver transplantation［J］. Korean J Radiol, 2007, 8（4）:320-327.

［66］ Ho CK, Chapman WC, Brown DB. Radiofrequency ablation of recurrent hepatocellular carcinoma in a patient after liver transplantation:two-year follow-up［J］. J Vasc Interv Radiol, 2007, 18（11）:1451-1453.

原载于《中华移植杂志（电子版）》, 2014, 8（2）:61-65

《中华消化外科杂志》, 2014, 13（7）:497-501

肝移植受者代谢病管理指南

中国医师协会器官移植医师分会

中华医学会外科学分会器官移植学组

中华医学会器官移植学分会肝移植学组

1 前言

目前肝移植的手术技术及围术期管理已相当成熟,但肝移植受者的长期生存率仍有待提高。根据中国肝移植注册(China liver transplant registry,CLTR)数据库显示,肝移植术后受者 10 年生存率<60%[1]。有研究结果显示:肝移植术后 1 年死亡受者中,63% 的死亡原因并非与移植肝功能直接相关,而是与心血管疾病、肾病、感染和新生肿瘤等相关[2]。可见,这些并发症在很大程度上影响受者的长期生存。代谢病是肝移植术后的常见并发症,以肥胖症、糖尿病、高血压病、高脂血症为典型特征,符合其中 3 条即可诊断为代谢综合征。代谢病与免疫抑制剂,心血管疾病、肾病和感染等并发症关系密切,是肝移植受者远期死亡的主要原因之一,近年来逐渐得到重视。本指南旨在为中国肝移植受者术后代谢病的防治提供建议,以期改善受者的长期生存。

综合国内外研究结果,肝移植术后代谢病的发病率为 50% ~ 60%,其中糖尿病发病率为 10% ~ 64%,高血压病为 40% ~ 85%,高脂血症为 40% ~ 66%[3]。随着肝移植术后时间的延长,代谢病发病率也逐渐升高。术前基础疾病、肥胖、高龄和供者基因多态性等均是肝移植术后发生代谢病的危险因素[4-5]。而免疫抑制剂与代谢病的关系也早已得到公认,长期免疫抑制剂治疗是导致代谢病的重要原因之一。糖皮质激素、钙调神经磷酸酶抑制剂(calcineurin inhibitor,CNI)、哺乳动物雷帕霉素靶蛋白抑制剂(mammalian target of rapamycin inhibitor,mTORi)等药物均可在不同程度上导致肝移植术后糖尿病、高血压病和高脂血症的发生(表 1)[3-8]。

表 1 免疫抑制剂对肝移植术后代谢病的不良影响

肝移植术后代谢病	糖皮质激素	钙调神经磷酸酶抑制剂(他克莫司)	钙调神经磷酸酶抑制剂(环孢素 A)	哺乳动物雷帕霉素靶蛋白抑制剂	霉酚酸酯
糖尿病	+++	++	+	−	−
高血压病	+	++	++	+	−
高脂血症	+	+	+	+++	−

注:"+"代表不良影响强度,"−"代表未发现有不良影响

2 肝移植受者代谢病的防治

针对代谢病的防治,应在改变饮食习惯和生活方式的基础上,将相关免疫抑制剂应用最

小化,必要时使用药物治疗。如涉及免疫抑制方案调整,需要肝移植随访医师参与其中。不同免疫抑制剂对肝移植受者血糖、血压及血脂的影响有所差异。不同于激素和CNI,霉酚酸酯(mycophenolate mofetil,MMF)的应用在这方面未显示出不良影响(表1)。近年来,探索激素减量或撤除,以及CNI最小化的免疫抑制方案的研究结果表明:含MMF的无激素方案,或MMF联合减量CNI方案,均能在保证免疫抑制疗效的基础上,减少其他免疫抑制剂对肝移植受者代谢病发生的不良影响[9-11]。

推荐意见:

1. 肝移植术后代谢病的防治应以改变饮食习惯和生活方式为基础,重视免疫抑制剂的不良影响,将相关免疫抑制剂应用最小化,含MMF的无激素或CNI最小化方案是可行的。

2.1 糖尿病的防治

肝移植术后糖尿病包括既往存在的糖尿病和移植后新发糖尿病,后者是指受者在肝移植术后新发生的糖尿病(new-onset diabetes mellitus,NODM)[3]。大多数NODM以胰岛素抵抗为特点,症状呈慢性发展,具有2型糖尿病的特点,但也可出现酮症酸中毒等1型糖尿病特征性的严重并发症。糖尿病由于增加了罹患感染、心脑血管疾病和肾病的可能性,显著影响肝移植受者的长期生存[12]。

糖皮质激素及他克莫司的使用均可导致NODM,或加重术前已存在的糖尿病。他克莫司血药浓度>10ng/mL被证明是肝移植术后NODM的独立危险因素[13]。此外,最新研究结果表明:肝移植供者的TCF7L2基因多态性也是NODM的独立危险因素[13]。这一研究成果为临床医师更好地警惕和预防肝移植术后NODM提供了理论依据。

针对肝移植术后糖尿病患者,饮食疗法及改变生活方式是治疗的基础,包括锻炼和减重(若患者肥胖),同时调整免疫抑制剂方案和适当给予降糖药物治疗。肝移植术后糖尿病治疗的目标糖化血红蛋白应<7.0%[3,14]。有研究结果显示:与传统含激素方案比较,无激素或激素早期撤除的MMF联合方案可显著降低肝移植术后NODM的发生率[15-16]。另有多项研究结果表明:合并NODM的肝移植受者,将他克莫司转换为环孢素A或MMF治疗后,空腹血糖和糖化血红蛋白水平明显下降[17-18]。因此,长期血糖控制不佳的肝移植受者,可考虑将他克莫司更换为环孢素A或MMF。

肝移植术后早期,如合并明显的高血糖症状或明显升高的糖化血红蛋白水平,应考虑开始胰岛素治疗[19]。当胰岛素需求量减少时,若移植肝功能正常应尝试口服降糖药。对于肾功能正常的肝移植受者可以使用二甲双胍或磺酰脲类药物,若肾功能减退可以使用磺酰脲类或格列奈类药物。双胍类药物主要在肾脏清除,估计肾小球滤过率<50mL/min时,需警惕使用。格列奈类药物肾脏安全性好,推荐使用[3,20]。

推荐意见:

2. 肝移植术后糖尿病的治疗包括改变生活方式、调整免疫抑制方案和正确使用降糖药物,目标糖化血红蛋白水平<7.0%。

3. 糖尿病高风险肝移植受者应早期撤除激素,使用含MMF的联合用药方案,他克莫司更换为环孢素A是可行的。

4. 肝移植术前已存在糖尿病的受者,需谨慎使用他克莫司,并严密监测血糖指标。

5. 对于肾功能正常的肝移植受者,可以服用二甲双胍或磺酰脲类药物,肾功能不全时应选择磺酰脲类或格列奈类药物。

2.2 高血压病的防治

高血压病定义为:在未使用降压药物的情况下,非同日 3 次测量血压,收缩压 ≥ 140mmHg(1mmHg=0.133kPa)和(或)舒张压≥90mmHg。高血压病使肝移植术后罹患心血管疾病和慢性肾病的风险增加[3,8]。肝移植术后高血压病的血压控制目标值为 130/80mmHg[3]。

肝移植术后高血压病的发生与免疫抑制剂、精神心理因素、术前肝功能 Child-Pugh 分级、术后液体管理、术后高血糖、高钠低钾膳食、超重和肥胖等有关[8]。有研究结果表明:肝移植术后高血压病的发生与移植物内皮素-1 上调和肝窦状隙损害也有关[21]。

肝移植术后高血压病的预防应从危险因素方面入手,如改变不良生活方式,限盐、限酒、控制体质量等。由免疫抑制剂引起的高血压病,可通过调整免疫抑制方案得到一定程度的改善,如应用最小剂量可能致高血压病的免疫抑制剂(CNI 和糖皮质激素)[22]。有研究结果显示:因使用 CNI 发生高血压病的肝移植受者,从 CNI 换用 MMF 治疗,或 MMF 联合减量 CNI 方案,大部分受者的高血压得到改善[23-24]。而 MMF 联合减量 CNI 方案也可使肝移植术后新发高血压病的风险明显下降[11]。

如果改变生活方式和减少免疫抑制剂的使用均不能达到目标血压水平,则需要辅以降压药物治疗。常用的降压药物包括钙通道阻滞剂、血管紧张素转化酶抑制剂(angiotensin enzyme inhibitor,ACEI)、血管紧张素受体拮抗剂(angiotensin receptor blockers,ARB)、肾上腺 β-受体阻滞剂以及利尿剂。钙通道阻滞剂中的氨氯地平和硝苯地平可拮抗 CNI 的血管收缩作用,对于肝移植受者是有效的降压药,尼卡地平也能安全地用于肝移植术后新发高血压病的受者[25-26]。但是非二氢吡啶类钙通道阻滞剂(维拉帕米和地尔硫䓬)可显著增加 CNI 的生物利用度,需谨慎使用。ACEI 和 ARB 类药物有减少蛋白尿的作用,因此肝移植术后高血压病合并蛋白尿的慢性肾病受者可考虑将其作为一线用药[3,27]。当这些降压药物与 CNI(尤其是他克莫司)联合使用时需监测患者血钾水平,患者肾功能显著受损时慎用。噻嗪类或袢利尿药可有效缓解水钠潴留症状,但有增加电解质紊乱的风险,也应慎用[3]。

推荐意见:

6. 肝移植术后高血压病应通过改变生活方式、调整免疫抑制方案,以及合理应用降压药物治疗,目标血压水平<130/80mmHg。

7. 糖皮质激素最小化及 CNI 减量方案有助于减少肝移植术后高血压病的发生。

8. 钙通道阻滞剂、ACEI 和 ARB 应作为一线降压药物,ACEI 和 ARB 适合存在蛋白尿的肝移植受者。

2.3 高脂血症的防治

高脂血症是指血液中总胆固醇(total cholesterol,TC)、甘油三酯(triglycerides,TG)、低密度脂蛋白胆固醇(low density lipoprotein cholesterol,LDL-C)含量超过正常标准,或高密度脂蛋白胆固醇(high density lipoprotein cholesterol,HDL-C)含量低于正常标准。我国人群的血脂正常标准为:TC<200mg/dL(5.18mmol/L),TG<150mg/dL(1.70mmol/L),LDL-C<130mg/

dL(3.37mmol/L),HDL-C>40mg/dl(1.04mmol/L)[28]。肝移植术后高脂血症是受者罹患心血管疾病的重要危险因素之一[8]。肝移植受者高脂血症的治疗目标为 LDL-C < 100mg/dl[28]。

血脂异常的危险因素包括年龄、体质量、遗传以及药物，其中肝移植术后使用免疫抑制剂是致高脂血症的主要因素，尤其是 mTORi、CNI 以及糖皮质激素的使用[6,29-30]。高脂血症是 mTORi 显著的不良反应之一，西罗莫司对血脂的影响比激素更大[30]。不同 CNI 药物对血脂的影响不同，环孢素 A 对血脂影响较他克莫司大[31]。西罗莫司与环孢素 A 致高脂血症的机制可能与抑制 27-羟胆固醇有关，可间接导致胆固醇合成过程中关键酶的表达增加，从而引起胆固醇升高[32]。最新研究结果显示：供肝 LDLR 基因多态性也与肝移植术后高脂血症的发生有关[33]。

肝移植术后高脂血症的治疗首选改变生活方式和饮食习惯，并调整免疫抑制方案。MMF 对血脂的影响较小。有研究结果表明：血脂异常的肝移植受者，撤除 CNI 换用 MMF 治疗后，TC 和 TG 均下降[23]。对于难治性高脂血症，或确定由免疫抑制剂导致的高脂血症，治疗上应考虑调整免疫抑制方案，可考虑停用 mTORi，或将环孢素 A 更换为他克莫司，或采用联合 MMF 的 CNI 减量方案[3]。

若通过改变饮食习惯和加强运动，以及调整免疫抑制方案均未能有效控制血脂水平时，需要开始药物治疗。高胆固醇血症治疗首选他汀类药物，若效果不佳，可以加用依泽替米贝。治疗时需警惕不良反应，尤其是潜在的肝毒性，以及他汀类和 CNI 的相互作用。对于胆固醇正常的高甘油三酯血症，首选鱼油治疗，如果效果仍不理想，可以加用二甲苯氧庚酸或非诺贝特[3]。

推荐意见：

9. 肝移植术后高脂血症的治疗，包括改变生活方式和饮食习惯、调整免疫抑制方案和合理使用降血脂药物，目标 LDL-C 水平<100mg/dl。

10. 肝移植术前已存在高脂血症或术后发生高脂血症的受者，需谨慎使用 mTORi，并严密监测血脂指标。

11. 高胆固醇血症药物治疗首选他汀类，单纯高甘油三酯血症首选鱼油，需注意药物不良反应，尤其是他汀类和 CNI 联合使用时。

3 肝移植受者代谢病的监测

肝移植受者需要重视代谢病的监测，根据情况及时进行免疫抑制方案的调整，应至少每 6 个月评价 1 次，以减少药物长期毒性，并重视可能继发的心血管事件及肾功能损害，即使尚未发生。肝移植术后需将血糖、血压和血脂等代谢指标作为常规随访监测的项目。肝移植受者的代谢病监测与非移植患者无实质上的不同。对糖尿病肝移植受者而言，进行自我血糖监测是基本形式，而糖化血红蛋白是反映长期血糖控制水平的金标准；对于高血压病肝移植受者，同样鼓励家庭测量血压；而 LDL-C、TG 和 TC 水平是高脂血症肝移植受者的基本监测项目[3]。

对已诊断糖尿病、高血压病或高脂血症的肝移植受者，除上述基础监测项目外，还需根据情况进一步进行心电图、24h 动态血压、冠状动脉 CT 血管造影、颈动脉 B 超、尿蛋白和眼底镜等检查（表 2）。这些针对靶器官功能的检查，可及时发现和诊断代谢病可能继发的心脑血管疾病、慢性肾病和视网膜病变,从而改善肝移植受者的长期生存。规范化的监测需要移植科医师的重视和受者的配合。

表2　肝移植术后代谢病监测

肝移植术后代谢病	监测指标	控制目标	其他相关检查项目
糖尿病	空腹血糖、糖化血红蛋白、口服葡萄糖耐量试验	糖化血红蛋白<7.0%	尿蛋白、眼底镜、颈动脉B超、冠状动脉CT血管造影
高血压病	动脉血压	动脉血压<130/80mmHg	24h动态血压、心电图、冠状动脉CT血管造影、尿蛋白、眼底镜
高脂血症	低密度脂蛋白胆固醇、甘油三酯、总胆固醇	低密度脂蛋白胆固醇<100mg/dL	心电图、颈动脉B超、冠状动脉CT血管造影

注:1mmHg=0.133kPa

推荐意见:

12. 长期生存的肝移植受者需要重视代谢病的监测。

13. 免疫抑制方案至少每6个月评价1次,应以减少长期毒性为目标,根据需要进行调整。

参 考 文 献

[1] Wang H,Jiang W,Zhou Z,et al. Liver transplantation in mainland China:the overview of CLTR 2011 annual scientific report[J]. Hepatobiliary Surg Nutr,2013,2(4):188-197.

[2] Watt KD,Pedersen RA,Kremers WK,et al. Evolution of causes and risk factors for mortality post-liver transplant:results of the NIDDK long-term follow-up study[J]. Am J Transplant,2010,10(6):1420-1427.

[3] Lucey MR,Terrault N,Ojo L,et al. Long-term management of the successful adult liver transplant:2012 practice guideline by the American Association for the Study of Liver Diseases and the American Society of Transplantation[J]. Liver Transpl,2013,19(1):3-26.

[4] Parekh J,Corley DA,Feng S. Diabetes,hypertension and hyperlipidemia:prevalence over time and impact on long-term survival after liver transplantation[J]. Am J Transplant,2012,12(8):2181-2187.

[5] 李新宇,朱继业,黄磊,等.肝移植术后代谢综合征及危险因素分析[J].中华普通外科杂志,2012,27(1):8-11.

[6] Kim WR,Smith JM,Skeans MA,et al. OPTN/SRTR 2012 Annual Data Report:liver[J]. Am J Transplant,2014,14 Suppl 1:69-96.

[7] Watt KD,Charlton MR. Metabolic syndrome and liver transplantation:a review and guide to management[J]. J Hepatol,2010,53(1):199-206.

[8] Laish I,Braun M,Mor E,et al. Metabolic syndrome in liver transplant recipients:prevalence,risk factors,and association with cardiovascular events[J]. Liver Transpl,2011,17(1):15-22.

[9] Takada Y,Kaido T,Asonuma K,et al. Randomized,multicenter trial comparing tacrolimus plus mycophenolate mofetil to tacrolimus plus steroids in hepatitis C virus-positive recipients of living donor liver transplantation [J]. Liver Transpl,2013,19(8):896-906.

[10] Watt KD. Metabolic syndrome:is immunosuppression to blame? [J]. Liver Transpl, 2011, 17 Suppl 3:

S38-42.

[11] Goralczyk AD,Bari N,Abu-Ajaj W,et al. Calcineurin inhibitor sparing with mycophenolate mofetil in liver transplantion:a systematic review ofrandomized controlled trials[J]. Am J Transplant,2012,12(10): 2601-2607.

[12] Xu X,Ling Q,He ZL,et al. Post-transplant diabetes mellitus in liver transplantation:Hangzhou experience [J]. Hepatobiliary Pancreat Dis Int,2008,7(5):465-470.

[13] Ling Q,Xie H,Lu D,et al. Association between donor andrecipient TCF7L2 gene polymorphisms and the risk of new-onset diabetesmellitus after liver transplantation in a Han Chinese population[J]. J Hepatol,2013,58 (2):271-277.

[14] 中华医学会糖尿病学分会.中国2型糖尿病防治指南(2013版)[J].中华糖尿病杂志,2014,6(7): 447-498.

[15] Kato T,Gaynor JJ,Yoshida H,et al. Randomized trial of steroid-free induction versus corticosteroid mainte-nance among orthotopic liver transplant recipients with hepatitis C virus:impact on hepatic fibrosis progression at one year[J]. Transplantation,2007,84(7):829-835.

[16] Kim YK,Lee KW,Kim SH,et al. Early steroid withdrawal regi-men prevents new-onset diabetes mellitus in old-age recipients after living donor liver transplantation[J]. World J Surg,2012,36(10):2443-2448.

[17] Lorho R,Hardwigsen J,Dumortier J,et al. Regression of new-on-set diabetes mellitus after conversion from tacrolimus to cyclosporine in liver transplant patients:results of a pilot study[J]. Clin Res Hepatol Gastroen-terol,2011,35(6/7):482-488.

[18] Herrero JI,Quiroga J,Sangro B,et al. Conversion from calcineurin inhibitors to mycophenolate mofetil in liver transplant recipients with diabetes mellitus[J]. Transplant Proc,2003,35(5):1877-1879.

[19] American Diabetes Association. Standards of medical care in diabetes—2014[J]. Diabetes Care,2014,37 Suppl 1:S14-80.

[20] Hornum M,Lindahl JP,von Zur-mulen B,et al. Diagnosis,management and treatment of glucometabolic dis-orders emerging after kidney transplantation:a position statement from the nordic transplantation societies [J]. Transpl Int,2013,26(11):1049-1060.

[21] Man K,Fan ST,Lo CM,et al. Graft injury in relation to graft size in right lobe live donor liver transplanta-tion:a study of hepatic sinusoidal injury in correlation with portal hemodynamics and intragraft gene expres-sion[J]. Ann Surg,2003,237(2):256-264.

[22] Textor SC,Taler SJ,Canzanello VJ,et al. Posttransplantation hypertension related to calcineurin inhibitors [J]. Liver Transpl,2000,6(5):521-530.

[23] Orlando G,Baiocchi L,Cardillo A,et al. Switch to 1.5 grams MMF monotherapy for CNI-related toxicity in liver transplantation is safe and improves renal function,dyslipidemia,and hypertension[J]. Liver Transpl, 2007,13(1):46-54.

[24] Chobanian AV,Bakris GL,Black HR,et al. The seventh report of the Joint National Committee on Prevention,Detection,Evaluation,and Treatment of High Blood Pressure:the JNC 7 report[J]. JAMA,2003, 289(19):2560-2572.

[25] Duvoux C,Cherqui D,Di Martino V,et al. Nicardipine as antihypertensive therapy in liver transplant recipi-ents:results of long-term use[J]. Hepatology,1997,25(2):430-433.

[26] Galioto A,Semplicini A,Zanus G,et al. Nifedipine versus carvedilol in the treatment of de novo arterial hy-

pertension after liver transplantation:results of a controlled clinical trial[J]. Liver Transpl,2008,14(7):1020-1028.

[27] Celik A,Ok E,Unsal A,et al. Comparison of enalapril and losartan in the treatment of posttransplant erythrocytosis[J]. Nephron,2000,86(3):394-395.

[28] 中国成人血脂异常防治指南制订联合委员会. 中国成人血脂异常防治指南[J]. 中华心血管病杂志,2007,35(5):390-419.

[29] Trotter JF,Lizardo-Sanchez L. Everolimus in liver transplantation[J]. Curr Opin Organ Transplant,2014,19(6):578-582.

[30] Morard I,Dumortier J,Spahr L,et al. Conversion to sirolimus-based immunosuppression in maintenance liver transplantation patients[J]. Liver Transpl,2007,13(5):658-664.

[31] Neal DA,Gimson AE,Gibbs P,et al. Beneficial effects of converting liver transplant recipients from cyclosporine to tacrolimus on blood pressure,serum lipids,and weight[J]. Liver Transpl,2001,7(6):533-539.

[32] Gueguen Y,Ferrari L,Souidi M,et al. Compared effect of immunosuppressive drugs cyclosporine A and rapamycin on cholesterol homeostasis key enzymes CYP27A1 and HMG-CoA reductase[J]. Basic Clin Pharmacol Toxicol,2007,100(6):392-397.

[33] Nikkila K,Aberg F,Isoniemi H. Transmission of LDLR mutation from donor through liver transplantation resulting in hypercholesterolemia in the recipient[J]. Am J Transplant,2014,14(12):2898-2902.

原载于《中华消化外科杂志》,2015,14(8):601-605

肝移植受者肾损伤管理指南

中国医师协会器官移植医师分会

中华医学会器官移植学分会肝移植学组

1 前言

肾损伤作为肝移植术后常见并发症之一,对受者生命质量和长期生存产生极大影响,是肝移植术后死亡的主要原因之一[1-4]。由于定义标准不同,文献报道肝移植术后肾损伤发生率差异较大,急性肾损伤(acute kidney injury,AKI)和慢性肾脏病(chronic kidney disease,CKD)的发生率分别为17.0% ~95.0% 和17.6% ~80.0%[5-10]。随着肝移植术后时间的延长,肾损伤发生率随之升高。肝移植术后第1年,终末期肾脏病(end-stage renal disease,ESRD),即CKD-5期发生率为5.0% ~8.0%;肝移植术后第5年和第10年,ESRD发生率分别达到18.0%和25.0%[6,10];肝移植术后第25年,行肾移植受者比例达到9.0%[11]。

肝移植术后肾损伤不仅导致受者住院频率增高,住院时间延长、费用增加,且可能引起感染、高血压病、营养不良、贫血、电解质紊乱、骨质疏松等,受者长期生存率显著下降[3,6,12-13]。ESRD则需行肾脏替代治疗(renal replacement treatment,RRT)或肾移植。

为了规范化和优化肝移植受者肾损伤的治疗,中国医师协会器官移植医师分会和中华医学会器官移植学分会肝移植学组组织专家讨论、制订了《中国肝移植受者肾损伤管理指南(2017版)》(以下简称指南)。本指南参照改善全球肾脏疾病预后组织(KDIGO)2012年AKI和CKD评估与管理临床实践指南,以及国外肝移植管理指南的经验,结合近年来最新数据和我国临床实践,以期更符合我国肝移植实际情况所需[4,6,10,13-14]。

2 肝移植受者肾损伤类型、定义分级及评估

2.1 术前肾损伤:肝肾综合征

肾损伤是失代偿期肝硬化及肝衰竭的严重并发症之一,在等待肝移植受者中不少见,尤其当终末期肝病模型(model for end-stage liver disease,MELD)被用于指导肝源分配后。肝移植术前肾损伤包括肝肾综合征(hepatorenal syndrome,HRS)、IgA肾病、乙型病毒性肝炎相关性肾病等[12,15-16]。HRS是失代偿期肝硬化患者的常见并发症,是患者死亡的独立危险因素。以往按照HRS进展速度,将其分为1型HRS和2型HRS。1型HRS进展迅速,且预后极差,多发生于急性肝衰竭患者。2015年国际腹腔积液俱乐部(ICA)指南更新将1型HRS定义为AKI的一种特殊类型,即AKI-HRS[17]。

2.2 术后肾损伤

2.2.1 AKI:肝移植术后AKI平均发生率为60.0%(17.0% ~95.0%),术后需立即行

RRT 的比例高达 8.0% ~ 17.1%[5,12,18-20]。肝移植术后早期(72h 内)AKI 显著降低移植物短期和长期存活率,受者病死率为 15.0% ~ 25.9%[18,21-22]。AKI 主要表现为肾功能快速下降及代谢废物蓄积,AKI 越严重,患者病死率越高,需行 RRT 的患者病死率约为 54.5%[22]。KDIGO 2012 年 AKI 评估与管理临床实践指南对 AKI 的定义和分级标准进行了统一,更有利于 AKI 的诊断、治疗、预防和研究[13]。根据 KDIGO 指南,凡符合以下任意一条,即可诊断 AKI:①48h 内血清肌酐(serum creatinine,Scr)升高值≥26.5μmol/L。②7d 内 Scr 上升至≥1.5 倍基线值。③连续 6h 尿量<0.5ml/(kg·h)。

除了对定义进行修订,KDIGO 指南同样对 AKI 分级进行了修订(表1)。AKI 分级对于诊断、治疗及预后具有积极意义。AKI 分级越高,患者越需行 RRT,病死率也随之增加。如果 Scr 和尿量分级不一致,应采纳较高的分级[13]。

表1　急性肾损伤分级标准

分级	血清肌酐	尿量
1 级	1.5 ~ 1.9 倍基线值,或升高值≥26.5μmol/L	连续 6 ~ 12h<0.5ml/(kg·h)
2 级	2.0 ~ 2.9 倍基线值	连续 12h 以上<0.5ml/(kg·h)
3 级	≥3.0 倍基线值,或升高值≥353.6μmol/L,或开始行肾脏替代治疗,或年龄<18 岁患者估算肾小球滤过率<35mL/(min·1.73m²)	连续 24h 以上<0.3ml/(kg·h)或无尿 12h

2.2.2　CKD:CKD 是肝移植术后常见并发症。大部分生存时间>6 个月的肝移植受者具有不同程度的肾损伤。根据文献数据,肝移植术后 CKD 发生率为 17.6% ~ 80.0%[6-10]。我国肝移植术后 5 年 CKD 发生率为 17.3%[23]。CKD 影响患者长期生存,是患者死亡的独立危险因素[6,24]。肝移植术后 1 年,合并 CKD 受者死亡风险是非 CKD 受者的 4.48 倍。随着随访时间延长,肾损伤相关病死率逐年升高,在所有肝移植受者死亡原因中升高幅度最大[3,6]。肝移植受者生存率与疾病严重程度也密切相关:合并中度肾功能不全、重度肾功能不全及 ESRD 肝移植受者 5 年生存率分别为 84.0%、67.7% 和 48.5%[25]。

KDIGO 2012 年 CKD 评估与管理临床实践指南对 CKD 进行重新定义和分期(表2):肾损伤(肾脏结构或功能异常)>3 个月,伴或不伴肾小球滤过率(glomerular filtration rate,GFR)降低,表现为下列异常之一:①有组织病理学检查异常。②有肾损伤指标,包括血、尿检查异常,或影像学检查异常。③GFR<60mL/(min·1.73m²),时间>3 个月[14]。肾损伤标志(满足以下一项或多项):①Alb 尿,即 Alb 排泄率≥30mg/24h,或尿 Alb 与 Cr 比值(albumin to creatinine ratio,ACR)≥30mg/g(≥3mg/mmol)。②尿沉渣检测异常。③肾小管功能紊乱导致的电解质及其他异常。④组织学检查异常。⑤影像学检查结构异常。⑥肾移植病史。

CKD 快速进展的定义则基于以下一项或多项:①GFR 分期下降(如:由 G3a 期降至 G3b 期),同时伴有估算肾小球滤过率(estimated glomerular filtration rate,eGFR)较基线值降低≥25%。②GFR 持续降低>5mL/(min·1.73m²·年)。③Scr 检测次数及随访时间增加,则对 CKD 快速进展评估的可信度也增加。

表 2　慢性肾脏病的 GFR 分期

GFR 分期	GFR[mL/(min·1.73m²)]	描述
G1 期	≥90	正常或偏高
G2 期	60 ~ 89	轻度下降[a]
G3a 期	45 ~ 59	轻-中度下降
G3b 期	30 ~ 44	中-重度下降
G4 期	15 ~ 29	重度下降
G5 期	<15	肾衰竭

注:GFR:肾小球滤过率;[a]相对于年轻成人水平

2.3　肝移植受者肾功能评估

传统的基于 Scr 的 eGFR,在反映真实 GFR 方面有一定局限性。饮食、全身肌肉含量、合成 Cr 能力、蛋白质能量消耗、药物、肾小管分泌、生理范围内的钠及容量变化均可引起 Scr 波动,不能准确反映真实 GFR,可能导致肾功能过高评估,尤其对终末期肝病患者,上述影响更为明显[26-27]。对于合并 CKD 的肝移植受者,eGFR 可能高估肝移植受者实际 GFR,而低估 CKD 对其造成的死亡风险[11]。虽然 Scr 变化灵敏度高,但出现较晚[28]。近年来大量研究结果显示:胱抑素 C 单纯由 GFR 决定,不受性别、年龄、饮食、炎症、感染、恶性肿瘤、肝脏疾病等病理生理因素影响,对于等待肝移植受者,尤其是肝硬化患者,胱抑素 C 是反映和评估真实 GFR 的更理想指标[29-31]。胱抑素 C 也可作为肝移植术后早期发现 CKD 的敏感指标[32-33]。根据胱抑素 C 和 Cr-胱抑素 C 公式计算的 eGFR(eGFR$_{cys}$ 和 eGFR$_{creat-cys}$),若 eGFR$_{cys}$ 和 eGFR$_{creat-cys}$ 均<60mL/(min·1.73m²),则 CKD 诊断确立。来自中国的肝移植受者数据显示:基于胱抑素 C 计算的 eGFR 与真实的 GFR 非常接近[34]。同样值得注意的是,对于肝移植受者,由于钙调神经磷酸酶抑制剂(calcineurin inhibitors,CNIs)的抗蛋白尿效应,即使患者已经存在严重的 CKD,也可能检测不出蛋白尿[6]。因此,临床上高度怀疑合并 CKD 又缺乏蛋白尿证据的肝移植受者,推荐增测胱抑素 C[6]。蛋白尿评估推荐随机尿 ACR,以便及时发现和诊断 CKD[14]。

推荐意见:

1. 肝移植术前及术后应对受者进行详细病史采集和体格检查,重视肾功能和蛋白尿评估。肾功能评估推荐采用基于胱抑素 C 计算的评估方程,蛋白尿评估推荐随机尿 ACR 检测。

3　肝移植受者肾损伤防治

3.1　术前肾损伤防治及手术方式选择

3.1.1　术前肾损伤防治:肝移植术前肾损伤在术后可能继续恶化。有研究结果显示:术前合并 AKI 的肝移植受者术后需行 RRT 的比例为 25.0%,但 88.0% 的受者在术后短期内肾功能可恢复;而 HRS 本身,尤其当 GFR<60mL/(min·1.73m²),以及术前已存在糖尿病、高龄、术前肾功能不全持续时间长等,均是肝移植术后肾功能继续恶化的危险因素,其中低

GFR 和糖尿病影响最为明显[15,35-39]。对于术前 GFR 已<30mL/(min·1.73m²)的受者,肝移植术后 3 年进展为 ESRD 的比例可高达 31.0%,明显高于对照组,而此部分受者也已达到行 RRT 或进入肾移植等待名单的标准[35]。

肝移植术前肾损伤防治需强调:①若怀疑受者发生 AKI,应回顾受者所有用药(包括非处方药物),减少或撤除利尿剂,撤除所有具有潜在肾毒性的药物,以及血管扩张剂或非甾体类抗炎药物。②临床怀疑低血容量受者应予扩容治疗。③及时识别和早期治疗细菌感染。④若患者在 AKI 分级上有所进展,应按照 AKI 2 级和 3 级进行治疗,并早期应用血管活性药物[17]。⑤肝硬化相关并发症可引起并进一步加重肾损伤,如肝硬化心肌病、细菌异位引起炎症反应、肝硬化上消化道出血等。⑥多年来针对 HRS 的治疗并无实质性突破,包括特利加压素在内的多种药物都缺少肯定疗效,但在等待肝移植期间应予受者积极干预,避免使用肾毒性药物,慎用非选择性 β 受体阻滞剂,合理使用利尿剂,以增加肾脏灌注压及肾脏血流为目的,必要时行 RRT[13,40-41]。

3.1.2　手术方式选择:对术前已合并肾损伤的肝移植受者,需谨慎选择肝移植手术方式[单独肝移植(liver transplantation alone,LTA),肝肾联合移植(simultaneous liver-kidney transplantation,SLKT)或后期根据情况再行肾移植]。对这类受者选择行 LTA 或 SLKT,目前尚缺乏多中心、可信服的研究证据支持的统一标准及定论[15,35]。事实上,自 MELD 被用于指导肝源分配后,高 MELD 评分受者具有移植优先权,这部分受者常合并肾功能不全,因此,SLKT 数量大幅增加,但肾源紧张以及高 MELD 评分高危受者围术期相对较高的病死率,给手术方式的选择带来了挑战,也给肾源的合理分配带来了争议[15,42]。我国的一项研究结果显示:MELD 评分结合血清钠可准确预测合并 HRS 的等待肝移植受者术后结局,其预测效果优于单独采用 MELD 评分或血清钠;其中无高 MELD 评分和术前低钠血症的受者可从 LTA 中获益,大部分 AKI 在术后可恢复[43]。美国移植外科医师协会、美国移植学会、美国器官共享联合网络(UNOS)和美国肾脏病学会联合举办的一次共识会议中,对以往的 SLKT 研究进行了回顾,同时对 MELD 评分用于指导肝源分配以后所有的 SLKT 病例进行回顾性分析,包括 SLKT-透析(移植前已接受血液透析治疗的等待肝移植受者)、SLKT-非透析(移植前未接受血液透析治疗的等待肝移植受者)、LTA-透析与 LTA-非透析受者。其研究结果显示:这些病例中,对于移植前已接受血液透析治疗的受者,行 SLKT 术后生存率高于仅行 LTA,2 年生存率分别为 75.9% 和 70.8%。因此,建议对已合并 ESRD(尤其是肾间质纤维化/肾小球硬化>30%)的等待肝移植受者,首选 SLKT[44-48]。

推荐意见:

2. 肝移植术前已合并肾损伤的受者,尤其是当 GFR<60mL/(min·1.73m²)或合并糖尿病时,术后肾损伤继续进展的可能性大,应引起重视。

3. 对于合并 ESRD 的等待肝移植受者,首选 SLKT。

3.2　肝移植术后 AKI 的防治

3.2.1　危险因素:肝移植受者术后发生 AKI 的危险因素除普通人群的呕吐、腹泻、非处方药(如非甾体类解热镇痛药)、毒品、急慢性心衰竭、感染和脓毒血症外,还包括许多与肝移植相关的特殊因素[13]。其特殊因素包括：①术前：eGFR<60mL/（min·1.73m²），或 SCr>132.0μmol/L；HRS；血清 TBil>68.4μmol/L；低蛋白血症；MELD 评分>21 分；肝性脑病；肿瘤；糖尿病。②术中：麻醉诱导期和无肝期血流动力学不稳定，使用血管活性药物；术中大量出血和输血；术中少尿；手术时间过长；供体类型为中国二类供体捐献（即心死亡器官捐献），术后 AKI 发生率更高；手术类型为经典肝移植，其与背驮式肝移植比较，术后 AKI 发生率更高。③术后：血容量不足；移植物功能恢复延迟或原发性无功能；药物（CNIs、核苷类抗 HBV 药物）；感染；造影剂；低蛋白血症；使用羟乙基淀粉和不限氯液体复苏[4,42,49-54]。

以多因素回归分析为手段，建立有效的 AKI 预测模型有利于早期发现和预防肝移植术后 AKI[55-59]。我国的一项研究结果显示：术前 Scr>106.0μmol/L、术中低血压、术中尿量≤60mL/h 和术中使用去甲肾上腺素是术后发生 AKI 的独立危险因素；以上述指标为基础建立的肝移植术后 AKI 预测模型具有较高的灵敏度和特异度[58]。

以中性粒细胞明胶酶相关脂质运载蛋白为代表的新型生物标志物是近年研究热点，其已被证实有助于肝移植术后早期肾损伤的诊断[4]。

推荐意见：

4. 应重视肝移植术后 AKI 的各种危险因素，尤其是术中低血压、大量输血和少尿对术后肾功能的影响，对术前存在低 GFR 等危险因素的受者推荐选择背驮式肝移植。

3.2.2　治疗：对于存在术后发生 AKI 高风险的肝移植受者，应尽可能停用所有肾毒性药物，保证血容量和灌注压，考虑行功能性血流动力学监测，密切监测 Scr、尿量和尿常规，尽量避免使用造影剂。对肝移植术后已发生 AKI 的受者，应在 AKI 分级基础上，遵循分级管理原则：（1）对发生或疑似 AKI 1 级受者，以非创伤性诊断方法为主，尽早停用肾毒性药物。（2）当 AKI 达 2 级或 3 级，调整相关药物剂量，由肾脏病专科医师参与治疗，并考虑行 RRT。（3）若需行 RRT，建立血管通路时应尽量避免锁骨下静脉置管[13]。

对肝移植受者，免疫抑制剂使用与肝移植术后 AKI 的发生密切相关。各种免疫抑制剂对肾功能的影响不一，如：糖皮质激素和霉酚酸（mycophenolic acid，MPA）对肾功能基本无影响；而 CNIs 药物，包括他克莫司和环孢素 A，肾损伤是其最常见的药物不良反应；哺乳动物雷帕霉素靶蛋白抑制剂若长期使用，有导致蛋白尿的可能。因此，优化免疫抑制方案是肝移植术后 AKI 防治的重要内容。

CNIs 是肝移植术后使用最广泛的免疫抑制剂，包括环孢素 A 和他克莫司，两者均可引起肝移植术后 AKI，且发生率差异无统计学意义[60-64]。急性 CNIs 肾毒性部分可逆。但大量研究结果显示：已发生 AKI 的肝移植受者，即使 CNIs 减量后，早期 AKI 也对后期肾功能存在严重不良影响[60,64]。术后延迟使用 CNIs 或予低起始剂量 CNIs，有助于预防 AKI 发生[60,64]。对于已发生严重肾损伤（AKI 2 级以上）受者，建议延迟至 Scr 降低 25% 时再使用 CNIs，可在不增加急性排斥反应风险前提下有效改善受者预后[49,52,61-63]。哺乳动物雷帕霉素靶蛋白抑制剂包括西罗莫司和依维莫司。西罗莫司由于可能导致伤口愈合延迟、排斥反应增加、肝动脉血栓形成等并发症，很少在肝移植术后早期使用，且被美国食品和药品监督管理局（FDA）

警告可能引起肝移植受者死亡风险增高[4]。近年来有研究结果显示：与传统的以 CNIs 为基础的免疫抑制方案比较，肝移植术后早期使用依维莫司联合低剂量 CNIs 方案，两者具有相似的排斥反应发生率、受者生存率和移植肝存活率，但后者可降低 AKI 发生率，并能显著改善受者远期肾功能[65-69]。MPA 类药物对肾功能无不良影响，且不增加蛋白尿发生率。有研究结果证实：吗替麦考酚酸（mycophenolate mofetil，MMF）可通过降低 TGF-β 水平而发挥逆转肾脏疾病的有益效应[70]。MMF 联合 CNIs 减量或 CNIs 延迟使用并减量方案可在不增加急性排斥反应风险、患者病死率及移植肝丢失率的情况下，减少肝移植受者术后 AKI 的发生[71-73]。围术期早期使用巴利昔单克隆抗体诱导，联合 MPA 类药物，可延迟 CNIs 的使用，或使 CNIs 减量使用得以实现，从而在不增加患者排斥反应的同时，有效减少需行 RRT 的 AKI 受者，尤其是对术前已合并肾功能不全的受者是合适的选择[71,74]。

推荐意见：

5. 肝移植术后 AKI 的治疗，应遵循分级管理原则，早期行 RRT。

6. 对存在术后 AKI 高风险的肝移植受者，起始免疫抑制方案建议为巴利昔单克隆抗体诱导免疫抑制，使用以 MMF 为代表的 MPA 类药物联合 CNIs 减量或 CNIs 延迟并减量方案，有助于预防 AKI 的发生；对于已发生严重肾损伤（AKI 2 级以上）的受者，建议 CNIs 延迟至 Scr 降低 25% 时使用。

3.2.3　随访：AKI 即使在症状上得到治愈，远期的慢性肾脏病、心血管疾病及死亡风险都有所增加。因此，为发生 AKI 的肝移植受者建立包括 ≥1 名肾病专家在内的保健管理计划非常必要。这些受者具备发生高血压病、血容量超负荷、心血管事件、终末期肾病风险。因此，应定期评估其相关参数，如血压、体液状态、蛋白尿、Scr 及其他代谢参数等[75-79]。

推荐意见：

7. 肝移植术后发生 AKI 的受者应建立包含肾功能评估的长期保健管理计划。

3.3　肝移植术后 CKD 的防治

3.3.1　危险因素：影响肝移植受者长期肾功能的因素有：（1）术前因素：HCV 感染、低 eGFR、HRS、蛋白尿、糖尿病、肝功能 Child-Pugh 高分级和高 MELD 评分、女性及高龄等。（2）术后因素：免疫抑制方案（主要为 CNIs 的长期暴露）、高血压病、糖尿病及术后 AKI 的发生[43,80-81]。其中 CNIs 长期暴露、肝移植术前已合并而术后未缓解的 HRS 及糖尿病，被认为是肝移植术后 CKD 最常见的危险因素[8,15,35]。

CKD 快速进展的诱因包括 AKI、感染、腹泻、代谢病、吸烟、肥胖、心血管疾病、持续肾毒性药物暴露等。其中糖尿病、高血压病等代谢病是引起肾功能进一步恶化的重要原因，AKI 是 CKD 发生及进展的重要危险因素[82]。

推荐意见：

8. 重视并及早干预肝移植术后 CKD 的各种危险因素，有助于防治并减缓 CKD 的进程。

3.3.2　治疗：肝移植术后 CKD 的治疗除肾脏病专科治疗外，还需注意预防肝移植相关危险因素，积极调整和优化免疫抑制方案。

代谢病是引起肾功能进一步恶化的重要原因,肝移植术后应积极预防和治疗糖尿病、高血压病和高脂血症,通过改变生活方式、调整免疫抑制方案,以及合理应用药物治疗,可参考《中国肝移植受者代谢病管理专家共识(2015 版)》[82]。

AKI 也是 CKD 发生及进展的重要危险因素,而 CKD 受者发生 AKI 的风险也显著增高。G3a ~ G5 期受者因某些暂时性疾病状态(如感染、腹泻等)导致发生 AKI 风险增高时,应暂停使用具有潜在肾毒性和经肾排泄的药物,如肾素-血管紧张素-醛固酮系统阻断剂、利尿剂、非甾体类抗炎药物、二甲双胍、锂剂、地高辛等[14]。

与 AKI 一样,针对合并 CKD 的肝移植受者,应及时优化免疫抑制方案。CNIs 可引起实体器官移植后慢性肾损伤[13,84]。而与低剂量 CNIs 方案比较,CNIs 转换为西罗莫司的方案在保护肾功能上并不具优势,反而有更高的药物不良反应和急性排斥反应发生率。西罗莫司还可能促进蛋白尿发生,甚至导致塌陷性局灶节段性肾小球硬化。因此,对于 eGFR< $30mL/(min \cdot 1.73m^2)$ 的肝移植受者,以及预先存在蛋白尿的肝移植受者,不宜使用西罗莫司[14,84-89]。依维莫司在肝移植受者中的研究结果较为乐观,显示出较好的远期肾功能[59-63]。综合国内外研究结果,对于合并 CKD 的肝移植受者,或肾脏活组织病理学检查结果提示 CNIs 慢性毒性反应时,MMF 在提供安全有效的免疫抑制作用的同时,允许 CNIs 逐渐减量甚至停药,从而使受者肾功能得以长期改善,其中获益最多的是年纪较小的儿童受者以及肝移植术后早期使用 MMF 的儿童受者[23,71-72,90-93]。

ESRD 目前主要治疗手段是 RRT,包括血液透析、腹膜透析和肾移植。尽管目前透析技术已经取得长足进步,但对于肝移植受者,出现 ESRD 后建议及时行肾移植,与单纯透析治疗比较,前者可显著降低病死率[9,94]。

推荐意见:

9. 代谢病是肝移植术后 CKD 进展的重要原因,应积极治疗糖尿病、高血压病、高脂血症等代谢病。

10. 合并 CKD G3 ~ G5 期的肝移植受者若处于 AKI 高风险状态,应停用具有潜在肾毒性的药物。

11. 尽早并长期使用低肾毒性免疫抑制方案有助于肝移植术后肾功能保护,以 MMF 为代表的 MPA 类药物为基础的 CNIs 低剂量方案是可行的,对儿童受者,可尝试逐渐减量直至完全停用 CNIs。

3.3.3 随访:鉴于 CKD 可能导致的一系列系统并发症,肝移植术后合并 CKD 的受者,需定期建立包括≥1 名肾病专家在内的保健管理计划,定期监测血压、骨密度、营养状况、Hb 等指标,及早诊断与治疗高血压病、骨质疏松、营养不良、贫血等并发症。

推荐意见:

12. 肝移植术后发生 CKD 的受者,建议定期监测血压、骨密度、营养状况、Hb 等指标,及早诊断与治疗高血压病、骨质疏松、营养不良、贫血等并发症。

4 结语

肝移植受者术前、术后均应科学评估和监测肾功能,争取早期预防、诊断与治疗肾损伤。

选择合适手术方式和科学免疫抑制方案,有助于改善肝移植受者生命质量和长期生存率。我国公民逝世器官捐献处于发展阶段,为肝移植术后肾损伤管理带来新的挑战:①需从基础研究层面进一步探索移植肝功能与肾功能间的相互影响和关系。②合并 AKI 的肝移植围术期管理,以及合并 CKD 的术后长期管理,需多学科团队协助,有必要探索和建立多学科协作治疗新模式。③探索最小化免疫抑制剂以及操作性免疫耐受的研究,有助于优化肝移植术后肾损伤受者免疫抑制方案。

参 考 文 献

[1] Kim WR,Lake JR,Smith JM,et al. OPTN/SRTR 2013 Annual Data Report:liver[J]. Am J Transplant,2015,15(Suppl 2):1-28. DOI:10. 1111/ajt. 13197.

[2] Wang H. Responses to comments on "Liver transplantation in mainland China:the overview of CLTR 2011 annual scientific report"[J]. Hepatobiliary Surg Nutr,2013,2(6):309-310. DOI:10. 3978/j. issn. 2304-3881. 2013. 11. 06.

[3] Watt KD,Pedersen RA,Kremers WK,et al. Evolution of causes and risk factors for mortality post-liver transplant:results of the NIDDK long-term follow-up study[J]. Am J Transplant,2010,10(6):1420-1427. DOI:10. 1111/j. 1600-6143. 2010. 03126. x.

[4] Levitsky J,O'Leary JG,Asrani S,et al. Protecting the Kidney in Liver Transplant Recipients:Practice-Based Recommendations From the American Society of Transplantation Liver and Intestine Community of Practice [J]. Am J Transplant,2016,16(9):2532-2544. DOI:10. 1111/ajt. 13765.

[5] Rossi AP,Vella JP. Acute Kidney Disease After Liver and Heart Transplantation[J]. Transplantation,2016,100(3):506-514. DOI:10. 1097/TP. 0000000000000916.

[6] Lucey MR,Terrault N,Ojo L,et al. Long-term management of the successful adult liver transplant:2012 practice guideline by the American Association for the Study of Liver Diseases and the American Society of Transplantation[J]. Liver Transpl,2013,19(1):3-26. DOI:10. 1002/lt. 23566.

[7] Ojo AO,Held PJ,Port FK,et al. Chronic renal failure after transplantation of a nonrenal organ[J]. N Engl J Med,2003,349(10):931-940. DOI:10. 1056/NEJMoa021744.

[8] Gonwa TA,Mai ML,Melton LB,et al. End-stage renal disease(ESRD)after orthotopic liver transplantation (OLTX)using calcineurin-based immunotherapy:risk of development and treatment[J]. Transplantation,2001,72(12):1934-1939. DOI:10. 1097/00007890-200112270-00012.

[9] Fabrizi F,Dixit V,Martin P,et al. Chronic kidney disease after liver transplantation:Recent evidence[J]. Int J Artif Organs,2010,33(11):803-811.

[10] McGuire BM,Rosenthal P,Brown CC,et al. Long-term management of the liver transplant patient:recommendations for the primary care doctor[J]. Am J Transplant,2009,9(9):1988-2003. DOI:10. 1111/j. 1600-6143. 2009. 02733. x.

[11] Allen AM,Kim WR,Therneau TM,et al. Chronic kidney disease and associated mortality after liver transplantation—a time-dependent analysis using measured glomerular filtration rate[J]. J Hepatol,2014,61(2):286-292. DOI:10. 1016/j. jhep. 2014. 03. 034.

[12] Parajuli S,Foley D,Djamali A,et al. Renal Function and Transplantation in Liver Disease[J]. Transplantation,2015,99(9):1756-1764. DOI:10. 1097/TP. 0000000000000820.

［13］ Khwaja A. KDIGO clinical practice guidelines for acute kidney injury［J］. Nephron Clin Pract,2012,120 (4):c179-c184. DOI:10. 1159/000339789.

［14］ KDIG Outcomes. KDIGO 2012 Clinical Practice Guideline for the Evaluation and Management of Chronic Kidney Disease［J］. Kidney Int Suppl,2013,3(1):1-150.

［15］ Pham PT,Lunsford KE,Bunnapradist S,et al. Simultaneous liver-kidney transplantation or liver transplantation alone for patients in need of liver transplantation with renal dysfunction［J］. Curr Opin Organ Transplant, 2016,21(2):194-200. DOI:10. 1097/MOT. 0000000000000299.

［16］ Moreau R,Lebrec D. Acute renal failure in patients with cirrhosis:perspectives in the age of MELD［J］. Hepatology,2003,37(2):233-243. DOI:10. 1053/jhep. 2003. 50084.

［17］ Angeli P,Ginès P,Wong F,et al. Diagnosis and management of acute kidney injury in patients with cirrhosis: revised consensus recommendations of the International Club of Ascites［J］. J Hepatol,2015,62(4):968-974. DOI:10. 1016/j. jhep. 2014. 12. 029.

［18］ Hilmi IA,Damian D,Al-Khafaji A,et al. Acute kidney injury following orthotopic liver transplantation:incidence,risk factors,and effects on patient and graft outcomes［J］. Br J Anaesth,2015,114(6):919-926. DOI:10. 1093/bja/aeu556.

［19］ Cabezuelo JB,Ramírez P,Ríos A,et al. Risk factors of acute renal failure after liver transplantation［J］. Kidney Int,2006,69(6):1073-1080. DOI:10. 1038/sj. ki. 5000216.

［20］ Zhu M,Li Y,Xia Q,et al. Strong impact of acute kidney injury on survival after liver transplantation［J］. Transplant Proc,2010,42(9):3634-3638. DOI:10. 1016/j. transproceed. 2010. 08. 059.

［21］ Barreto AG,Daher EF,Silva Junior GB,et al. Risk factors for acute kidney injury and 30-day mortality after liver transplantation［J］. Ann Hepatol,2015,14(5):688-694.

［22］ Klaus F,Keitel da Silva C,Meinerz G,et al. Acute kidney injury after liver transplantation:incidence and mortality［J］. Transplant Proc,2014,46(6):1819-1821. DOI:10. 1016/j. transproceed. 2014. 05. 053.

［23］ Shao ZY,Yan LN,Wang WT,et al. Prophylaxis of chronic kidney disease after liver transplantation—experience from west China［J］. World J Gastroenterol,2012,18(9):991-998. DOI:10. 3748/wjg. v18. i9. 991.

［24］ Rinaldo B,Claudio R,Kellum JA,et al. Acute renal failure-definition,outcome measures,animal models, fluid therapy and information technology needs:the Second International Consensus Conference of the Acute Dialysis Quality Initiative(ADQI)Group. ［J］. Crit Care,2004,8(4):R204-212. DOI:10. 1186/cc2872.

［25］ Patel HK,Patel A,Abouljoud M,et al. Survival after liver transplantation in patients who develop renal insufficiency［J］. Transplant Proc,2010,42(10):4167-4170. DOI:10. 1016/j. transproceed. 2010. 09. 038.

［26］ Francoz C,Glotz D,Moreau R,et al. The evaluation of renal function and disease in patients with cirrhosis ［J］. J Hepatol,2010,52(4):605-613. DOI:10. 1016/j. jhep. 2009. 11. 025.

［27］ Skluzacek PA,Szewc RG,Nolan CR 3rd,et al. Prediction of GFR in liver transplant candidates［J］. Am J Kidney Dis,2003,42(6):1169-1176. DOI:10. 1053/j. ajkd. 2003. 08. 017.

［28］ Teneva BH. Pathogenesis and Assessment of Renal Function in Patients With Liver Cirrhosis［J］. Folia Medica,2012,54(4):5-13. DOI:10. 2478/v10153-011-0100-z.

［29］ De Souza V,Hadj-Aissa A,Dolomanova O,et al. Creatinine-versus cystatine C-based equations in assessing the renal function of candidates for liver transplantation with cirrhosis［J］. Hepatology,2014,59(4):1522-1531. DOI:10. 1002/hep. 26886.

［30］ Adachi M,Tanaka A,Aiso M,et al. Benefit of cystatin C in evaluation of renal function and prediction of sur-vival in patients with cirrhosis［J］. Hepatol Res,2015,45(13):1299-1306. DOI:10. 1111/hepr. 12508

［31］ Beben T,Rifkin DE. GFR Estimating Equations and Liver Disease［J］. Adv Chronic Kidney Dis,2015,22 (5):337-342. DOI:10. 1053/j. ackd. 2015. 05. 003.

［32］ Uguen T,Jezequel C,Ropert M,et al. Pretransplant renal function according to CKD-EPI cystatin C equation is a prognostic factor of death after liver transplantation［J］. Liver Int,2016,36(4):547-554. DOI:10. 1111/liv. 12989.

［33］ Allen AM,Kim WR,Larson JJ,et al. Serum Cystatin C as an Indicator of Renal Function and Mortality in Liver Transplant Recipients ［J］. Transplantation, 2015, 99 (7): 1431-1435. DOI: 10. 1097/ TP. 0000000000000552.

［34］ Ling Q,Xu X,Li J,et al. A new serum cystatin C-based equation for assessing glomerular filtration rate in liver transplantation［J］. Clin Chem Lab Med,2008,46(3):405-410. DOI:10. 1515/CCLM. 2008. 052.

［35］ Tan HK,Marquez M,Wong F,et al. Pretransplant Type 2 Hepatorenal Syndrome Is Associated With Persist-ently Impaired Renal Function After Liver Transplantation［J］. Transplantation,2015,99(7):1441-1446. DOI:10. 1097/TP. 0000000000000557.

［36］ Ruebner R,Goldberg D,Abt PL,et al. Risk of end-stage renal disease among liver transplant recipients with pretransplant renal dysfunction［J］. Am J Transplant, 2012, 12 (11): 2958-2965. DOI: 10. 1111/j. 1600-6143. 2012. 04177. x.

［37］ Longenecker JC,Estrella MM,Segev DL,et al. Patterns of Kidney Function Before and After Orthotopic Liver Transplant:Associations With Length of Hospital Stay,Progression to End-Stage Renal Disease,and Mortality ［J］. Transplantation,2015,99(12):2556-2564. DOI:10. 1097/TP. 0000000000000767.

［38］ Bahirwani R,Forde KA,Mu Y,et al. End-stage renal disease after liver transplantation in patients with pre-transplant chronic kidney disease［J］. Clin Transplant,2014,28(2):205-210. DOI:10. 1111/ctr. 12298.

［39］ Calmus Y,Conti F,Cluzel P,et al. Prospective assessment of renal histopathological lesions in patients with end-stage liver disease:effects on long-term renal function after liver transplantation［J］. J Hepatol,2012,57 (3):572-576. DOI:10. 1016/j. jhep. 2012. 04. 028.

［40］ EASL clinical practice guidelines on the management of ascites,spontaneous bacterial peritonitis,and hepato-renal syndrome in cirrhosis［J］. J Hepatol,2010,53(3):397-417. DOI:10. 1016/j. jhep. 2010. 05. 004.

［41］ Rodriguez E,Henrique Pereira G,Solà E,et al. Treatment of type 2 hepatorenal syndrome in patients awaiting transplantation:Effects on kidney function and transplantation outcomes［J］. Liver Transplantation,2015,21 (11):1347-1354. DOI:10. 1002/lt. 24210.

［42］ Pham PT, Pham PC, Danovitch GM. Renal failure in adult liver transplant recipients//Busuttil RW, Klintmalm GB,editors. Transplantation of the liver,3rd ed［M］. Philadelphia,PA:Elsevier Saunders,2015: 934-959.

［43］ Xu X,Ling Q,Zhang M,et al. Outcome of patients with hepatorenal syndrome type 1 after liver transplantation: Hangzhou experience［J］. Transplantation,2009,87(10):1514-1519. DOI:10. 1097/TP. 0b013e3181a4430b.

［44］ Kiberd B, Skedgel C, Alwayn I, et al. Simultaneous Liver Kidney Transplantation: A Medical Decision Analysis［J］. Transplantation,2011(1):121-127. DOI:10. 1097/tp. 0b013e3181fcc943.

［45］ Davis GL, Feng S, Sung R, et al. Simultaneous liver-kidney transplantation: evaluation to decision making

［J］. Am J Transplant,2007,7(7):1702-1709. DOI:10. 1111/j. 1600-6143. 2007. 01856. x.

［46］ Eason JD,Gonwa TA,Davis CL,et al. Proceedings of Consensus Conference on Simultaneous Liver Kidney Transplantation(SLK)［J］. Am J Transplant,2008,8(11):2243-2251. DOI:10. 1111/j. 1600-6143. 2008. 02416. x.

［47］ Nadim MK,Sung RS,Davis CL,et al. Simultaneous liver-kidney transplantation summit:current state and future directions［J］. Am J Transplant, 2012, 12 (11):2901-2908. DOI:10. 1111/j. 1600-6143. 2012. 04190. x.

［48］ Durand F,Graupera I,Ginès P,et al. Pathogenesis of Hepatorenal Syndrome:Implications for Therapy［J］. Am J Kidney Dis,2016,67(2):318-328. DOI:10. 1053/j. ajkd. 2015. 09. 013.

［49］ 中华医学会外科学分会器官移植学组.肝移植受者肾功能损伤诊疗指南［J/CD］.中华移植杂志:电子版,2011,5(3):60-62. DOI:10. 3877/cma. j. issn. 1647-3903. 2011. 03. 017.

［50］ Lewandowska L,Matuszkiewicz-Rowinska J. Acute kidney injury after procedures of orthotopic liver transplantation［J］. Ann Transplant ,2011,16(2):103-108.

［51］ Sang BH,Bang JY,Song JG,et al. Hypoalbuminemia Within Two Postoperative Days Is an Independent Risk Factor for Acute Kidney Injury Following Living Donor Liver Transplantation:A Propensity Score Analysis of 998 Consecutive Patients［J］. Grit Care Med,2015,43(12):2552-2561. DOI:10. 1097/CCM. 0000000000001279.

［52］ Smoter P,Nyckowski P,Grat M,et al. Risk factors of acute renal failure after orthotopic liver transplantation: single-center experience［J］. Transplant Proc, 2014, 46 (8):2786-2789. DOI:10. 1016/j. transproceed. 2014. 09. 044.

［53］ Leithead JA,Armstrong MJ,Corbett C,et al. Hepatic ischemia reperfusion injury is associated with acute kidney injury following donation after brain death liver transplantation［J］. Transpl Int,2013,26(11):1116-1125. DOI:10. 1111/tri. 12175.

［54］ Laing RW,Scalera I,Isaac J,et al. Liver Transplantation Using Grafts From Donors After Circulatory Death: A Propensity Score-Matched Study From a Single Center［J］. Am J Transplant,2016,16(6):1795-1804. DOI:10. 1111/ajt. 13699.

［55］ Xu X,Ling Q,Wei Q,et al. An effective model for predicting acute kidney injury after liver transplantation ［J］. Hepatobiliary Pancreat Dis Int,2010,9(3):259-263.

［56］ Wilson T,Quan S,Cheema K,et al. Risk prediction models for acute kidney injury following major noncardiac surgery:systematic review［J］. Nephrol Dial Transplant,2016,31(2):231-240. DOI:10. 1093/ndt/gfv415.

［57］ Kim JM,Jo YY,Na SW,et al. The predictors for continuous renal replacement therapy in liver transplant recipients［J］. Transplant Proc,2014,46(1):184-191. DOI:10. 1016/j. transproceed. 2013. 07. 075.

［58］ Sanchez EQ,Gonwa TA,Levy MF,et al. Preoperative and perioperative predictors of the need for renal replacement therapy after orthotopic liver transplantation［J］. Transplantation,2004,78(7):1048-1054.

［59］ Rueggeberg A,Boehm S,Napieralski F,et al. Development of a risk stratification model for predicting acute renal failure in orthotopic liver transplantation recipients［J］. Anaesthesia,2008,63(11):1174-1180. DOI:10. 1111/j. 1365-2044. 2008. 05604. x.

［60］ Ziolkowski J,Paczek L,Senatorski G,et al. Renal function after liver transplantation:calcineurin inhibitor nephrotoxicity［J］. Transplant Proc,2003,35(6):2307-2309. DOI:10. 1016/s0041-1345(03)00786-3.

［61］ Porayko MK,Textor SC,Krom RA,et al. Nephrotoxic effects of primary immunosuppression with FK-506 and cyclosporine regimens after liver transplantation[J]. Mayo Clin Proc,1994,69(2):105-111. DOI:10.1016/s0025-6196(12)61034-9.

[62] Mueller AR,Platz KP,Bechstein WO,et al. Neurotoxicity after orthotopic liver transplantation. A comparison between cyclosporine and FK506[J]. Transplantation,1994,58(2):155-170. DOI:10.1097/00007890-199405820-00007.

[63] Issa N,Kukla A,Ibrahim HN. Calcineurin inhibitor nephrotoxicity:a review and perspective of the evidence [J]. Am J Nephrol,2013,37(6):602-612. DOI:10.1159/000351648.

[64] Flechner SM,Kobashigawa J,Klintmalm G. Calcineurin inhibitorsparing regimens in solid organ transplanta-tion:focus on improving renal function and nephrotoxicity[J]. Clin Transplant,2008,22(1):1-15. DOI:10.1111/j.1399-0012.2007.00739.x.

[65] Kniepeiss D,Iberer F,Grasser B,et al. Sirolimus in patients after liver transplantation[J]. Transplant Proc,2003,35(2):815-816. DOI:10.1097/mot.0000000000000127.

[66] Fischer L,Saliba F,Kaiser GM,et al. Three-year Outcomes in De Novo Liver Transplant Patients Receiving Everolimus With Reduced Tacrolimus:Follow-Up Results From a Randomized,Multicenter Study[J]. Trans-plantation,2015,99(7):1455-1462. DOI:10.1097/TP.0000000000000555.

[67] Saliba F,De Simone P,Nevens F,et al. Renal function at two years in liver transplant patients receiving everolimus:results of a randomized,multicenter study[J]. Am J Transplant,2013,13(7):1734-1745. DOI:10.1111/ajt.12280.

[68] De Simone P,Nevens F,De Carlis L,et al. Everolimus with reduced tacrolimus improves renal function in de novo liver transplant recipients:a randomized controlled trial[J]. Am J Transplant,2012,12(11):3008-3020. DOI:10.1111/j.1600-6143.2012.04212.x.

[69] Nashan B,Schemmer P,Braun F,et al. Evaluating the efficacy,safety and evolution of renal function with early initiation of everolimus-facilitated tacrolimus reduction in de novo liver transplant recipients:Study pro-tocol for a randomized controlled trial[J]. Trials,2015,16:118. DOI:10.1186/s13063-015-0626-0.

[70] 谢琴芬,郑树森. 肝癌患者肝移植后的免疫抑制剂应用[J]. 中华器官移植杂志,2013,34(9):573-575. DOI:10.3760/cma.j.issn.0254-1785.2013.09.018.

[71] Neuberger JM,Mamelok RD,Neuhaus P,et al. Delayed introduction of reduced-dose tacrolimus,and renal function in liver transplantation:the 'ReSpECT' study[J]. Am J Transplant,2009,9(2):327-336. DOI:10.1111/j.1600-6143.2008.02493.x.

[72] Boudjema K,Camus C,Saliba F,et al. Reduced-dose tacrolimus with mycophenolate mofetil vs. standard-dose tacrolimus in liver transplantation:a randomized study[J]. Am J Transplant,2011,11(5):965-976. DOI:10.1111/j.1600-6143.2011.03486.x.

[73] Evans HM,McKiernan PJ,Kelly DA. Mycophenolate mofetil for renal dysfunction after pediatric liver trans-plantation[J]. Transplantation,2005,79(11):1575-1580.

[74] Martín-Mateos RM,Graus J,Albillos A,et al. Initial immunosup-pression with or without basiliximab:a com-parative study[J]. Transplant Proc,2012,44(9):2570-2572. DOI:10.1016/j.transproceed.2012.09.109.

[75] Coca SG,Yusuf B,Shlipak MG,et al. Long-term risk of mortality and other adverse outcomes after acute kid-ney injury:a systematic review and meta-analysis[J]. Am J Kidney Dis,2009,53(6):961-973. DOI:10.1053/j.ajkd.2008.11.034.

［76］ Parikh NI,Hwang SJ,Larson MG,et al. Cardiovascular disease risk factors in chronic kidney disease:overall burden and rates of treatment and control[J]. Arch Intern Med,2006,166(17):1884-1891. DOI:10.1001/archinte.166.17.1884.

［77］ Hsu CY. Linking the population epidemiology of acute renal failure,chronic kidney disease and end-stage renal disease[J]. Curr Opin Nephrol Hypertens,2007,16(3):221-226. DOI:10.1097/MNH.0b013e3280895ad9.

［78］ Hsu CY,Chertow GM,McCulloch CE,et al. Nonrecovery of kidney function and death after acute on chronic renal failure[J]. Clin J Am Soc Nephrol,2009,4(5):891-898. DOI:10.2215/CJN.05571008.

［79］ Goldstein SL,Jaber BL,Faubel S,et al. AKI transition of care:a potential opportunity to detect and prevent CKD[J]. Clin J Am Soc Nephrol,2013,8(3):476-483. DOI:10.2215/CJN.12101112.

［80］ Burra P,Senzolo M,Masier A,et al. Factors influencing renal function after liver transplantation. Results from the MOST,an international observational study[J]. Dig Liver Dis,2009,41(5):350-356. DOI:10.1016/j.dld.2008.09.018.

［81］ Lee JP,Heo NJ,Joo KW,et al. Risk factors for consequent kidney impairment and differential impact of liver transplantation on renal function[J]. Nephrol Dial Transplant,2010,25(8):2772-2785. DOI:10.1093/ndt/gfq093.

［82］ 中国医师协会器官移植医师分会,中华医学会外科学分会器官移植学组,中华医学会器官移植学分会肝移植学组.中国肝移植受者代谢病管理专家共识(2015 版)[J].中华消化外科杂志,2015,14(8):601-605. DOI:10.3760/cma.j.issn.1673-9752.2015.08.001.

［83］ Cattaneo D,Perico N,Gaspari F,et al. Nephrotoxic aspects of cyclosporine[J]. Transplant Proc,2004,36(2 Suppl):234S-239S. DOI:10.1016/j.transproceed.2004.01.011.

［84］ Campbell MS,Rai J,Kozin E,et al. Effects of sirolimus vs. calcineurin inhibitors on renal dysfunction after orthotopic liver transplantation[J]. Clin Transplant,2007,21(3):377-384. DOI:10.1111/j.1399-0012.2006.00653.x.

［85］ DuBay D,Smith RJ,Qiu KG,et al. Sirolimus in liver transplant recipients with renal dysfunction offers no advantage over low-dose calcineurin inhibitor regimens[J]. Liver Transpl,2008,14(5):651-659. DOI:10.1002/lt.21429.

［86］ Abdelmalek MF,Humar A,Stickel F,et al. Sirolimus conversion regimen versus continued calcineurin inhibitors in liver allograft recipients:a randomized trial[J]. Am J Transplant,2012,12(3):694-705. DOI:10.1111/j.1600-6143.2011.03919.x.

［87］ Stallone G,Infante B,Pontrelli P,et al. Sirolimus and proteinuria in renal transplant patients:evidence for a dose-dependent effect on slit diaphragm-associated proteins[J]. Transplantation,2011,91(9):997-1004. DOI:10.1097/TP.0b013e318211d342.

［88］ Cai Y,Chen Y,Zheng S,et al. Sirolimus damages podocytes in rats with protein overload nephropathy[J]. J Nephrol,2011,24(3):307-312. DOI:10.5301/jn.2010.5817.

［89］ Wadei HM,Zaky ZS,Keaveny AP,et al. Proteinuria following sirolimus conversion is associated with deterioration of kidney function in liver transplant recipients[J]. Transplantation,2012,93(10):1006-1012. DOI:10.1097/TP.0b013e31824bbd01.

［90］ 赖威,卢实春,王孟龙,等.钙调磷酸酶抑制剂减量的吗替麦考酚酯免疫抑制方案对改善肝移植术后肾损害的影响[J].中华医学杂志,2009,89(22):1529-1532. DOI:10.3760/cma.j.issn.0376-2491.

2009. 22. 007.

[91] Farkas SA, Schnitzbauer AA, Kirchner G, et al. Calcineurin inhibitor minimization protocols in liver trans-plantation[J]. Transpl Int, 2009, 22(1):49-60. DOI:10. 1111/j. 1432-2277. 2008. 00796. x.

[92] Dharancy S, Iannelli A, Hulin A, et al. Mycophenolate mofetil monotherapy for severe side effects of calci-neurin inhibitors following liver transplantation[J]. Am J Transplant, 2009, 9(3):610-613. DOI:10. 1111/j. 1600-6143. 2008. 02529. x.

[93] Tannuri U, Gibelli NE, Maksoud-Filho JG, et al. Mycophenolate mofetil promotes prolonged improvement of renal dysfunction after pediatric liver transplantation: experience of a single center[J]. Pediatr Transplant, 2007, 11(1):82-86. DOI:10. 1111/j. 1399-3046. 2006. 00631. x.

[94] Demirci G, Becker T, Nyibata M, et al. Results of combined and sequential liver-kidney transplantation[J]. Liver Transpl, 2003, 9(10):1067-1078. DOI:10. 1053/jlts. 2003. 50210.

原载于《中华消化外科杂志》,2017,16(4):319-326

活体肝移植小肝综合征临床诊疗指南

中华医学会器官移植学分会
中国医师协会器官移植医师分会

随着肝移植相关技术的不断完善和成熟,供肝来源短缺已成为制约肝移植发展最重要的瓶颈。为解决供肝短缺问题,活体肝移植(living donor liver transplantation,LDLT)和劈离式肝移植(split-liver orthotopic liver transplantation,SLT)应运而生。影响成人 LDLT 和 SLT 疗效的主要因素是移植物体积绝对或相对过小,易发生小肝综合征(small-for-size syndrome,SFSS)。虽然 LDLT 和 SLT 已取得巨大进步,但 SFSS 死亡率仍然很高,部分患者经积极、有效治疗后,肝功能可逐渐恢复正常,但仍有 50% 左右患者在移植后 4~6 周内死于严重并发症,如脓毒血症等。

迄今为止,国际上暂缺有关 SFSS 的随机对照研究(randomized clinical trial,RCT)及相关指南。中华医学会主编的《临床诊疗指南 器官移植学分册(2010 版)》中对 SFSS 仅有简要的概括描述。

制定本指南是为了进一步规范 LDLT 术后 SFSS 的预防、诊断与治疗,提高 SFSS 患者生存率与预后。某些伴有基础肝病的类 SFSS,如扩大半肝切除后、离体肝切除后等情况,不在本指南讨论范围。

1 SFSS 的定义

SFSS 是一种发生于 LDLT、SLT 术后的临床综合征。对 LDLT 供者来说,供肝体积越小越好,可最大限度保障供者安全。而对于 LDLT 受者来说,供肝体积越大越好,可最大程度发挥移植物的生理功能。这种供需矛盾是导致 SFSS 发生的重要原因。SLT 也存在劈离后供肝体积不均衡的问题。研究证实,移植物与受者标准肝脏的质量比值和移植物的存活率有明显相关性。此外,SFSS 还与多种因素有关,如门静脉过度灌注、潜在病变、肝再生能力、流入道和流出道情况、受者病情轻重以及手术情况等。

LDLT 在供肝肝功能良好、无脂肪变性或肝硬化等病理改变的条件下,一般将移植物与受者体质量比(graft to recipient weight ratio,GRWR)<0.8% 或移植物体积与受者标准肝体积(graft volume /standard liver volume,GV/SLV)<40% 定义为小移植肝(或小体积移植物,小肝移植物,简称小肝)。过小的移植肝或残余肝不能满足受者的功能需要,引起肝功能障碍,其临床表现为术后持续性胆汁淤积、凝血功能紊乱、门静脉高压、顽固性腹水和肝性脑病。持续性的肝功能异常,将会进一步诱发脓毒血症、胃肠出血等并发症,甚至导致呼吸功能和肾

功能衰竭,如不再次行肝移植常常导致受者死亡。这些临床表现主要与移植肝或残余肝体积不足有关,称为 SFSS,其组织病理学特征是肝细胞呈气球样变性和脂肪变性、胆汁淤积形成胆栓、斑片状缺血性坏死区和增生区并存。

有学者将 SFSS 分为小肝功能不全(small-for-size dysfunction,SFSD)和小肝无功能(small-for-size nonfunction,SFSNF)。①SFSD:小肝移植物(GRWR <0.8%)移植术后 1 周内出现移植肝功能障碍,即连续 3d 出现以下情况中的 2 种:总胆红素>100μmol/L,国际标准化比值>2,肝性脑病 3~4 级,同时除外其他明确原因;②SFSNF:小肝移植物(GRWR<0.8%)移植术后 1 周内出现移植肝功能衰竭(需紧急再次移植或死亡),同时除外其他明确原因;③除外标准:技术性因素(如胆漏)、免疫学因素(如排斥反应)、感染(如胆管炎、败血症)。

2 SFSS 的预防

2.1 功能性供肝体积和质量不足

功能性供肝体积是指具有正常肝脏代谢功能的肝脏体积,LDLT 中具有正常入肝和出肝血流的肝脏单位的总体积,表现为移植肝的体积和质量两个方面。多数移植中心采用供肝解剖体积(供肝体积)代替功能体积。小肝移植后 SFSS 发生风险及远期死亡率均明显增加。供肝质量也直接影响移植术后肝功能恢复。老年供肝,尤其是年龄>60 岁的供者,由于肝功能储备和再生能力下降,对于多种损伤的敏感性增强,在经历长时间冷缺血损伤后,极易发生术后功能延迟恢复,甚至是原发性无功能。供肝脂肪变性也是影响移植术后肝功能恢复的重要因素。文献报告约有 13.2% 尸体供肝存在不同程度的脂肪变性,富集于肝细胞内的脂肪滴可影响肝细胞有氧代谢,增加再灌注后脂质过氧化,促进肝内氧自由基产生,扩大炎症损伤。此外,增加的肝内脂肪滴还可游离至肝窦,引起肝窦腔狭窄、阻塞,损害肝内微循环。

推荐意见:

1. 进行活体肝移植(LDLT)时,如果受者状态稳定、营养状态良好,无门静脉高压,移植物与受者体质量比(GRWR)需 ≥0.8%;如合并轻、中度门静脉高压,GRWR 值应适当增大;GRWR≥1.0% 可避免发生小肝综合征(SFSS);对于肝功能失代偿(尤其是合并严重门静脉高压)受者,GRWR≥1.5%。(1-A)

2. 右半肝供肝活体肝移植时,考虑到供者安全,推荐常规选用不含肝中静脉的右半肝,肝 V、VIII 段经肝中静脉引流者应行流出道重建;为增加受者安全性,减少 SFSS 的发生,实施该方案必须同时满足以下两个指标:GV/SLV≥40%,GRWR≥0.8%。(1-B)

3. 右半肝移植物一般占全肝体积 60% 以上,有利于满足受者需要,尤其是带有肝中静脉或 V、VIII 段肝静脉属支重建的右半肝移植物。右前段功能性体积增加,有利于预防受者发生 SFSS。但携带肝中静脉的方式大大削减了供肝体积,尤其是可能导致 IV 段的回流障碍,使得残肝功能体积进一步减少,增加了供者肝衰竭的风险。(1-A)

4. 双供肝肝移植可以提供更大的移植物,如果 GRWR<0.8%,可考虑双供肝肝移植。但是双供肝肝移植增加了一个健康供者,其手术复杂性也显著高于单个供者,并发症也明显增加。(1-B)

5. 基于解剖、3D 血管成像技术、术中 B 超等引导下选择切除部位,同时在术中采取保护性外科吻合,是防止减体积肝移植术后出现供者或受者 SFSS 的手术规范。使用超声吸引刀、螺旋刀等精密手术仪器,在不阻断肝门的情况下,采用解剖学肝段切除术能够确保供肝血供,改善其质量。(1-A)

6. 给予供者高蛋白、高碳水化合物饮食增加其体质量,也是增加供肝体积的方法。(1-C)

7. 身高、体质量略大于受者的供者为首选,且供、受者血型相符,供者无肝炎史,肝功能正常,并除外脂肪变性。全肝移植时,<30% 的供肝脂肪样变性(轻度),只要冷保存时间不太长(一般在 8 小时之内),仍然可用,而>60% 的脂肪样变性则是供肝选择的相对禁忌。如LDLT 供肝冷保存时间短,对于脂肪变性程度的限制可适当放宽。(1-C)

8. 慎重使用边缘供者,包括循环不稳定的脑死亡供者,高龄、冷/热缺血时间过长、抗HCV 或抗 HBc 阳性等供者,对移植物功能和受者生存产生近期和远期影响,甚至导致严重不良后果。(1-A)

9. 脂肪肝供者进行短期饮食、运动及药物等治疗,减重同时有效降低肝脏脂肪变性程度,减少供肝剔除率。(1-B)

2.2 门静脉高灌注损伤和肝动脉低灌注损伤

小体积移植物再灌注后,门静脉血流速度和移植物体积呈负相关,即移植物体积越小,门静脉血流越快,门静脉血流增快状态会一直持续到术后数月。研究表明,再灌注期 1h 内门静脉血流量与术后 2d 血清胆红素水平明显相关;移植后 1 周门静脉压力升高与菌血症、胆汁淤积、凝血酶原时间延长、腹腔积液等表现呈正相关。如果再灌注早期门静脉血流速度大于 260mL·$(100g·min)^{-1}$,且伴有门静脉压力升高,移植物预后很差。

门静脉血流自身调节能力有限,而肝动脉血流自身调节能力较强。门静脉血流变化会引起肝动脉血流出现相应变化,即肝动脉缓冲效应。大量研究发现,小体积供肝移植术后早期,门静脉高灌注可引起肝动脉血流显著下降,从而导致胆道缺血、小叶微小血管脂肪变,最终导致移植肝细胞和胆管细胞坏死,再次减少有效肝体积。但一般情况下,门静脉高灌注的时间短暂,由此引发的肝动脉低灌注现象只是短暂的继发性反应,对 SFSS 发生、发展的作用可能有限。

术中或术前常规监测门静脉压力和门静脉血流,评估受者发生 SFSS 的风险,对高危受者进行门静脉血流调控,以预防 SFSS 的发生,比术后再进行调控效果更好。通过不同的入肝血流调节方法进行门静脉减流、减压是目前临床防治 SFSS 的主要手段,包括脾动脉阻断与脾切除、各式门体分流术及其他特殊调节方法等。

推荐意见:

10. LDLT 脾区血流控制主要采用脾动脉栓塞、脾动脉结扎和脾切除:

(1)术前调控:脾动脉栓塞(1-B);

(2)术中调控:脾切除(2-B)、脾动脉结扎(1-B)、门-腔静脉分流(门静脉-肠系膜上静脉断流、肠系膜上静脉-下腔静脉分流术等)(1-B);

(3)其他调节方法:术中用氧化纤维素网行门静脉包缠、建立肠系膜下静脉与左肾静脉分流或联合应用脾脏切除与门体分流等(2-C)。

11. 在 SFSS 或 LDLT 术后肝功能衰竭患者中通过门静脉血浆置换加体外连续门静脉分流,可以有效减轻肝脏毒性负荷和高灌注损伤(1-C);但门腔分流手术可能增加 LDLT 术后肝性脑病发生率,通过术中 B 超检查控制门腔分流量可减轻或避免。(1-B)

12. 如果受者脾功能亢进症状不严重,门静脉血流<500mL/min 时,考虑结扎脾动脉以降低门静脉压力;如果合并有严重脾功能亢进(血小板计数<30×10⁹/L 或白细胞计数<2.0×10⁹/L),考虑脾切除来降低门静脉压力;对于没有脾功能亢进症状或轻微脾功能亢进者且门静脉血流>500mL/min 时,考虑门腔分流术;或者 GRWR<0.8%,无法行双肝移植时,门腔分流则成为一种选择。(1-C)

13. 无肝期临时门体分流术,即完成受者肝脏切除后行门体分流术,并于门静脉再灌注前解除分流,达到早期分流的目的,避免了长期分流造成的肝脏供血不足;同时,通过监测分流过程中门静脉压力、门静脉血流以及肝动脉血流,以决定是否行脾动脉结扎术。(2-C)

2.3 流出道梗阻

LDLT 流出道重建问题一直备受关注。如果右半肝移植物的肝中静脉或引流 Ⅴ、Ⅷ 段属支没有重建,可能导致流出道梗阻,该段门静脉血流减少或逆流,致使其他肝段承受更大的门静脉压力和血流量,相应区域可能出现淤血性改变,受累肝段再生受损。流出道受限常见 3 个原因:①吻合口过小;②移植物与腔静脉扭转;③缺乏充分的肝中静脉属支重建。

推荐意见:

14. 流出道重建前评估:GRWR、术前肝脏 CT 血管造影检查、移植肝表面缺血区域的大小等。合理重建流出道可保证右肝前叶静脉回流通畅。(1-A)

15. 要解决吻合口过小问题,除了手术操作精细,人为扩大吻合口以保证流出道通畅非常必要。(1-A)

16. 对于不含肝中静脉的 LDLT,对肝中静脉属支(特别是 Ⅴ、Ⅷ 段,直径>5mm)的重建尤为重要,能够极大地减少移植物淤血体积,降低术后 SFSS 发生率。肝静脉属支直径 3～5mm,血流丰富,结扎出现较大面积淤血者亦须积极重建。当多个属支回流前段血流时,可以采用受者肠系膜下静脉、大隐静脉或卵巢静脉等直径>10mm 的静脉,制造袖片整形扩大吻合口后再与腔静脉行端侧吻合,也可将人造血管用于流出道重建,重建方式有 Y 型、V 型等。(1-B)

17. 移植物扭转在左半肝移植中较为常见,移植物固定于镰状韧带上能避免其扭转进入右膈下;右半肝移植可使用组织扩张器将移植物托起,术后逐渐撤去扩张器;保持流出道通畅,尽量缩短重建成形后的肝静脉等措施有利于移植物的原位固定。(1-A)

2.4 移植肝内微循环紊乱

门静脉高灌注可导致肝窦内皮细胞机械性损伤、炎症因子大量释放,进而损伤肝细胞,影响肝脏功能及肝细胞再生。门静脉高灌注对肝内小门静脉和肝窦等微循环结构产生强大的机械性应力损伤,导致内皮细胞间隙增宽和脱落、肝窦腔堵塞、肝窦周围网状纤维支架破坏、窦周间隙消失和汇管区周围肝实质内出血。急剧升高的切应力还可引起肝内多个微血管调节基因转录和表达异常,如肝内内皮素-1 和血红素氧化酶转录增加、热休克蛋白 70 表达下降以及内皮一氧化氮合酶功能障碍,导致一氧化氮生成减少、肝内微血管舒张功能障碍和微循环阻力增加。同时,肝血流切应力增加还可通过多种途径触发供肝再生,再生肝细胞失去原有依托,呈不规则结节挤压肝窦和胆小管,进一步加重肝内微循环障碍和胆汁淤积。

推荐意见:

18. 缺血预处理:保护作用机制可能是通过保护肝脏微循环,减少 Kupffer 细胞的活化,减轻炎症反应,促进肝细胞生长因子的生成,进而促进肝细胞更快进入再生周期。(2-C)

19. 口服普萘洛尔联合生长抑素静脉注射可改善 SFSS 症状和预后,推荐临床使用。(1-C)

20. 门静脉药物灌注治疗可显著改善肝脏微循环障碍:门静脉内插入 16G 双腔导管,注射萘莫司他(200mg/d)、前列腺素 E1(500μg/d)和血栓素 A2 合酶抑制剂(160mg/d)连用 7d,术后 SFSS 发生率明显降低。(1-B)

2.5 受者移植前肝功能状态

受者移植前病情轻重与其预后密切相关。终末期肝病患者全身各脏器储备功能均降低。门静脉过度灌注和各脏器高动力循环状态明显,导致小肝移植物术后门静脉过度灌注更加严重。

推荐意见:

21. 评价术前肝功能状态的主要指标为终末期肝病模型(MELD)评分,术前状态越差,MELD 评分越高,所需供肝体积相对越大,越易发生 SFSS。(1-A)

22. 术前合理应用人工肝支持系统,改善受者全身情况,清除内毒素、胆红素等有毒物质,稳定内环境,可作为重症受者肝移植术前准备之一,提高移植效果。(1-B)

3 SFSS 治疗

SFSS 的临床特点是胆汁淤积、凝血时间延长、门静脉高压、出现大量腹水。针对 SFSS 应该以积极预防为主,治疗为辅,提高受者生存率。

推荐意见:

23. 密切监测 LDLT 受者生命体征,并注意观察受者的一般状况,对于术后 SFSS 应做到早发现、早治疗。(1-A)

24. 术后 SFSS 治疗方法主要为保肝、大量应用白蛋白、适当应用利尿剂、预防感染、止血、维持水电解质平衡、加强支持治疗、制酸和促进肝细胞再生等,同时需积极寻找原因,针对病因进行处理。(1-A)

25. 对于移植供肝相对较小、有发生 SFSS 可能者,术后可以经门静脉应用甲泼尼龙、前列腺素 E1、甲磺酸盐甲贝酯和胰岛素等促进肝细胞再生。(1-C)

26. 低温治疗虽然没有增加远期生存率及肝移植成功率,但其对年轻的急性肝功能衰竭患者有一定疗效。(2-C)

27. 高压氧治疗可一定程度缓解肝移植术后急性肝功能衰竭和高胆红素血症的发生,可以减轻供肝缺血再灌注损伤和促进肝细胞再生,并对预防肝动脉栓塞和功能性胆汁淤积有一定疗效。临床使用时需排除高压氧治疗禁忌证。(1-B)

28. 采用人工肝辅助或行血浆置换,对于 SFSS 具有一定的辅助或治疗作用,临床上视具体情况使用。(1-C)

4　供者 SFSS

SFSS 也可能发生于供肝切取术后的供者。虽然供者经过严格术前评估，但因切除肝脏体积过大等因素，残余肝暂时或长时间不能满足供者生理需要，可出现类似 SFSS 症状。残余肝不伴有热缺血损伤、缺血再灌注损伤和免疫排斥损伤等情况，其预防和治疗措施与受者 SFSS 类似，多数情况下预后较好。

5　总结

综上所述，SFSS 是一种 LDLT、SLT 术后因有效肝体积过小而发生的，以急性肝功能障碍为表现的临床综合征，严重影响受者生存。术前正确选择肝脏移植物，严格评估肝功能，术中注意监测门静脉血流及压力变化，采取积极有效预防措施，可减少 SFSS 的发生。随着 SFSS 发病机制研究的不断深入，及对肝细胞再生机制的更深入理解，我们相信未来将会涌现更多更有效的治疗方法，必将能降低 SFSS 发生率，进一步提高受者生存率。这将在很大程度上缓解供肝来源短缺问题，挽救更多患者生命。

6　利益声明

本指南的发布不存在与任何公司、机构或个人之间的利益冲突。

参 考 文 献

[1] Kiuchi T, Kasahara M, Uryuhara K, et al. Impact of graft size mismatching on graft prognosis in liver transplantation from living donors[J]. Transplantation, 1999, 67(2): 321-327.

[2] 任志刚, 周琳, 郑树森. 小肝综合征（SFSS）的研究进展[J]. 中华肝胆外科杂志, 2011, 17(5): 437-439.

[3] 陈实, 石炳毅. 临床诊疗指南 器官移植学分册(2010 版)[M]. 北京:人民卫生出版社, 2010:36-37.

[4] Heaton N. Small-for-size liver syndrome after auxiliary and split liver transplantation:donor selection[J]. Liver Transpl, 2003, 9(9): S26-S28.

[5] Roll GR, Parekh JR, Parker WF, et al. Left hepatectomy versus right hepatectomy for living donor liver transplantation:shifting the risk from the donor to the recipient[J]. Liver Transpl, 2013, 19(5): 472-481.

[6] Dutkowski P, Linecker M, DeOliveira ML, et al. Challenges to liver transplantation and strategies to improve outcomes[J]. Gastroenterology, 2015, 148(2): 307-323.

[7] 黄洁夫. 我国活体肝移植的若干问题[J]. 中华医学杂志, 2009(22):1513-1516.

[8] Lo CM, Fan ST, Liu CL, et al. Minimum graft size for successful living donor liver transplantation[J]. Transplantation, 1999, 68(8): 1112-1116.

[9] Dahm F, Georgiev P, Clavien PA. Small-for-size syndrome after partial liver transplantation:definition, mechanisms of disease and clinical implications[J]. Am J Transplant, 2005, 5(11): 2605-2610.

[10] Chan SC, Lo CM, Chok KS, et al. Validation of graft and standard liver size predictions in right liver living donor liver transplantation[J]. Hepatol Int, 2011, 5(4): 913-917.

[11] Tanaka K, Yamada T. Living donor liver transplantation in Japan and Kyoto University:what can we learn? [J]. J Hepatol, 2005, 42(1): 25-28.

[12] Jimenez-Romero C, Clemares-Lama M, Manrique-Municio A, et al. Long-term results using old liver grafts for transplantation:sexagenerian versus liver donors older than 70 years[J]. World J Surg, 2013, 37(9): 2211-2221.

［13］ Nocito A,El-Badry AM,Clavien PA. When is steatosis too much for transplantation? ［J］. J Hepatol,2006,
45(4):494-499.

［14］ Sano K,Makuuchi M,Miki K,et al. Evaluation of hepatic venous congestion:proposed indication criteria for
hepatic vein reconstruction［J］. Ann Surg,2002,236(2):241-247.

［15］ Sugawara Y,Makuuchi M,Takayama T,et al. Small-for-size grafts in living-related liver transplantation［J］. J
Am Coll Surg,2001,192(4):510-513.

［16］ 王学浩,李国强. 活体肝移植供体的安全性［J］. 中华肝胆外科杂志,2007,13(2):75-77.

［17］ Westerkamp AC,de Boer MT,van den Berg AP,et al. Similar outcome after transplantation of moderate mac-
rovesicular steatotic and nonsteatotic livers when the cold ischemia time is kept very short［J］. Transpl Int,
2015,28(3):319-329.

［18］ Lee JY,Kim KM,Lee SG,et al. Prevalence and risk factors of non-alcoholic fatty liver disease in potential
living liver donors in Korea:a review of 589 consecutive liver biopsies in a single center［J］. J Hepatol,
2007,47(2):239-244.

［19］ Schoening W,Helbig M,Buescher N,et al. Eurotransplant donor-risk-index and recipient factors:influence on
long-term outcome after liver transplantation-A large single-center experience［J］. Clin Transplant,2016,30
(5):508-517.

［20］ Chu MJ,Dare AJ,Phillips AR,et al. Donor hepatic steatosis and outcome after liver transplantation:a system-
atic review［J］. J Gastrointest Surg,2015,19(9):1713-1724.

［21］ Charlton MR. Strategies to improve patient and graft survival in the next ten years［J］. Liver Transpl,2016,
22(S1):71-78.

［22］ Amersi F,Farmer DG,Shaw GD,et al. P-selectin glycoprotein ligand-1 (rPSGL-Ig)-mediated blockade of
CD62 selectin molecules protects rat steatotic liver grafts from ischemia/reperfusion injury［J］. Am J Trans-
plant,2002,2(7):600-608.

［23］ Heimbach JK,Watt KD,Poterucha JJ,et al. Combined liver transplantation and gastric sleeve resection for
patients with medically complicated obesity and end-stage liver disease［J］. Am J Transplant,2013,13(2):
363-368.

［24］ Ito T,Kiuchi T,Yamamoto H,et al. Changes in portal venous pressure in the early phase after living donor
liver transplantation:pathogenesis and clinical implications［J］. Transplantation,2003,75(8):1313-1317.

［25］ Wu TJ,Dahiya D,Lee CS,et al. Impact of portal venous hemodynamics on indices of liver function and graft
regeneration after right lobe living donor liver transplantation［J］. Liver Transpl,2011,17(9):1035-1045.

［26］ Ayuse T,Brienza N,O'Donnell CP,et al. Pressure-flow analysis of portal vein and hepatic artery interactions
in porcine liver［J］. Am J Physiol,1994,267(4 Pt 2):H1233-H1242.

［27］ Henderson JM,Gilmore GT,Mackay GJ,et al. Hemodynamics during liver transplantation:the interactions be-
tween cardiac output and portal venous and hepatic arterial flows［J］. Hepatology,1992,16(3):715-718.

［28］ Bolognesi M,Sacerdoti D,Bombonato G,et al. Change in portal flow after liver transplantation:effect on he-
patic arterial resistance indices and role of spleen size［J］. Hepatology,2002,35(3):601-608.

［29］ Sanchez-Cabus S,Fondevila C,Calatayud D,et al. Importance of the temporary portocaval shunt during adult
living donor liver transplantation［J］. Liver Transpl,2013,19(2):174-183.

［30］ Campos BD,Botha JF. Strategies to optimize donor safety with smaller grafts for adult-to-adult living donor
liver transplantation［J］. Curr Opin Organ Transplant,2012,17(3):230-234.

［31］ Suehiro T,Shimada M,Kishikawa K,et al. Effect of intraportal infusion to improve small for size graft injury in living donor adult liver transplantation［J］. Transpl Int,2005,18(8):923-928.

［32］ Soejima Y,Shimada M,Suehiro T,et al. Outcome analysis in adult-to-adult living donor liver transplantation using the left lobe［J］. Liver Transpl,2003,9(6):581-586.

［33］ Mori H,Shinohara H,Arakawa Y,et al. Beneficial effects of hyperbaric oxygen pretreatment on massive hepatectomy model in rats［J］. Transplantation,2007,84(12):1656-1661.

原载于《中华移植杂志(电子版)》,2017,11(2):1-5

小肠移植临床诊疗指南

中华医学会器官移植学分会

中国医师协会器官移植医师分会

1 前言

自 Lillehei 等[1]于 1967 年首次报道临床小肠移植以来,关于小肠移植的研究已将近半个世纪。由于缺乏强效的免疫抑制剂,前期的临床小肠移植预后均不理想。20 世纪 70 年代,全肠外营养在临床得到广泛应用,使得诸多肠衰竭的患者依赖全肠外营养支持得到了长期存活,加上当时小肠移植的预后较差,临床小肠移植沉寂了将近 15 年的时间。直到环孢素 A[2]和他克莫司(Tac)[3]的相继问世,移植肠的存活时间才得到了明显延长[4]。国际小肠移植注册中心(Intestinal Transplant Registry,ITR)的统计数据显示,目前小肠移植受者的 1年、5 年、10 年存活率分别为 76%、56% 和 43%[5]。

我国的小肠移植起步较晚,1994 年 3 月,中国工程院院士黎介寿团队完成了亚洲首例小肠移植手术,使中国成为亚洲第 1 个,世界第 8 个能够完成小肠移植的国家。第四军医大学于 1999 年 5 月完成了我国首例活体小肠移植手术。2003 年,南京军区南京总医院成功实施了亚洲首例肝小肠联合移植。随着免疫抑制剂的发展和外科技术的成熟,我国实施小肠移植手术的单位在不断增加。目前,小肠移植已从试验性手术过渡为常规手术,亟待相关临床实践指南来指导,使全国小肠移植工作更规范、安全、有效地开展。中华医学会器官移植学分会和中国医师协会器官移植医师分会组织专家制订了《中国成人小肠移植临床诊疗指南(2016 版)》(以下简称"指南"),以期为我国小肠移植工作的规范化开展提供指引。

2 指南参照的证据等级/推荐强度标准

本指南按照"推荐分级的评估、制定与评价(GRADE)"系统对证据等级和推荐意见强度进行分级。

2.1 证据等级

①高:以 A 表示,即未来研究几乎不可能改变现有疗效评价结果的可信度;②中:以 B 表示,即未来研究可能对现有疗效评估有重要影响,可能改变评价结果的可信度;③低:以 C 表示,即未来研究很有可能对现有疗效评估有重要影响,改变评价结果可信度的可能性较大;④极低:以 D 表示,即任何疗效的评估都很不确定。

2.2 推荐强度

①强推荐:以 1 表示,明确显示干预措施利大于弊或弊大于利;②弱推荐:以 2 表示,利弊不确定,或干预的效果不明显。

3 成人小肠移植的适应证和禁忌证

3.1 成人小肠移植的适应证[6-11]

1. 无法耐受肠外营养:①即将发生的或已经发生的肝损害(胆红素总量>54~108μmol/L),进展性的血小板减少症,进行性脾大,或肝功能衰竭(出现门静脉高压、脾功能亢进、肝硬化);②≥2 个部位的中心静脉血栓;③每年 2 次或 2 次以上全身脓毒症需要住院治疗,发生 1 次导管相关的真菌血症、脓毒症休克或出现急性呼吸窘迫综合征(acute respiratory distress syndrome,ARDS);④家庭肠外营养(HPN)后仍经常出现脱水。

2. 由于下述疾病,死亡风险很高:①腹腔内侵袭性硬纤维瘤;②先天性黏膜疾病;③超短肠综合征(胃切除术、十二指肠切除术后,成人剩余小肠<20cm)。

3. 病死率较高的肠衰竭,不耐受 HPN:①频繁住院,依赖麻醉剂,无法回归社会;②不愿接受长期 HPN。

4. 其他:①完全的门静脉-肠系膜静脉血栓;②冰冻腹腔。

3.2 成人小肠移植的禁忌证[7,12]

1. 绝对禁忌证:①伴有严重的神经系统疾病;②严重的心、肺功能障碍;③严重的腹腔感染或全身脓毒症;④先天性或获得性免疫缺陷病;⑤侵袭性恶性肿瘤;⑥伴有多系统的自身免疫性疾病;⑦静脉通道丧失,无法保证移植术后 6 个月静脉通道通畅。

2. 相对禁忌证:①已无法建立静脉通道;②老年患者,年龄大于 65 岁;③癌前病变或过去 5 年内有癌症病史;④极度营养不良;⑤酗酒、药瘾,经治疗不足 6 个月或治疗 6 个月以上不缓解;⑥缺少家庭支持(术后依从性差)。

推荐意见:

1. 成人小肠移植的适应证应结合患者的临床表现、疾病严重程度、小肠外器官受累情况以及其他治疗手段的疗效综合判断。(1-A)

2. 门静脉/肠系膜静脉栓塞、肠系膜根部生长缓慢的肿瘤、冰冻腹腔患者,推荐行肝肠联合移植、多器官联合移植(multivisceral transplant,MVT)或改良的多器官联合移植(modified multivisceral transplant,MMVT)。(2-C)

3. 将腹腔严重粘连造成的冰冻腹腔纳入小肠移植的适应证。(2-C)

4 成人小肠移植术前的准备与评估

4.1 成人小肠移植术前的多学科评估团队[13]

成人小肠移植术前评估团队应涵盖所有相关学科,包括移植外科、营养科、感染科、影像科、重症医学科、麻醉科、心理科等。参与评估的各学科医疗成员应擅长移植相关的临床诊疗。

4.2 小肠移植术前的主要检查项目[12]

1. 营养状态指标:身高、体重、体重指数(body mass index,BMI)。

2. 检验项目:①常规项目:血型、血常规、C 反应蛋白、肝肾功能、血电解质、空腹血糖、凝血功能、血降钙素原、尿常规、大便/造口液常规及隐血、真菌 G 试验;②免疫学项目:HLA、群体反应性抗体(PRA)、供者特异性抗体(donor specific antibodies,DSA)、补体依赖性淋巴细胞毒试验(complement dependent cytotoxicity,CDC);③血清病毒学指标:抗巨细胞病毒(cytomegalovirus,CMV)抗体(IgG 及 IgM)、CMV DNA、抗 EB 病毒(Epstein-Barr virus,EBV)抗体

（IgG 及 IgM）、EBV DNA、乙型肝炎表面抗原、抗丙型肝炎病毒抗体、抗人体免疫缺陷病毒（HIV）抗体、快速血浆反应素（rapdi plasma regain，RPR）试验。

3. 影像学检查：心电图、胸部 X 线正位片，腹部 CT 及 CT 血管造影（computed tomography angiography，CTA），全消化道钡餐造影。

4. 其他检查：肝脏活检。

5. 原发疾病相关的特殊检查。

6. 特殊的医疗情况相关检查。

推荐意见：

4. 心电图异常或既往有心脏病病史的患者，进行心脏超声、24h 动态心电图检查，必要时可行冠状动脉造影。（1-A）

5. 对于既往有消化系统病变的患者，根据具体情况选择胃镜、结肠镜、小肠镜检查。（1-A）

6. 当怀疑有肝脏疾病时，推荐行肝脏活检术，有些患者已经出现明显的进展性肠外营养相关肝损害时，也推荐行肝脏活检术。（1-C）

7. 既往吸烟或有支气管哮喘、慢性阻塞性肺疾病（COPD）等肺部疾病病史的患者，行肺功能检查。（1-A）

8. 假性肠梗阻的患者，行肠道动力学评估，进一步明确肠道病变的情况。（1-A）

9. 既往有血栓疾病的患者，进一步完善血液系统检查以明确导致高凝状态的原因，同时行腹腔血管造影检查，明确内脏血流情况。（1-A）

10. 尽量避免将 CMV 血清学检查阳性者的小肠移植给 CMV 血清学检查阴性的患者。（1-C）

11. EB 病毒血清学阴性的受者应首选接受 EB 病毒阴性者的移植物。（1-C）

4.3　关于 DSA[14-17]

移植前检测患者的预存 DSA，并根据术前 DSA 的强度和类型进行预处理，有助于在移植后短期内提高移植肠的存活率。若移植后新生 DSA（de novo DSA，dnDSA）阳性，则移植物的存活率偏低，预示着 DSA 可作为移植前移植物与受者配型的一个指标。

推荐意见：

12. 术前对患者进行预存 DSA 检查，以避免选择与受者抗原不匹配的供者，或者制定预处理治疗方案。（1-B）

13. 若移植前检测到患者预存的 DSA 水平偏高，可给予静脉注射免疫球蛋白或进行血浆置换。（2-B）

5　成人小肠移植的手术时机[8,18-22]

关于小肠移植的时机问题，由于目前国际上多家小肠移植中心的移植物存活时间具有较大差异，因此各个治疗中心的观点并不一致。有中心认为小肠移植应该较早进行，在 HPN 还未出现明显肝损害的时候即进行小肠移植，有的中心认为小肠移植受者的存活率仍偏低，倾向于在肠外营养出现严重并发症时才进行单纯小肠移植或行肝肠联合移植。移植的时机同时与患者的原发疾病、经济状况、当地医保政策、对社会生活及生活质量的要求有关。

推荐意见：

14. 除外肠衰竭相关肝损害（Intestinal failure associated liver disease，IFALD）、侵袭性腹腔硬纤维瘤、中心静脉导管（central venous catheters，CVC）相关的多条静脉血栓这3种情况，对于慢性肠衰竭患者，推荐先进行肠康复治疗，部分患者可以尝试手术治疗，以期最大程度帮助患者摆脱全肠外营养（TPN），预防TPN引起的严重并发症，待无法耐受TPN时，尽早进行小肠移植。（1-C）

15. 即将发生或已经发生IFALD的患者，以及侵袭性腹腔硬纤维瘤的患者，推荐尽早行挽救性小肠移植手术。（1-B）

6 成人小肠移植的手术方式[23-25]

小肠移植手术方式主要包括3类：①单纯小肠移植，即移植物中仅含小肠；②肝小肠联合移植，移植物中包含小肠和肝脏；③腹腔多器官联合移植，移植器官包括胃、胰腺、十二指肠、小肠、肝脏，不带肝脏的腹腔多器官联合移植又称为改良的腹腔多器官联合移植。

推荐意见

16. 伴有明显的门静脉高压、严重的肝脏胆汁淤积、不可逆的肝损害，以及门静脉-肠系膜上静脉血栓的患者接受肝肠联合移植。（1-A）

17. 门静脉/肠系膜上静脉及脾静脉广泛血栓栓塞的患者接受腹腔多器官联合移植。（1-A）

18. 轻到中度肝损害的患者行单纯小肠移植。（2-B）

7 术后常见并发症的预防及处理

7.1 腹腔内出血

小肠移植术后具有较高的出血风险，主要是因为长期TPN引起的肝功能障碍所致凝血因子缺乏、门静脉高压、低体温、移植术中及术后抗凝药物的使用等，也有可能因血管结扎脱落、创面渗血、血管吻合口漏血等引起腹腔内出血。腹腔内出血在移植术后早期高发，但后期也有可能因排斥反应、感染等导致继发性腹腔内出血。在移植术后早期，要密切监测血红蛋白、血细胞比容、生命体征，并注意有无腹膜刺激征、腹腔膨隆、引流管及切口血性液体流出等临床体征。

推荐意见：

19. 在小肠移植术后严密监测凝血功能，血栓弹力图可作为监测凝血功能的一种手段。（1-C）

7.2 血管性并发症

血管性并发症主要是动、静脉吻合口漏血及吻合口血栓形成。动、静脉吻合口漏血的发生率并不高，主要表现为腹腔内出血。动、静脉吻合口血栓形成的后果十分严重，可直接导致移植物功能丧失。动脉血栓表现为移植肠造口发黑、坏死、塌陷，可出现腹膜刺激征。静脉吻合口血栓表现为移植肠造口发暗、充血、水肿，造口流出暗红色液体等。

推荐意见：

20. 移植术后可采用多普勒超声检查动、静脉吻合口通畅情况。（1-C）

21. 若高度怀疑血管栓塞，采用血管造影来进一步明确诊断。（1-C）

22. 一旦确诊动、静脉栓塞,立即手术切除坏死小肠,等待下一次小肠移植。(1-D)

7.3 消化道吻合口瘘

因原发疾病的原因,残存的消化道往往存在血供不佳、肠动力障碍、肠壁菲薄或肥厚,而移植肠由于缺血再灌注损伤以及急性排斥反应,愈合能力较差,消化道吻合口瘘的发生率较高。临床上主要根据腹痛、腹胀、发热、腹膜炎体征,结合腹腔引流管或切口流出肠内容物等以及腹部 CT、消化道造影来诊断肠瘘。

推荐意见:

23. 术后在进行肠内营养前,先通过消化道造影评估移植肠的情况。(1-C)

7.4 感染性并发症[6,26]

感染是影响受者存活的主要因素之一,它的发生与免疫抑制剂的使用及排斥反应有着密切的关系。由于小肠移植手术时间长、供肠肠道准备不足、术后早期使用大量免疫抑制剂、有创导管及有创监测、移植肠再灌注损伤、肠黏膜屏障功能的破坏导致细菌移位等诸多原因,使得小肠移植受者十分容易出现严重感染。小肠移植后最常见的感染是细菌感染,由于免疫抑制剂的使用,CMV 感染、EBV 感染、真菌感染以及一些机会性感染如卡氏肺孢菌感染等,都有可能在小肠移植受者发生。

推荐意见

24. 小肠移植受者在术后尽早去除非必需的有创监测和各种导管。(1-B)

25. 对各种引流液、分泌物、排泄物进行严密的微生物病原学监测。(1-A)

26. 小肠移植术后预防性使用抗生素针对革兰阳性菌、革兰阴性菌、厌氧菌。(1-B)

27. 小肠移植术后 4~6 周时,以及发生中到重度急性排斥反应时,进行一次选择性肠道去污。(1-C)

28. 氟立康唑可作为预防真菌感染的一线用药。(1-C)

29. 可用甲氧苄氨嘧啶和磺胺甲噁唑预防卡氏肺孢菌肺炎。(1-C)

CMV 感染[27-28]:CMV 感染是小肠移植术后最常见的感染类型之一,临床表现无特异性,可出现发热、乏力、白细胞减少、转氨酶升高等症状。CMV 感染发生时间通常在小肠移植术后 1~3 个月,CMV DNA 阳性、CMV pp65 抗原阳性或新发的 CMV IgM 阳性可诊断为 CMV 感染。接受抗 CMV 抗体阳性供肠而自身抗 CMV 抗体为阴性的受者是术后 CMV 感染的高危人群;使用过高剂量的免疫抑制剂也会明显增加 CMV 感染的风险。移植后预防性抗 CMV 治疗可显著降低 CMV 感染率。更昔洛韦与缬更昔洛韦是目前抗 CMV 感染最有效的药物,其他二线药物包括膦甲酸、西多福韦、抗 CMV 免疫球蛋白等。

推荐意见:

30. 对于供者抗 CMV 抗体阳性/受者抗 CMV 抗体阴性的高危患者术后应接受至少 3 个月的预防性抗病毒治疗。(1-B)

31. CMV 感染首选静脉注射更昔洛韦,当受者胃肠道功能恢复时,改为口服缬更昔洛韦,治疗应持续至血液 CMV DNA 转阴,或持续 12 个月。(1-C)

32. 难治性病例(静脉注射更昔洛韦 2 周无效)可使用二线药物,同时应行耐药突变基因检测。(2-D)

8 免疫抑制治疗[29-31]

目前还没有前瞻性随机对照研究来比较各种免疫抑制方案的优劣,主要还是依靠各器官移植中心的治疗经验。目前主要的免疫抑制方案如下:

8.1 抗白细胞介素 2 受体(IL-2R)单克隆抗体诱导+Tac 维持方案

抗 IL-2R 单克隆抗体的剂量为 1～2mg/kg,静脉注射,共用 5 剂,首剂在移植术前几小时内给药,剩下的 4 剂分别在术后 2、4、5、8 周给药,术后采用 Tac 维持,加或不加糖皮质激素。

8.2 抗胸腺细胞球蛋白(ATG)诱导+Tac 单药维持方案

ATG 剂量为 5～10mg/kg,同时给予甲泼尼龙 2g,在移植物再灌注前给完,术后采用 Tac 单药维持。

8.3 阿来佐单抗诱导+Tac 单药维持方案

阿来佐单抗剂量为 0.3mg/kg,共用 4 剂,分别在移植前、移植手术结束时、术后第 3 天、术后第 7 天给药,术后采用 Tac 单药维持。

上述 3 种方案中,Tac 剂量按 $0.1～0.15mg \cdot kg^{-1} \cdot d^{-1}$ 静脉注射,1～2 周后改为口服, $0.3mg \cdot kg^{-1} \cdot d^{-1}$,分 2 次给药,维持血 Tac 浓度在 15～20μg/L。

推荐意见:

33. 小肠移植后免疫抑制治疗的原则是:在有效预防排斥反应的前提下,尽量减少给药剂量,以减少药物的不良反应。(1-A)

34. 采用联合用药的免疫抑制方案,注意免疫抑制药之间的协同作用,以增强药物的免疫抑制效果,同时可减少各种药物的剂量以降低不良反应发生率。(1-A)

35. 采用个体化的用药原则,制订个体化的用药方案,根据不同的个体状态(如免疫状态、感染的风险、肝肾功能、凝血功能等),或同一个体不同时段以及个体对药物的顺应性和不良反应调整用药的种类和剂量。(1-A)

36. 在小肠移植前进行免疫诱导,免疫诱导药物包括 ATG、抗 CD52 单克隆抗体(阿来佐单抗)、抗 IL-2R 单克隆抗体。(1-B)

37. 推荐以 Tac 为基础的免疫抑制方案,小肠移植术后早期通过静脉给予 Tac,当胃肠功能恢复后,Tac 逐渐由静脉给药过渡到胃肠道给药。(1-B)

38. 对一些特殊的药物,比如 Tac、西罗莫司进行血药浓度监测,并依据血药浓度调整免疫抑制剂的用量。推荐术后 2 周内血 Tac 浓度为 15～20μg/L。(1-B)

9 小肠移植排斥反应的诊断及治疗[32]

与肝移植、肾移植不同,小肠移植的急性排斥反应的诊断缺乏可靠的血清学诊断指标,只能通过观察临床症状和体征、内镜及病理学检查进行诊断。要在短时间内马上鉴别是感染还是排斥反应,目前尚存在一定的困难。肠黏膜活检仍是诊断排斥反应的金标准。

在 2003 年举行的第 8 届国际小肠移植会议上确立了小肠移植急性排斥反应的轻重程度分为 5 级:

0 级:无急性排斥反应

可疑急性排斥反应(indeterminate for acute rejection,IND 级):不确定急性排斥反应

1 级:轻度急性细胞性排斥反应

2级:中度急性细胞性排斥反应

3级:重度急性细胞性排斥反应

推荐意见:

39. 在移植后,观察患者有无腹痛、腹胀、发热、肠造口液突然增多或减少、移植肠腹壁造口颜色改变等,来判断有无排斥反应。(1-A)

40. 在移植后早期,推荐经回肠造口进行黏膜活检,来作为监测排斥反应的主要手段。当造口关闭后,推荐经胃镜进行空肠黏膜活检,或经直肠进行回肠黏膜活检。(1-A)

41. 在同时可以行空肠黏膜活检或回肠黏膜活检的情况下,可经回肠造口来取检肠黏膜组织。(1-C)

42. 肠黏膜组织病理学监测的频率,一般术后第1~2个月每周行肠黏膜活检2~3次,第2~3个月每周1次,第4~6个月减为1次/2周,其后减为每月1次。当出现临床症状与体征,或进行抗排斥反应治疗时,恢复为每周2~3次。(1-C)

43. 移植术后定期检测dnDSA,以便及时对受者制定个体化免疫治疗方案,例如使用利妥昔单抗。(1-C)

44. 急性排斥反应的治疗,推荐采用大剂量皮质激素冲击,提高血Tac浓度,联合莫罗单抗-CD3或阿来佐单抗、抗CD20单克隆抗体治疗,同时采用广谱抗生素预防感染。(1-C)

10 移植物抗宿主病(graft-versus-host disease,GVHD)[33-34]

由于移植小肠含有大量具有免疫活性的淋巴组织,因此小肠移植术后不仅可发生排斥反应,而且可能发生移植物抗宿主病,受者的皮肤、小肠和肝脏是主要的靶器官。GVHD的临床表现为手掌、脚掌、耳、躯干红斑及斑丘疹样皮疹,发热,腹泻,全血细胞减少。通过受者自体皮肤或消化道组织活检,血或骨髓中供者来源的HLA抗原检测有助于诊断。

推荐意见:

45. 适当增加免疫抑制剂的用量予以控制GVHD(1-B)。

11 移植后淋巴增殖性疾病(posttransplant lymphoproliferative disorders,PTLD)[35]

PTLD是移植后最严重的潜在致命性并发症之一,轻者为反应性多克隆淋巴样增生,重者为单克隆恶性淋巴瘤。小肠移植PTLD的发病率远高于其他实体器官移植,PTLD的发生与免疫抑制的强度、EBV感染和CMV感染相关,所以PTLD的预防主要依赖于:限制受者暴露于积极的免疫抑制方案,对移植物容受性所需的药物进行快速减量和停药,以及预防性抗病毒治疗。PTLD临床表现为40℃以上的高热,伴有肝脾肿大、腹水、腹痛、腹泻、血便、外周淋巴结病、扁桃体肿大等体征,血常规检查可见全血细胞减少、白细胞减少,颈、胸、全腹CT扫描有助于进一步明确诊断。

推荐意见:

46. 降低血Tac浓度,维持血药浓度在5~7μg/L(1-B)。

47. 若维持方案中有肾上腺皮质激素,推荐将皮质激素减量至最低维持剂量(1-C)。

48. 利妥昔单抗可用来治疗移植后PTLD(1-C)。

12 总结与展望

国内小肠移植的总体疗效与发达国家比仍存在差距。随着小肠移植的移植物和受者的存活率的提高,小肠移植已成为一项常规手术,小肠移植的适应证在不断放开。与此同时,随着外科技术的日趋成熟,一些短肠综合征患者可以通过手术来摆脱 TPN,从而不再需要进行小肠移植。因此,自 2010 年以来,短肠综合征的外科手术病例数在不断增加,而全球小肠移植的数量呈现下降的趋势[4-5],这些变化从一定程度上反映了肠康复治疗的进步和 IFALD 预防手段的进步。虽然小肠移植的数量在逐年下降,但是小肠移植始终是无法耐受胃肠外营养的肠衰竭患者的唯一解救手段。目前全国各个小肠移植中心在成人小肠移植的操作与管理中尚无统一标准,且各中心之间缺乏交流与合作。本指南的发布将为中国成人小肠移植的临床实践提供理论指导,对提高我国成人小肠移植整体水平、加强多学科合作有重要意义。相信在广大学者与同行的共同努力下,中国成人小肠移植事业将会有更好的发展。

13 利益声明

本指南的发布不存在与任何公司、机构或个人之间的利益冲突。

参 考 文 献

[1] Lillehei RC, Idezuki Y, Feemster JA, et al. Transplantation of stomach, intestine, and pancreas: experimental and clinical observations[J]. Surgery, 1967, 62(4): 721-741.

[2] Deltz E, Schroeder P, Gundlach M, et al. Successful clinical small-bowel transplantation[J]. Transplant Proc, 1990, 22(6): 2501.

[3] Todo S, Tzakis AG, Abu-Elmagd K, et al. Cadaveric small bowel and small bowel-liver transplantation in humans[J]. Transplantation, 1992, 53(2): 369-376.

[4] Smith JM, Skeans MA, Horslen SP, et al. OPTN/SRTR 2013 Annual Data Report: intestine[J]. Am J Transplant, 2015, 15 Suppl 2: S1-16. DOI: 10.1111/ajt.13198.

[5] Grant D, Abu-Elmagd K, Mazariegos G, et al. Intestinal transplant registry report: global activity and trends[J]. Am J Transplant, 2015, 15(1): 210-219. DOI: 10.1111/ajt.12979.

[6] Mangus RS, Tector AJ, Kubal CA, et al. Multivisceral transplantation: expanding indications and improving outcomes[J]. J Gastrointest Surg, 2013, 17(1): 179-187. DOI: 10.1007/s11605-012-2047-7.

[7] Kaufman SS, Atkinson JB, Bianchi A, et al. Indications for pediatric intestinal transplantation: a position paper of the American Society of Transplantation[J]. Pediatr Transplant, 2001, 5(2): 80-87.

[8] Pironi L, Arends J, Bozzetti F, et al. ESPEN guidelines on chronic intestinal failure in adults[J]. Clin Nutr, 2016, 35(2): 247-307. DOI: 10.1016/j.clnu.2016.01.020.

[9] Vianna RM, Mangus RS, Kubal C, et al. Multivisceral transplantation for diffuse portomesenteric thrombosis[J]. Ann Surg, 2012, 255(6): 1144-1150. DOI: 10.1097/SLA.0b013e31825429c0.

[10] Buchman AL, Scolapio J, Fryer J. AGA technical review on short bowel syndrome and intestinal transplantation[J]. Gastroenterology, 2003, 124(4): 1111-1134.

[11] Pironi L, Spinucci G, Paganelli F, et al. Italian guidelines for intestinal transplantation: potential candidates among the adult patients managed by a medical referral center for chronic intestinal failure[J]. Transplant Proc, 2004, 36(3): 659-661.

[12] Abu-Elmagd K, Bond G. Gut failure and abdominal visceral transplantation[J]. Proc Nutr Soc, 2003, 62(3): 727-737.

[13] Dalal A. Intestinal transplantation: the anesthesia perspective[J]. Transplant Rev (Orlando), 2016, 30(2):

100-108. DOI:10. 1016/j. trre. 2015. 11. 001.

[14] Hawksworth JS,Rosen-Bronson S,Island E,et al. Successful isolated intestinal transplantation in sensitized recipients with the use of virtual crossmatching[J]. Am J Transplant,2012,12 Suppl 4:S33-42. DOI:10. 1111/j. 1600-6143. 2012. 04238. x.

[15] Abu-Elmagd KM,Wu G,Costa G,et al. Preformed and de novo donor specific antibodies in visceral transplantation:long-term outcome with special reference to the liver[J]. Am J Transplant,2012,12(11):3047-3060. DOI:10. 1111/j. 1600-6143. 2012. 04237. x.

[16] Tsai HL,Island ER,Chang JW,et al. Association between donor-specific antibodies and acute rejection and resolution in small bowel and multivisceral transplantation[J]. Transplantation,2011,92(6):709-715. DOI:10. 1097/TP. 0b013e318229f752.

[17] Gerlach UA,Schoenemann C,Lachmann N,et al. Salvage therapy for refractory rejection and persistence of donor-specific antibodies after intestinal transplantation using the proteasome inhibitor bortezomib[J]. Transpl Int,2011,24(5):e43-45. DOI:10. 1111/j. 1432-2277. 2010. 01203. x.

[18] Abu-Elmagd KM,Costa G,Bond GJ,et al. Five hundred intestinal and multivisceral transplantations at a single center:major advances with new challenges[J]. Ann Surg,2009,250(4):567-581. DOI:10. 1097/SLA. 0b013e3181b67725.

[19] Pironi L,Forbes A,Joly F,et al. Survival of patients identified as candidates for intestinal transplantation:a 3-year prospective follow-up[J]. Gastroenterology,2008,135(1):61-71. DOI:10. 1053/j. gastro. 2008. 03. 043.

[20] Gerlach UA,Vrakas G2,Reddy S2,et al. Chronic intestinal failure after Crohn disease:when to perform transplantation[J]. JAMA Surg,2014,149(10):1060-1066. DOI:10. 1001/jamasurg. 2014. 1072.

[21] Pironi L,Goulet O,Buchman A,et al. Outcome on home parenteral nutrition for benign intestinal failure:a review of the literature and benchmarking with the European prospective survey of ESPEN[J]. Clin Nutr,2012,31(6):831-845. DOI:10. 1016/j. clnu. 2012. 05. 004.

[22] Pironi L,Joly F,Forbes A,et al. Long-term follow-up of patients on home parenteral nutrition in Europe:implications for intestinal transplantation[J]. Gut,2011,60(1):17-25. DOI:10. 1136/gut. 2010. 223255.

[23] Fiel MI,Sauter B,Wu HS,et al. Regression of hepatic fibrosis after intestinal transplantation in total parenteral nutrition liver disease[J]. Clin Gastroenterol Hepatol,2008,6(8):926-933. DOI:10. 1016/j. cgh. 2008. 04. 011.

[24] Starzl TE,Todo S,Tzakis A,et al. The many faces of multivisceral transplantation[J]. Surg Gynecol Obstet,1991,172(5):335-344.

[25] Fishbein TM,Gondolesi GE,Kaufman SS. Intestinal transplantation for gut failure[J]. Gastroenterology,2003,124(6):1615-1628.

[26] Reyes J,Abu-Elmagd K,Tzakis A,et al. Infectious complications after human small bowel transplantation[J]. Transplant Proc,1992,24(3):1249-1250.

[27] Florescu DF,Abu-Elmagd K,Mercer DF,et al. An international survey of cytomegalovirus prevention and treatment practices in intestinal transplantation[J]. Transplantation,2014,97(1):78-82. DOI:10. 1097/TP. 0b013e3182a6baa2.

[28] Razonable RR,Humar A. Cytomegalovirus in solid organ transplantation[J]. Am J Transplant,2013,13 Suppl 4:S93-106. DOI:10. 1111/ajt. 12103.

［29］ Abu-Elmagd KM,Tzakis A,Todo S,et al. Monitoring and treatment of intestinal allograft rejection in humans ［J］. Transplant Proc,1993,25(1 Pt 2):1202-1203.

［30］ Berger M,Zeevi A,Farmer DG,et al. Immunologic challenges in small bowel transplantation［J］. Am J Transplant,2012,12 Suppl 4:S2-8. DOI:10. 1111/j. 1600-6143. 2012. 04332. x.

［31］ Reyes J,Mazariegos GV,Abu-Elmagd K,et al. Intestinal transplantation under tacrolimus monotherapy after perioperative lymphoid depletion with rabbit anti-thymocyte globulin (thymoglobulin)［J］. Am J Transplant,2005,5(6):1430-1436.

［32］ Abu-Elmagd KM. Intestinal transplantation for short bowel syndrome and gastrointestinal failure:current consensus, rewarding outcomes, and practical guidelines ［J］. Gastroenterology, 2006, 130 (2 Suppl 1):S132-137.

［33］ Cromvik J,Varkey J,Herlenius G,et al. Graft-versus-host disease after intestinal or multivisceral transplantation:a scandinavian single-center experience［J］. Transplant Proc,2016,48(1):185-190. DOI:10. 1016/j. transproceed. 2015. 11. 007.

［34］ Quirós-Tejeira RE. Immunological complications beyond rejection after intestinal transplantation［J］. Curr Opin Organ Transplant,2012,17(3):268-272. DOI:10. 1097/MOT. 0b013e32835337b2.

［35］ Ifthikharuddin JJ,Mieles LA,Rosenblatt JD,et al. CD-20 expression in post-transplant lymphoproliferative disorders:treatment with rituximab［J］. Am J Hematol,2000,65(2):171-173.

原载于《中华器官移植杂志》,2017,38(1):45-50

胰腺移植临床诊疗指南

中华医学会器官移植学分会

中国医师协会器官移植医师分会

1 前言

胰腺移植是指将带有血管并有活力的胰腺全部或节段体尾部移植给另一个体,使受者获得其所缺乏的胰腺内分泌功能。胰腺移植包括单纯胰腺移植(pancreas transplantation alone,PTA)、肾移植后胰腺移植(pancreas after kidney transplantation,PAK)和同期胰肾联合移植(simultaneous pancreas and kidney transplantation,SPK)。PAK 指胰腺和肾脏来自不同供者,先期植入肾脏,待肾功能恢复后,再择期植入胰腺;SPK 指同期植入的胰腺和肾脏来自同一供者。成功的胰腺移植能维持正常的糖代谢功能,并可以延缓或逆转糖尿病并发症,SPK 则能同时治疗糖尿病及肾功能不全。

由于胰腺外分泌的处理问题和移植胰腺排斥反应难以诊断的特殊性,直到上世纪 90 年代中期胰腺移植的手术方式才趋于定型,受者和移植胰腺存活率逐步提高。目前,胰腺移植和胰肾联合移植已成为国际公认的治疗 1 型糖尿病、部分 2 型糖尿病合并尿毒症最有效的方法。据国际胰腺移植登记处(IPTR)统计,截至 2013 年,全球胰腺移植已超过 42 000 例,其中 SPK 占 70%,PAK 占 22%,PTA 仅占 8%,所有类型胰腺移植的受者 1 年存活率超过 95%,移植胰腺 1 年存活率(停用胰岛素)达 85%;SPK、PAK 和 PTA 的移植胰腺 1 年存活率分别为 89%、86% 和 82%,5 年存活率分别为 71%、65% 和 58%[1]。

我国于 1982 年施行首例 PTA,1989 年施行首例 SPK,早期例数不多,受者和移植胰腺 1 年存活率均不足 5%[2]。自 2000 年以来,40 多个移植中心共施行 3 例 PAK、300 余例 SPK,手术成功率有了显著提高,受者和移植胰腺 1 年存活率达 95% 和 90%。长期存活率亦明显改善,受者 3 年、5 年和 8 年存活率分别为 90.1%、89.1% 和 80.0%,移植胰腺 3 年、5 年和 8 年存活率分别为 86.8%、84.6% 和 60.0%[3]。近几年来,施行胰腺移植的单位急剧减少,目前仍在施行的单位不足 10 家,亟待修订相关临床实践指南,指导、促进全国胰腺移植工作更规范、安全、有效地开展。中华医学会器官移植学分会和中国医师协会器官移植医师分会组织专家在《胰肾联合移植临床诊疗指南(2010 版)》基础上[4],制定《中国胰腺移植诊疗指南(2016 版)》(以下简称"指南"),重点阐述胰腺移植和胰肾联合移植的适应证、禁忌证以及受者的选择标准、术前准备、免疫抑制剂应用、术后外科并发症防治等。

2 指南参照的推荐级别/证据水平标准

本指南按照"推荐分级的评估、制定与评价(GRADE)"系统[5]对证据等级和推荐意见强度进行分级。

3 胰腺移植和胰肾联合移植的适应证和禁忌证

3.1 适应证

1. 单纯胰腺移植的适应证[4,6-7]。①1 型糖尿病:有严重视网膜病变,或激光治疗无效;"不稳定"性糖尿病;胰岛素抵抗、治疗困难者;严重神经性疼痛;②2 型糖尿病:胰岛功能衰竭,需大剂量胰岛素治疗;③慢性胰腺炎或胰腺癌行全胰切除后。

2. 胰肾联合移植的适应证[4,6,8]。①1 型糖尿病:并发终末期肾功能衰竭(尿毒症期);单纯肾移植后移植肾功能衰竭;②2 型糖尿病:并发终末期肾功能衰竭(尿毒症期),需大剂量胰岛素治疗;③肾移植后糖尿病、移植肾功能衰竭。

3.2 禁忌证

1. 胰腺移植绝对禁忌证[4,6,8]:难以控制的全身性感染(包括结核病、活动性肝炎);未治愈的溃疡病;合并严重的心、肺、脑等重要器官的器质性病变;近期(<6 个月)心肌梗死史;恶性肿瘤未治疗或治愈后未满 1 年者;获得性免疫缺陷综合征(acquired immune deficiency syndrome,AIDS);进行性周围肢端坏死、卧床不起;严重胃肠功能紊乱、不能服用免疫抑制剂者;伴有精神病或心理异常;经多学科干预仍无法控制的高度不依从性;有嗜烟、酗酒、药物滥用史。

2. 胰腺移植相对禁忌证[4,6,8]:年龄<18 岁或>59 岁;近期视网膜出血;有症状的脑血管或外周血管病变;体重指数(BMI)<17.5kg/m^2 或>30kg/m^2;乙型肝炎表面抗原阳性或丙型肝炎抗体阳性而肝功能正常者;人类免疫缺陷病毒(human immunodeficiency virus,HIV)携带者。

4 胰腺移植手术类型的选择[4,6-7]

随着内科治疗的进步,无论是哪种类型糖尿病,胰岛素均是治疗首选。单纯胰腺移植虽可以提高生活质量,但有较大手术风险,必须严格掌握适应证,并依据糖尿病并发症的严重程度、血糖控制情况及肾功能状况选择手术类型。PAK 一般应在移植肾出现继发糖尿病肾病病变的临床表现以前施行胰腺移植,间隔时间一般在 1～3 年。

推荐意见:

1. 已开始透析或肌酐清除率<30ml/min 的 1 型糖尿病患者,首选 SPK。(1-B)

2. 有单纯胰腺移植适应证,血清肌酐达 200～500μmol/L 的透析前期患者,可选择 SPK。(2-B)

3. 需要胰岛素治疗的 1 型或 2 型糖尿病,BMI>18kg/m^2 或<30kg/m^2,已出现明显或较严重糖尿病并发症,肾功能正常或接近正常,频发低血糖或 2 年内发生过 2 次以上的严重低血糖,选择 PTA。(2-B)

4. 已施行肾移植的 1 型糖尿病患者,或肾移植后需用胰岛素的糖尿病患者,如移植肾功能正常、稳定,术后无并发症,发生过至少 2 次严重低血糖,糖化血红蛋白>7%,可以施行胰腺移植(即 PAK)。(1-C)

5 胰腺移植受者的术前评估与准备

移植前应对患者的全身状况、糖尿病所致血管病变、重要器官功能以及糖尿病并发症情况进行全面、综合评估,尤其应重视心脑血管病变的评估。

5.1 一般评估[4,9-10]

（1）一般健康状况评估：生命体征、身高、体重、BMI、浮肿、糖尿病足等。

（2）一般实验室检测和免疫学检测：参见"中国肾移植临床诊疗指南"。

（3）辅助检查：上腹部 B 型超声，正侧位胸片，胃镜或钡餐，肺功能，双侧髂血管和下肢血管 B 型超声，必要时行头颅、胸、腹部 CT 或磁共振（MRI）。

5.2 胰腺功能评估

（1）查询患者近期血糖记录，检查糖化血红蛋白水平，全面了解患者入院前血糖控制情况。

（2）口服糖耐量试验、胰岛素水平及 C-肽释放试验，必要时检查胰岛素抗体，了解胰腺内分泌功能，确定糖尿病类型（1 型或 2 型），以利围手术期选择不同治疗方法控制血糖。

（3）血清淀粉酶、脂肪酶、尿淀粉酶测定。

5.3 心血管病变及心功能评估

冠心病是导致胰腺移植受者死亡的常见原因，明显影响受者和移植物的存活率[9-11]。术前已伴有心绞痛、心肌梗死、中风、糖尿病足或外周肢体坏疽的患者，移植术后早期病死率进一步增高。因此，术前必须进行相关辅助检查，评估心血管病变及心功能状态。

（1）心电图或 24h 动态心电图。心电图异常者需进一步检查。

（2）24h 动态血压测定，了解昼夜血压变化情况。

（3）心脏彩色超声检查，了解有无心包积液、心脏大小、左心室射血分数（EF）等。

推荐意见：

5. 有下列情况之一者，应考虑行 CT 或 MRI 冠状动脉三维成像：①年龄>50 岁；②糖尿病病程>10 年；③既往有心绞痛、心肌梗死、中风病史；④糖尿病足或有外周肢体坏疽史或已行截肢者；⑤心电图提示心肌缺血，或心脏彩色超声提示 EF<50%；⑥B 型超声提示髂血管或股动脉明显粥样硬化。（1-B）

6. CT 或 MRI 冠状动脉三维成像提示有冠状动脉狭窄，应进一步做冠状动脉造影，明确冠状动脉狭窄程度，尽早开始药物治疗、放置冠状动脉支架或施行冠状动脉搭桥手术，至少 6～12 个月后，重新检查、评估冠状动脉病变和心脏功能，确定是否适合胰腺移植。（1-B）

5.4 神经系统及眼部并发症检查

外周神经传导速度测定，了解神经损害情况；视力、角膜、晶体、眼底检查，了解眼部病变。

5.5 泌尿系检查

如果拟行胰液膀胱引流术式，应作尿液培养、膀胱造影、膀胱残余尿和尿动力学检测。

5.6 术前心理评估

对患者进行既往精神疾病、心理疾病、目前社会心理学状态等全面评估，评估患者及主要亲属对胰腺移植的了解程度和移植风险承受能力，并就胰腺移植的疗效和风险进行有效的沟通。

5.7 胰腺移植受者的术前准备

糖尿病患者，尤其是合并终末期肾病者，易感性高，全身血管病变较重，对移植手术耐受性和组织修复能力减弱,常常伴有高血压、血糖波动幅度大、胃肠功能减退、水钠潴留、贫血和营养不良等不利因素,可使移植手术的危险性和术后并发症的发生率增加,影响切口愈合和术后康复。因此,在等待移植期间,应根据检查、评估结果采取相关积极的处理措施,改善患者的一般情况和重要器官功能,为胰腺移植做好充分准备。

推荐意见:

7. 移植前应进糖尿病饮食,监测空腹血糖、餐后 2h 血糖,严格控制血糖,目标值为空腹血糖<7.1mmol/L,餐后 2h 血糖<11.1mmol/L。(1-A)

8. 积极给予支持疗法,每日摄入 25～30kcal/kg,及时纠正低蛋白血症,治疗贫血,尽可能避免输血。(1-A)

9. 加强透析,严格控制水、盐摄入,消除水钠潴留,改善一般情况和心功能状态,控制高血压。(1-A)

6 供者评估及供胰的选择

6.1 胰腺供者评估

与肾移植、肝移植不一样,糖尿病患者不宜作为胰腺供者。由于普通人群糖尿病发病率较高,糖尿病发病与遗传、年龄、肥胖等因素有关。因此,胰腺供者的选择比其他器官供者更为严格[12-14]。

潜在器官捐献者可能出现血糖升高,但空腹血糖容易受到进食和糖代谢等相关因素的影响,而糖化血红蛋白通常可反映检测前 120d 内的平均血糖水平,且不受抽血时间、进食、使用胰岛素等因素的影响。

推荐意见:

10. 胰腺供者年龄应<40 岁,无高血压、糖尿病史,BMI<25kg/m²,无胰腺外伤,血淀粉酶、脂肪酶正常;血流动力学和氧合状态相对稳定,主要器官功能评估符合肾脏捐献者要求。(1-B)

11. 糖化血红蛋白(正常值:4.27%～6.07%)升高者不宜捐献胰腺。(1-A)

6.2 供胰质量评估

目前,还没有心脏死亡器官捐献供胰评估标准。正常胰腺长 15～20cm,呈淡黄色,头部扁平,体尾部略呈三菱形,质地较肾脏略软。获取胰腺后需仔细观察胰腺大小、形态、颜色和质地,灌注是否充分,有无淤血或外伤[15-18]。

推荐意见:

12. 胰腺局部或弥漫性肿大、胰周脂肪变性或包裹性积液提示急性胰腺炎。胰腺周围粘连,胰腺被膜增厚或见斑片状钙化灶,胰腺质地坚硬或呈结节状,触及结石或囊肿,均提示慢性胰腺炎。如有以上征象,胰腺不宜用于移植。(1-A)

13. 如果肉眼难以判断胰腺是否正常,可在胰腺体尾部取小块胰腺组织,行冰冻快速切片检查有无病理改变,协助判定是否适合用于移植。(1-B)

14. 供胰热缺血时间应<10min,冷缺血时间<12h。(1-B)

7 胰腺移植手术方法

7.1 供胰切取与修整[4,15,19]

一般采用原位灌注腹部多器官整块切取法,整块切取肝、全胰、十二指肠、脾、双侧肾脏及部分小肠。务必切取双侧髂血管,以备用于重建胰腺血管。

修整时尽可能去除胰体、尾周围脂肪组织,以免术后发生胰周脂肪组织坏死,引起胰周感染或腹腔感染。处理十二指肠两端时,必须注意无菌操作,避免污染。

推荐意见:

15. 如肝固有动脉连带肝总动脉末段和胃十二指肠动脉起始部留给供肝,为了保证胰头部和十二指肠节段的血液供应,减少外科并发症,可取一段肠系膜上动脉分支重建胃十二指肠动脉。(1-B)

16. 供者十二指肠节段保留约 8~10cm,过长术后易引起肠内容物淤滞,导致胰腺炎;过短可能影响十二指肠和胰头部血液供应,并发吻合口漏或胰漏。(1-B)

7.2 胰腺植入手术[4,6,8,15,20]

行 PTA 和 PAK,选择下腹腹直肌旁切口;行 SPK,选择双侧中下腹腹直肌旁切口或中下腹部正中切口。

胰腺一般植入右侧腹膜外或腹腔内,带有肠系膜上动脉和腹腔干的腹主动脉袖片或重建的"Y"形动脉与受者的髂总动脉或髂外动脉作端侧吻合,移植胰腺门静脉与受者的髂总静脉或髂外静脉端侧吻合。

胰液膀胱引流术式:移植物植入腹腔外,胰头部朝向尾侧,供胰所带十二指肠节段与膀胱底部侧侧吻合。

胰液肠道引流术式:移植物植入腹腔内,胰头部朝向头侧,供胰十二指肠节段与受者 Roux-en-Y 空肠作侧侧吻合或端侧吻合,吻合口距 Treiz 韧带 40~50cm,亦可将十二指肠与受者的空肠仅行侧侧吻合,不作 Roux-en-Y 型吻合。

7.3 供胰外分泌引流方式

胰液膀胱引流和肠道引流方式的优缺点见表1。目前最常用的术式是胰液肠道引流,约占80%以上,膀胱引流不足20%。在 SPK,2 种引流方式的移植胰腺和移植肾 1 年存活率的差异无统计学意义,而 PAK 和 PTA,膀胱引流术式的移植胰腺 1 年存活率略高于肠道引流术式[6,8,11,15,20]。

表 1　胰液膀胱引流和肠道引流的优缺点[4,11,15,20-22]

胰液引流方式	优　点	缺　点
膀胱引流	1. 一般不污染腹腔 2. 测定尿淀粉酶和 pH 变化有助于排斥反应的诊断	1. 易致代谢性酸中毒 2. 引起化学性膀胱炎、泌尿道感染、移植胰腺返流性胰腺炎等远期并发症
肠道引流	1. 符合消化生理 2. 无技术相关的代谢、泌尿系并发症	1. 排斥反应难以诊断 2. 易并发肠漏、胰漏、严重腹腔感染

在受者一般状况较好,没有糖尿病引起的胃肠功能紊乱和膀胱功能障碍,2 种术式均可选择,最终取决于外科医生的经验和意愿。

推荐意见：

17. 糖尿病病程超过20年，且伴有膀胱挛缩或功能障碍者，适宜选择肠道引流术式，否则术后易发生远期尿道并发症。（1-B）

18. 受者若有严重的胃肠功能障碍，可首选膀胱引流术式。PAK 受者，如膀胱功能正常，仍可首选膀胱引流术式。（1-B）

19. 供胰冷缺血时间>12h，选择膀胱引流术式可能更为安全。（1-C）

20. 下列情况不宜选择胰液膀胱引流术式：①未治愈的严重尿路感染；②下尿路狭窄病史；③糖尿病晚期损害引起严重的神经性膀胱排尿功能障碍、膀胱挛缩或膀胱扩张，膀胱残余尿>100ml。（1-C）

7.4 移植胰腺静脉血回流途经

目前，移植胰腺静脉回流有2种途径，即移植胰腺门静脉经髂静脉回流入体循环或经肠系膜上静脉流入门静脉。

理论上，经受者的门静脉回流具有以下优点：①可以避免移植胰腺分泌的胰岛素直接进入体循环导致的高胰岛素血症、脂质代谢紊乱；②胰岛素直接进入肝脏，更有利于胰岛素发挥作用，促进糖代谢，以免引起胰岛素抵抗；③肝脏具有处理抗原或抗原抗体复合物等功能，可能有利于减少排斥反应的发生。但目前的临床资料并不能证实门静脉回流途径的优越性，门静脉回流和体循环静脉回流的受者和移植胰腺存活率、排斥反应发生率及脂质代谢变化的差异均无统计学意义[4,20,23-24]。

8 免疫抑制治疗

由于糖尿病病变的特殊性，以及移植胰腺排斥反应发生率和移植物功能丧失率高、免疫抑制剂的不良反应（如高血压、高脂血症和移植后新发糖尿病）等因素，胰腺移植术后免疫抑制剂的使用比单纯肾移植更复杂[4,25-26]。

8.1 免疫抑制诱导治疗方案

由于胰腺是高免疫原性器官，易于发生排斥反应，胰腺排斥反应难以诊断，术后面临因影响糖代谢而撤除皮质激素和因肾毒性减少钙调磷酸酶抑制剂（CNI）用量等问题，胰腺移植早期常进行诱导治疗[25-27]。美国器官资源共享网络（UNOS）资料显示[26]，应用抗体诱导治疗的病例约78%，其中49%使用兔抗胸腺细胞球蛋白（rATG），28%用抗 CD25 单抗（巴利昔单抗等），10%用抗 CD52 单抗（阿伦单抗）。3 种制剂的抗排斥反应疗效及对存活率影响的差异无统计学意义，但应用阿伦单抗3年后的感染率显著降低。我国人的胰腺移植排斥反应发生率明显低于欧美国家，选择抗体诱导时，须考虑这一特点[3-4]。

推荐意见：

21. 群体反应性抗体（PRA）阴性及 HLA 配型较好者，可酌情选用巴利昔单抗诱导治疗，对于免疫学高危受者，可首选 rATG 或阿伦单抗。（2-B）

22. 首剂大剂量甲泼尼龙应在术中移植胰腺开放血流前（SPK 时，移植肾开放血流前）

一次性静脉注射,术后第1天开始,逐日快速减量,术后10d左右减至10mg/d时改为口服。术后早期,血糖难以控制时,皮质激素用量可以更低或短期停用(2-B)。

8.2 免疫抑制维持治疗方案

常用的免疫抑制剂可能影响糖代谢,导致血糖升高,因此,为了提高胰腺移植受者的长期存活率,在随访中,必须权衡免疫抑制方案的有效性和安全性[25-27]。目前,全球胰腺移植后最常用的维持治疗方案(>80%)为他克莫司(Tac)+霉酚酸(MPA)+糖皮质激素三联用药,在出现药物相关的不良反应时,可考虑将Tac转换为环孢素A(CsA)和(或)西罗莫司(SRL)[4,25-28]。

CNI、MPA及SRL的吸收、代谢和排泄的个体内差异和个体间差异较大,其治疗窗狭小,因此,应根据受者的年龄、性别、体重及身体状况等,选择个体化免疫抑制治疗方案,并根据血药浓度和受者对药物的耐受情况,及时调整免疫抑制剂的用量或转换药物[26-32]。细胞色素P450-3A5基因型检测有助于了解受者药物代谢情况、调整免疫抑制剂的用量。

推荐意见:

23. 应用CNI类药物为基础且包含皮质激素的免疫抑制方案,CNI类可首选Tac。若血Tac浓度偏低且加大剂量后仍无法达到目标浓度,可加用能升高药物浓度的辅助药物或更换CNI种类。(2-B)

24. 移植后出现血糖升高,且辅以运动、饮食调整难以控制者,尤其是原发病为2型糖尿病者,应减少皮质激素的用量或者在随访过程中逐渐撤除皮质激素。(2-B)

25. 为了避免皮质激素的各种不良反应,有计划地撤除皮质激素一般于移植6个月后开始实施,逐渐减少皮质激素的用量,密切观察,在术后12个月左右停用皮质激素。曾发生过急性排斥反应、胃肠道不能耐受MPA、因严重感染等原因已停用MPA者,不宜撤除皮质激素。(2-B)

26. 抑制淋巴细胞增殖类药物可首选MPA,在出院前检测MPA曲线下面积(AUC),以后检测1~2次/年,MPA-AUC治疗窗为$30\sim60mg\cdot h\cdot L^{-1}$。如出现骨髓抑制、胃肠道反应等,可酌情减少MPA用量或转换为SRL等。(2-B)

27. 术后3个月内,每周检测1次血Tac浓度,3个月后每2周检测1次,半年后每3~4周检测1次。(2-B)

9 排斥反应

胰腺移植排斥反应的表现缺乏特异性或表现隐匿,早期诊断往往较为困难,与移植胰胰腺炎亦难以鉴别,可以检测血糖、尿淀粉酶、血清淀粉酶、血清C-肽水平等指标,结合影像学检查、免疫抑制剂血药浓度(如低于治疗窗水平),做出初步诊断,移植胰腺穿刺活检可以明确诊断[4,33-35]。在SPK,应根据移植肾功能变化进行移植肾活检,可能有助于诊断。在胰液膀胱引流术式,术后尿淀粉酶可显著升高至几十倍至数百倍,如果尿淀粉酶下降至基线的50%以上,可作为诊断排斥反应的依据。

推荐意见：

28. 对亚临床型和明确诊断的急性排斥反应应进行抗排斥治疗(2-C)，首选糖皮质激素冲击治疗，酌情增加免疫抑制剂维持用药的剂量。(1-D)

29. 抗排斥治疗前未使用皮质激素维持治疗者，可加用或恢复维持剂量的泼尼松(1-D)。既往未使用抗淋巴细胞增殖类药物者，可加用 MPA 或 SRL 等。(1-D)

30. 对于皮质激素冲击治疗效果不佳的急性细胞性排斥反应、再次发生的急性细胞性排斥反应，可使用淋巴细胞清除性抗体。(2-C)

31. 对于抗体介导的排斥反应，酌情选用以下 1 个或多个治疗措施：血浆置换、静脉应用免疫球蛋白、抗 CD20 单克隆抗体、淋巴细胞清除性抗体。(2-C)

10 胰腺移植术后相关并发症

由于糖尿病合并尿毒症患者的易感性及全身血管病变、手术创伤大、移植胰腺外分泌处理困难、术后应用较强免疫抑制剂等因素，胰腺移植术后的外科并发症明显高于肾、肝、心等单一器官移植，是胰腺移植失败的主要原因[36-40]。提高胰腺移植的成功率，关键在于预防术后早期与胰腺外分泌相关的并发症，避免移植后的再次手术。

10.1 出血[37-42]

出血是胰腺移植后常见外科并发症之一，发生率约 7% ~ 13%。术后腹腔内出血的主要原因为术中止血不彻底、抗凝治疗过量、移植胰胰腺炎和局部感染等。术后 1d 内出血多为肠系膜上动脉或脾动脉区域的移植胰腺实质、血管小分支等的出血，数天后的出血多与抗凝治疗、胰腺炎或局部感染等因素有关。严重出血或出血处理不当，可能导致移植失败，甚至危及受者的生命。

并发出血时，应密切观察受者的生命体征变化，监测血常规、凝血功能，结合相关辅助检查，及时判断出血原因、出血部位、出血速度，尽早明确诊断，积极处理。

推荐意见：

32. 立即调整或停用抗凝剂，用等量鱼精蛋白中和肝素，及时输血，控制高血压。(2-A)

33. 为防止发生血栓形成，小量出血和循环稳定的情况下一般不使用止血药，但凝血功能明显异常时，应及时纠正凝血功能紊乱。血量大或出血速度快，或经输血等保守治疗无效，应及时选择介入治疗或急诊手术探查，手术止血。(2-B)

10.2 血栓形成[41-43]

移植胰腺发生血栓形成是术后早期移植胰腺功能丧失的主要原因之一，发生率为 4% ~ 8%。常见危险因素是：①供者因素为年龄较大、肥胖、动脉粥样硬化、循环不稳定；②受者因素为高凝状态、血管病变；③器官切取时超量灌洗、冷缺血时间>15h；④脾动脉、静脉结扎后，脾动脉血流量减少、血管残端血流淤滞；⑤手术损伤引起胰腺组织水肿；⑥胰腺缺血和再灌注损伤激活凝血系统并消耗抗凝血酶Ⅲ(ATⅢ)；⑦移植胰胰腺炎；⑧血管扭曲或受压。

胰腺移植后，必须明确受者是否存在发生血栓形成的危险因素，严密监测凝血功能变化,根据受者存在的危险因素和凝血功能变化,决定是否应用抗凝治疗及使用强度和使用时间。如果无明显血栓形成危险因素,可不使用抗凝剂。

移植胰腺发生血栓形成时没有明显的临床特征,血糖急剧升高或血淀粉酶、脂肪酶急骤下降提示移植胰腺可能发生血栓形成,多普勒超声检查一般可明确诊断,进一步检查可选择 CT 或 MRI 血管成像。

推荐意见:

34. 血栓形成高危受者,可酌情选用低分子右旋糖酐、低剂量阿司匹林,肝素治疗可选择普通肝素或低分子肝素。(2-B)

35. 如果移植胰腺仅为部分血栓栓塞,尚未完全堵塞血管,可酌情选择溶栓治疗、经皮血管取栓术或急诊手术取栓,可使部分移植胰腺恢复功能。(2-B)

36. 静脉血栓形成者,利用下腔静脉滤网,有助于预防游离栓子所致的肺梗塞。(2-B)

37. 如移植胰腺动脉完全栓塞,移植胰腺很快缺血坏死,应该尽早切除移植胰腺。如有供胰,在切除移植胰腺时可行再次胰腺移植。(2-B)

10.3 移植胰胰腺炎[41,44-46]

胰腺炎是术后最常见的并发症之一,主要与手术损伤、缺血再灌注损伤、肠液或尿液返流、排斥反应、感染、进食不当等因素有关。胰腺切取时采用无损伤技术、缩短缺血时间、应用 Wisconsin 大学保存液(UW 液)、保持胰周引流通畅等措施有利于预防移植胰胰腺炎。如果高水平的血淀粉酶突然下降,应警惕移植胰大面积坏死或并发移植胰血栓形成,及时作移植胰影像学检查。

推荐意见:

38. 胰腺移植后禁食时间相对较长,一般 1 周后开始进食少量流质 2~3d,少量半流饮食 2~3d,以后逐渐增加进食量,注意限制蛋白和脂肪饮食。(2-B)

39. 在移植后恢复正常饮食前,应采用全胃肠外营养,保证能量代谢正平衡状态。(2-A)

40. 术后早期可选用胰外分泌抑制剂如生长抑素持续静脉注射,或奥曲肽皮下注射。(2-B)

41. 怀疑坏死性胰腺炎时,应及早手术,清除移植胰及周围坏死组织,并充分引流,积极治疗腹腔感染。(2-A)

10.4 胰漏[41,45-46]

胰漏并不常见,供胰修整时胰腺实质的损伤、吻合口张力过大、移植胰胰腺炎、排斥反应、血液供应障碍导致的胰腺组织或十二指肠残端坏死、移植胰腺周围感染、输出道狭窄或梗阻等均可引起胰漏。如胰周引流通畅,一般几周后胰漏大多可自行闭合。胰漏局限后亦可能形成瘘道或假性胰腺囊肿。

推荐意见:

42. 胰漏发生后,受者应禁食,给予静脉内营养及胰液分泌抑制剂,并及时引流移植胰

腺周围积液,积极控制局部感染,留置引流管,以减少瘘口周围胰液的腐蚀。(1-A)

43. 长期不愈者,应作瘘道或膀胱造影,详细了解瘘口的位置,作瘘道的根治性切除并作瘘口修补。(2-B)

10.5 腹腔感染

由于术后免疫抑制剂用量较大,且术后常并发胰腺炎、胰漏等,极易引起腹腔感染,导致胰腺周围积液、脓肿、腹膜炎等,严重感染也可导致移植胰腺功能丧失[41,47-49]。

推荐意见:

44. 选用广谱抗生素,积极治疗胰腺炎、胰漏等,清理胰腺周围坏死组织,引流积液,保持引流通畅。(2-B)

10.6 代谢性酸中毒

是胰液膀胱引流术式最常见的并发症,因碱性胰液随尿液排出引起。口服碳酸氢钠片大多可以纠正[8,39]。

推荐意见:

45. 对保守治疗难以纠正的严重代谢性酸中毒,需再次手术将胰液膀胱引流改为空肠引流。(2-B)

11 胰腺移植的随访

为了提高胰腺移植受者和移植物长期存活率,对受者进行长期随访,密切关注和及时发现潜在的问题,并尽早处理,非常重要。出院前,根据受者术前病情、移植后恢复情况、居住地点及其与较大医疗机构的距离等,制定受者随访计划,对受者及其监护人进行充分教育。

由于糖尿病患者往往伴有心脑血管疾病、微循环障碍及相关器官功能异常,术后心肌梗死、脑溢血和脑梗塞发生率较高,是胰腺移植受者带移植物功能死亡的主要原因。因此,术后随访除常规检查外,还必须密切关注移植胰腺功能血、糖尿病所致的心脑血管病变的变化、免疫抑制剂的毒副作用,控制高血压、高血脂,及时调整免疫抑制剂并给予抗血小板和改善微循环治疗。

常规检查内容包括药物浓度、血常规、尿常规、血生化、血糖、血及尿淀粉酶、血脂,胰液膀胱引流术式者,注意尿淀粉酶、血电解质和碳酸氢盐水平。全面检查内容:除常规检查外,还包括移植胰腺内分泌功能(口服糖耐量、胰岛素释放、C-肽释放和糖化血红蛋白)、移植胰腺彩色声、心电图和心脏彩色超声,必要时行腹部 CT 或 MRI、冠状动脉三维成像。随访医生需根据上述检查结果,及时调整免疫抑制剂用量和进行相应处理。

推荐意见:

46. 术后一般随访、常规检查频率:3 个月内每周 1 次,3 个月后每 2 周随访 1 次,半年后每 2~3 周随访 1 次,1 年后每月随访 1 次。全面检查频率:术后半年、1 年时各检查 1 次,以后每年查 1~2 次,病情有变化随时复查。(1-B)

12 总结与展望

目前,我国胰肾联合移植的近期和远期疗效已超过国际平均水平。我国糖尿病患者众多,随着经济的发展和生活水平的提高,适合胰腺移植,尤其是 SPK 和 PAK 的受者将逐渐增多。重视供、受者评估,严格选择供者器官和受者,提高移植外科技术,加强围手术期管理,将进一步提高手术成功率、受者和移植物的存活率。

本指南的发布将为我国胰腺移植的临床实践提供理论指导,对提高我国胰腺移植整体水平、加强多学科合作有着重要意义。

13 利益声明

本指南的发布不存在与任何公司、机构或个人之间的利益冲突。

<h2 style="text-align:center">参 考 文 献</h2>

[1] Gruessner RW, Gruessner AC. The current state of pancreas transplantation[J]. Nat Rev Endocrinol,2013,9(9):555-562. DOI:10. 1038/nrendo. 2013. 138.

[2] 明长生,陈忠华. 临床胰、肾联合移植研究近展[J]. 中华肝胆外科杂志,2008,14(3):206-208. DOI:10. 3760/cma. j. issn. 1007-8118. 2008. 03. 025.

[3] 明长生,罗鲜樟,宫念樵,等. 胰肾联合移植 53 例术后长期存活的临床观察[J]. 中华器官移植杂志,2012,33(9):523-527. DOI:10. 3760/cma. j. issn. 0254-1785. 2012. 09. 004.

[4] 明长生. 胰肾联合移植临床诊疗指南. 陈实,石炳毅主编. 临床诊疗指南器官移植学分册[M]. 北京:人民卫生出版社,2010:139-165.

[5] Guyatt GH,Oxman AD,Vist GE,et al. GRADE:an emerging consensus on rating quality of evidence and strength of recommendations[J]. BMJ,2008,336(7650):924-926. DOI:10. 1136/bmj. 39489. 470347. AD.

[6] Mittal S,Gough SC. Pancreas transplantation:a treatment option for people with diabetes[J]. Diabet Med,2014,31(5):512-521. DOI:10. 1111/dme. 12373.

[7] Wiseman AC. Pancreas transplant options for patients with type 1 diabetes mellitus and chronic kidney disease:simultaneous pancreas kidney or pancreas after kidney? [J]. Curr Opin Organ Transplant,2012,17(1):80-86. DOI:10. 1097/MOT. 0b013e32834ee73a.

[8] Meirelles Júnior RF,Salvalaggio P,Pacheco-Silva A. Pancreas transplantation:review[J]. Einstein (Sao Paulo),2015,13(2):305-309. DOI:10. 1590/S1679-45082015RW3163.

[9] Pirsch JD. Medical evaluation for pancreas transplantation:evolving concepts[J]. Transplant Proc,2001,33(7-8):3489-3491.

[10] Eller K,Kniepeiss D,Rosenkranz AR. Preoperative risk evaluation:where is the limit for recipients of a pancreatic graft? [J]. Curr Opin Organ Transplant,2013,18(1):97-101. DOI:10. 1097/MOT. 0b013e32835c9666.

[11] Zaman F,Abreo KD,Levine S,et al. Pancreatic transplantation:evaluation and management[J]. J Intensive Care Med,2004,19(3):127-139.

[12] Krieger NR,Odorico JS,Heisey DM,et al. Underutilization of pancreas donors[J]. Transplantation,2003,75(8):1271-1276.

[13] Abramowicz D,Cochat P,Claas FH,et al. European Renal Best Practice Guideline on kidney donor and recipient evaluation and perioperative care[J]. Nephrol Dial Transplant,2015,30(11):1790-1797. DOI:10. 1093/ndt/gfu216.

[14] Andrews PA,Burnapp L,Manas D. Summary of the British Transplantation Society guidelines for transplanta-

tion from donors after deceased circulatory death[J]. Transplantation,2014,97(3):265-270. DOI:10. 1097/ 01. TP. 0000438630. 13967. c0.

[15] Lam VW,Pleass HC,Hawthorne W,et al. Evolution of pancreas transplant surgery[J]. ANZ J Surg,2010,80 (6):411-418. DOI:10. 1111/j. 1445-2197. 2010. 05309. x.

[16] Ausania F,Drage M,Manas D,et al. A registry analysis of damage to the deceased donor pancreas during procurement[J]. Am J Transplant,2015,15(11):2955-2962. DOI:10. 1111/ajt. 13419.

[17] Berg N, Gehl J, Vande Haar M, et al. The efficacy of on-site evaluation for identification of transplant pancreas[J]. Acta Cytol,2013,57(5):443-446. DOI:10. 1159/000348309.

[18] Axelrod DA,Sung RS,Meyer KH,et al. Systematic evaluation of pancreas allograft quality,outcomes and geographic variation in utilization[J]. Am J Transplant,2010,10(4):837-845. DOI:10. 1111/j. 1600-6143. 2009. 02996. x.

[19] Fridell JA,Powelson JA,Sanders CE,et al. Preparation of the pancreas allograft for transplantation[J]. Clin Transplant,2011,25(2):E103-112. DOI:10. 1111/j. 1399-0012. 2011. 01414. x.

[20] Boggi U,Amorese G,Marchetti P. Surgical techniques for pancreas transplantation[J]. Curr Opin Organ Transplant,2010,15(1):102-111. DOI:10. 1097/MOT. 0b013e32833553de.

[21] Young CJ. Are there still roles for exocrine bladder drainage and portal venous drainage for pancreatic allografts? [J]. Curr Opin Organ Transplant,2009,14(1):90-94. DOI:10. 1097/MOT. 0b013e328320a8d9.

[22] Blanchet P,Droupy S,Eschwege P,et al. Urodynamic testing predicts long-term urological complications following simultaneous pancreas-kidney transplantation[J]. Clin Transplant,2003 ,17(1):26-31.

[23] Petruzzo P,Lefrancois N,Berthillot C,et al. Impact of pancreatic venous drainage site on long-term patient and graft outcome in simultaneous pancreas-kidney transplantation[J]. Clin Transplant,2008,22(1):107-12. DOI:10. 1111/j. 1399-0012. 2007. 00773. x.

[24] Oliver JB,Beidas AK,Bongu A,et al. A comparison of long-term outcomes of portal versus systemic venous drainage in pancreatic transplantation:a systematic review and meta-analysis[J]. Clin Transplant,2015,29 (10):882-892. DOI:10. 1111/ctr. 12588.

[25] Kimelman M,Brandacher G. Trends in immunosuppression after pancreas transplantation:what is in the pipeline? [J]. Curr Opin Organ Transplant,2013,18(1):76-82. DOI: 10. 1097/ MOT. 0b013e32835c6eda.

[26] Stratta RJ,Farney AC,Rogers J,et al. Immunosuppression for pancreas transplantation with an emphasis on antibody induction strategies:review and perspective[J]. Expert Rev Clin Immunol,2014,10(1):117-132. DOI:10. 1586/1744666X. 2014. 853616.

[27] Heilman RL,Mazur MJ,Reddy KS. Immunosuppression in simultaneous pancreas-kidney transplantation:progress to date[J]. Drugs,2010,70(7):793-804. DOI:10. 2165/ 11535430- 000000000-00000.

[28] Watson CJ. The current challenges for pancreas transplantation for diabetes mellitus[J]. Pharmacol Res, 2015,98:45-51. DOI:10. 1016/j. phrs. 2015. 01. 005.

[29] Laham G,Sleiman S,Soler Pujol G,et al. Conversion to sirolimus allows preservation of renal function in kidney and kidney-pancreas allograft recipients[J]. Transplant Proc,2010,42(1):309-313. DOI:10. 1016/j. transproceed. 2009. 12. 043.

[30] Matias P,Araujo MR,Romão JE Jr,et al. Conversion to sirolimus in kidney-pancreas and pancreas transplan-

tation[J]. Transplant Proc,2008,40(10):3601-3605. DOI:10. 1016/j. transproceed. 2008. 07. 138.

[31] Ciancio G,Sageshima J,Chen L,et al. Advantage of rapamycin over mycophenolate mofetil when used with tacrolimus for simultaneous pancreas kidney transplants:randomized,single-center trial at 10 years[J]. Am J Transplant,2012,12(12):3363-3376. DOI:10. 1111/j. 1600-6143. 2012. 04235. x.

[32] Montero N,Webster AC,Royuela A,et al. Steroid avoidance or withdrawal for pancreas and pancreas with kidney transplant recipients [J]. Cochrane Database Syst Rev, 2014, (9): CD007669. DOI:10. 1002/ 14651858. CD007669. pub2.

[33] Singh RP,Stratta RJ. Advances in immunosuppression for pancreas transplantation[J] Curr Opin Organ Transplant,2008,13(1):79-84. DOI:10. 1097/MOT. 0b013e3282f2fd91.

[34] Becker LE,Hallscheidt P,Schaefer SM,et al. A Single-center Experience on the Value of Pancreas Graft Biopsies and HLA Antibody Monitoring After Simultaneous Pancreas-Kidney Transplantation[J]. Transplant Proc,2015,47(8):2504-2512. DOI:10. 1016/j. transproceed. 2015. 09. 013.

[35] Margreiter C,Pratschke J,Margreiter R. Immunological monitoring after pancreas transplantation[J]. Curr Opin Organ Transplant,2013,18(1):71-75. DOI:10. 1097/MOT. 0b013e32835c51b5.

[36] Steurer W,Malaise J,Mark W,et al. Spectrum of surgical complications after simultaneous pancreas-kidney transplantation in a prospectively randomized study of two immunosuppressive protocols [J]. Nephrol Dial Transplant,2005,20 Suppl 2:ii54-62.

[37] Humar A,Ramcharan T,Kandaswamy R,et al. Technical failures after pancreas transplants:why grafts fail and the risk factors--a multivariate analysis[J]. Transplantation,2004,78(8):1188-1192.

[38] Troppmann C. Complications after pancreas transplantation[J]. Curr Opin Organ Transplant,2010,15(1): 112-118. DOI:10. 1097/ MOT. 0b013e3283355349.

[39] Goodman J,Becker YT. Pancreas surgical complications[J]. Curr Opin Organ Transplant,2009,14(1):85-89. DOI:10. 1097/ MOT. 0b013e328320a8ec.

[40] Khubutia MS,Pinchuk AV,Dmitriev IV,et al. Surgical complications after simultaneous pancreas-kidney transplantation:a single-center experience[J]. Asian J Surg,2016,39(4):232-237. DOI:10. 1016/j. asjsur. 2015. 11. 003.

[41] Sollinger HW,Odorico JS,Becker YT,et al. One thousand simultaneous pancreas-kidney transplants at a single center with 22-year follow-up[J]. Ann Surg,2009,250(4):618-630. DOI:10. 1097/SLA. 0b013e3181b76d2b.

[42] Farney AC,Rogers J,Stratta RJ. Pancreas graft thrombosis:causes,prevention,diagnosis,and intervention [J]. Curr Opin Organ Transplant,2012,17(1):87-92. DOI: 10. 1097/ MOT. 0b013e32834ee717.

[43] Burke GW 3rd,Ciancio G,Figueiro J,et al. Hypercoagulable state associated with kidney-pancreas transplantation. Thromboelastogram-directed anti-coagulation and implications for future therapy[J]. Clin Transplant, 2004 ,18(4):423-428.

[44] van Dellen D,Summers A,Trevelyan S,et al. Incidence and Histologic Features of Transplant Graft Pancreatitis:A Single Center Experience[J]. Exp Clin Transplant,2015,13(5):449-452.

[45] Gage EA,Jones GE,Powelson JA,et al. Treatment of enterocutaneous fistula in pancreas transplant recipients using percutaneous drainage and fibrin sealant:three case reports [J]. Transplantation, 2006, 82 (9): 1238-1240.

［46］ Nath DS,Gruessner A,Kandaswamy R,et al. Late anastomotic leaks in pancreas transplant recipients-clinical characteristics and predisposing factors［J］. Clin Transplant,2005,19(2):220-224.

［47］ Ziaja J,Krol R,Chudek J,et al. Intra-abdominal infections after simultaneous pancreas-kidney transplantation ［J］. Ann Transplant,2011,16(3):36-43.

［48］ Knight RJ,Bodian C,Rodriguez-Laiz G,et al. Risk factors for intra-abdominal infection after pancreas transplantation［J］. Am J Surg,2000,179(2):99-102.

［49］ Perdiz LB,Furtado GH,Linhares MM,et al. Incidence and risk factors for surgical site infection after simultaneous pancreas-kidney transplantation［J］. J Hosp Infect,2009,72(4):326-331. DOI:10.1016/j.jhin.2009.04.016.

原载于《中华器官移植杂志》,2016,37(10):627-634

器官移植受者高血压
临床诊疗指南

中华医学会器官移植学分会

中国医师协会器官移植医师分会

1 前言

高血压是器官移植受者术后最常见和最重要的问题之一。移植术后血压如果不能控制在合理范围内,则心血管并发症的风险将显著升高,并可导致移植物功能丧失[1],而心血管事件(cardiovascular events,CVE)是移植后的常见并发症和死亡的主要原因[2-3]。中华医学会器官移植分会和中国医师协会器官移植医师分会组织器官移植专家以及心血管病专家,以2008版指南为基础,参考最新国内外指南,结合最新的文献证据,制定《中国器官移植受者的高血压诊疗指南(2016版)》,对器官移植后高血压的流行病学、病理生理学、诊断以及管理作出临床建议。

2 流行病学以及对预后的影响

除肾移植和心脏移植受者外,其他器官移植受者术前高血压患病率并不高,但移植后高血压的发生率可大幅升高。在不同器官移植人群中,移植后高血压的发生率高达70%~90%[4-8]。肝衰竭患者移植前高血压的发生率为10%~30%,移植后可骤升至75%[9]。肺移植的高血压发生率为19.4%,术后可在3年内升至70.1%[10]。

移植后高血压是导致移植物功能丧失和受者预后不良的重要原因。肾移植受者中,高血压可导致移植肾功能损伤。研究显示,移植后1年内,平均动脉压每升高10mmHg(10mmHg=1.33kPa),则移植肾功能衰竭的风险增高1.30倍[11],移植肾功能损伤可进一步加重高血压,从而形成恶性循环[12]。这一恶性循环也可对非肾脏器官移植(non-renal organ transplants,NROT)受者造成危害。NROT受者术后5年内并发慢性肾病(chronic kidney disease,CKD)的发生率为20%~50%,其中23.3%~84.1%合并高血压[12]。此外,高血压导致的慢性移植物血管病也是NROT移植脏器功能衰竭的重要原因[13]。

高血压导致的CVE风险是移植受体预后不良的重要原因。研究显示,收缩压每升高20mmHg,心血管并发症发生率和病死率分别增加32%和13%[14]。而CVE本身也是移植物功能丧失的重要原因。在导致肾移植功能丧失的因素中,有功能移植肾丧失(death with graft function,DWGF)占42%,其中36%~55%的DWGF系由CVE相关的死亡所导致[15]。

目前,移植后高血压的控制现状并不乐观,报告显示控制率仅为30%~60%[16-18]。因此,提高移植后高血压的诊疗水平对于提高移植脏器的保存率、改善受者预后具有重要的意义。

3 移植后高血压的诊断

3.1 器官移植受者高血压的诊断阈值

美国2014年版《成人高血压治疗指南》(JNC-8)建议普通人群,伴或不伴糖尿病(diabetes mellitus,DM)或CKD者,均以<140/90mmHg为血压控制目标[2]。2010年版《中国高血压防治指南》对普通人群推荐<140/90mmHg的血压控制目标,而对合并糖尿病和CKD者建议血压控制目标<130/80mmHg[19]。但两者均未推荐器官移植受者的血压控制目标。2012年改善全球肾脏病预后组织(Kidney Disease:Improving Global Outcomes,KDIGO)指南则建议CKD患者,伴或不伴DM,以及肾移植受体采用<130/80mmHg为血压控制目标[20]。值得注意的是,这些指南的推荐证据级别均较低,目前尚无针对器官移植人群的高级别证据支持,因此临床设定治疗目标时应遵循个体化的原则。从来自于心血管疾病、DM、CKD等人群的数据来看,年轻人、肾功能良好者、并发症轻者可采取较严格的控制血压措施,如<125/75mmHg,能延缓并发症的进展;而对于老年、肾功能差、合并脑血管疾病者、并发症多的患者,过于严格的血压控制反而增加CVE事件,故可采取相对宽松的控制目标如<140/90mmHg,以平衡利弊[21]。

3.2 器官移植受者的血压测量方法

根据测量场所和方式不同,血压可以分为诊室测得血压、家庭自我监测血压以及24h动态血压监测(ambulatory blood pressure monitoring,ABPM)。必须鉴别白大衣高血压、隐匿性高血压和血压昼夜节律异常。

采用ABPM的测量方法可以发现以诊室测得血压做出的诊断存在一定的假阳性(白大衣高血压)和假阴性(隐匿性高血压)现象,后两者分别可占器官移植受者的65%和40%~60%[22-23]。此外,ABPM还有助于发现非杓型血压(即血压昼夜节律异常,夜间收缩压较日间下降<10%)和夜间高血压。此型在肾移植受者中常见,非杓型血压是CVE的高危因素[24];而夜间高血压可加速终末期血管损害[25]。在NROT患者中,通过ABPM发现隐匿性高血压和夜间高血压的发生率可高达50%[26-27]。

ABPM能提供最完整的血压信息,值得推广,但受设备和费用限制,不具备广泛开展的条件。家庭自我监测血压与ABPM监测的相关性优于诊室测得的血压,因此应鼓励移植受者进行家庭自我血压监测[28]。

3.3 难治性高血压的诊断

患者服用3种以上降压药物(其中1种为利尿药),或者同时服用4种以上降压药,而血压仍难以控制时,则可诊断难治性高血压(treatment-resistant hypertension,TRH)。TRH在肾移植受者中最为常见,发生率可高达48%,在NROT患者中发生率为15%~33%。TRH的发病与多种因素有关,其中一部分为继发性高血压[29]。

推荐意见:

1. 器官移植受者应以血压>130/80mmHg为高血压诊断阈值,实际控制应根据临床情况制定个体化目标。对于老年、合并症较多、肾功能不全的患者,可采取相对宽松的目标,但不应高于140/90mmHg;对于年轻、合并症少、肾功能好的患者,可采取较为严格的目标,但不应低于120/70mmHg。

2. 家庭自我血压监测是器官移植受者首选的血压监控方式。

3. 有条件应开展ABPM，以鉴别白大衣高血压、隐匿性高血压以及血压昼夜节律异常。

4 移植后高血压的危险因素

诸多因素可能会影响器官移植受者的血压，包括受者因素、供体因素以及移植特异性因素。不同脏器移植受者的影响因素既存在共同性，又有各自特点。

4.1 受者因素

许多接受器官移植的患者，如终末期肾病（end stage renal disease，ESKD）患者，术前即长期存在高血压。此外，普通人群中与动脉硬化或高血压发病密切相关的危险因素，如男性、吸烟、心血管疾病等均参与移植术后高血压的发病[1]。其中关注较多的因素有以下几种。

4.1.1 遗传因素 CYP3A5和ABCB1基因编码的蛋白参与肾脏的钠和醛固酮代谢，还能放大钙神经蛋白抑制剂（calcineurin inhibitors，CNI）的致高血压效应[29-30]，因此与高血压的发病密切相关。

4.1.2 肥胖和代谢综合征 肥胖和代谢综合征可以加重高血压。大部分肾移植受者中，术后1年内平均体质量增加5~10kg[31]。在NROT中，术后肥胖和代谢综合征的发生率高达23.9%~40.0%。其中半数以上合并高血压[4,10]。此外，与高血压发病密切相关的移植后新发糖尿病（new-onset diatetes after transplantation，NODAT）以及阻塞性呼吸睡眠暂停（obstructive sleep apnea，OSA）常常与肥胖和代谢综合征互为合并症。这些病症除了与高血压的发病相关，还直接导致CVE的发生和移植物功能不良[32-33]。

4.1.3 高尿酸血症 与高血压的关系仍有争议。高尿酸血症是移植物功能丧失、心血管疾病以及肾脏疾病进展的预后因素[34]，但是否与高血压的发生相关仍未有肯定的结论[35]。一项系统评价未能显示降尿酸疗法能改善高血压的控制[36]。

4.1.4 慢性肾病 肾移植受者术前CKD分期越高，透析治疗时间越长，相应的内皮细胞功能、血管张力以及血管钙化等高血压发病高危因素越显著[27]。NROT患者在移植期间常见急性肾功能损害（acute kidney injury，AKI）以及CNI的肾毒性，与后期CKD的发生密切相关[37]。肺移植期间出现不同程度AKI的患者，术后3个月的肾功能显著恶化，1年病死率显著增加[38]。一项胰腺移植受者的研究显示，CNI可导致术后5年肾功能降低33%~44%[39]。因此，CKD的致高血压因素在肾移植和NROT患者中均可存在。

4.2 供者因素

4.2.1 年龄和家族史 移植后高血压的风险随供体年龄增长而增加。供体为有高血压家族史者，可致移植后高血压的发生风险显著升高[40]。

4.2.2 供体肾体积过小 可导致早期高滤过状态，随后发展为移植肾纤维化，从而发生高血压[41]。

4.2.3 合并高血压 心脏移植的供体如合并高血压，则移植术后受体发生冠状动脉粥样硬化性心脏病和加速性移植心功能丧失的风险增加[41]。

4.2.4　遗传因素　移植肾来自非洲裔供体时,APOL1 基因变异型可增加术后高血压的发病风险。CAV-1 是另 1 个与高血压相关的遗传因素。CAV-1 是细胞内吞机制的重要通路,参与转化生长因子(transforming growth factor,TGF)-β 的降解。缺失该蛋白的供体其 TGF-β 的活性异常升高,可加速移植肾的间质纤维化,并最终导致高血压和功能丧失[42]。CAV-1 的缺失还可增加肾脏对血管紧张素 Ⅱ 的摄取和敏感性,增加肾血管张力和近端小管对钠的重吸收,从而参与高血压的发病[43]。

4.3　移植相关的特殊因素

包括移植脏器类型、手术应激、移植脏器功能以及免疫抑制剂。其中免疫抑制剂的使用对 NROT 患者的移植后高血压发病有着重要的影响[1]。

任何导致移植肾损伤的因素都可加重高血压。移植肾功能延迟恢复(delayed graft function,DGF)、急性或慢性排斥反应、血栓性微血管疾病以及原发性肾脏疾病的复发是导致移植肾损伤的重要原因[27]。

移植肾动脉狭窄(transplant renal artery stenosis,TRAS)等解剖因素也与移植后高血压发病相关。TRAS 患者中难治性高血压的发生率可达 1% ~ 25%。在肾动脉多普勒超声上表现为低速、低阻的 parvus-tardus 波形。狭窄也可发生于髂总动脉或髂外动脉。

应用免疫抑制剂与移植后高血压的发病关系密切。目前临床常用的免疫抑制药包括 CNI,哺乳动物雷帕霉素靶蛋白抑制剂(mammalian target of rapamycin inhibitor,mTORi),以及糖皮质激素[1]。其中 CNI 与高血压的发病关系最为密切,尤其以环孢素为著。mTORi 的致高血压效应较弱。糖皮质激素是导致移植后高血压的重要因素,但随着更新的移植后抗排斥方案的应用,糖皮质激素致高血压的作用有降低的趋势[1,41,44]。常用免疫抑制剂致移植后高血压的相关机制详见表1。

表1　常用免疫抑制剂导致移植术后高血压的相关机制

类别	药物	机　　制
CNI	他克莫司、环孢素	1. 提高血管张力:降低一氧化氮(NO)、升高内皮素水平 2. 增加交感神经兴奋性 3. 激活血管紧张素-醛固酮系统:血压升高、水钠潴留 4. 激活远端小管的钠-氯协同转运受体:钠重吸收增加,容量过多 5. 肾毒性:通过缩血管效应导致 AKI 6. 慢性缺血、肾小球硬化、致间质纤维化和萎缩
mTORi	西罗莫司	1. 代谢异常:血脂、血糖异常 2. 致蛋白尿 3. 增加额外的 CVE 风险
糖皮质激素	甲泼尼龙	1. 增加交感神经兴奋性 2. 增加血管张力 3. 增加盐皮质激素活性

注:CNI 为钙神经蛋白抑制剂;mTORi 为哺乳动物雷帕霉素靶蛋白抑制剂;AKI 为急性肾功能损害;CVE 为心血管事件

4.4 难治性高血压的发病危险因素

TRH 的发病通常为多因素，上述危险因素均可导致 TRH。其中受者术前 CKD 分期、移植肾功能恢复延迟、CNI 以及糖皮质激素的使用、TRAS、原肾相关病变等因素尤为显著。此外，OSA、原发性醛固酮增多症等导致继发性高血压的因素也是 TRH 发病的重要原因[27]。

推荐意见：

4. 器官移植受者术后高血压有多种危险因素。临床上应记录完整的供体和受体的详细病史，以及移植围手术期的药物、手术操作和影像学检查情况，以全面评估危险因素。

5. 受体因素中的肥胖和代谢综合征、移植前 CKD 和血液透析的时间；供体因素中的年龄和高血压家族史；移植因素后免疫抑制剂尤其是 CNI 的使用，是导致移植术后高血压的重要因素。

6. TRH 患者要注意排除 OSA、原发性醛固酮增多症、TRAS、肾脏原发性疾病等继发性高血压的因素。

5 移植后高血压的治疗

治疗应根据移植器官、受者总体情况以及移植后的时机制定个体化方案。

5.1 非药物治疗

5.1.1 改变生活方式 《中国高血压防治指南 2010》指出，采取健康的生活方式普遍适用于高血压患者以及血压正常者，有助于降低血压、控制心血管因素和临床情况。主要措施包括：减少钠盐摄入、增加钾盐摄入；控制体质量、戒烟、不过量饮酒、适量体育运动、减轻精神压力、保持心理平衡等。详见表 2[19]。

表 2 改变生活方式治疗的内容、目标和效果

项目	目标	预期降压效果
减少钠盐摄入	每日钠盐摄入量逐步降至<6g，肾功能正常者可适当补充钾盐	2~8mmHg
体育运动	强度：中等量，每周 3~5 次，每次 30min	4~9mmHg
合理膳食	营养均衡	8~14mmHg
控制体质量	BMI<24kg/m²，腰围<90cm（男性）、<85cm（女性）	5~20mmHg/减重 10kg
戒烟	彻底戒烟、避免被动吸烟	
限制饮酒	每日饮白酒<50ml，或葡萄酒<100ml 或啤酒<300ml，建议戒酒	2~4mmHg

注：BMI 为体质量指数

5.1.2 手术治疗 部分肾移植受者术后发生 TRH，其发病因素包括 TRAS、原肾脏疾病等因素。有研究显示，通过介入手术放置动脉内支架，或者开放手术等手段解除 TRAS 的血管狭窄，以及原肾脏切除手术等疗法能够缓解一部分 TRH 患者的高血压。但必须执行个体化评估，严格把握手术指征[27]。

推荐意见：

7. 所有器官移植受者均应坚持执行健康生活方式，主要内容包括减少钠盐摄入、平衡饮食、减轻体重、适当锻炼、戒烟限酒。生活方式改变能起到优化血压控制，降低心血管疾病风险的作用。

8. 器官移植受者术后发生 TRH 者，经严格个体化评估后，存在 TRAS 者，可考虑采用介入手术、开放手术解除肾动脉狭窄；存在原肾相关疾病者，可考虑原肾切除术。

5.2 调整免疫抑制剂

CNI 类和糖皮质激素是器官移植术后最常用的抗排斥药物，但它们也是移植后高血压发病关系最密切的两类药物。因此，常见的调整方案包括移植后早期低剂量 CNI 方案、取代 CNI 的方案、以及无激素或低剂量激素的方案。

降低 CNI 类剂量或取代 CNI 类（尤其是环孢素）具有肯定的降压效果。在肾功能稳定的肾移植受者中，环孢素剂量减少 50% 能显著改善血压控制，并减少降压药物的使用[45]。一项多中心研究比较了在肾移植受者术后 3 个月时使用西罗莫司替代 CNI 组和 CNI 维持组血压控制情况。结果发现，移植术后 1 年，西罗莫司组较 CNI 组血压更低、降压药物使用更少[46]。但不容忽视的是，不含 CNI 类的方案术后的排斥反应发生率也较高[47]。在胸腔脏器移植受者中，早期最小剂量 CNI 类的免疫抑制方案可使急性排斥反应发生率增加 1.8 倍[48]。

糖皮质激素的使用剂量备受争议。虽然有荟萃分析显示不含激素或早期激素减量的抗排斥反应方案能减少肾移植受者术后高血压的发生率，但获益最大的患者群（CNI 剂量最低者），其术后急性排斥反应发生率有所增加[49]。另有研究显示，早期激素撤除不能改善术后血压管理[27]。

总之，在器官移植受者中，以 CNI 或者糖皮质激素为主的剂量调整虽然能一定程度缓解移植术后高血压，但可能增加急性排斥反应的风险。临床上应进行个体化评估，平衡收益和风险。

推荐意见：

9. CNI 类减量、或以 mTORi 等新型抗排斥药物替代的免疫抑制剂调整方案能够改善器官移植受者术后高血压的控制；糖皮质激素早期减量或撤药有可能改善移植术后高血压。任何免疫抑制剂方案调整必须在详细评估移植后高血压发病的危险因素、患者的免疫反应风险以及实际临床状况后，权衡利弊，谨慎决定。

5.3 降压药物治疗

5.3.1 降压药物使用原则　器官移植受者术后高血压的药物治疗目前尚无统一的治疗指南。临床用药应该坚持个体化原则，结合实际病情、致高血压的因素，并根据药物的有效性、耐受性、药物代谢和相互作用特点制定方案。在普通人群中，指南建议降压药物的使用从单药开始，逐渐加量；单药控制不良，再考虑联合用药[19]。由于移植受者术后高血压的致病机制多样，且已联合使用多种药物，因此，这种方案并不适合移植术后受者的血压控制。目前主张联合用药，通过多种途径达到强化降压效果、平衡部分药物的不良反应，以及减少降压效果达峰所需的单药剂量、加速起效的目的。例如某些降压药物能增加心率、提高交感神经兴奋性以及肾素-血管紧张素系统的活性，此时联用具有相应拮抗效果的制剂既加强了降压效果，又减少了不良反应[1]。

5.3.2 常用降压药物的选择与特点　常用药物包括钙通道阻滞药（calcium channel blockers，CCB）、利尿药（髓袢与噻嗪类利尿药）、β 受体拮抗药、外周 α 受体拮抗药、中枢 α 受体拮抗剂、肾素-血管紧张素-醛固酮系统（renin-angiotensin-aldosterone system，RAAS）阻滞剂等,均可用于移植受者。降压药物大部分经肝脏代谢,因此,在肾移植受者中无需调整剂量。部分血管紧张素转换酶抑制药(angiotensin-converting enzyme inhibitor,ACEI)类药物经肾脏代谢,中枢降压药可乐定也部分经肾脏代谢,但临床应用于肾移植受者时,均无需调整剂量。

CCB 为一线降压药物。二氢吡啶类可广泛应用于各类移植受者。非二氢吡啶类药物除能降压外,还能控制快速性心律失常。需要注意的是它能抑制 P_{450} 代谢系统,可升高 CNI 类免疫抑制剂的血药浓度,因此在移植术后早期免疫抑制剂的剂量较大时,应谨慎使用。

利尿药能有效减少水钠潴留,减轻心脏负荷,是合并容量过负荷、心功能不全等状态的患者的首选用药。

β 受体拮抗药能降低交感兴奋性,减少心脏氧耗。但在心脏移植早期应谨慎使用,以避免额外的心脏抑制作用。

ACEI 和血管紧张素 Ⅱ 受体阻滞剂(angiotensin Ⅱ receptor blocker,ARB)类药物对于普通人群、合并蛋白尿的 CKD 患者等非移植受者中能有效降压,并减少心血管并发症。但目前的证据显示,虽然 ACEI 或 ARB 类具有肯定的降压、减少蛋白尿的效果,但它们可产生血清肌酐升高、高血钾、肾小球滤过率降低、贫血等不良反应[50-55]。尤其是在急性期,有可能干扰肾移植后急性排斥反应的判断。因此,一般建议此类药物的使用延迟至术后 4~6 个月以后,肾功能稳定时,以获得最大的安全性[1]。

推荐意见:

10. 器官移植受者术后高血压建议采用早期联合用药策略,以发挥最大的降压效益。

11. 各类降压药均可安全用于器官移植受者术后的血压控制。降压药物的选用应坚持个体化原则,结合实际病情、致高血压的因素,并根据药物的有效性、耐受性、药物代谢和相互作用特点制定方案。

12. 移植后各阶段应警惕 TRH,并注意排除继发性高血压因素。

6 总结

高血压是器官移植术后的常见并发症之一,并且与患者预后密切相关。临床上应针对不同患者进行个体化、详尽的危险因素评估。对于 TRH 患者应警惕继发性高血压的可能性。器官移植后高血压的治疗包括以降压药物为核心的综合治疗,应根据发病危险因素和患者实际临床状态制定个体化治疗方案。

参 考 文 献

[1] Weir MR,Burgess ED,Cooper JE,et al. Assessment and management of hypertension in transplant patients [J]. J Am Soc Nephrol,2015,26(6):1248-1260.

[2] James PA,Oparil S,Carter BL,et al. 2014 evidence-based guideline for the management of high blood pressure in adults:report from the panel members appointed to the Eighth Joint National Committee(JNC 8)[J]. JA-MA,2014,311(5):507-520.

[3] Zanchetti A,Thomopoulos C,Parati G. Randomized controlled trials of blood pressure lowering in hypertension:a critical reappraisal[J]. Circ Res,2015,116(6):1058-1073.

［4］ Fussner LA,Heimbach JK,Fan C,et al. Cardiovascular disease after liver transplantation:when,what,and who is at risk［J］. Liver Transpl,2015,21(7):889-896.

［5］ Mangray M,Vella JP. Hypertension after kidney transplant［J］. Am J Kidney Dis,2011,57(2):331-341.

［6］ Husain-Syed F,McCullough PA,Birk HW,et al. Cardio-pulmonary-renal interactions:a multidisciplinary approach［J］. J Am Coll Cardiol,2015,65(22):2433-2448.

［7］ Kittleson MM,Kobashigawa JA. Long-term care of the heart transplant recipient［J］. Curr Opin Organ Transplant,2014,19(5):515-524.

［8］ Weiner DE,Carpenter MA,Levey AS,et al. Kidney function and risk of cardiovascular disease and mortality in kidney transplant recipients:the FAVORIT trial［J］. Am J Transplant,2012,12(9):2437-2445.

［9］ Luca L,Westbrook R,Tsochatzis EA. Metabolic and cardiovascular complications in the liver transplant recipient［J］. Ann Gastroenterol,2015,28(2):183-192.

［10］ Savioli G,Surbone S,Giovi I,et al. Early development of metabolic syndrome in patients subjected to lung transplantation［J］. Clin Transplant,2013,27(3):E237-E243.

［11］ Mange KC,Cizman B,Joffe M,et al. Arterial hypertension and renal allograft survival［J］. JAMA,2000,283(5):633-638.

［12］ Tedla FM,Brar A,Browne R,et al. Hypertension in chronic kidney disease:navigating the evidence［J］. Int J Hypertens,2011:132405.

［13］ Vecchiati A,Tellatin S,Angelini A,et al. Coronary microvasculopathy in heart transplantation:consequences and therapeutic implications［J］. World J Transplant,2014,4(2):93-101.

［14］ Carpenter MA,John A,Weir MR,et al. BP,cardiovascular disease,and death in the folic acid for vascular outcome reduction in transplantation trial［J］. J Am Soc Nephrol,2014,25(7):1554-1562.

［15］ Kahwaji J,Bunnapradist S,Hsu JW,et al. Cause of death with graft function among renal transplant recipients in an integrated healthcare system［J］. Transplantation,2011,91(2):225-230.

［16］ Małyszko J,Małyszko J,Bachórzewska-Gajewska H,et al. Inadequate blood pressure control in most kidney transplant recipients and patients with coronary artery disease with and without complications［J］. Transplant Proc,2009,41(8):3069-3072.

［17］ Martínez-Saldivar B,Prieto J,Berenguer M,et al. Control of blood pressure in liver transplant recipients［J］. Transplantation,2012,93(10):1031-1037.

［18］ Wasilewski G,Przybylowski P,Janik L,et al. Inadequate blood pressure control in orthotopic heart transplant:is there a role of kidney function and immunosuppressive regimen? ［J］. Transplant Proc,2014,46(8):2830-2834.

［19］ 中国高血压防治指南修订委员会. 中国高血压防治指南 2010［J］. 中华心血管病杂志,2011,39(7):579-616.
Writing Group of 2010 Chinese Guidelines for the Management of Hypertension. 2010 Chinese guidelines for the management of hypertension［J］. Chin J Cardiol,2011,39(7):579-616.

［20］ Taler SJ,Agarwal R,Bakris GL,et al. KDOQI US commentary on the 2012 KDIGO clinical practice guideline for management of blood pressure in CKD［J］. Am J Kidney Dis,2013,62(2):201-213.

［21］ Chatzikyrkou C,Menne J,Gwinner W,et al. Pathogenesis and management of hypertension after kidney transplantation［J］. J Hypertens,2011,29(12):2283-2294.

［22］ Fernandez Fresnedo G,Franco Esteve A,Gómez Huertas E,et al. Ambulatory blood pressure monitoring in kidney transplant patients:RETENAL study[J]. Transplant Proc,2012,44(9):2601-2602.

[23] Ahmed J,Ozorio V,Farrant M,et al. Ambulatory vs office blood pressure monitoring in renal transplant recipients[J]. J Clin Hypertens,2015,17(1):46-50.

[24] Wadei HM,Amer H,Taler SJ,et al. Diurnal blood pressure changes one year after kidney transplantation:relationship to allograft function, histology, and resistive index [J]. J Am Soe Nephrol, 2007, 18 (5): 1607-1615.

[25] Hermida RC,Ayala DE,Fernández JR,et al. Sleep-time blood pressure:prognostic value and relevance as a therapeutic target for cardiovascular risk reduction[J]. Chronobiol Int,2013,30(1/2):68-86.

[26] Ramesh Prasad GV. Ambulatory blood pressure monitoring in solid organ transplantation [J]. Clin Transplant,2012,26(2):185-191.

[27] Lakkis JI,Weir MR. Treatment-resistant hypertension in the transplant recipient[J]. Semin Nephrol,2014, 34(5):560-570.

[28] Ambrosi P,Kreitmann B,Habib G. Home blood pressure monitoring in heart transplant recipients:comparison with ambulatory blood pressure monitoring[J]. Transplantation,2014,97(3):363-367.

[29] Hoorn EJ,Walsh SB,McCormick JA,et al. The calcineurin inhibitor tacrolimus activates the renal sodium chloride cotransporter to cause hypertension[J]. Nat Med,2011,17(10):1304-1309.

[30] Hesselink DA,Bouamar R,Elens L,et al. The role of pharmacogenetics in the disposition of and response to tacrolimus in solid organ transplantation[J]. Clin Pharmacokinet,2014,53(2):123-139.

[31] Hricik DE. Metabolic syndrome in kidney transplantation:management of risk factors[J]. Clin J Am Soc Nephrol,2011,6(7):1781-1785.

[32] Ghanta M,Kozicky M,Jim B. Pathophysiologic and treatment strategies for cardiovascular disease in end-stage renal disease and kidney transplantations[J]. Cardiol Rev,2015,23(3):109-118.

[33] Hernandez Voth AR,Benavides Mañas PD,De Pablo Gafas A,et al. Sleep-related breathing disorders and lung transplantation[J]. Transplantation,2015,99(9):e127-e131.

[34] Goicoechea M,Garcia de Vinuesa S,Verdalles U,et al. Allopurinol and progression of CKD and cardiovascular events:long-term follow-up of a randomized clinical trial[J]. Am J Kidney Dis,2015,65(4):543-549.

[35] Kim ED,Famure O,Li Y,et al. Uric acid and the risk of graft failure in kidney transplant recipients:a reassessment[J]. Am J Transplant,2015,15(2):482-488.

[36] Gois PH,Souza ER. Pharmacotherapy for hyperuricemia in hypertensive patients[J]. Cochrane Database Syst Rev,2013,1:CD008652.

[37] Sikma MA,van Maarseveen EM,van de Graaf EA,et al. Pharmacokinetics and toxicity of tacrolimus early after heart and lung transplantation[J]. Am J Transplant,2015,15(9):2301-2313.

[38] Fidalgo P,Ahmed M,Meyer SR,et al. Incidence and outcomes of acute kidney injury following orthotopic lung transplantation:a population-based cohort study[J]. Nephrol Dial Transplant,2014,29(9):1702-1709.

[39] Fioretto P,Najafian B,Sutherland DE,et al. Tacrolimus and cyclosporine nephrotoxicity in native kidneys of pancreas transplant recipients[J]. Clin J Am Soc Nephrol,2011,6(1):101-106.

[40] Włodarczyk Z,Glyda M,Kościanska L,et al. Prevalence of arterial hypertension following kidney transplantation:a multifactorial analysis[J]. Ann Transplant,2003,8(2):43-46.

[41] Thomas B,Taber DJ,Srinivas TR. Hypertension after kidney transplantation:a pathophysiologic approach [J]. Curr Hypertens Rep,2013,15(5):458-469.

［42］ Palanisamy A,Reeves-Daniel AM,Freedman BI. The impact of APOL1,CAV1,and ABCB1 gene variants on outcomes in kidney transplantation:donor and recipient effects［J］. Pediatr Nephrol,2014,29（9）:1485-1492.

［43］ Grinyo JM,Saval N,Campistol JM,et al. Clinical assessment and determinants of chronic allograft nephropathy in maintenance renal transplant patients［J］. Nephrol Dial Transplant,2011,26（11）:3750-3755.

［44］ Thomas B,Weir MR. The evaluation and therapeutic management of hypertension in the transplant patient ［J］. Curr Cardiol Rep,2015,17（11）:95.

［45］ Wong W,Tolkoff-Rubin N,Delmonico FL,et al. Analysis of the cardiovascular risk profile in stable kidney transplant recipients after 50% cyclosporine reduction［J］. Clin Transplant,2004,18（4）:341-348.

［46］ Johnson RW,Kreis H,Oberbauer R,et al. Sirolimus allows early cyclosporine withdrawal in renal transplantation resulting in improved renal function and lower blood pressure［J］. Transplantation,2001,72（5）:777-786.

［47］ Diekmann F. Immunosuppressive minimization with mTOR inhibitors and belatacept［J］. Transpl Int,2015,28（8）:921-927.

［48］ Gullestad L,Mortensen SA,Eiskj aer H,et al. Two-year outcomes in thoracic transplant recipients after conversion to everolimus with reduced calcineurin inhibitor within a multicenter,open-label,randomized trial ［J］. Transplantation,2010,90（12）:1581-1589.

［49］ Knight SR,Morris PJ. Steroid avoidance or withdrawal after renal transplantation increases the risk of acute rejection but decreases cardiovascular risk. a Meta-analysis［J］. Transplantation,2010,89（1）:1-14.

［50］ Philipp T,Martinez F,Geiger H,et al. Candesartan improves blood pressure control and reduces proteinuria in renal transplant recipients:results from SECRET［J］. Nephrol Dial Transplant,2010,25（3）:967-976.

［51］ Ibrahim HN,Jackson S,Connaire J,et al. Angiotensin Ⅱ blockade in kidney transplant recipients［J］. J Am Soc Nephrol,2013,24（2）:320-327.

［52］ Hiremath S,Fergusson D,Doucette S,et al. Renin angiotensin system blockade in kidney transplantation:a systematic review of the evidence［J］. Am J Transplant,2007,7（10）:2350-2360.

［53］ Cross NB,Webster AC,Masson P,et al. Antihypertensive treatment for kidney transplant recipients［J］. Cochrane Database Syst Rev,2009（3）:CD003598.

［54］ Heinze G,Mitterbauer C,Regele H,et al. Angiotensin-converting enzyme inhibitor or angiotensin Ⅱ type 1 receptor antagonist therapy is associated with prolonged patient and graft survival after renal transplantation ［J］. J Am Soc Nephrol,2006,17（3）:889-899.

［55］ Opelz G,Zeier M,Laux G,et al. No improvement of patient or graft survival in transplant recipients treated with angiotensin-converting enzyme inhibitors or angiotensin Ⅱ type 1 receptor blockers:a collaborative transplant study report［J］. J Am Soc Nephrol,2006,17（11）:3257-3262.

原载于《器官移植》,2016,7（4）:255-262

器官移植受者血脂管理指南

中华医学会器官移植学分会

中国医师协会器官移植医师分会

1 前言

动脉硬化性心血管疾病(atherosclerotic cardiovascular disease,ASCVD)包括冠状动脉粥样硬化性心脏病(冠心病)、脑卒中以及其他周围血管病,是目前全球范围内疾病死亡的首位原因。在我国,随着城镇化的进展和生活水平的提高,这一疾病在我国的发病率和死亡率呈逐年上升趋势[1-2]。血脂代谢异常是 ASCVD 的重要致病因素。我国普通人群的研究表明,血清总胆固醇(total cholesterol,TC)和低密度脂蛋白胆固醇(low density lipoprotein cholesterol,LDL-C)升高是冠心病和缺血性脑卒中发病的独立危险因素之一[3-4]。

实体器官移植(solid organ transplantation,SOT)受者因其治疗的特殊性,是发生高脂血症的高危人群。另一方面,随着外科技术以及抗排斥和其他相关药物的不断完善,肾脏、心脏和肝脏等实体器官移植受者的长期存活率有了显著的提高,ASCVD 已经成为移植器官衰竭和受者死亡的主要原因之一[5]。

数据显示,肾移植术后血脂异常的发生率高达80%[6]。主要表现为 TC、LDL-C 和甘油三酯(triglyceride,TG)均升高。与此相关,ASCVD 已经取代急性排斥反应成为移植肾功能丧失和受者死亡的首要原因[5,7-8]。

与肾移植不同,肝病复发和慢性排斥反应是移植肝衰竭和受者死亡的主要原因[9~10]。但 ASCVD 也正逐渐成为非移植物相关死亡的重要原因,在老年受者中尤其明显。首先是受者的生存期延长、功能状态改善后,重新回归社会生活,健康生活方式制约力减弱,出现了体质量增加、胰岛素抵抗等与 ASCVD 密切相关的病症[11]。另外,接受肝移植的患者几乎都存在不同程度的代谢障碍,血脂异常发生率高达40%~66%[12]。

移植心脏血管病变(cardiac allograft vasculopathy,CAV)是心脏移植术后3~5年的主要死亡原因[13]。CAV 是慢性排斥反应的表现之一,主要特征是冠状动脉大血管和毛细血管平滑肌增生导致的血管连续性狭窄,与粥样斑块的孤立性狭窄有显著的形态学差异。免疫因素是 CAV 发病的主导因素,而高脂血症则是重要的非免疫因素[14-15]。

目前,国内仍然缺乏器官移植受者人群血脂代谢的大规模、多中心、前瞻性、随机化流行病学研究。国际上,2004 年美国发布了《肾移植受者血脂代谢障碍临床实践指南》。结合2007 年国家卫生部发布的《中国成人血脂异常防治指南》,我国于2008 年发布了《器官移植术后高脂血症临床诊疗指南》。此后较有影响力的指南包括:2011 年欧洲卒中会议(European Stroke Council,ESC)和欧洲动脉粥样硬化协会(European Atherosclerosis Society,EAS)发布的《欧洲血脂异常管理指南》[16],2013 年美国心脏学院(American College of Cardiology，ACC）和美国心脏病协会（American Heart Association，AHA）发布的《成人血脂治疗降低动脉粥样硬化心血管病风险指南》[17]。然而，上述文献均缺乏针对器官移植受者的建议。本版指南作为 2008 版指南的更新，总结了最新的临床证据和实践理念，旨在进一步提高临床工作质量，改善患者预后。

本指南中所涉及的诊断和治疗策略绝大部分有循证医学证据支持。根据循证医学证据的质量等级标准分为：1 级为多个随机对照试验（randomized controlled trial，RCT）的系统综述，2 级为单个随机对照试验，3 级为单个队列试验或病例对照试验；4 级为多个非试验性研究、专家意见、描述性研究。本指南中的推荐意见的推荐等级分为：A 级为高质量循证医学证据支持；B 级为中等质量循证医学证据支持；C 级为低质量循证医学证据支持，或该治疗的不良反应大于其疗效，D 级为中等质量循证医学证据反对；E 级为高质量循证医学证据反对。

2 实体器官移植受者血脂异常相关心血管疾病的发病因素

发病因素主要分为普通人群共有因素、移植相关因素和其他继发性因素。

2.1 普通人群共有因素

包括高血压（血压≥140/90mmHg，或接受降压药物治疗，10mmHg＝1.33kPa）、糖尿病、肥胖［体质量指数（body mass index，BMI）≥28kg/m^2］、吸烟、年龄（男性≥45 岁，女性≥55 岁）、性别、激素替代治疗、饮食习惯、遗传因素、冠心病或其他 ASCVD 家族史，尤其是直系亲属中有早发冠心病或其他 ASCVD 疾病者（男性一级亲属发病时<55 岁，女性一级亲属发病时<65 岁）、皮肤黄色瘤和家族性高脂血症者[1,18]。接受器官移植者可同时具有这些因素，而移植技术的进步也允许更高龄的患者接受手术，因此这些因素有普遍化的趋势。

2.2 移植相关因素

免疫抑制剂的应用对脂质代谢通路发生改变和修饰，导致不同程度的 TC 和 TG 升高，并具有剂量相关性。此外，免疫抑制剂也可导致高血压、新发糖尿病等代谢异常，进一步增加 ASCVD 的风险（表 1）[19-21]。临床常用的免疫抑制剂包括糖皮质激素、钙神经蛋白抑制剂（calcineurin inhibitor，CNI，环孢素和他克莫司）、哺乳动物雷帕霉素靶蛋白抑制剂（mammalian target of rapamycin inhibitor，mTORi，西罗莫司和伊维莫司）。这些药物对血脂的影响参见表2[19,22-25]。

表 1 免疫抑制剂对心血管危险因素的影响

药物	高血压	血脂水平	NODAT
糖皮质激素	↑↑	↑↑	↑↑
环孢素	↑↑↑	↑↑	↑
他克莫司	↑↑	↑	↑↑
mTORi（SRL、EVL）	—	↑↑↑	—
MMF、MPA	—	—	—
硫唑嘌呤	—	—	—
贝拉西普	—	—	—
单抗类药物	—	—	—

注：NODAT 指移植后新发糖尿病；mTORi 指哺乳动物雷帕霉素靶蛋白抑制剂；SRL 指西罗莫司；EVL 指依维莫司；MMF 指吗替麦考酚酯；MPA 指霉酚酸酯。↑代表增加风险，箭头数量代表影响的大小；— 代表无影响

表 2　临床常用免疫抑制剂对血脂的影响

药物	对血脂的影响	主要机制
糖皮质激素	升高 VLDL、TC、TG；降低 HDL	加速脂肪分解、抑制脂肪合成，升高血糖、促进糖代谢转向脂肪代谢，诱导胰岛素抵抗，产生代谢综合征，长期使用有累积效应
环孢素	升高 LDL、TC	降低胆汁酸合成，下调 LDL 受体功能，抑制胆固醇清除，诱导胆固醇合成，促进 VLDL 转变为 LDL，与糖皮质激素合用时具有额外的升高血脂作用
他克莫司	轻度升高 LDL、TC	与环孢素同类，但升血脂效果较弱
西罗莫司、依维莫司	升高 TC、TG	增加肝脏脂质合成，降低脂质清除，抑制胰岛素和胰岛素样生长因子通路

注：HDL 为高密度脂蛋白；LDL 为低密度脂蛋白；TC 为总胆固醇；TG 为甘油三酯；VLDL 为极低密度脂蛋白

2.3　其他继发性因素

升高 LDL-C 的药物有：某些孕激素、合成代谢类固醇、达那唑、异维 A 酸、免疫抑制剂（环孢素）、胺碘酮、噻嗪类利尿药、糖皮质激素、噻唑烷二酮（胰岛素增敏剂）、苯氧酸（可引起严重的高甘油三酯血症）、长链 ω-3 脂肪酸（在严重高胆固醇血症中，如果包含十二碳六烯酸）[1,26-27]。

升高 TG 药物有：口服雌激素、他莫昔芬、雷洛昔芬、维 A 酸、免疫抑制剂（环孢素、西罗莫司）、干扰素、β 受体拮抗药（特别是非-$β_1$ 选择性药物）、非典型抗精神病药（fluperlapine，氯氮平、奥氮平）、蛋白酶抑制剂、噻嗪类利尿药、糖皮质激素、罗格列酮、胆汁酸多价螯合剂、左旋门冬酰胺酶、环磷酰胺[1,26-27]。

3　移植术后血脂代谢异常的确定和危险分层

3.1　血脂的监测方法

接受器官移植手术的患者应在术前和术后常规监测血脂水平并详细记录备案。同时分析全面的病史和联合用药记录，以利于排查潜在的继发性因素。

推荐意见：

1. 对于肾移植受者，血脂代谢异常最早可发生在术后 3 个月内，术后 6 ~ 9 个月高脂血症达到发病最高峰，因此应从围手术期开始监测血脂水平，终末期 CKD 接受透析治疗者，应在透析前监测血脂水平。术后前 6 个月应每月复查；6 ~ 12 个月应根据代谢异常程度和治疗情况每 1 ~ 3 个月复查血脂情况，同时检查尿蛋白；随后每年至少检查 1 次。其他器官移植受体也可参照这一标准进行血脂检查（1-A）。

2. 接受器官移植手术者血脂检测内容应包括 TC、LDL-C、HDL-C 和 TG。它们可作为评估 ASCVD 风险的参考指标（1-A）。

3. 有条件的受者和严重血脂异常的受者，应进一步进行详细的脂蛋白分类检测（2-B）。

3.2　血脂水平的评估检测

器官移植后的血脂代谢特点使移植受者成为 ASCVD 的高危人群。因此，相对于普通人群,器官移植受者应采取更严格的控制标准。治疗前的血脂异常危险因素评估是制定治疗方案和目标的基础和依据。

推荐意见:

4. 参照 2007 年《中国成人血脂异常防治指南》,器官移植受者的血脂水平分层方案总结如表 3 所示[1,28](未分级)。

表 3 移植受者的血脂代谢参考标准及分层方案

分层	TC	LDL-C	HDL-C	TG
最佳值		<2.59(100)		
合适范围	<5.18(200)	<3.37(130)	≥1.04(40)	<1.70(150)
边缘升高	5.18~6.21(200~239)	3.37~4.13(130~159)		1.70~2.25(150~199)
升高	≥6.22(240)	≥4.14(160)	≥1.55(60)	≥2.26(200)
极高		>4.93(190)		>5.67(500)
降低			<1.04(40)	

注:TC 为总胆固醇;LDL-C 为低密度脂蛋白胆固醇;HDL-C 为高密度脂蛋白胆固醇;TG 为甘油三酯

5. LDL-C 可作为调脂治疗的主要目标。TC、TG 和 HDL-C 可以作为次级目标(未分级)。

3.3 移植术后血脂异常危险因素评估和分层

移植术后血脂代谢异常危险因素的评估是指导制订治疗方案的第 2 个重要部分,旨在积极寻找导致继发性脂质代谢异常的因素,根据这些因素的等级和数量,对患者进行危险程度分层,以决定治疗的目标和强度。

移植术后血脂异常危险因素评估步骤如下:

(1) 明确并存疾病的数量和程度:如器官移植、冠心病及等危险因素症或动脉粥样硬化、高血压、糖尿病等。

(2) 明确导致继发性高血脂的医学因素:如接受激素替代及免疫抑制剂治疗、移植物功能不全、蛋白尿(尤其是 24h 尿蛋白定量>3g 时)。

(3) 明确是否存在明显代谢异常因素:如肥胖、BMI 超标等代谢综合征。

(4) 明确是否有家族性高脂血症和直系亲属中有早发冠心病或其他动脉粥样硬化性血管疾病史。

(5) 明确是否存在移植后新发或复发的肾病综合征。

(6) 明确是否存在其他药物因素。

推荐意见:

6. 根据血脂指标和影响脂质代谢的继发性因素,对患者发生 ASCVD 的风险进行分层,以利于病情分析和患者管理。根据这些评估结果,对危险因素进行量化,将移植术后发生 ASCVD 的风险分为低危、中危、高危 3 层。参见表 4[1,28]。(1-B)。

表4 移植术后血脂异常危险分层

分层	TC 5.18~6.19mmol/L LDL-C 3.37~4.12mmol/L	TC≥6.22mmol/L LDL-C≥4.14mmol/L
无高血压且其他危险因素[a]<3个	低危	低危
高血压或其他危险因素≥3个	低危	中危
高血压且其他危险因素≥1个	中危	高危
冠心病等危险因素[b]	高危	高危

注：[a] 其他危险因素包括：器官移植；蛋白尿≥3g/24h；血压≥140/90mmHg 或接受降压治疗；吸烟；肥胖（BMI≥28kg/m²）；低 HDL-C 水平（<1.04mmol/L）；年龄（男性≥45 岁，女性≥55 岁）；早发性 ASCVD 家族史（男性一级亲属发病时<55 岁，女性一级亲属发病时<65 岁）。[b] 冠心病等危险因素包括：有临床表现的冠状动脉以外的动脉粥样硬化，包括脑血管和周围动脉疾病；糖尿病；有多种发生冠状动脉疾病的危险因素，其风险相当于已确诊冠心病；代谢综合征。代谢综合征的诊断标准，符合以下的 3 项或更多，包括 BMI≥25kg/m²，TG≥1.70mmol/L，血 HDL-C 男性<0.91mmol/L、女性<1.01mmol/L，血压≥140/90mmHg，空腹血糖≥6.1mmol/L，餐后 2h 血糖 7.8mmol/L 或有糖尿病史

4 移植术后血脂代谢异常的预防和治疗

4.1 预防策略

推荐意见：

7. 对危险分层中没有血脂代谢异常的受者进行预防知识的宣传教育，内容包括饮食、运动指导、改变不良生活方式和嗜好（1-A）。

8. 要求受者戒烟、限制饮酒量、计算 BMI 范围并要求控制体重，同时定期监测血脂水平（1-A）。

9. 建议受者开始以治疗为目的改变生活方式（therapeutic life-style change，TLC）（1-A）。

10. 对已经开始调脂治疗并有效的受者，仍然需要坚持 TLC 以预防病情反复和加重（1-B）。

4.2 治疗策略

全面评估器官移植受者的血脂水平和移植术后血脂代谢异常危险因素，制订个体化的血脂管理策略。药物治疗首先要考虑受者的安全性及其对移植物的影响。

推荐意见：

11. 首先采用非药物治疗，包括控制饮食和改变生活方式（1-B）。

12. 采取积极非药物治疗 3~6 个月仍不能见效者，要根据危险分层制定药物治疗方案和目标（1-B）。

13. 参考 2007 年《中国成人血脂异常防治指南》，器官移植受者开始调脂治疗的推荐标准和治疗目标如表 5 所示（1-B）。

表5 血脂异常受者开始调脂治疗的检验值及目标值

危险等级	TLC 开始	药物治疗开始	治疗目标值
低危：10 年危险性<5%	TC≥6.22 LDL-C≥4.41	TC≥6.99 LDL-C≥4.92	TC<6.22 LDL<4.41
中危：10 年危险性<5%~10%	TC≥5.18 LDL-C≥3.37	TC≥6.22 LDL-C≥4.41	TC<5.18 LDL<3.37

续表

危险等级	TLC 开始	药物治疗开始	治疗目标值
高危:冠心病及其等危症,或 10 年危险性 10%~15%	TC≥4.14 LDL-C≥2.59	TC≥4.14 LDL-C≥2.59	TC<4.14 LDL<2.59
极高危:急性冠状动脉综合征或缺血性心血管病合并糖尿病	TC≥3.11 LDL-C≥2.07	TC≥4.14 LDL-C≥2.07	TC<3.11 LDL<2.07

4.2.1 非药物治疗

4.2.1.1 以治疗为目的改变生活方式 器官移植受者血脂代谢异常的非药物治疗主要内容是 TLC,包括饮食控制和改变生活方式[1,16,17,29]。TLC 是控制血脂异常的基本措施,即使已经开始药物治疗的受者,同时开展 TLC 也有助于强化和巩固药物治疗效果。

推荐意见:

14. 改变饮食习惯,减少饱和脂肪酸和胆固醇的摄入;选择能够降低 LDL-C 的食物,如植物甾醇(2g/d)、可溶性纤维(10~25g/d)(2-B)。

15. 减轻体重,超重或肥胖者减轻体重 5%~10%(1-B)。

16. 增加有规律的体力锻炼,包括足够的中等强度锻炼,每日至少消耗 836.8kJ 补换算热量(1-B)。

17. 采取针对其他心血管危险因素的措施如戒烟、限盐以降低血压等(1-A)。

4.2.1.2 免疫抑制剂的优化调整 器官移植受者的非药物治疗还包括免疫抑制剂方案调整。

推荐意见:

18. 器官移植术前已存在高脂血症,或移植术后发生 ASCVD 的风险评级为高危,或术后发生高脂血症的受者(未分级):

(1)首先考虑减少和撤除激素。

(2)谨慎使用 mTORi;如确认脂代谢异常与 mTORi 相关,在移植器官功能稳定的前提下,考虑使用其他药物,如霉酚酸(MPA)类药物。

(3)CNI 类药物的使用:考虑将环孢素更换为他克莫司,或采用联合 MPA 类药物的 CNI 减量方案。

(4)胰肾联合移植受者应撤除激素,使用他克莫司或环孢素联合 MPA 类药物的免疫抑制方案。

4.2.2 药物治疗 临床常用的调脂药物分为 5 类:他汀类、贝特类、烟酸类、树脂类和胆固醇吸收抑制剂。他汀类疗效切实、耐受性良好,作为首选药物治疗血脂异常已经有明确的临床证据,中国、欧洲和美国指南中均已进行明确推荐。目前的证据显示,早期使用他汀类药物有助于降低移植术后高脂血症发生率,减少 ASCVD 的发病风险。他汀类药物可分为强效、中效和弱效 3 类(见表6)[30]。

此外,既往的指南中提倡治疗目标 TC 或 LDL"越低越好",但随着调脂药物的广泛使用,他汀类药物的安全性得到重视。2013 年美国 ACC/AHA 指南不再提倡设定特定的治疗目标。而是总结了 4 类能从他汀类药物治疗中获益的人群,包括:①有明确 CVD 病史者;②LDL-C≥4.94mmol/L;③年龄 40~75 岁合并糖尿病;④年龄 40~75 岁,10 年 CVD 风险≥7.5%(发病风险可通过 ACC/AHA 网站在线计算)。上述具有患病风险的患者早期使用他汀类药可获益,并平衡药物安全性[30]。

表 6　他汀类药物的作用效度分类

强效[a]	中效[b]	弱效[c]
阿托伐他汀 40~80mg	阿托伐他汀 10~20mg	辛伐他汀 10mg
瑞舒伐他汀 20~40mg	瑞舒伐他汀 5~10mg	普伐他汀 10~20mg
	辛伐他汀 20~40mg	洛伐他汀 20mg
	普伐他汀 40~80mg	氟伐他汀 20~40mg
	洛伐他汀 40mg	匹伐他汀 1mg
	氟伐他汀 80mg/40mg,每日 2 次	
	匹伐他汀 2~4mg	

注:强效[a] 指日剂量平均降低 LDL-C≥50%;中效[b] 指日剂量平均降低 LDL-C 30%~50%;弱效[c] 指日剂量平均降低 LDL-C<30%

其他药物总体安全性不如他汀类,或者缺乏相应的证据支持其取代他汀类的治疗地位。仅在患者无法耐受他汀类药物时考虑使用[1,17,30]。虽然联合使用依折麦布等减少肠道胆固醇吸收的药物在普通人群中能进一步降低 ASCVD 的风险,但在器官移植患者中的效果和安全性仍缺乏证据支持。

推荐意见:

19. 器官移植受者的调脂药物首选他汀类药物(1-B)。

20. 移植前已经接受他汀类治疗者,应该继续药物治疗(1-B)。

21. 他汀类药物主要通过 CYP3A4 和 CYP2C9 途径代谢,现有的他汀类药物中,普伐他汀的代谢不经该途径,氟伐他汀的代谢不经 CYP3A4 途径。与其他通过相同途径代谢的药物联合使用时,需密切关注药物不良反应。如非必要,应避免此类药物的联合使用(表 7)[1](1-B)。

表 7　与他汀类药物代谢酶(CYP450)有相互作用的主要诱导剂和抑制剂

他汀类药物	诱导剂(降低药物浓度)	抑制剂(升高药物浓度)
经 CYP3A4 途径代谢:		
阿托伐他汀、辛伐他汀、洛伐他汀、瑞舒伐他汀	苯妥英、苯巴比妥、巴比妥类、利福平、地塞米松、环磷酰胺、金丝桃、卡马西平、曲格列酮	环孢素、他克莫司、三唑类抗真菌药、大环内酯类、三环类抗抑郁药、奈法唑酮、文拉法辛、氟苯氧丙胺、氟西汀、硫氮唑酮、维拉帕米、胺碘酮、咪达唑仑、糖皮质激素、他莫昔芬、蛋白酶抑制剂、西柚汁
经 CYP2C9 途径代谢:		
氟伐他汀、瑞舒伐他汀、匹伐他汀(极少部分)	利福平、苯巴比妥、苯妥英、曲格列酮	三唑类抗真菌药、磺胺苯吡唑

22. 不推荐调脂药物的常规联合使用。患者存在无法耐受他汀类药物的因素时，或者血脂水平显著升高、ASCVD 高危的患者，他汀类药物治疗效果不佳时，可考虑换用或者联合使用依折麦布、贝特或烟酸类药物(2-C)。

23. 吉非贝齐无降低 LDL-C 的效果，与他汀类合用时可能出现横纹肌溶解或肌病的并发症。非诺贝特在使用环孢素的患者中可出现肾毒性。胆汁酸螯合剂（考来烯胺、考来替泊、考来维仑）可降低血浆霉酚酸酯的浓度达35%。因此均不建议使用(1-B)。

4.3 肾移植受者的血脂管理

肾移植受者 10 年的冠心病死亡或非致命性心肌梗死的风险高达21.5%。他汀类药物能有效降低血脂，并减少 ASCVD 风险。因此，对存在高血脂及其相关心血管风险的肾移植受者应启动他汀类药物治疗。

然而，他汀类药物治疗不能减少移植肾功能丧失的发生率。因此，对于肾移植受者，启动他汀类药物治疗有助于减少 CVD 风险，但不能提高移植肾保存率。此外，没有证据支持某一特定他汀类药物的优越性、以及特定的治疗目标[31]。合理的做法是将肾移植受者作为特定的风险人群，参照普通人群的治疗原则，结合药物耐受性，制定个体化的目标。

推荐意见：

24. 他汀类药物在肾移植受者中的推荐剂量调整见表 8(1-B)。

表8 他汀类药物在肾移植受者中的推荐剂量

他汀类药物	GFR 水平 [ml/(min · 1.73m²)]		合并使用环孢素
	≥30	<30 或透析	
阿托伐他汀	10～80mg	10～80mg	10～40mg
氟伐他汀	20～80mg	10～40mg	10～40mg
洛伐他汀	20～80mg	10～40mg	10～40mg
普伐他汀	20～40mg	20～40mg	20～40mg
辛伐他汀	20～80mg	10～40mg	10～40mg

注：GFR 为肾小球滤过率

25. 不推荐他汀类药物作为以减少急性排斥反应和移植物生存为目的的常规应用(1-B)。

26. 调脂药物选用时必须考虑其与免疫抑制剂和其他药物的相互作用，以及对移植肾功能的影响。若存在肝肾功能不全，则尽量选用对肝肾功能影响较小或没有影响的药物。必要时应通过计算受者的肾小球滤过率（GFR）调整调脂药物的剂量（表9）[28](1-B)。

表9 调脂药物对肾功能的影响和调整

药物	根据 eGFR[ml/(min·1.73m²)]调整			注意事项
	60~90	15~59	<15	
阿托伐他汀	不调整	不调整	不调整	退出
瑞舒伐他汀	不调整	降低50%	降低50%	退出
氟伐他汀	未知	未知	未知	
洛伐他汀	不调整	降低50%	降低50%	
普伐他汀	不调整	不调整	不调整	
辛伐他汀	未知	未知	未知	
烟酸	不调整	不调整	降低50%	34%经肾代谢
考来替泊	不调整	不调整	不调整	不吸收
考来烯胺	不调整	不调整	不调整	不吸收
考来维仑	不调整	不调整	不调整	不吸收
苯扎贝特	降低50%	降低25%	避免使用	可能升高 Scr
氯贝丁酯	降低50%	降低25%	避免使用	可能升高 Scr
环丙贝特	未知	未知	未知	可能升高 Scr
非诺贝特	降低50%	降低25%	避免使用	可能升高 Scr
吉非贝齐	不调整	不调整	不调整	可能升高 Scr
依折麦布	不调整	不调整	不调整	

注:eGFR 为肾小球滤过率估算值;Scr 为血清肌酐

4.4 心脏移植受者的血脂管理

现有明确的证据显示,心脏移植患者应常规启动他汀类药物治疗[32]。RCT 研究显示,心脏移植后1~2周内服用普伐他汀能有效降低胆固醇水平、减少血流动力学损害、CAV 的发病率和进展等排斥事件,同时降低病死率[33]。血管腔内超声检查(intravascular ultrasound,IVUS)显示,普伐他汀能缓解 CAV 进展。另一项比较移植术后4d 使用辛伐他汀与饮食治疗的 RCT 研究得出了类似的结果[34]。此外,这些后续的扩展研究进一步显示,降低病死率和 CAV 的效果最长可延续至术后10 年[35],但临床获益与胆固醇的降低程度不成比例。因此,他汀类可能通过降低炎性介质、减少淋巴细胞增生和活性而发挥作用。

推荐意见:

27. 推荐无论心脏移植受者的血脂水平如何,均应在术后1~2周启动他汀类药物治疗。考虑到他汀类药物与 CNI 类药物的相互作用,及其相关肌炎风险,他汀类药物在心脏移植受者中的起始剂量应低于一般人群调脂治疗的推荐剂量(表10)[32](未分级)。

表 10　心脏移植受者的他汀类药物推荐剂量

药物	推荐剂量	药物	推荐剂量
普伐他汀	20~40mg	氟伐他汀	40~80mg
辛伐他汀	5~20mg	洛伐他汀	20mg
阿托伐他汀	10~20mg	瑞舒伐他汀	5~20mg

4.5　肺移植受者的血脂管理

肺移植受者的血脂管理研究报告较少。

肺移植术后免疫抑制剂应用可引起高脂血症等代谢并发症,存活 1 年患者中高脂血症发生率约 20.5%,而存活 5 年患者中发生率约 52.2%[36]。糖皮质激素和 CNI 类药物引起的高脂血症公认可引起动脉粥样硬化,需要积极处理。术后 1 年内开始使用他汀类药物可以有效降低胆固醇水平,同时也有少数报告表明该类药物可以减少急性排斥反应发作和预防闭塞性细支气管炎综合征(bronchiolitis obliterans syndrome,BOS)[37],他汀类药物改善肺功能和减少病死率的机制可能与其抗炎机制有关[38-39]。然而,该药对于 BOS 的预防或治疗目前尚缺乏充分的依据。他汀类药物治疗的目标是 TC 水平低于 5.18mmol/L[40]。

推荐意见:

28. 所有肺移植患者都需要积极预防高脂血症。一般预防包括控制饮食、锻炼、处理其他心血管病危险因素等,其目的在于降低心血管疾病和肾功能不全的风险。高脂血症的一级预防,一般开始于术后 3 个月。对于合并有冠状动脉疾病或动脉粥样硬化的患者,应该在术后生命体征稳定即着手高胆固醇血症二级预防,早期治疗目标 LDL-C<2mmol/L,同时加用阿司匹林 100mg/d。药物和开始剂量(最大推荐量)见表 11。

表 11　肺移植受者的他汀类药物推荐剂量

药物	推荐剂量		备注
	开始剂量	最大量	
阿托伐他汀	10mg/d	80mg/d(睡前)	
氟伐他汀	20mg/d	80mg/d(睡前)	首选
普伐他汀	10mg/d	40mg/d(睡前)	

29. 患者治疗前应常规检查肝酶并规律随访,若肝酶>3 倍正常上限,应减少他汀类药物剂量。

30. 治疗前还需要检查肌酸激酶(creatine kinase,CK),如果出现肌病症状则需要复查。若停用阿托伐他汀后,肌病消退,可谨慎试用其他他汀类药物如氟伐他汀或普伐他汀。

31. 改变治疗后,应该重新随诊血脂水平达 3 个月。如果患者不能达到目标,增加他汀类药物到治疗剂量或可耐受的最大剂量。

32. 严重肌病的风险包括联用他汀类药物和 CNI 类药物发生横纹肌溶解症。联合应用最大剂量他汀类药物和环孢素时风险最高,因此必须谨慎使用高剂量他汀类药物,特别合并使用环孢素时。

4.6 肝移植受者血脂管理

现有研究结果表明,肝移植术后死亡受者中,63%的死亡原因并非与移植肝功能直接相关,而是与心血管疾病、肾病、感染和新生肿瘤等相关,而肝移植术后高脂血症是受者罹患心血管疾病的重要危险因素之一[41]。研究结果显示,肝移植术后 1 年高脂血症占 40% ~ 66%[42]。而肝移植术后高脂血症与免疫抑制剂密切相关,MPA 类对血脂的影响较小[43]。因他汀类调脂药具有肝毒性,肝移植术后高脂血症的治疗至关重要。

推荐意见:

33. 肝移植术后高脂血症的非药物治疗,包括改变生活方式和饮食习惯。目标 LDL-C 水平<2.59mmol/L。

34. 肝移植术前已存在高脂血症或术后发生高脂血症的受者。需谨慎使用 mTORi,并严密监测血脂指标,对于难治性高脂血症,或确定由免疫抑制剂导致的高脂血症,治疗上应考虑调整免疫抑制方案,可考虑停用 mTORi,或将环孢素更换为他克莫司,或采用联合 MMF 的 CNI 减量方案[42]。

35. 高胆固醇血症药物治疗首选他汀类,而由调脂药导致的肝损伤占 7% ~ 10%[44-45],因而该药的使用需从低剂量开始,逐步调整药物剂量,且用药前后需密切监测肝功能变化,明确肝功能异常病因,必要时停用调脂药。

36. 他汀类药物(除外普伐他汀)和 CNI 类药物均经过 CYP450 代谢,因而在他汀类药物的使用过程中,需监测免疫抑制剂血药浓度,及时调整免疫抑制剂[46]。

37. 依折麦布在肝移植术后应用的安全性尚待进一步证实,暂不推荐此药[47]。单纯高甘油三酯血症的治疗,首选鱼油治疗,如果效果不理想,可以加用二甲苯氧庚酸或非诺贝特[42,47-48]。

38. 肝移植术后肝功能异常伴高脂血症的管理,目前仍面临挑战。对于肝功能正常的患者,可继续应用调脂药,而对于肝酶>正常 3 倍的患者,需停用该药,监测肝功能指标,明确肝功能异常病因,再决定是否使用他汀类药物(低剂量)。对于肝酶升高<正常 3 倍的患者,先观察肝功能指标,如肝酶继续升高,则需停用该药,并明确肝功能异常原因[46]。

39. 肝移植受者需要重视代谢病的监测,根据情况及时进行免疫抑制方案的调整,应至少每 6 个月评价 1 次,以减少药物长期毒性,并重视可能继发的心血管事件及肾功能损害,即使尚未发生。肝移植术后需将血糖、血压和血脂等代谢指标作为常规随访监测的项目[48]。药物推荐剂量见表 12[45-47,49-57]。

表 12　肝移植受者术后的他汀类药物推荐剂量

药　物	正常人群推荐剂量	肝移植受者推荐剂量
阿托伐他汀	10 ~ 80mg/d	10 ~ 40mg/d[45-47,49-50]
瑞舒伐他汀	5 ~ 40mg/d	5 ~ 20mg/d[51-52,57]
洛伐他汀	40 ~ 80mg/d	20 ~ 40mg/d[45,53]
辛伐他汀	20 ~ 40mg/d	20 ~ 40mg/d[49,54]
普伐他汀	40 ~ 80mg/d	20 ~ 40mg/d[49,57]
氟伐他汀	80mg/d	40mg/d[55-56]

5 总结

随着移植技术的成熟和免疫抑制剂研发的长足发展,器官移植的受益人群将不断扩大,随之而来的并发症也逐渐增多。血脂异常及其相关的动脉粥样硬化性疾病在很长一段时间内仍将是移植受者管理的重要内容。目前大多数基于人群的血脂治疗研究仍然将移植受者排除在外,因此在这一治疗领域仍然存在大量的问题尚待明确,包括血脂的合理治疗目标、药物的联合使用、新型药物的影响等。

参 考 文 献

[1] 中国成人血脂异常防治指南制订联合委员会.中国成人血脂异常防治指南[J].中华心血管病杂志,2007,35(5):390-419.

[2] Joint Committee for Developing Chinese Guidelines on Prevention and Treatment of Dyslipidemia in Adults. Chinese guidelines on prevention and treatment of dyslipidemia in adults[J]. Chin J Cardiol,2007,35(5):390-419.

[3] 中华人民共和国卫生和计划生育委员会.2014 中国卫生和计划生育统计年鉴[M].北京:中国协和医科大学出版社,2014.

[4] National Health and Family Planning Commission of the People's Republic of China. Stistical yearbook of health and family planning of 2014 in China[M]. Beijing:China Union Medical University Press,2014.

[5] 李莹,陈志红,周北凡,等.血脂和脂蛋白水平对我国中年人群缺血性心血管病事件的预测作用[J].中华心血管病杂志,2004,32(7):643-647.

[6] Li Y,Chen ZH,Zhou BF,et al. The predictive effects of lipids and lipoproteins on the incidence of ischemic cardiovascular disease in middle aged Chinese population[J]. Chin J Cardiol,2004,32(7):643-647.

[7] 刘静,赵冬,秦兰萍,等.低密度脂蛋白胆固醇与心血管病发病关系的前瞻性研究[J].中华心血管病杂志,2001,29(9):561-565.

[8] Liu J,Zhao D,Qin LP,et al. Association of low density lipoprotein cholesterol with cardiovascular disease in a prospective study[J]. Chin J Cardiol,2001,29(9):561-565.

[9] Lentine KL,Costa SP,Weir MR,et al. Cardiac disease evaluation and management among kidney and liver transplantation candidates:a scientific statement from the American Heart Association and the American College of Cardiology Foundation:endorsed by the American Society of Transplant Surgeons,American Society of Transplantation,and National Kidney Foundation[J]. Circulation,2012,126(5):617-663.

[10] Gonyea JE,Anderson CF. Weight change and serum lipoproteins in recipients of renal allografts[J]. Mayo Clin Proc,1992,67(7):653-657.

[11] Ojo AO. Cardiovascular complications after renal transplantation and their prevention[J]. Transplantation,2006,82(5):603-611.

[12] Kasiske BL. Epidemiology of cardiovascular disease after renal transplantation[J]. Transplantation,2001,72(6 Suppl):S5-S8.

[13] Dopazo C,Bilbao I,Castells LL,et al. Analysis of adult 20-year survivors after liver transplantation[J]. Hepatol Int,2015,9(3):461-470.

[14] Laryea M,Watt KD,Molinari M,et al. Metabolic syndrome in liver transplant recipients:prevalence and asso-

ciation with major vascular events[J]. Liver Transpl,2007,13(8):1109-1114.

[15] Issa DH,Alkhouri N. Long-term management of liver transplant recipients:a review for the internist[J]. Cleve Clin J Med,2015,82(6):361-372.

[16] Laish I,Braun M,Mor E,et al. Metabolic syndrome in liver transplant recipients:prevalence,risk factors,and association with cardiovascular events[J]. Liver Transpl,2011,17(1):15-22.

[17] Lund LH,Edwards LB,Kucheryavaya AY,et al. The Registry of the International Society for Heart and Lung Transplantation:Thirtieth Official Adult Heart Transplant Report—2013;focus theme:age[J]. J Heart Lung Transplant,2013,32(10):951-964.

[18] Clarke B,Khush K. Cardiac allograft vasculopathy:an ongoing challenge in the care of heart transplant recipients[M]//Moffatt-Bruce SD. Cardiac Transplantation. Rijeka:InTech,2012.

[19] Hollis IB,Reed BN,Moranville MP. Medication management of cardiac allograft vasculopathy after heart transplantation[J]. Pharmacotherapy,2015,35(5):489-501.

[20] Eckel RH,Jakicic JM,Ard JD,et al. 2013 AHA/ACC guideline on lifestyle management to reduce cardiovascular risk:a report of the American College of Cardiology/American Heart Association Task Force on Practice Guidelines[J]. J Am Coll Cardiol,2014,63(25 Pt B):2960-2984.

[21] European Association for Cardiovascular Prevention & Rehabilitation,Reiner Z,Catapano AL,et al. ESC/EAS Guidelines for the management of dyslipidaemias:the task force for the management of dyslipidaemias of the European Society of Cardiology(ESC)and the European Atherosclerosis Society(EAS)[J]. Eur Heart J,2011,32(14):1769-1818.

[22] Pencina MJ,D'Agostino RB Sr,Larson MG,et al. Predicting the 30-year risk of cardiovascular disease:the framingham heart study[J]. Circulation,2009,119(24):3078-3084.

[23] Knight SR,Morris PJ. Steroid avoidance or withdrawal after renal transplantation increases the risk of acute rejection but decreases cardiovascular risk. a Meta-analysis[J]. Transplantation,2010,89(1):1-14.

[24] Miller LW. Cardiovascular toxicities of immunosuppressive agents[J]. Am J Transplant,2002,2(9):807-818.

[25] Vanrenterghem Y,Bresnahan B,Campistol J,et al. Belatacept-based regimens are associated with improved cardiovascular and metabolic risk factors compared with cyclosporine in kidney transplant recipients(BENEFIT and BENEFIT-EXT studies)[J]. Transplantation,2011,91(9):976-983.

[26] de Groen PC. Cyclosporine,low-density lipoprotein,and cholesterol[J]. Mayo Clin Proc,1988,63(10):1012-1021.

[27] Hricik DE,Mayes JT,Schulak JA. Independent effects of cyclosporine and prednisone on posttransplant hypercholesterolemia[J]. Am J Kidney Dis,1991,18(3):353-358.

[28] Kasiske BL,de Mattos A,Flechner SM,et al. Mammalian target of rapamycin inhibitor dyslipidemia in kidney transplant recipients[J]. Am J Transplant,2008,8(7):1384-1392.

[29] Kobashigawa JA,Kasiske BL. Hyperlipidemia in solid organ transplantation[J]. Transplantation,1997,63(3):331-338.

[30] Jacobson TA,Ito MK,Maki KC,et al. National Lipid Association recommendations for patient-centered management of dyslipidemia:part 1-executive summary[J]. J Clin Lipidol,2014,8(5):473-488.

［31］ Tonelli M，Wanner C，Kidney Disease：Improving Global Outcomes Lipid Guideline Development Work Group Members. Lipid management in chronic kidney disease：synopsis of the Kidney Disease：Improving Global Outcomes 2013 clinical practice guideline［J］. Ann Intern Med，2014，160（3）：182.

［32］ 中华医学会器官移植学分会. 临床诊疗指南（器官移植学分册）（2010 版）［M］. 北京：人民卫生出版社，2010.

［33］ Branch of Organ Transplantation of Chinese Medical Association. Clinical guidelines（organ implantology volume）（2010 edition）［M］. Beijing：People's Medical Publishing House，2010.

［34］ 中华人民共和国卫生部疾病控制司. 中国成人超重和肥胖症预防控制指南［M］. 北京：人民卫生出版社，2006.

［35］ Disease Control in Ministry of Health of the People's Republic of China. Prevention and control guidelines on overweight and obesity in Chinese adult［M］. Beijing：People's Medical Publishing House，2006.

［36］ Stone NJ，Robinson JG，Lichtenstein AH，et al. 2013 ACC/AHA guideline on the treatment of blood cholesterol to reduce atherosclerotic cardiovascular risk in adults：a report of the American College of Cardiology/American Heart Association Task Force on Practice Guidelines［J］. Circulation，2014，129（25 Suppl 2）：S1-S45.

［37］ Palmer SC，Navaneethan SD，Craig JC，et al. HMG CoA reductase inhibitors（statins）for kidney transplant recipients［J］. Cochrane Database Syst Rev，2014，1：CD005019.

［38］ Costanzo MR，Dipchand A，Starling R，et al. The International Society of Heart and Lung Transplantation Guidelines for the care of heart transplant recipients［J］. J Heart Lung Transplant，2010，29（8）：914-956.

［39］ Kobashigawa JA，Katznelson S，Laks H，et al. Effect of pravastatin on outcomes after cardiac transplantation［J］. N Engl J Med，1995，333（10）：621-627.

［40］ Wenke K，Meiser B，Thiery J，et al. Simvastatin reduces graft vessel disease and mortality after heart transplantation：a four-year randomized trial［J］. Circulation，1997，96（5）：1398-1402.

［41］ Kobashigawa JA，Moriguchi JD，Laks H，et al. Ten-year follow-up of a randomized trial of pravastatin in heart transplant patients［J］. J Heart Lung Transplant，2005，24（11）：1736-1740.

［42］ Trulock EP，Christie JD，Edwards LB，et al. Registry of the International Society for Heart and Lung Transplantation：twenty-fourth official adult lung and heart-lung transplantation report-2007［J］. J Heart Lung Transplant，2007，26（8）：782-795.

［43］ Johnson BA，Iacono AT，Zeevi A，et al. Statin use is associated with improved function and survival of lung allografts［J］. Am J Respir Crit Care Med，2003，167（9）：1271-1278.

［44］ Fessler MB，Young SK，Jeyaseelan S，et al. A role for hydroxy-methylglutaryl coenzyme a reductase in pulmonary inflammation and host defense［J］. Am J Respir Crit Care Med，2005，171（6）：606-615.

［45］ Morimoto K，Janssen WJ，Fessler MB，et al. Lovastatin enhances clearance of apoptotic cells（efferocytosis）with implications for chronic obstructive pulmonary disease［J］. J Immunol，2006，176（12）：7657-7665.

［46］ Chobanian AV，Bakris GL，Black HR，et al. The Seventh Report of the Joint National Committee on Prevention，Detection，Evaluation，and Treatment of High Blood Pressure：the JNC 7 report［J］. JAMA，2003，289（19）：2560-2572.

［47］ Watt KD，Pedersen RA，Kremers WK，et al. Evolution of causes and risk factors for mortality post-liver transplant:results of the NIDDK long-term follow-up study[J]. Am J Transplant,2010,10(6):1420-1427.

[48] Lucey MR,Terrault N,Ojo L,et al. Long-term management of the successful adult liver transplant:2012 practice guideline by the American Association for the Study of Liver Diseases and the American Society of Transplantation[J]. Liver Transpl,2013,19(1):3-26.

[49] Orlando G,Baiocchi L,Cardillo A,et al. Switch to 1. 5 grams MMF monotherapy for CNI-related toxicity in liver transplantation is safe and improves renal function,dyslipidemia,and hypertension[J]. Liver Transpl,2007,13(1):46-54.

[50] Sembera S,Lammert C,Talwalkar JA,et al. Frequency,clinical presentation,and outcomes of drug-induced liver injury after liver transplantation[J]. Liver Transpl,2012,18(7):803-810.

[51] Perdices EV,Medina-Cáliz I,Hernando S,et al. Hepatotoxity associated with statin use:analysis of the cases included in the Spanish Hepatotoxicity Registry[J]. Rev Esp Enferm Dig,2014,106(4):246-254.

[52] Calderon RM,Cubeddu LX,Goldberg RB,et al. Statins in the treatment of dyslipidemia in the presence of elevated liver aminotransferase levels:a therapeutic dilemma[J]. Mayo Clin Proc,2010,85(4):349-356.

[53] Watt KD,Charlton MR. Metabolic syndrome and liver transplantation:a review and guide to management[J]. J Hepatol,2010,53(1):199-206.

[54] 中国医师协会器官移植医师分会,中华医学会外科学分会器官移植学组,中华医学会器官移植学分会肝移植学组,等. 中国肝移植受者代谢病管理专家共识(2015 版)[J]. 中华肝胆外科杂志,2015,21(9):577-581.

[55] Branch of Organ Transplant Physician of Chinese Medical Doctor Association,Organ Transplantation Group in Branch of Surgery of Chinese Medical Association,Liver Transplantation Group in Branch of Organ Transplantation of Chinese Medical Association,et al. Expert consensus on management of metabolic diseases in Chinese liver transplant recipients(2015 edition)[J]. Chin J Hepatobiliary Surg,2015,21(9):577-581.

[56] Newman C,Tsai J,Szarek M,et al. Comparative safety of atorvastatin 80mg versus 10mg derived from analysis of 49 completed trials in 14,236 patients[J]. Am J Cardiol,2006,97(1):61-67.

[57] Jose MA,Anandkumar S,Narmadha MP,et al. A comparative effect of atorvastatin with other statins in patients of hyperlipidemia[J]. Indian J Pharmacol,2012,44(2):261-263.

[58] Ridker PM,Danielson E,Fonseca FA,et al. Rosuvastatin to prevent vascular events in men and women with elevated C-reactive protein[J]. N Engl J Med,2008,359(21):2195-2207.

[59] Barge-Caballero G,Barge-Caballero E,Marzoa-Rivas R,et al. Clinical evaluation of rosuvastatin in heart transplant patients with hypercholesterolemia and therapeutic failure of other statin regimens:short-term and long-term efficacy and safety results[J]. Transpl Int,2015,28(9):1034-1041.

[60] Bradford RH,Shear CL,Chremos AN,et al. Expanded Clinical Evaluation of Lovastatin(EXCEL)study results:two-year efficacy and safety follow-up[J]. Am J Cardiol,1994,74(7):667-673.

[61] Pek SL,Tavintharan S,Woon K,et al. MicroRNAs as biomarkers of hepatotoxicity in a randomized placebo-controlled study of simvastatin and ubiquinol supplementation[J]. Exp Biol Med,2016,241(3):317-330.

[62] Chen YW,Lai HW,Wang TD. Marked elevation of liver transaminases after high-dose fluvastatin unmasks chronic hepatitis C:safety and re-challenge[J]. Acta Neurol Taiwan,2007,16(3):163-167.

[63] Russo MW,Hoofnagle JH,Gu J,et al. Spectrum of statin hepatotoxicity:experience of the drug-induced liver

injury network[J]. Hepatology,2014,60(2):679-686.

[64] Downs JR,O'Malley PG. Management of dyslipidemia for cardiovascular disease risk reduction:synopsis of the 2014 U. S. Department of Veterans Affairs and U. S. Department of Defense clinical practice guideline [J]. Ann Intern Med,2015,163(4):291-297.

原载于《器官移植》,2006,7(4):243-254

器官移植术后新发糖尿病
临床诊疗指南

中华医学会器官移植学分会
中国医师协会器官移植医师分会

1 前言

血糖异常是实体器官移植后常见的并发症。器官移植受者接受免疫抑制剂与移植后新发糖尿病(new onset diabetes after transplantation,NODAT)直接相关。现已明确,NODAT能增加移植物相关并发症的风险,如排斥反应、移植物功能减退或丧失以及感染[1-2],最终影响受者的长期生存[3]。此外,NODAT也是导致移植后心血管并发症的主要原因[4-5]。为了引起我国移植领域临床工作者对这一问题的重视,并规范其诊断和治疗,中华医学会器官移植学分会和中国医师协会器官移植医师分会组织器官移植专家、糖尿病专家在总结器官移植后血糖异常国内外最新进展的基础上,参考《器官移植术后糖尿病临床诊疗指南(2010版)》并结合我国的临床实践,提出相关的诊疗建议。

本指南中所涉及的诊断和治疗策略绝大部分有循证医学证据支持。根据循证医学证据的质量等级标准分为:1级为多个随机对照试验的系统综述,2级为单个随机对照试验,3级为单个队列试验或病例对照试验;4级为多个非试验性研究、专家意见、描述性研究。本指南中的推荐意见的推荐等级分为:A级为高质量循证医学证据支持;B级为中等质量循证医学证据支持;C级为低质量循证医学证据支持,或该治疗的不良反应大于其疗效。D级为中等质量循证医学证据反对;E级为高质量循证医学证据反对。

2 流行病学

移植后数周内血糖升高非常普遍。美国梅奥医学中心报告的数据显示,肾移植后床旁随机血糖>11.2mmol/L的发生率为87%[6]。并非所有术后高血糖的移植受者最终都会转化为NODAT。目前文献报道的肾移植后NODAT发生率为2%~50%。不同研究报道的发生率存在较大差异,这是由于各研究采取的筛查、诊断标准、观察时间以及术后免疫抑制剂方案不同所导致。美国肾脏数据系统(United States Renal Data System,USRDS)2013年报告的成人肾移植后36个月NODAT发生率为41%[7]。

NODAT在肾移植后早期即可发生,通常发生于术后3~6个月。有研究显示,NODAT的平均诊断时间为4.3个月[8]。美国一项纳入640例肾移植受者的队列研究显示,NODAT的1年累积发生率为31.4%,而大部分发生于6个月内(总体发生率26.4%),随访5年后累积发生率为46.3%[9]。有研究发现移植1年后的年发生率下降至4%~6%(图1)[10]。

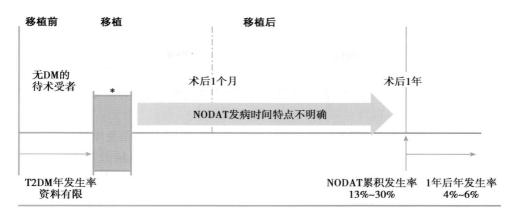

注:DM 为糖尿病,T2DM 为 2 型糖尿病,约 66% 术前无 DM 的患者出院时存在血糖升高或需要胰岛素治疗。本图引自 Chakkera HA,Weil EJ,Pham PT,et al. Can new-onset diabetes after kidney transplant be prevented? [J]. Diabetes Care,2013,36(5):1406-1412

图 1   NODAT 发病的时间特点

一些研究还发现,随着随访时间的延长,移植后 NODAT 的发生率呈下降趋势,部分 NODAT 患者的病情甚至能得到逆转[11-12],这可能与胰岛 β 细胞功能恢复有关[13]。在心脏、肝脏和肺移植受者中,NODAT 的发病情况也具有相似的特点[14-16]。

在 NODAT 发生率的统计数据中,人们发现了一个重要混杂因素——许多患者在移植前已出现血糖异常。有研究针对等待肾移植患者行口服葡萄糖耐量试验(oral glucose tolerance test,OGTT),结果显示 37.1% 存在血糖异常[空腹血糖受损(impaired fasting glucose,IFG)或糖耐量减低(impaired glucose tolerance,IGT)],8.1% 存在糖尿病。研究还发现如果单纯筛查空腹血糖(fasting plasma glucose,FPG)则仅能发现其中 22% 的糖尿病患者[17]。由此提示,对等待移植的患者有必要采取合理的筛查措施以及时发现血糖异常[18]。

推荐意见:

1. 移植后早期(1 个月内)血糖异常是普遍现象。其中一部分最终发展成移植后新发糖尿病(NODAT),术后 1 年内是发病高峰期,1 年后发生率显著下降(1B)。

2. 器官移植前等待期患者,尤其是终末期肾病患者,常合并血糖异常甚至糖尿病(1B)。

3   定义和诊断标准

血糖升高是器官移植后的普遍并发症[7]。手术后早期病情不稳、抗排斥治疗、感染以及其他危险因素的共存是造成血糖普遍升高的原因。这一时期的血糖异常不能作为 NODAT 的诊断依据。一部分患者在暂时血糖升高后,最终能恢复正常。

人们曾使用移植后糖尿病(post transplantation diabetes mellitus,PTDM)来描述,但缺乏规范的诊断标准[19]。2003 年国际专家组颁布指南,提出 NODAT 的概念,并沿用世界卫生组织(World Health Organization,WHO)和美国糖尿病协会(American Diabetes Association,ADA)的标准进行规范化诊断[20]。近 10 余年来,NODAT 是使用最广泛的诊断名称。NODAT 与普通人群中的 2 型糖尿病(type 2 diabetes mellitus,T2DM)在发病机制、诊断和治疗中存在一定的交叉。此外,很大一部分器官移植受者在接受移植手术前已经存在血糖异常,但由于筛查不充分而未能诊断,故强调"新发"可能会低估实际发病情况。因此,2013 年国际专家小组会议提倡重新使用 PTDM 的诊断,以弱化发病时间,从而强调重视糖尿病本身的监测与管理,但截至目前,更新版的指南尚未发表[21]。因此,本指南仍然沿用 NODAT 的概念。

另一部分受者血糖高于正常,但未达 NODAT 的诊断标准,则称为糖尿病前期病变(pre-diabetes),包括 IFG 和 IGT。

目前认为,正式诊断 NODAT 应在患者病情稳定,即服用维持剂量免疫抑制剂、移植物功能稳定且不存在感染等并发症时作出。诊断主要基于 FPG、随机血糖(random plasma glucose,RPG)、OGTT 2h 血糖(2-h plasma glucose,2HPG)和糖化血红蛋白(HbA1c)的检测值而作出。详见表 1[21]。

表 1 美国糖尿病协会(ADA)2014 年提出的移植后糖尿病和糖尿病前期诊断标准

诊断	ADA 标准*
糖尿病(DM)	糖尿病症状且
	RPG≥11.1mmol/L(200mg/dl) 或 FPG≥7.0mmol/L(126mg/dl)或 OGTT
	2HPG≥11.1mmol/L(200mg/dl)或 HbA1c≥6.5%
糖尿病前期病变(prediabetes)	
空腹血糖受损(IFG)	FPG 5.6~6.9mmol/L(100~126mg/dl)
糖耐量减低(IGT)	FPG 6.1~7.0mmol/L 且 2HPG 7.8~11.0mmol/L
高危患者	HbA1c 5.7%~6.4%
正常糖耐量	FPG<5.6mmol/L(110mg/dl)且 2HPG<7.8mmol/L(140mg/dl)且 HbA1c <5.7%

注:RPG 为随机血糖;FPG 为空腹血糖;OGTT 为口服葡萄糖耐量试验;2HPG 为 OGTT 2h 血糖;HbA1c 为糖化血红蛋白。* 血糖异常次日必须复查静脉血糖以确认诊断,任何情况下都必须排除明确的急性代谢异常导致的高血糖。糖尿病症状包括多尿、多饮和不明原因的体质量降低。RPG 定义为日间任何时间的血糖,不考虑与进食的关系。空腹定义为至少 8h 内无热量摄入。OGTT 使用 75g 无水葡萄糖水溶液后口服进行

推荐意见:

3. NODAT 的诊断适用于移植前糖代谢正常或处于糖尿病前期病变,移植后进入稳定期后血糖持续异常,且符合糖尿病诊断标准的器官移植受者(2C)。

4. NODAT 的诊断标准沿用 ADA 对于一般人群的糖尿病诊断标准(表 1)(1A)。

4 危险因素和发病机制

4.1 危险因素

不同实体器官移植受者发生 NODAT 的危险因素类似,包括移植相关和非移植相关两大类[22]。非移植相关的危险因素包括男性、年龄、种族、肥胖、基因易感性或糖尿病家族史、代谢综合征、移植前 IGT 或 IFG、炎症标志物升高、成人多囊肾、间质性肾炎。移植相关性因素包括使用糖皮质激素、钙神经蛋白抑制剂(calcineurin inhibitor,CNI)、病毒感染、移植后体质量增加。

4.2 发病机制

胰岛素敏感性和胰岛素分泌功能的平衡是维持正常血糖水平的关键。NODAT 与 T2DM

的发病机制有相似性,即同时出现外周胰岛素抵抗增加、胰岛素分泌功能损害(图2)。应用免疫抑制剂是 NODAT 发病的重要相关性因素。此外,多项研究显示,肾移植受者术后胰岛素敏感性可改善,而胰岛素的分泌能力仍受损,因此提示胰岛 β 细胞功能衰竭可能是 NODAT 发病的更为关键因素[23-25]。早期使用胰岛素保护 β 细胞功能有助于降低 NODAT 的发病,也为此提供了新的证据[26]。

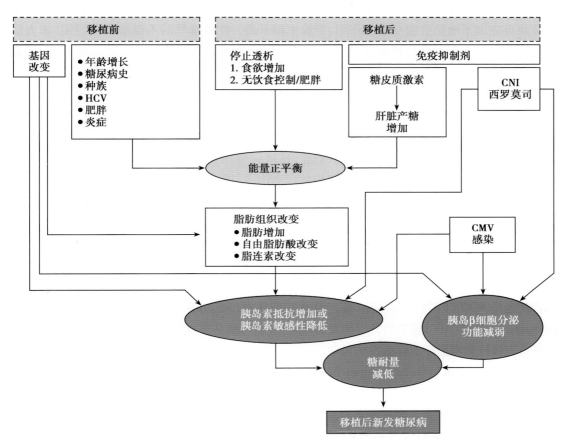

注:HCV 为丙型肝炎病毒;CMV 为巨细胞病毒;CNI 为钙神经蛋白抑制剂。本图引自 Chakkera HA, Weil EJ, Pham PT, et al. Can new-onset diabetes after kidney transplant be prevented?[J]. Diabetes Care, 2013,36(5):1406-1412

图2　NODAT 发病机制示意图

4.2.1　免疫抑制剂的作用　CNI 是移植术后普遍应用的免疫抑制剂,主要包括他克莫司(tacrolimus,FK506)和环孢素(cyclosporin A,CsA)[10]。由于钙调磷酸酶/活化 T 细胞核因子(nuclear factor of activated T cells,NFAT)通路能调节胰岛 β 细胞的生长和功能[27],因此使用 CNI 会不可避免地引起血糖升高,甚至导致 NODAT。此外,CNI 还具有肾毒性和神经毒性,能导致高血压和高血脂等代谢障碍。体内和体外研究均已证实这些效应[28-29],其中 FK506 的致病效应更强[30]。

糖皮质激素:可通过刺激胰高血糖素分泌,导致肝脏产糖增加,这一效应具有剂量相关性[31]。此外,这类药物也可增加胰岛素抵抗、抑制胰岛素分泌[32]。剂量进一步增加时,可诱导胰岛细胞凋亡[33]。

其他免疫抑制剂:如霉酚酸(mycophenolic acid,MPA)[34]、硫唑嘌呤(azathioprine,AZA)等的致病作用相对较低,但联合用药可能提高发病风险[4]。

4.2.2　血糖负荷增加　高血糖本身是β细胞的应激因子。体外研究显示,高血糖可通过氧化应激反应抑制胰岛素分泌,并导致β细胞凋亡[35]。围手术期应激和麻醉相关的儿茶酚胺和炎症因子能拮抗胰岛素的作用,导致血糖升高。此外常见的不健康饮食习惯,如大量摄入快速吸收的碳水化合物和饱和脂肪酸以及围手术期缺乏运动均是导致血糖升高、并发展成 NODAT 的因素[36]。

4.2.3　疾病状态的影响　胰岛素可通过肾脏清除,因此终末期肾病(end-stage renal disease,ESRD)患者的胰岛素清除减慢[37],而同时这些患者的胰岛素抵抗增加,因而血糖维持相对平衡状态[34]。移植后肾功能恢复,胰岛素清除加快,而胰岛素抵抗状态未解除,因而出现胰岛素不足,机体对胰岛素的需求增加,这进一步加重了β细胞的应激,导致分泌功能受损,血糖升高。高血糖本身也是β细胞的应激因子,进一步加重了β细胞损伤。这就产生了一种高血糖-低胰岛素的恶性循环,可能加速 NODAT 的发生,影响患者的预后[38]。

4.2.4　其他危险因素的作用　传统的 T2DM 发病因素均已证实与 NODAT 发病密切相关。与 18～44 岁的患者相比,移植时年龄>45 岁患者的 NODAT 发病风险增加 2.2 倍。非白种人发病风险增加 2 倍。移植前肥胖[体质量指数(BMI)>30kg/m²]者发病风险显著升高;移植后体质量自 60kg 起每增加 10kg,NODAT 的发病风险增加 1.4 倍。移植前存在代谢综合征也是 NODAT 的独立危险因素。丙型肝炎病毒(hepatitis C virus,HCV)和巨细胞病毒(cytomegalovirus,CMV)感染均会增加发病风险,分别与胰岛素抵抗增加和胰岛细胞损害相关。移植前积极抗病毒治疗能降低发病风险。多种肾脏疾病如间质性肾炎、常染色体显性多囊肾(autosomal dominant polycystic kidney disease,ADPKD)等均证实与 NODAT 风险增加有关。

推荐意见:

5. NODAT 发病的主要机制包括胰岛素敏感性降低和β细胞功能衰竭(1-B)。

6. 多种因素与 NODAT 发病相关,糖皮质激素、CNI 等免疫抑制剂是重要的致病因素(1-B)。

5　NODAT 对预后的影响

在肾移植中,大型数据库 USRDS 的分析显示,NODAT 患者病死率和移植肾失功风险增加;此外,随访 3 年后急性心肌梗死的风险增加[7]。国际器官移植大会(International Conference of the Transplantation Society,ICTS)数据库随访 10 年的分析显示,NODAT 与心血管疾病风险升高相关。OGTT 血糖每升高 1mmol/L 可导致全因病死率增加 5%、心血管死亡风险增加 6%、全因移植物功能丧失风险增加 3%[39]。其他器官移植受者的结果类似[14,16,40]。

推荐意见:

7. NODAT 显著增加器官移植患者病死率以及心血管风险,并可能导致移植物功能丧失(1A)。

6　NODAT 的预防与管理

由于目前尚无证据明确特定的血糖指标与预后的相关性,最理想的筛查手段仍不能确定。

同样,虽然有多项研究探讨了 NODAT 的预测工具,但其实际效果仍有待进一步研究确定。

6.1　筛查指标

OGTT:是诊断 NODAT 的金标准。与普通人群相似,OGTT 较 FPG 更敏感,也能更有效地发现早期血糖异常(IFG 或 IGT)的患者。但由于检查所需的时间、人力和物力较高,限制了 OGTT 的广泛使用[21]。

HbA1c:是普通人群的糖尿病诊断标准。但对移植受者而言,移植后早期(3 个月内)骨髓抑制、肾功能不稳定、促红素和输血等因素均会显著干扰 HbA1c 的诊断效能。HbA1c 取 5.7% ~6.4% 为阈值时,其阴性预测值均在 93% 以上,但其阳性预测值并不理想。因此,HbA1c 是用于移植后 2 ~3 个月后病情稳定患者的良好筛查工具,但不能用于确诊 NODAT[41]。

FPG:用于移植受者的筛查可能低估实际血糖异常的发生率。这是由于糖皮质激素的应用多在上午,其致高血糖效应在给药后 7 ~8h 达到高峰。有研究显示,在肾移植受者术后 6 周内接受含糖皮质激素类药物治疗时,采用 4pm(16:00) 毛细血管血糖的午后血糖监测(afternoon glucose monitoring,AGM)法发现血糖异常的效果优于 OGTT、FPG 以及 HbA1c[42]。

综上所述,术后早期采取 AGM,术后稳定期采用 HbA1c 进行筛查,再进行 OGTT 以确诊 NODAT 的策略,有助于减少 OGTT 的使用负担,并获得良好的诊断敏感性[42]。

推荐意见:

8. HbA1c 不适用于移植前和移植后早期血糖异常的筛查。移植后稳定期(2 ~3 个月后)可以进行 HbA1c 筛查,正常值范围 5.7% ~6.4%(1-B)。

9. AGM 用于移植后早期(6 周内)的筛查优于 FPG(2-B)。

10. HbA1c、AGM 筛查联合 OGTT 确诊的方式可能是兼具检查效率和诊断效能的理想方法(2-C)。

6.2　移植前筛查和预防措施

所有接受移植的患者均应接受基线状态评估,包括完整的病史和家族史,以应对潜在的糖尿病发病和其他心血管代谢疾病的危险因素,如高血压、血脂异常和吸烟。应定期查 FPG 或 OGTT 以评估血糖代谢状态,早期发现糖尿病前期病变 IFG 或 IGT,诊断标准参见表1。最佳的筛查时机目前尚未确立。另外,对于肾移植受者,由于移植前存在病情和治疗措施的干扰,不适合用 HbA1c 进行筛查[43]。

高危患者应立即开始生活方式干预。超重患者应至少减重 7%。必要时应咨询营养师以加强干预。食谱结构应以低饱和脂肪酸和胆固醇、高负荷碳水化合物,以及膳食纤维为主,这对于合并血脂异常者尤为重要。鼓励患者进行体育锻炼,以每周至少 150min 的活动量为宜。对于 HCV 感染的患者,应积极采取干扰素等药物进行抗病毒治疗并获得持续的抗病毒效果。研究已证实抗 HCV 治疗有助于减少 NODAT 的发生率。合并高血压和高脂血症者,应采取相应的措施控制,以减少整体心血管事件的风险[43-44]。

应在完善上述综合性术前评估的基础上,根据患者的个体风险特征,进行前瞻性的个体化免疫抑制剂用药方案设计,这样有利于在移植器官安全最大化的基础上,降低 NODAT 的发病风险[45]。

推荐意见:

11. 器官移植受者在移植前应进行完整的病史调查,以评估 NODAT 的危险因素。应常规开展定期 FPG、OGTT 检查以明确基础血糖状态(1-B)。

12. 针对危险因素进行积极生活方式改变、药物治疗病毒感染、控制高血压和高血脂等治疗以降低 NODAT 的发病风险(1-B)。

6.3 移植术后筛查

移植后血糖异常以及糖尿病前期状态是 NODAT 发病的强力预测因素。因此建议所有移植受者每周筛查 FPG,具有多种危险因素的高危患者,可选择 OGTT。筛查频率(FPG 或 OGTT):在术后 4 周内,建议每周 1 次,包括 HbA1c;随后 1 年中每 3 个月 1 次;此后每年筛查 1 次。此外,治疗过程 CNI、哺乳动物雷帕霉素靶蛋白抑制剂(mammalian target of rapamycin inhibitor,mTORi)或糖皮质激素治疗启动或剂量显著增加时,也建议开展高血糖筛查[45-46]。

由于移植术后高血糖普遍存在,建议所有移植受者开展血糖自我监测。移植后早期 4pm 毛细血管血糖较 FPG 更敏感,是良好的自我监测指标[13]。

推荐意见:

13. 器官移植术后应常规开展 FPG、HbA1c 筛查,高危患者加做 OGTT。术后筛查频率为每周 1 次,4 周后改为每 3 个月 1 次,1 年后定期复查(1-B)。

14. 宣教患者,对高危患者及复查发现血糖异常的患者,鼓励开展血糖自我监测(1-B)。

6.4 NODAT 的治疗策略

NODAT 出现后,患者应该常规接受 FPG 和 HbA1c 复查。可将 HbA1c 7.0% ~ 7.5% 作为治疗目标,每 3 个月复查 1 次。为避免低血糖反应,HbA1c 治疗目标不宜≤6.0%。贫血或肾功能不全者,应谨慎解读 HbA1c 值。接受非药物治疗、口服降糖或胰岛素治疗者应鼓励进行自我血糖监测。理想的 FPG 为 5.0 ~ 7.2mmol/L,而睡前血糖为 6.1 ~ 8.3mmol/L[20,46]。

NODAT 患者血糖调控变化频繁,对血脂存在影响,故应每年检测血脂水平,包括低密度脂蛋白胆固醇(LDL-C)、高密度脂蛋白胆固醇(HDL-C)以及总胆固醇和甘油三酯。此外,患者还应每年接受糖尿病并发症筛查,如视网膜病变、糖尿病肾病和微量白蛋白尿。早期移植后的生活方式改变措施应继续贯彻执行[20,43-44]。

6.4.1 免疫抑制剂方案调整

免疫抑制剂的使用是 NODAT 发病中重要的移植相关性可调控因子,因此调整免疫抑制剂方案在 NODAT 的防治策略中占据重要地位。这一策略的实施有赖于充分平衡排斥反应和高血糖的风险。

以减少 NODAT 发生为目的的免疫抑制剂调整必须在确保器官移植物安全、不增加排斥反应的前提下进行。调整前首先要评估患者的免疫反应风险和 NODAT 风险[47]。

推荐意见:

15. 调整免疫抑制剂治疗方案的原则是不增加免疫反应风险,保证移植器官安全,如他克莫司减量或停用(1-B)。

16. 早期糖皮质激素减量或停药可能会降低 NODAT 的发生率(2-C)。

6.4.2 早期胰岛素治疗的作用

在一般人群中,新诊断的 T2DM 患者接受早期胰岛素治疗有利于长期血糖控制,甚至达到病情缓解[48-49]。在移植受者中研究发现,以血糖 6.1 ~ 6.7mmol/L 为治疗目标时,早期使用基础胰岛素治疗既可明显降低 NODAT 的发生率和 HbA1c 水平,又不增加症状性低血糖等不良事件的发生率。进一步分析显示,这种效果与治疗组 OGTT 相关的胰岛 β 细胞功能改善有关[26]。

糖尿病发病机制中胰岛 β 细胞功能衰竭的关键作用以及基础胰岛素的保护作用可能是这些结果背后的关键机制。而常规降糖治疗中的胰岛素促泌剂反而使 β 细胞损伤进一步恶化。因此,器官移植术后早期胰岛素治疗能够预防 NODAT 的发生,且在后期的治疗中仍居重要地位[13]。

胰岛素治疗的启动时机、治疗强度和持续时间仍有待明确。根据现有的证据,胰岛素作为预防性治疗策略时,以 FPG、4pm 毛细血管血糖>11.1mmol/L 为启动阈值、术后第 1 周控制平均血糖<10mmol/L 且 HbA1c<8% 是安全的[50]。NODAT 确诊后的长期治疗策略中,胰岛素既可用于急性高血糖(血糖>13.9mmol/L)的快速降糖治疗,也可以作为日常单药或联合治疗手段。

推荐意见:

17. 移植后早期积极启动基础胰岛素预防性治疗策略可能降低 NODAT 的发生率。以 FPG、4pm 毛细血管血糖>11.1mmol/L 为启动阈值、术后第 1 周控制平均血糖<10mmol/L 且 HbA1c<8% 可能是安全的控制目标(2-C)。

6.4.3　口服降糖药　口服降糖药不仅是稳定期 NODAT 患者控制血糖的重要手段,也可用于预防 NODAT 的发生。降糖药物的临床使用小结参见表2。药理特性、降糖效果、药物不良反应以及与免疫抑制剂的药物相互作用是口服降糖药选择的主要依据[13]。

表 2　现有降糖药物的临床使用小结

制剂	作用机制	优点	缺点	肾功能不全时的剂量
双胍类(二甲双胍)	减少肝糖输出;改善胰岛素抵抗	减轻体质量,不增加低血糖风险;降低肥胖2型糖尿病患者心血管事件和死亡风险;价廉	胃肠道反应;肾功能不全时乳酸酸中毒	减量:CKD 3a 期 停用:GFR<45ml/(min·1.73m²)
磺脲类(格列吡嗪、格列齐特等)	促进胰岛 β 细胞释放胰岛素	可降低 HbA1c 1%~2%	低血糖、体质量增加、肾功能不全时蓄积	减量:CKD 3 期 禁用:CKD 4~5 期
噻唑烷二酮类(罗格列酮、吡格列酮)	增加胰岛素敏感性	经肝脏代谢并不增加血糖风险	液体潴留,增加心力衰竭风险;增加骨质疏松、骨折、膀胱癌风险	无需调整:CKD 1~3a 期 慎用:CKD 3b~5 期
格列奈类(瑞格列奈[1]、那格列奈[2])	促进早时相胰岛素分泌	吸收快、起效快、作用时间短、降低餐后血糖、不加速肾衰竭[1]	低血糖、体质量增加、肾衰竭时剂量调整[2]	无需调整[1]:CKD 1~5 期 无需调整[2]:CKD 1~3a 期 减量[2]:CKD 3b~4 期 慎用[2]:CKD 5 期
GLP-1 受体激动剂(依克那肽[3]、利拉鲁肽[4])	促进胰岛素分泌、减少胰高血糖素产生、增加饱腹感	不增加体质量(可能降低)、低血糖风险小、降血压	胃肠道反应、胰腺炎影响药物吸收、价格昂贵、肾功能损害、产生抗体	慎用[3]:eGFR 30~50ml/min 禁用[3]:eGFR<30ml/min 禁用[4]:eGFR<60ml/min

制剂	作用机制	优点	缺点	肾功能不全时的剂量
α糖苷酶抑制剂（阿卡波糖）	延缓胃肠道碳水化合物吸收	低血糖事件少、不增加体质量且有减轻趋势	胃肠道反应	禁用：CKD 4～5 期
DDP-4 抑制剂（西他列汀[5]、维格列汀[6]、利格列汀[6]、沙格列汀[7]）	减慢肠促胰岛素失活	不增加体质量	价格昂贵、胰腺炎风险、可能致癌	禁用[5]：eGFR<50ml/min；[6] 无需调整剂量；[7] 减量
胰岛素	外源性降糖激素	有效减少微血管和大血管并发症，无"封顶效应"，剂型丰富方便个体化治疗	体质量增加、皮下给药、低血糖、可能致癌	常常需要减量

注：GLP-1 为胰高血糖素样肽-1；DDP-4 为二肽基肽酶-4；eGFR 为估算肾小球滤过率；GFR 为肾小球滤过率；CKD 为慢性肾脏疾病；相同的上标数字为同一药物

肾功能不全时需要调整剂量的药物包括磺脲类、双胍类、格列奈类、胰高血糖素样肽（glucagon like peptide，GLP）-1 受体激动剂或二肽基肽酶（dipeptidyl peptidase，DDP）-4 抑制剂。需监测肝功能者包括磺脲类和噻唑烷二酮（thiozolidinediones，TZD）类。应用 TZD 类药物时还需关注心血管疾病特别是心力衰竭的风险。α-糖苷酶抑制剂相关的频繁腹泻和腹胀可严重影响患者的依从性[13]。

二甲双胍是理想的口服降糖药，但其对肾功能的影响应予以关注，一般认为估算肾小球滤过率>60ml/min 时可安全使用[22]。

结合 β 细胞功能衰竭机制和早期保护 β 细胞功能的治疗理念，建议在权衡不良反应的前提下，优先选择安全性良好、兼具 β 细胞保护作用的二甲双胍和 DDP-4 抑制剂；TZD 类和 α-糖苷酶抑制剂也是合理的选择，但前者存在安全性顾虑，而后者的胃肠道不良反应严重影响耐受性；促泌剂，尤其是磺脲类药物可加速 β 细胞功能衰竭，建议避免使用[13]。

推荐意见：

18. 口服降糖药应根据安全性和耐受性进行个体化选择。二甲双胍和 DDP-4 抑制剂可能是理想的首选药物（1-C）。

19. 避免磺脲类促泌剂的应用可能对保护胰腺分泌功能有益（1-C）。

6.4.4　整体治疗策略　既往指南推荐按"生活方式改变→口服降糖药→胰岛素治疗"的"阶梯化"策略治疗 NODAT[20]。近年来随着对 β 细胞功能衰竭在糖尿病发病中作用的进一步认识，以及早期胰岛功能保护治疗理念的形成，这一治疗策略已经过时，不建议采用。移植器官长期存活是移植术后的核心治疗目标，不可避免要长期使用糖皮质激素和抗排斥药物以防治急性排斥反应，而胰岛素是这种临床状态下唯一迅速、安全、有效的降糖药物。目前常用的方案是在密切监测的基础上，积极使用胰岛素泵中长效基础胰岛素+短效胰岛素应对术后早期高血糖;稳定后逐步转变成胰岛素、口服降糖药、生活方式改变的综合性治疗策略。保护胰岛素分泌功能是实施这一策略的关键考虑要素[13,21]。

推荐意见:

20. 保护胰腺分泌功能是 NODAT 治疗的重要策略。移植后早期治疗可以胰岛素为主,稳定后逐步采用联合胰岛素、口服降糖药和生活方式改变的综合治疗(1-C)。

6.4.5 控制合并症 血脂异常和高血压是 NODAT 的主要合并症,与心血管疾病风险相关的病死率和并发症密切相关。临床上应根据患者的病情,制定个体化的调脂、降压目标。降压药物中,部分他汀类药物对免疫抑制剂代谢有影响,应谨慎选用。在各种器官移植中,降压药物均无明显禁忌,可根据利弊权衡单药或联合治疗。

推荐意见:

21. 应同时积极预防和治疗高脂血症和高血压,具体措施和治疗目标参见相应的临床指南(1-A)。

7 小结

NODAT 是器官移植后的重要并发症。血糖管理是移植后早期和远期管理的重要内容。目前对于 NODAT 的发病机制、危险因素、预防以及管理还存在大量的未知因素。最新研究提示早期胰腺分泌功能保护可能是重要的防治理念。未来有赖于更多的基础和临床研究提供证据,以提高 NODAT 的预防和治疗质量,改善器官移植受者的预后。

利益声明:本指南的发布不存在与任何公司、机构或个人之间的利益冲突

参 考 文 献

[1] Valderhaug TG, Hjelmesaeth J, Jenssen T, et al. Early posttransplantation hyperglycemia in kidney transplant recipients is associated with overall long-term graft losses[J]. Transplantation, 2012, 94(7):714-720.

[2] Siraj ES, Abacan C, Chinnappa P, et al. Risk factors and outcomes associated with posttransplant diabetes mellitus in kidney transplant recipients[J]. Transplant Proc, 2010, 42(5):1685-1689.

[3] Cole EH, Johnston O, Rose CL, et al. Impact of acute rejection and new-onset diabetes on long-term transplant graft and patient survival[J]. Clin J Am Soc Nephrol, 2008, 3(3):814-821.

[4] Kasiske BL, Snyder JJ, Gilbertson D, et al. Diabetes mellitus after kidney transplantation in the United States[J]. Am J Transplant, 2003, 3(2):178-185.

[5] Hjelmesaeth J, Hartmann A, Leivestad T, et al. The impact of early-diagnosed new-onset post-transplantation diabetes mellitus on survival and major cardiac events[J]. Kidney Int, 2006, 69(3):588-595.

[6] Chakkera HA, Weil EJ, Castro J, et al. Hyperglycemia during the immediate period after kidney transplantation[J]. Clin J Am Soc Nephrol, 2009, 4(4):853-859.

[7] U. S. Renal Data System. USRDS 2013 annual data report: atlas of chronic kidney disease and end-stage renal disease in the United States[M]. Bethesda: National Institutes of Health, National Institute of Diabetes and Digestive and Kidney Diseases, 2013.

[8] Cotovio P, Neves M, Rodrigues L, et al. New-onset diabetes after transplantation: assessment of risk factors and clinical outcomes[J]. Transplant Proc, 2013, 45(3):1079-1083.

[9] Bayer ND, Cochetti PT, Anil Kumar MS, et al. Association of metabolic syndrome with development of new-on-

set diabetes after transplantation[J]. Transplantation,2010,90（8）:861-866.

[10] Annual Data Report of the US Organ Procurement and Transplantation Network(OPTN)and the Scientific Registry of Transplant Recipients(SRTR). Introduction. [J]. Am J Transplant,2013,13(Suppl 1):8-10.

[11] Caillard S,Eprinchard L,Perrin P,et al. Incidence and risk factors of glucose metabolism disorders in kidney transplant recipients:role of systematic screening by oral glucose tolerance test[J]. Transplantation,2011,91（7）:757-764.

[12] Hornum M,Jørgensen KA,Hansen JM,et al. New-onset diabetes mellitus after kidney transplantation in Denmark[J]. Clin J Am Soc Nephrol,2010,5(4):709-716.

[13] Hecking M,Werzowa J,Haidinger M,et al. Novel views on new-onset diabetes after transplantation:development,prevention and treatment[J]. Nephrol Dial Transplant,2013,28(3):550-566.

[14] Lund LH,Edwards LB,Kucheryavaya AY,et al. The Registry of the International Society for Heart and Lung Transplantation:thirty-second official adult heart transplantation report-2015;focus theme:early graft failure [J]. J Heart Lung Transplant,2015,34(10):1244-1254.

[15] Abe T,Onoe T,Tahara H,et al. Risk factors for development of new-onset diabetes mellitus and progressive impairment of glucose metabolism after livingdonor liver transplantation[J]. Transplant Proc,2014,46(3):865-869.

[16] Hackman KL,Snell GI,Bach LA. Prevalence and predictors of diabetes after lung transplantation:a prospective,longitudinal study[J]. Diabetes Care,2014,37(11):2919-2925.

[17] Bergrem HA,Valderhaug TG,Hartmann A,et al. Undiagnosed diabetes in kidney transplant candidates:a case-finding strategy[J]. Clin J Am Soc Nephrol,2010,5(4):616-622.

[18] Chakkera HA,Weil EJ,Pham PT,et al. Can new-onset diabetes after kidney transplant be prevented? [J]. Diabetes Care,2013,36(5):1406-1412.

[19] Cosio FG,Pesavento TE,Osei K,et al. Post-transplant diabetes mellitus:increasing incidence in renal allograft recipients transplanted in recent years[J]. Kidney Int,2001,59(2):732-737.

[20] Davidson JA,Wilkinson A. New-onset diabetes after transplantation 2003 international consensus guidelines:an endocrinologist's view[J]. Diabetes Care,2004,27(3):805-812.

[21] Sharif A,Hecking M,de Vries AP,et al. Proceedings from an international consensus meeting on posttransplantation diabetes mellitus:recommendations and future directions[J]. Am J Transplant,2014,14(9):1992-2000.

[22] Tufton N,Ahmad S,Rolfe C,et al. New-onset diabetes after renal transplantation[J]. Diabet Med,2014,31（11）:1284-1292.

[23] Hagen M,Hjelmesaeth J,Jenssen T,et al. A 6-year prospective study on new onset diabetes mellitus,insulin release and insulin sensitivity in renal transplant recipients[J]. Nephrol Dial Transplant,2003,18(10):2154-2159.

[24] Nam JH,Mun J,Kim S,et al. beta-Cell dysfunction rather than insulin resistance is the main contributing factor for the development of postrenal transplantation diabetes mellitus[J]. Transplantation,2001,71(10):1417-1423.

[25] Shimizu M,Iino Y,Terashi A. Improvement of insulin sensitivity after renal transplantation measured by a glucose clamp technique[J]. Nihon Ika Daigaku Zasshi,1998,65（1）:50-54.

[26] Hecking M,Haidinger M,Döller D,et al. Early basal insulin therapy decreases new-onset diabetes after renal

transplantation[J]. J Am Soc Nephrol,2012,23(4):739-749.

[27] Heit JJ,Apelqvist AA,Gu X,et al. Calcineurin/NFAT signalling regulates pancreatic beta-cell growth and function[J]. Nature,2006,443(7109):345-349.

[28] Redmon JB,Olson LK,Armstrong MB,et al. Effects of tacrolimus(FK506)on human insulin gene expression,insulin mRNA levels,and insulin secretion in HIT-T15 cells[J]. J Clin Invest,1996,98(12):2786-2793.

[29] Herold KC,Nagamatsu S,Buse JB,et al. Inhibition of glucose-stimulated insulin release from beta TC3 cells and rodent islets by an analog of FK506[J]. Transplantation,1993,55(1):186-192.

[30] Vincenti F,Friman S,Scheuermann E,Rostaing L,et al. Results of an international,randomized trial comparing glucose metabolism disorders and outcome with cyclosporine versus tacrolimus[J]. Am J Transplant,2007,7(6):1506-1514.

[31] Huscher D,Thiele K,Gromnica-Ihle E,et al. Doserelated patterns of glucocorticoid-induced side effects[J]. Ann Rheum Dis,2009,68(7):1119-1124.

[32] Qi D,Rodrigues B. Glucocorticoids produce whole body insulin resistance with changes in cardiac metabolism [J]. Am J Physiol Endocrinol Metab,2007,292(3):E654-E667.

[33] Ullrich S,Berchtold S,Ranta F,et al. Serum-and glucocorticoid-inducible kinase 1(SGK1)mediates glucocorticoid-induced inhibition of insulin secretion[J]. Diabetes,2005,54(4):1090-1099.

[34] Becker B,Kronenberg F,Kielstein JT,et al. Renal insulin resistance syndrome,adiponectin and cardiovascular events in patients with kidney disease:the mild and moderate kidney disease study[J]. J Am Soc Nephrol,2005,16(4):1091-1098.

[35] Ortega-Camarillo C,Guzmán-Grenfell AM,García-Macedo R,et al. Hyperglycemia induces apoptosis and p53 mobilization to mitoehondria in RINm5F cells[J]. Mol Cell Biochem,2006,281(1/2):163-171.

[36] Smiley DD,Umpierrez GE. Perioperative glucose control in the diabetic or nondiabetic patient[J]. South Med J,2006,99(6):580-589;quiz 590-591.

[37] Rabkin R,Ryan MP,Duckworth WC. The renal metabolism of insulin[J]. Diabetologia,1984,27(3):351-357.

[38] Clement S,Braithwaite SS,Magee MF,et al. Management of diabetes and hyperglycemia in hospitals[J]. Diabetes Care,2004,27(2):553-591.

[39] Opelz G,Döhler B. Cardiovascular death in kidney recipients treated with renin-angiotensin system blockers [J]. Transplantation,2014,97(3):310-315.

[40] Hackman KL,Bailey MJ,Snell G,et al. Diabetes is a major risk factor for mortality after lung transplantation [J]. Am J Transplant,2014,14(2):438-445.

[41] Langsford D,Dwyer K. Dysglycemia after renal transplantation:definition,pathogenesis,outeomes and implications for management[J]. World J Diabetes,2015,6(10):1132-1151.

[42] Yates CJ,Fourlanos S,Colman PG,et al. Screening for new-onset diabetes after kidney transplantation:limitations of fasting glucose and advantages of afternoon glucose and glycated hemoglobin[J]. Transplantation,2013,96(8):726-731.

[43] Wilkinson A,Davidson J,Dotta F,et al. Guidelines for the treatment and management of new-onset diabetes after transplantation[J]. Clin Transplant,2005,19(3):291-298.

[44] Pham PT,Pham PM,Pham SV,et al. New onset diabetes after transplantation(NODAT):an overview[J]. Di-

abetes Metab Syndr Obes,2011,4:175-186.

[45] Juan Khong M,Ping Chong Ch. Prevention and management of new-onset diabetes mellitus in kidney transplantation[J]. Neth J Med,2014,72(3):127-134.

[46] Kidney Disease:Improving Global Outcomes(KDIGO)Transplant Work Group. KDIGO clinical practice guideline for the care of kidney transplant recipients[J]. Am J Transplant,2009,9(Suppl 3):S1-S155.

[47] Ghisdal L,Van Laecke S,Abramowicz MJ,et al. New-onset diabetes after renal transplantation:risk assessment and management[J]. Diabetes Care,2012,35(1):181-188.

[48] Li Y,Xu W,Liao Z,et al. Induction of long-term glycemic control in newly diagnosed type 2 diabetic patients is associated with improvement of beta-cell function[J]. Diabetes Care,2004,27(11):2597-2602.

[49] Weng J,Li Y,Xu W,et al. Effcet of intensive insulin therapy on beta-cell function and glycaemic control in patients with newly diagnosed type 2 diabetes:a multicentre randomised parallel-group trial[J]. Lancet, 2008,371(9626):1753-1760.

[50] Jenssen T,Hartmann A. Prevention and management of transplant-associated diabetes[J]. Expert Opin Pharmacother,2011,12(17):2641-2655.

原载于《器官移植》,2016,7(6):407-416

器官移植受者结核病临床诊疗指南

中华医学会器官移植学分会

中国医师协会器官移植医师分会

结核病是实体器官移植（solid organ transplantation，SOT）术后一种较为少见但后果严重的感染性疾病，SOT受者结核病患病率明显高于正常人群。由于免疫抑制剂的长期使用，抗结核药物肝肾毒性及其与免疫抑制剂相互的代谢干扰，使得SOT受者临床抗结核治疗复杂性明显增加，致死率明显高于非移植结核病患者。随着器官移植受者以及结核病患病人数的增加，需要建立规范的诊疗程序和治疗指导原则，以便合理制定化学治疗和免疫抑制方案，提高SOT术后结核病的诊疗水平，利于受者和移植器官的长期存活。为此，中华医学会器官移植学分会和中国医师协会器官移植医师分会组织器官移植专家和结核病专家，共同制定《中国器官移植术后结核病临床诊疗指南（2016版）》（以下简称"指南"）。本指南按照"推荐分级的评估、制定与评价（GRADE）"系统[1]对证据质量等级和推荐强度进行分级。

1 流行病学特点

免疫抑制剂的长期使用，使SOT受者结核病患病率高于正常人群20~74倍[2-3]，且病死率高达31%[4-6]。移植术后结核病发病具有一定地域性，高发地区移植受者结核发病率为15.2%，而非高发地区仅为0.5%~6.4%[2,6]。SOT术后结核病发病率与移植器官种类密切相关，肺移植后结核病发病风险是其他器官移植的5.6倍[7]，肾移植后结核病发病率为0.56%~2.61%[8]，肝移植为0.47%~2.30%[9]。此外，SOT术后发生结核病的高危因素包括：使用淋巴细胞清除抗体、强化的免疫抑制治疗、慢性肾功能不全、贫血、糖尿病、丙型肝炎、慢性肝病、高龄受者等[10-13]。约2/3结核病发生在移植后1年内，中位时间为6~11个月[2,10,14]。既往结核菌素皮肤试验（tuberculin skin tests，TST）阳性或影像资料明确有陈旧性肺结核表现的患者移植后结核病发生时间较早。SOT术后结核病患者中，继发性肺结核占51%，肺外结核占16%，血行播散型肺结核占33%[2,11]。移植后结核病致死率达19%~40%，是普通结核病患者总体致死率的10倍。而且，由于抗结核药物和免疫抑制剂复杂的药物相互作用，使移植物丢失率高达33.3%[2,11,15-16]。

2 结核病的诊断

SOT术后结核病的临床诊断依赖于临床症状和实验室检测。但由于免疫抑制剂的使用，结核分枝杆菌相关的细胞免疫应答反应减弱，甚至缺如，从而导致临床症状不典型和实验室检查敏感性降低。临床典型症状为发热、盗汗和体力下降，对于未明确病原体的发热，要高度怀疑结核病的可能。SOT术后结核病的临床表现中，发热较为常见，但并不具有特异性。SOT受者中，64%局灶性结核病患者以发热为首发表现，91%播散型结核病患者具有发热症状[2,11]。发生播散型结核病的SOT受者多见于供者来源的感染，且伴有典型的临床症状[17]。

在临床诊断中病原学检测是最为直接的证据,但仍推荐采用细胞免疫学检测对 SOT 供、受者进行结核病筛查。需注意,由于免疫抑制剂的应用,细胞免疫应答反应的降低、甚至缺失,可使实验室检测敏感性明显降低,导致结核病诊断延迟。TST 可衡量结核分枝杆菌感染时细胞介导的免疫应答反应,但对接种过卡介苗的患者特异性较差;γ 干扰素释放试验(interferon gamma release assay,IGRA)是基于血标本的体外试验,其原理是快速诱导 T 淋巴细胞产生针对抗原的 IFN-γ,对于发现潜在结核病的特异性优于结核菌素纯蛋白衍生物试验[18]。TST 和 IGRA 联合检测阳性率高,行 IGRA 和 TST 筛查后,患者进展为 SOT 术后结核病的风险仍需要更多的纵向研究来评价。

推荐意见:

1. 痰液、支气管冲洗液或支气管肺泡灌洗液、经支气管肺活检、尿液、肺结核和肺外结核病变处组织活检标本等抗酸杆菌检测是诊断实体器官移植(SOT)术后结核病较为直接的证据,标本应送抗酸杆菌涂片、培养以及组织病理检测,但阳性率和培养分离率相对较低,且受标本质量的影响(2-C)。

2. 结核菌素皮肤试验(TST)和 γ 干扰素释放试验(IGRA)联合检测阳性率高,诊断价值大(1-B)。

3. TST 检测可以应用于移植前后各个阶段,48～72h 硬结直径>5mm 考虑阳性结果。(1-C)。

影像学检查具有重要的参考和补充价值。肺结核 X 线常见表现:多发生在肺上叶尖后段、肺下叶背段;呈多形性表现(即同时呈现渗出、增殖、纤维和干酪性病变);易合并空洞;可伴有胸腔积液、胸膜增厚与粘连;病灶吸收慢。CT 扫描具有重要的补充性诊断价值:发现胸内隐匿部位病变包括气管、支气管内病变;早期发现肺内粟粒阴影;诊断有困难的肿块、空洞、孤立结节和浸润阴影的鉴别;了解肺门、纵隔淋巴结肿大情况,鉴别纵隔淋巴结结核和肿瘤;少量胸腔积液、包裹性积液、叶间积液和其他胸膜病变的检出;囊性与实体肿块的鉴别。

推荐意见:

4. 影像学检查是 SOT 术后结核病的重要诊断手段,特别是肺结核的诊断(1-C)。

5. 与非移植结核病患者相比,肺外结核较多见。各器官结核表现不同,特色鲜明,需针对具体临床病例进行分析(2-C)。

3　结核病的预防和治疗

理论上移植相关结核病有 4 种来源[2,11]:①结核分枝杆菌潜伏感染(latent tuberculosis infection,LTBI)受者;②供者有结核病;③移植后结核分枝杆菌的初次暴露;④急需移植的受者具有活动性结核病。对 LTBI 供、受者的及时发现、治疗以及预防移植后结核暴露的意识,是预防 SOT 术后结核病和降低发病率、病死率的重要措施。

推荐意见

6. 活动性结核是器官移植和捐献的禁忌证(1-A)。

7. 受者有肺结核病史并接受过足量、正规治疗,可以行器官移植(1-B)。足量正规治疗指 2HRZE/4HR 的标准治疗方案:即 4 联强化用药(异烟肼、利福平、吡嗪酰胺和乙胺丁醇)2 个月,然后持续用药(异烟肼和利福平)4 个月。

8. 所有等待移植的受者均应详细询问结核相关病史,包括 TST 或 IGRA 结果、疫区或家人结核病接触史、卡介苗接种史(1-C);在移植前对受者进行常规 TST 或 IGRA 筛查(1-C)。

对于 LTBI 供、受者进行预防性抗结核治疗,是防止其发展为活动性结核病的有效措施。对等待移植者,LTBI 预防治疗前,应详细询问病史、行体格检查及辅助检查排除急性结核分枝杆菌感染可能。预防性治疗药物不良反应主要是肝功能损害,因此治疗过程中应做好监测工作:(1)依据详细体格检查做出及时的评估(评估内容包括 AST、ALT 及胆红素);(2)停药指征:出现消化道症状且 AST 和 ALT 水平超过正常上限 3 次以上,或虽无临床症状,但 AST 和 ALT 水平超过正常上限 5 次。

推荐意见:

9. 对结核分枝杆菌潜伏感染(LTBI)活体供、受者进行预防性抗结核治疗时,均应仔细评估,以排除活动性结核(未分级)。

10. LTBI 受者预防性治疗方案建议与当地普通人群相同(未分级)。

11. 预防性抗结核治疗不一定非要在移植前完成,因移植而中断的治疗应在移植术后受者病情稳定后尽快重启;且中断治疗后,需对患者进行重新评估,以判断是否已转变为活动性结核及确定 LTBI 治疗需要的延长时间(1-C)。

由于抗结核药物与抗排斥反应药物间相互作用以及抗结核药物自身的不良反应都会增加 SOT 术后结核病治疗的复杂性,临床上需要全面、综合的考虑,降低移植物丢失,避免移植受者死于结核病。由于移植后活动性结核病的治疗比较困难,应尽可能在移植前诊断和治疗活动性结核病。抗结核药物与免疫抑制剂间代谢干扰如表1所示。

表1　部分抗结核药物对抗排斥反应药物的影响作用

	异烟肼	利福平(利福喷丁)	吡嗪酰胺	乙胺丁醇	链霉素	莫西沙星/左氧氟沙星
皮质类固醇激素	提高糖皮质激素水平,增加其不良反应(肝代谢抑制)	降低糖皮质激素水平及效果(肝代谢诱导)	无影响	无影响	无影响	增加肌腱相关的不良反应
环孢素	无影响	降低环孢素血药浓度及疗效(肝代谢诱导)	无影响	无影响	增加肾毒性的风险(增加毒性)	增加环孢素血药浓度(仅左氧氟沙星)
他克莫司	无影响	降低他克莫司血药浓度及疗效(肝代谢诱导)	无影响	无影响	增加肾毒性的风险(增加毒性)	无影响
雷帕霉素/西罗莫司	无影响	降低雷帕霉素/西罗莫司血药浓度及疗效(肝代谢诱导)	无影响	无影响	无影响	无影响
霉酚酸酯	无影响	降低霉酚酸酯血药浓度及疗效(肠肝循环障碍)	无影响	无影响	无影响	降低霉酚酸酯的血药浓度

推荐意见：

12. 建议对移植受者使用与当地普通人群相同的结核病治疗方案(2-D)；短程化疗推荐2HRZE/4HR(1-A)。

13. 利福霉素类抗结核药物与免疫抑制剂之间代谢干扰明显增加抗结核治疗的复杂性，且明显增加了抗结核药物自身不良反应的发生频率(1-C)。

14. 对于不严重的病例，可选用不联合利福霉素类的抗结核方案，从而降低移植排斥反应发生的风险(1-C)；可使用利福喷丁代替利福平，以减少利福平与钙调磷酸酶抑制剂(CNI)和哺乳动物雷帕霉素靶蛋白抑制剂(mTORi)的相互作用(1-A)。

15. 对于接受利福平治疗的受者，推荐监测 CNI 和 mTORi 血药浓度(1-C)。

16. 骨、关节结核治疗疗程推荐 6~9 个月(1-A)；中枢神经系统结核治疗疗程推荐 9~12 个月(2-B)；严重播散的结核治疗疗程推荐 6~9 个月(1-B)；治疗周期的长短取决于对抗结核治疗的反应性和继续治疗阶段中的用药方案(2-C)；继续治疗除标准方案外，多数推荐针对尚有免疫活性患者的个体化或经验性用药治疗(未分级)。

移植术后发生结核病提示患者免疫功能低下，在临床观察没有排斥反应和抗结核药物自身不良反应的前提下，抗结核药物应尽可能足量、足疗程，保证抗结核治疗的有效性；不要单纯考虑抗结核药物会导致 CNI 类药物浓度下降这一现象，而将抗结核药物减量；同时不需要刻意提高 CNI 类药物浓度，只要规律监测移植器官功能、T 淋巴细胞亚群及尿常规等变化，及时发现和调整即可。

关于儿童受者结核病的研究及样本量都较少，但目前已有数据显示其临床特点与成人受者的一致性。在移植后免疫抑制状态下，一些儿童结核病的特异性症状可能会进一步放大。换言之，即增加了诸如播散型肺结核和一些肺外结核以及因结核病直接或间接死亡的风险。

推荐意见：

17. 加强对儿童移植候选者及其亲属活动性结核病的筛查，对 LTBI 儿童患者应考虑使用异烟肼预防治疗，以降低其移植后结核病发病风险(1-C)。

4 总结与展望

SOT 术后结核病的诊断和治疗面临许多挑战，本指南的发布对提高 SOT 术后潜在性和活动性结核病的诊疗水平有着重要意义。希望今后能开发不良反应少且与免疫抑制剂无相互作用的抗结核药物，缩短和简化抗结核治疗，简化 SOT 术后结核病预防和治疗的复杂性，利于提高 SOT 受者与移植物的长期存活。

5 利益声明

本指南的发布不存在与任何公司、机构或个人之间的利益冲突。

参 考 文 献

[1] GRADE working group[DB/OL]. http://www.gradeworkinggroup.org/index.htm.

[2] Subramanian A, Dorman S. Mycobacterium tuberculosis in solid organ transplant recipients[J]. Am J Transplant, 2009, 9(Suppl 4): S57- S62.

［3］ Singh N, Paterson DL. Mycobacterium tuberculosis infection in solid-organ transplant recipients：impact and implications for management［J］. Clin Infect Dis,1998,27(5)：1266-1277.

［4］ Aguado JM, Herrero JA, Gavaldá J, et al. Clinical presentation and outcome of tuberculosis in kidney, liver, and heart transplant recipients in Spain. Spanish Transplantation Infection Study Group, GESITRA［J］. Transplantion,1997,63(9)：1278-1286.

［5］ Horne DJ, Narita M, Spitters CL, et al. Challenging issues in tuberculosis in solid organ transplantation［J］. Clin Infect Dis,2013,57(10)：1473-1482.

［6］ Currie AC, Knight SR, Morris PJ. Tuberculosis in renal transplant recipients：the evidence for prophylaxis. Challenging issues in tuberculosis in solid organ transplantation［J］. Transplantion,2010,90(7)：695-704.

［7］ Torre-Cisneros J, Doblas A, Aguado JM, et al. Tuberculosis after solid-organ transplant：incidence, risk factors, and clinical characteristics in the RESITRA(Spanish Network of Infection in Transplantation) cohort［J］. Clin Infect Dis,2009,48(12)：1657-1665.

［8］ Reis-Santos B, Gomes T, Horta BL, et al. Tuberculosis prevalence in renal transplant recipients：systematic review and meta-analysis［J］. J Bras Nefrol,2013,35(3)：206-213.

［9］ Yehia BR, Blumberg EA. Mycobacterium tuberculosis infection in liver transplantation［J］. Liver Transpl, 2010,16(10)：1129-1135.

［10］ Subramanian AK, Morris MI; AST Infectious Diseases Community of Practice. Mycobacterium tuberculosis infections in solid organ transplantation［J］. Am J Transplant. 2013,13(Suppl 4)：68-76.

［11］ Bumbacea D, Arend SM, Eyuboglu F, et al. The risk of tuberculosis in transplant candidates and recipients：a TBNET consensus statement［J］. Eur Respir J,2012,40(4)：990-1013.

［12］ Sun HY. Treating tuberculosis in solid organ transplant recipients［J］. Curr Opin Infect Dis,2014,27(6)：501-505.

［13］ Aguado JM, Torre-Cisneros J, Fortún J, et al. Tuberculosis in solid-organ transplant recipients：consensus statement of the group for the study of infection in transplant recipients (GESITRA) of the Spanish Society of Infectious Diseases and Clinical Microbiology［J］. Clin Infect Dis,2009,48(9)：1276-1284.

［14］ Lopez de Castilla D, Schluger NW. Tuberculosis following solid organ transplantation［J］. Transpl Infect Dis, 2010,12(2)：106-112.

［15］ Hall CM, Willcox PA, Swanepoel CR, et al. Mycobacterial infection in renal transplant recipients［J］. Chest, 1999,106(2)：435-439.

［16］ Borgdorff MW, Veen J, Kalisvaart NA, et al. Mortality among tuberculosis patients in the Netherlands in the period 1993-1995［J］. Eur Respir J,1998,11(4)：816-820.

［17］ Centers for Disease Control and Prevention(CDC). Transplantation-transmitted tuberculosis-Oklahoma and Texas,2007［J］. MMWR Morb Mortal Wkly Rep,2008,57(13)：333-336.

［18］ 中华医学会结核病学分会. 肺结核诊断和治疗指南［J］. 中华结核和呼吸杂志,2001,24(2)：70-73.

原载于《中华移植杂志(电子版)》,2016,10(2)：49-52

器官移植受者巨细胞病毒
感染临床诊疗指南

中华医学会器官移植学分会
中国医师协会器官移植医师分会

1 前言

巨细胞病毒（Cytomegalovirus，CMV）感染是实体器官移植（solid organ transplantation，SOT）术后最为常见的病毒感染，临床表现多样。未采取预防措施的 SOT 受者 CMV 感染率较高，在不同移植类型和不同患者人群中也存在明显差异[1-2]。CMV 侵入人体，称为 CMV 感染，可为静止性感染或活动性感染。CMV 侵袭肺、肝脏、胃肠道、肾上腺、中枢神经系统以及骨髓等多种器官组织并引起相应临床症状，称为 CMV 病。CMV 感染可对移植受者造成多方面损害，包括移植物功能丧失、受者死亡或医疗成本增加[3-4]。CMV 感染与移植物急性排斥反应互有促进作用[5]；并可增加或加重移植受者各种机会性感染，如 CMV 肺炎等。

近年来，国际多个相关学会发布了针对 SOT 受者 CMV 感染的诊疗指南[6-11]。参考中华医学会 2010 版《器官移植术后巨细胞感染临床诊疗指南》和国际相关指南的更新内容，我们组织专家制订了《中国实体器官移植受者巨细胞病毒感染诊疗指南（2016 版）》，以期为我国 SOT 术后 CMV 感染的规范化防治提供指导意见。

2 SOT 受者 CMV 感染的主要危险因素

2.1 供、受者血清 CMV 状况

潜伏在供者体内的 CMV 能够随着移植器官转移至受者体内并重新激活，因此接受血清 CMV 阳性供者的器官移植的 CMV 阴性受者（即供者阳性/受者阴性，D^+/R^-）应视为 CMV 感染极高风险人群。相对而言，D^-/R^- 移植受者 CMV 感染的发生率最低（<5%）。

2.2 移植器官的种类

CMV 感染风险与移植器官的种类相关：肺、小肠、胰腺移植受者比肾、肝移植受者危险性更高。感染可能与受者自身免疫抑制程度或其他内源性因素以及移植物中的病毒负荷水平等有关[11-13]。

2.3 其他危险因素

其他危险因素包括受者的免疫力低下（免疫抑制剂维持治疗和抗淋巴细胞抗体的应用）、合并其他病毒感染、急性排斥反应、高龄和器官移植物功能不全等[6,14]；供者在重症监护病房（ICU）监护治疗时间较长，面临多重感染的风险，移植后也可造成受者获得性感染风险增加[15]。

推荐意见：

1. 推荐所有器官移植供、受者术前均进行 CMV 血清学检测,参考风险分层,指导制定预防策略(1-B)。

2. 建议术后对受者进行 CMV-IgG 血清学检测(1-B)。抗 CMV-IgM 阳性或抗 CMV-IgG 呈 4 倍以上增高者为高危;结果为临界值或不确定时,可按阳性考虑(2-C)。

3. ABO 血型不合器官移植、接受淋巴细胞清除性抗体治疗以及术前存在人类免疫缺陷病毒感染的受者均可视为高危患者(1-B)。

3 实验室诊断

实验室检测是诊断 SOT 术后 CMV 感染的主要依据[9]。目前临床应用较为广泛的是 CMV DNA 和 CMV 早期抗原 pp65 检测[16]。

推荐意见：

4. CMV 的早期快速诊断,推荐外周血及尿液的 CMV DNA 核酸定量(quantitative nucleic acid,QNAT)检测,或间接免疫荧光法(indirect immunofluorescence assay,IFA)外周血白细胞的 CMV-pp65 抗原检测(1-A)。CMV DNA 病毒载量>10^3 拷贝/ml 为病毒复制阳性,CMV-pp65 抗原 1 个以上细胞阳性即可报告阳性。

5. 术后早期,建议每周检测 CMV DNA 和 CMV-pp65 抗原各 1 次,连续检测 12 周(1-C)。

4 移植术后 CMV 感染的预防方案

各移植中心预防 CMV 感染的方案不尽相同,且不同 SOT 受者间亦存在明显差异,通常采用普遍性预防(universal prophylaxis)或抢先治疗(pre-emptive therapy)策略。前者是在移植后一个特定时期(通常是 3 个月内)对所有 CMV 感染高危患者进行抗病毒预防;后者则是在实验室检查结果阳性或临床迹象表明存在早期 CMV 复制(如特定的病毒载量)的情况下实施抗病毒治疗,其目的是防止无症状 CMV 感染向 CMV 病进展[17]。如果能建立规范的病毒监测预警标准,抢先治疗无疑是最佳选择。但在目前尚无可靠标准的情况下,鉴于 CMV 感染的多重危害性,建议对高危受者选择普遍性预防[18]。

4.1 普遍性预防[19]

普遍性预防通常利大于弊。最常用的药物是更昔洛韦和缬更昔洛韦。肾移植受者还可选择伐昔洛韦。心、肺移植受者可选择免疫球蛋白联合抗病毒药物用于普遍性预防。

普遍性预防也有其局限性,例如长期接触抗病毒药物具有发生迟发性 CMV 病的潜在危险。研究表明,CMV 血清学检查 D+/R- 以及淋巴细胞清除抗体治疗均是迟发性 CMV 感染/CMV 病的高危因素[20]。估算肾小球滤过率较低的肾移植受者发生迟发性 CMV 感染的风险较高,预防用药结束 1 年内应加强上述患者的 CMV 病毒载量监测[21]。

推荐意见：

6. 推荐移植术后存在 CMV 感染风险的 SOT 受者均接受普遍性预防。用于普遍性预防的抗病毒药物和不同器官移植受者的普遍性预防推荐意见见"3. 常用抗 CMV 病毒药物"和"4. 不同器官移植的预防治疗方案"。

7. 缬更昔洛韦是成年 SOT 受者普遍性预防优先选用药物,但对于肝移植受者建议谨慎使用。此外,替代方案包括静脉滴注更昔洛韦、口服更昔洛韦以及伐昔洛韦(仅用于肾移植受者)等(1-A)。建议静脉注射免疫球蛋白(IVIg)和 CMV 免疫球蛋白(CMVIg)用于心、肺移植受者(1-C)和小肠移植受者(2-C)的辅助性预防治疗。

8. 建议普遍性预防方案在移植后 10 日内即开始(1-A)。

9. 普遍性预防的时间应参考供者与受者 CMV 的血清学检查结果及移植类型。

10. 对于接受 CMV 阴性输血或去白细胞输血治疗的 CMV D$^-$/R$^-$ 的 SOT 受者,不推荐采用针对 CMV 的普遍性预防(2-C)。

4.2 抢先治疗

采用抢先治疗方案需要定期进行实验室检查,监测 CMV 病毒血症,在明确 CMV 病毒复制时即开始进行抗病毒治疗。对于 CMV D$^+$/R$^-$ 的极高风险受者和肺移植受者,抢先治疗效果可能不及普遍性预防。抢先治疗的推荐治疗流程见图 1。

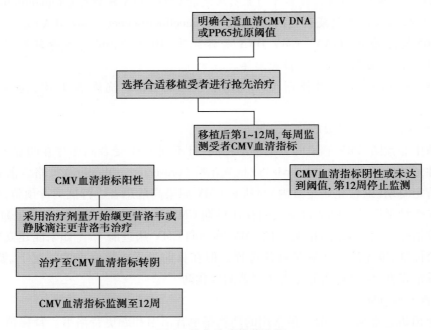

图 1   抢先治疗推荐流程

推荐意见:

11. 对 CMV D$^+$/R$^-$ 受者和肺移植受者推荐使用普遍性预防,而对 CMV 阳性的肾、肝、胰腺及心脏移植受者,建议选择抢先治疗［见“(四)不同器官移植的预防治疗方案”］。

12. 当 CMV DNA 和 CMV-pp65 抗原同时阳性时,即使临床未出现发热等症状,也建议采取抢先治疗。当二者单一阳性时,建议密切观察、重复监测。如有发热等临床症状,启动抢先治疗。

13. 抢先治疗的推荐药物为口服缬更昔洛韦或静脉滴注更昔洛韦(1-A)。推荐疗程:持续至血清 CMV DNA 或 CMV-pp65 抗原转阴(1-C),转阴后至少持续 2 周(2-C)。不推荐口服更昔洛韦、伐昔洛韦、膦甲酸钠与西多福韦等用于抢先治疗。

4.3 常用抗 CMV 病毒药物[10]

1. 缬更昔洛韦:为抗 CMV 一线用药,服用方便,主要不良反应为白细胞减少。预防用药剂量为 900mg,口服,每日 1 次。治疗剂量为 900mg,口服,每日 2 次。成人剂量应根据肾功能状态进行调整,血肌酐(Ccr)<60ml/min 时,剂量为 450mg,每日 1 次,Ccr<40ml/min 时,剂量为 450mg,隔日 1 次。

2. 口服更昔洛韦:为抗 CMV 一线预防用药,仅用于预防,用药剂量为 1000mg,口服,每日 3 次。因其口服生物利用度低,服药负担重,可出现白细胞减少症以及耐药风险较大等,不推荐用于治疗。

3. 静脉滴注更昔洛韦:为抗 CMV 一线预防用药,用于预防、抢先治疗和 CMV 病治疗。预防用药剂量为 5mg/kg,静脉滴注,每日 1 次;治疗剂量为 5mg/kg,静脉滴注,每日 2 次。主要不良反应为白细胞减少,静脉留管时间较长可出现相关并发症。

4. 伐昔洛韦:仅用于肾移植受者,剂量为 2.0g,口服,每日 4 次。因其服药负担重以及神经系统相关不良事件发生风险高,不推荐用于抢先治疗。

5. 膦甲酸钠:为抗 CMV 二线治疗药物,不推荐用于预防和抢先治疗,其肾毒性大。用于UL97 突变型更昔洛韦耐药的 CMV 病治疗,剂量为 60mg/kg,每 8h 1 次,或 90mg/kg,每 12h 1 次,静脉滴注。

6. 西多福韦为抗 CMV 三线治疗药物,不推荐用于预防和抢先治疗,其肾毒性大。用于UL97 突变型更昔洛韦耐药的 CMV 病治疗,剂量为 5mg/kg,每周 1 次,2 个疗程之后改为每 2 周 1 次。

4.4 不同器官移植的预防治疗方案[10]

推荐意见:

14. 肾脏、肝脏、胰腺、胰肾联合移植。对 CMV D⁺/R⁻ 受者均推荐普遍性预防(1-A)。药物选择:缬更昔洛韦、口服更昔洛韦或静脉滴注更昔洛韦,伐昔洛韦仅限于肾移植。用药周期一般为 3~6 个月,肾移植为 6 个月(1-A)。上述移植受者也可选择抢先治疗(1-A)。移植后每周监测 CMV DNA 或 CMV-pp65 抗原,为期 12 周,如果检测结果为阳性,可用缬更昔洛韦或静脉滴注更昔洛韦治疗直至转阴(1-A)。

对 CMV 阳性受者推荐普遍性预防,肝、肾移植者的用药周期为 3 个月(1-A),胰腺移植受者选择普遍性预防(1-C)。上述移植受者均可选择抢先治疗(1-A)。

15. 心脏、肺、心肺联合移植。所有受者均推荐普遍性预防(1-A)。药物选择:缬更昔洛韦、口服更昔洛韦、静脉滴注更昔洛韦(1-A),一些中心采用 CMVIg 辅助治疗(1-C)。关于用药周期,CMV D⁺/R⁻ 心脏移植受者为 3~6 个月(1-A),肺、心肺联合移植为 12 个月(1-A),一些中心甚至超过 12 个月(1-C)。对 CMV 阳性的心脏移植受者用药周期为 3 个月,肺、心肺联合移植为 3~6 个月(1-C)。

16. 小肠移植或复合组织移植。所有受者均推荐普遍性预防(2-C)。药物选择:缬更昔洛韦、静脉滴注更昔洛韦。用药周期为 3~6 个月。

5 CMV 病的治疗

5.1 CMV 病治疗的一线推荐方案

CMV 病治疗的一线抗病毒药物为静脉滴注更昔洛韦和口服缬更昔洛韦[见"（三）常用抗 CMV 病毒药物"]。中重度患者可酌情减低免疫抑制剂用量[22]。

推荐意见：

17. CMV 病治疗药物推荐：严重或危及生命的 CMV 病，推荐静脉滴注更昔洛韦作为初始治疗方案。轻、中度 CMV 病推荐口服缬更昔洛韦作为初始治疗方案（1-A）。

18. 建议维持 CMV 病的治疗直至达到以下标准：临床症状缓解，CMV DNA 或 CMV-pp65 抗原转阴，且持续抗病毒治疗至少 2 周（1-A）。

19. 静脉滴注更昔洛韦达到临床症状缓解和病毒复制得到控制，推荐改为口服缬更昔洛韦（2-C）。

20. 不建议将阿昔洛韦和口服更昔洛韦用于 CMV 病的治疗（1-C）；活动性 CMV 感染患者接受口服更昔洛韦治疗可导致更昔洛韦耐药（1-C）。

21. 存在危及生命的 CMV 病、CMV 肺炎或其他严重疾病时，可考虑加用免疫球蛋白或 CMVIg（1-C）。

22. 对中、重度 CMV 病患者，应参考其免疫抑制程度减少免疫抑制剂的用量。咪唑立宾与更昔洛韦具有协同抗 CMV 的作用，亦可将霉酚酸类药物转换为咪唑立宾（1-C）。

5.2 更昔洛韦耐药性 CMV 感染/CMV 病的治疗[23-25]

由于 SOT 术后 CMV 感染的防治广泛采用更昔洛韦，致使对更昔洛韦耐药的 CMV 越来越普遍。CMV 耐药的危险因素包括 CMV D^+/R^-、口服并长期使用更昔洛韦（>3 个月）、高病毒载量（>10^3 拷贝/ml）及高效免疫抑制剂的应用。常用于确定更昔洛韦耐药性的检测方法有 2 种，即病毒耐药表型和基因型检测。CMV 基因组突变是病毒耐药的基础机制。病毒 UL97 激酶基因和 UL54 聚合酶的突变是目前较为特异的检测位点。如果 UK97 基因发生了突变，病毒则对更昔洛韦耐药而对西多福韦（cidofovir）和鳞甲酸较为敏感。UL54 和早先存在（pre-existing）UL97 均突变则增加更昔洛韦抗药性，且常合并不同水平的其他 CMV 交叉抗药性。

目前更昔洛韦耐药的治疗方案十分有限，包括降低免疫抑制剂用量、应用 CMVIg、加大更昔洛韦用量或换用其他抗病毒药物等。

推荐意见：

23. 使用更昔洛韦或缬更昔洛韦（普遍性预防或抢先治疗）较长疗程后仍发生 CMV 病的受者，以及标准更昔洛韦治疗无效的 CMV 病患者应高度怀疑更昔洛韦耐药，推荐进行 CMV 基因型检测，其准确性优于耐药表型检测（1-C）。

24. 建议对发生 CMV 耐药的患者，减少免疫抑制剂的用量（2-C）；可换用西罗莫司（2-C）；也可将霉酚酸类药物换为咪唑立宾（2-C）。

25. CMV 耐药的经验性治疗包括加大静脉滴注更昔洛韦剂量（增至 10mg/kg，每日 2 次）或联用全效剂量膦甲酸钠（1-C）。具体治疗则应参考 CMV 基因型检测结果实施（1-C）。必要时可选择西多福韦（2-C）。

26. 建议将 CMVIg 作为抗病毒治疗的辅助用药(2-C)。

6 儿童器官移植后 CMV 感染/CMV 病的防治[26-27]

CMV 感染仍是儿童器官移植后最常见的感染类型之一,儿童 CMV 病的临床表现与成人相比并无明显特殊性。CMV D⁺/R⁻ 的儿童受者是 CMV 感染的高危人群;使用过大剂量的免疫抑制剂也会明显增加 CMV 感染的风险。移植后普遍性预防可显著降低 CMV 感染率。更昔洛韦与缬更昔洛韦是儿童 SOT 受者抗 CMV 感染最有效的药物,其他二、三线用药包括膦甲酸钠、西多福韦、CMVIg 等。

6.1 儿童器官移植术前筛查

推荐意见:

27. 推荐对儿童 SOT 受者行尿液 CMV 培养,培养结果阳性,则考虑 CMV 感染;如结果阴性,采用"最高风险"原则,亦应密切监测患儿血清学状态,以预防 CMV 感染(2-C)。

28. 对于<18 月龄的儿童供者,如果 CMV 血清阳性,则考虑供者感染 CMV(1-C)。

6.2 儿童 SOT 术后 CMV 感染的防治

成人移植受者的 CMV 感染的普遍性预防和抢先治疗原则及推荐意见亦适用于儿童受者,但不能完全照搬成人的用药方案。

推荐意见:

29. 推荐儿童尤其是年龄较小儿童 CMV 感染防治的主要药物为静脉滴注更昔洛韦(1-B);病情稳定后改为口服缬更昔洛韦(2-C)。小儿缬更昔洛韦的用量(mg) = 7×体表面积(BSA)×肌酐清除率。但该药的儿童剂型尚未在我国上市。

30. 推荐静脉滴注更昔洛韦预防性治疗疗程为 14d 至 3 个月,并综合考虑导管插管相关感染的风险(1-C)。

31. 普遍性预防的疗程可参考下列相关因素,包括移植器官类型、供受者移植前的 CMV 血清型、移植中心 CMV 病治疗经验以及受者的免疫抑制状态等(2-C)。

7 CMV 性肺炎(cytomegalovirus pneumonia,CMP)合并卡氏肺孢子虫肺炎(pneumocystsiscarinii pneumonia,PCP)的防治

PCP 与 CMP 是 SOT 受者常见的肺部机会性感染,尤其当受者 CD4⁺T 淋巴细胞计数明显降低时,上述感染的发生率显著增加[28]。

7.1 CMP 合并 PCP 的诊断

患者的肺组织标本和支气管肺泡灌洗液(bronchoalvoelar lavage fluid,BALF)涂片镜检发现肺孢子虫的滋养体或孢囊即为 PCP 检验阳性;发现 CMV 包涵体即为 CMV 检验阳性。

7.2 CMP 合并 PCP 的治疗

治疗 CMP 合并 PCP 时,优先考虑针对性的联合治疗。

推荐意见:

32. 推荐复方磺胺甲噁唑静脉滴注联合更昔洛韦的治疗方案,可以联合应用卡泊芬净或米卡芬净治疗(1-B)。

33. 联合治疗时,根据其病情严重程度可适当减少免疫抑制剂的用量(1-C)。

8 总结与展望

CMV 感染是 SOT 术后常见的、影响预后甚至危及受者生命的疾病过程。本指南内容包括背景、流行病学数据以及实验室诊断方法、预防与治疗的建议。《指南》将为我国 SOT 后 CMV 感染的防治提供理论指导,对加强多学科合作、提高我国 SOT 整体水平具有重要意义。但仍有几个方面的问题有待解决,如预防用药的最佳疗程、最佳的抢先治疗策略及其对疾病间接后果的影响、用于成人的防治方案是否能同样适用于儿童受者等。对于个别移植受者的特殊情况,推荐意见可为这些复杂病情的处理提供可选择的方案。

利益声明

本指南的发布不存在与任何公司、机构或个人之间的利益冲突。

参 考 文 献

[1] Lowance D, Neumayer HH, Legendre CM, et al. Valacyclovir for the prevention of cytomegalovirus disease after renal transplantation. International Valacyclovir Cytomegalovirus Prophylaxis Transplantation Study Group[J]. N Engl J Med, 1999, 340(19):1462-1470.

[2] Pescovitz MD. Benefits of cytomegalovirus prophylaxis in solid organ transplantation[J]. Transplantation, 2006, 82(2 Suppl):S4-8.

[3] Linares L, Sanclemente G, Cervera C, et al. Influence of cytomegalovirus disease in outcome of solid organ transplant patients[J]. Transplant Proc, 2011, 43(6):2145-2148. DOI:10.1016/j.transproceed.2011.05.007.

[4] Hagenmeyer EG, Häussler B, Hempel E, et al. Resource use and treatment costs after kidney transplantation: impact of demographic factors, comorbidities, and complications[J]. Transplantation, 2004, 77(10):1545-1550.

[5] Sagedal S, Nordal KP, Hartmann A, et al. The impact of cytomegalovirus infection and disease on rejection episodes in renal allograft recipients[J]. Am J Transplant, 2002, 2(9):850-856.

[6] Kotton CN, Kumar D, Caliendo AM, et al. International consensus guidelines on the management of cytomegalovirus in solid organ transplantation[J]. Transplantation, 2010, 89(7):779-795. DOI:10.1097/TP.0b013e3181cee42f.

[7] Allen U, Humar A, Limaye A, et al. Discipline of Transplant Infectious Diseases (ID). Foreword[J]. Am J Transplant, 2009, 9 Suppl 4:S1-2. DOI:10.1111/j.1600-6143.2009.02886.x.

[8] Humar A, Snydman D; AST Infectious Diseases Community of Practice. Cytomegalovirus in solid organ transplant recipients[J]. Am J Transplant, 2009, 9 Suppl 4:S78-86. DOI:10.1111/j.1600-6143.2009.02897.x.

[9] Baillie GM. Prevention of cytomegalovirus disease in solid organ transplant patients: prophylactic versus preemptive therapy[J]. Am J Health Syst Pharm, 2006, 63(19 Suppl 5):S10-16.

[10] Razonable RR, Humar A, AST Infectious Diseases Community of Practice[J]. Cytomegalovirus in solid organ transplantation. Am J Transplant, 2013, 13 Suppl 4:93-106. DOI:10.1111/ajt.12103.

[11] Doron S, Ruthazer R, Werner BG, et al. Hypogammaglobulinemia in liver transplant recipients: incidence, timing, risk factors, and outcomes[J]. Transplantation 2006, 81(5):697-703.

［12］ Goldfarb NS, Avery RK, Goormastic M, et al. Hypogammaglobulinemia in lung transplant recipients［J］. Transplantation,2001,71(2):242-246.

［13］ Eshraghi H,Hekmat R. Which CMV viral load threshold should be defined as CMV infection in kidney transplant patients?［J］. Transplant Proc,2015,47(4):1136-1139. DOI:10. 1016/j. transproceed. 2014. 11. 066.

［14］ Kanter J,Pallard L,Gavela E, et al. Cytomegalovirus infection renal transplant recipients:risk factors and outcome［J］. Transplant Proc,2009,41(6):2156-2158. DOI:10. 1016/j. transproceed. 2009. 06. 057.

［15］ Fishman JA,Grossi PA. Donor-derived infection--the challenge for transplant safety［J］. Nat Rev Nephrol, 2014,10(11):663-672. DOI:10. 1038/nrneph. 2014. 159.

［16］ Razonable RR,Paya CV,Smith TF. Role of the laboratory in diagnosis and management of cytomegalovirus infection in hematopoietic stem cell and solid-organ transplant recipients［J］. J Clin Microbiol,2002,40(3): 746-752.

［17］ Beam E, Razonable RR. Cytomegalovirus in solid organ transplantation: epidemiology, prevention, and treatment［J］. Curr Infect Dis Rep,2012,14(6):633-641. DOI:10. 1007/s11908-012-0292-2.

［18］ Strippoli GF,Hodson EM,Jones C, et al. Preemptive treatment for cytomegalovirus viremia to prevent cytomegalovirus disease in solid organ transplant recipients［J］. Transplantation,2006,81(2):139-145.

［19］ Eid AJ,Razonable RR. New developments in the management of cytomegalovirus infection after solid organ transplantation［J］. Drugs,2010,70(8):965-981.

［20］ Hibberd PL,Tolkoff-Rubin NE,Conti D, et al. Preemptive ganciclovir therapy to prevent cytomegalovirus disease in cytomegalovirus antibody-positive renal transplant recipients. A randomized controlled trial［J］. Ann Intern Med,1995,123(1):18-26.

［21］ Jamal AJ,Husain S,Li Y, et al. Risk factors for late-onset cytomegalovirus infection or disease in kidney transplant recipients［J］. Transplantation, 2014, 97(5): 569-575. DOI:10. 1097/01. tp. 0000438197. 38413. f2.

［22］ Asberg A,Humar A,Rollag H, et al. Oral valganciclovir is noninferior to intravenous ganciclovir for the treatment of cytomegalovirus disease in solid organ transplant recipients［J］. Am J Transplant,2007,7(9): 2106-2113.

［23］ Torre-Cisneros J,Aguado JM,Caston JJ, et al. Management of cytomegalovirus infection in solid organ transplant recipients:SET/GESITRA-SEIMC/REIPI recommendations［J］. Transplant Rev (Orlando),2016,30 (3):119-143. DOI:10. 1016/j. trre. 2016. 04. 001.

［24］ Bhorade SM,Lurain NS,Jordan A, et al. Emergence of ganciclovir-resistant cytomegalovirus in lung transplant recipients［J］. J Heart Lung Transplant,2002,21(12):1274-1282.

［25］ Lurain NS, Chou S. Antiviral drug resistance of human cytomegalovirus［J］. Clin Microbiol Rev,2010,23 (4):689-712. DOI:10. 1128/CMR. 00009-10.

［26］ Green M,Michaels MG,Katz BZ, et al. CMV-IVIG for prevention of Epstein Barr virus disease and posttransplant lymphoproliferative disease in pediatric liver transplant recipients［J］. Am J Transplant,2006,6(8): 1906-1912.

［27］ Kelly DA,Bucuvalas JC,Alonso EM, et al. Long-term medical management of the pediatric patient after liver transplantation:2013 practice guideline by the American Association for the Study of Liver Diseases and the American Society of Transplantation [J]. Liver Transpl, 2013, 19 (8) : 798-825. DOI: 10. 1002/lt. 23697.

[28] Kizilarslanoglu MC, Aksoy S, Yildirim NO, et al. Temozolomide- related infections: review of the literature [J]. J BUON, 2011, 16(3) : 547-550.

原载于《中华器官移植杂志》, 2016, 37(9) : 561-565

器官移植受者 EB 病毒感染和移植后淋巴增殖性疾病临床诊疗指南

中华医学会器官移植学分会
中国医师协会器官移植医师分会

1 前言

近年来,外科手术技术、免疫抑制药物、预防性抗感染药物、移植前供/受者风险评估等的发展已显著降低了实体器官移植(solid organ transplant,SOT)术后并发症发生率和死亡率,但感染及因此引发的相关疾病在 SOT 受者中仍较常见[1-2]。其中与 EB 病毒(epstein-barr virus,EBV)感染相关的移植后淋巴增殖性疾病(post-transplant lymphoproliferative disorder,PTLD)是SOT 受者的严重并发症,其总体死亡率高达 50%,为移植术后死亡的重要原因之一[3-4]。

PTLD 在 SOT 受者中具有较特异的流行病学和临床特征,其诊断、治疗及预后均有别于其他人群的淋巴增殖性疾病。尽管我们对 EBV 及其相关疾病的认识在不断提高,但对于SOT 受者 EBV 感染和 PTLD 的临床诊断和治疗尚缺乏规范和共识。中华医学会器官移植学分会和中国医师协会器官移植医师分会组织器官移植专家以及血液病专家,以国内外临床证据为基础,并参考 2013 年美国移植学会《实体器官移植 EB 病毒及移植后淋巴增殖性疾病诊治指南》[3]、2014 年欧洲临床微生物与感染性疾病学会《实体器官移植受者 EB 病毒相关移植后淋巴增殖性疾病诊治指南》[5]等文件制订本指南,以帮助器官移植工作者规范和优化EBV 感染及相关疾病的诊断和治疗。

2 指南参照的推荐级别/证据水平标准

本指南按照"推荐分级的评估、制定与评价(GRADE)"系统对证据质量等级和推荐强度进行分级。

3 概述和流行病学特点

EBV 是隶属于 γ 疱疹病毒的 DNA 病毒,唯一宿主是人类,主要侵袭人 B 细胞与口咽部上皮细胞。EBV 感染多指人群感染 EBV 后的一种携带状态,可无临床症状。EBV 人群易感性高,主要通过飞沫传播,SOT 受者还可能经由 EBV 血清学阳性的供者或输注未去除白细胞成分的血制品获得。移植时受者 EBV 血清学阳性率与年龄相关,约 90% ~ 95% 的成人受者血清中可检测到 EBV 抗体[6],亚洲成人 EBV 血清学阳性率超过 95%[10]。人体感染 EBV后 90% 以上并无临床症状,少数患者在机体免疫力低下时,病毒在体内扩增同时引起患者发热、肝脾淋巴结肿大及脏器功能受损等表现,导致 EBV 病。个体感染 EBV 后可导致体内被感染的 B 细胞克隆性增生。此活化增殖的过程在免疫机能正常的个体中会受到 B 细胞凋亡触发机制(主要由 EBV 特异性细胞毒 T 细胞诱导)的调控,但对于接受免疫抑制治疗的 SOT 受者,上述 B 细胞凋亡触发过程受到抑制,使得 EBV 诱发的 B 细胞增殖与免疫系统(增殖、凋亡)间的平衡被破坏,异常 B 细胞克隆性增生,造成 PTLD[6]。

2008 年,世界卫生组织(World Health Organization,WHO)发布了《造血与淋巴组织肿瘤分类》,定义 PTLD 为 SOT 或造血干细胞移植受者因免疫抑制状态而发生的淋巴组织或浆细胞由良性组织增殖到恶性肿瘤的淋巴系统增殖性疾病,属于免疫缺陷相关淋巴组织增生性病变。PTLD 为一组异质性病变,包括多种组织病理学类型,从反应性多克隆 B 细胞良性增生到恶性侵袭性淋巴瘤,各种疾病形式具有不同的生物学和临床特征,恶性侵袭性淋巴瘤进展迅速,如未得到及时和科学治疗,常会导致患者死亡[7]。超过 70% PTLD 的发生与 EBV 感染相关[8-9]。

SOT 术后 EBV 病常见表现形式之一是 PTLD,在移植后 1 年内即免疫抑制最强烈的阶段发病率最高,总体发生率为 1%～20%[11],与器官移植物类型及受者特异性危险因素有关。PTLD 在小肠移植中发生风险最高(最高达 32%),胰腺、心脏、肺和肝移植居中(3%～12%),肾移植最低(1%～2%)。移植后 1 年内发生 PTLD 危险因素如下:移植时受者 EBV 血清学阴性、小于 5 岁的婴儿和儿童、接受强效免疫抑制方案、接受抗 CD3 单克隆抗体和多克隆抗淋巴细胞抗体、受者自身为 CMV 阴性但供者为 CMV 阳性或合并 CMV 病;移植受者 EBV 阴性而供者 EBV 阳性(D+/R−)是发生 PTLD 的高危因素。对于接受移植手术 1 年后的受者,发生 PTLD 的危险因素包括长时间进行免疫抑制治疗和年龄超过 60 岁[3,5,12]。

我国目前缺乏完善的流行病学数据,尚无法推算出准确的 PTLD 发病率。依现有资料,粗略估计我国肝移植术后 PTLD 发病率为 0.4%～1.0%,中位发病时间为术后 12 个月,1 年生存率 60%。预计将来随着强效免疫抑制剂的使用、配型相合程度不佳的移植增多以及抗淋巴细胞制剂的应用,发病率将逐渐上升[13]。

推荐意见:

1. EB 病毒(EBV)原发感染(即移植时 EBV 血清学阴性受者)和反复应用大剂量抗淋巴细胞球蛋白是实体器官移植(SOT)术后早期发生移植后淋巴增殖性疾病(PTLD)的显著危险因素。<18 月龄的受者,无论其血清学检查结果如何,在进行风险评估时均归为 EBV 阴性(1-B)。

4　临床表现

4.1　非 PTLD EBV 感染综合征

EBV 感染后可表现为传染性单核细胞增多症(发热、乏力、渗出性咽炎、淋巴结肿大、肝脾肿大、非典型性淋巴细胞增多)、器官特异性疾病(如肝炎、肺炎、胃肠道症状)及血液系统症状(如白细胞减少、血小板减少、溶血性贫血和噬血细胞综合征等),有些表现可能与 PTLD 完全一样,无法鉴别[3]。

EBV 相关移植后平滑肌肿瘤可发生于 PTLD 之后(初发或继发),中位发病时间是移植后 48 个月,儿童更早。累及部位不典型,当累积多个部位时呈现多发性而非转移性表现[3]。

4.2　EBV 相关 PTLD

临床表现多样,与移植物类型、病变部位及严重程度、病理类型等相关。几乎任何器官都可能出现局灶病变,并常累及移植物,但移植心脏受累罕见。无论移植类型如何,胃肠道总是最常见的受累部位,中枢神经受累约占 4%～15%[11,14]。

常见非特异性症状包括无法解释的发热或盗汗、消瘦、乏力、厌食、嗜睡、咽痛等,移植物受累可能出现相关的黄疸、腹痛、恶心、呕吐、消化道出血或穿孔、气紧、咳嗽等。细致、详尽的体格检查发现虽然大部分是非特异性的表现,但对于追踪受累器官非常重要。可以发现的阳性体征包括淋巴结肿大、肝脾肿大、扁桃腺肿大或炎症、皮下结节、局灶性神经系统体征或多发肿块等[3]。

5　诊断

5.1　EBV 相关检测

(1) 血清学检测:EBV 特异性抗体可用于判断移植前供、受者 EBV 血清学状态,以评估 PTLD 的发生风险[3]。目前临床检测的 EBV 抗体包括早期抗原(early antigen,EA)、衣壳抗原(viral capsid antigen,VCA)-IgA、VCA-IgM、VCA-IgG。

(2) 组织检测:原位杂交方法可以直接检查病变组织或细胞中 EBV 感染情况,具有较高的特异性和敏感性。EBV 编码的小 RNA(EBV-encoded small RNAs,EBER)原位杂交检测 EBV 感染细胞更敏感[3]。

(3) 病毒载量监测:监测 EBV-DNA 载量对于 EBV 相关的 PTLD 诊断、了解疾病状态及疗效判断有指导意义。常规采用荧光定量 PCR 方法监测 EBV-DNA 载量。最适用的样本来源尚有争议[3,11,15]。对个体患者而言,推荐选择有资质的固定实验室进行监测。

(4) 血常规及骨髓检测:外周血中异形淋巴细胞及单个核样淋巴细胞增多对诊断传染性单核细胞增多症样 PTLD 有帮助。PTLD 累及骨髓时可出现外周血细胞减少(少数患者白细胞数增多),骨髓穿刺检查可进一步明确患者血常规异常的原因。

5.2　影像学评估

患者应行颈、胸、腹及盆腔 CT 扫描,正电子发射计算机断层显像(positron emission tomography,PET)-CT 检查可进一步明确病变的范围及性质,并按照 Ann Arbor 分期方法进行临床分期。如有头痛、局灶神经系统异常表现或视力改变时,需行头部 MRI 检查。因中枢神经系统病变对治疗及预后有重要影响,推荐常规进行头部 MRI 或 CT 检查以早期发现无症状病变。由于胃肠道受累较常见,如有消化道出血、持续腹泻、原因不明的腹痛、消瘦等症状,应及时考虑行消化道内镜检查[3,11]。

5.3　组织病理学

组织病理学检查是诊断 PTLD 的金标准[3],应尽量行组织活检。2008 年,WHO 将 PTLD 分为早期病变、多形性 PTLD、单形性 PTLD 以及经典霍奇金淋巴瘤型四大类型,反映了病变从多克隆向单克隆演进,侵袭性逐渐增强,最终发展为淋巴瘤的连续过程[7]。美国、英国等移植学会均沿用这一分类[3,16-17],详见表1。

表 1　PTLD 组织学分类

早期病变

　　浆细胞增生

　　传染性单核细胞增多症样 PTLD

多形性 PTLD

单形性 PTLD（依据类似的淋巴瘤分类）

B 细胞淋巴瘤	弥漫性大 B 细胞淋巴瘤
	Burkitt 淋巴瘤
	浆细胞骨髓瘤
	浆细胞瘤样
	其他
T 细胞淋巴瘤	外周 T 细胞淋巴瘤,不另行规定
	肝脾 T 细胞淋巴瘤
	其他

经典霍奇金淋巴瘤型 PTLD

注:PTLD. 移植后淋巴增殖性疾病

儿童多形性 PTLD 较常见,成人以单形性 B 细胞淋巴瘤为主,最常见的组织学亚型为弥漫性大 B 细胞淋巴瘤[7]。病理诊断还可以结合 EBER 原位杂交等检测,以明确与治疗相关的重要标志物(如 CD20)的表达情况、病毒来源(供者或受者)、EBV 克隆性等[3]。

5.4　临床分期

目前,PTLD 临床分期常用的是根据淋巴结区受累部位或范围进行的 Ann Arbor-Cotswold 改良分期系统,儿童受者也可以采用 Murphy 系统[3]。在治疗过程中,可应用体检、实验室、影像学及病理学检查将 PTLD 分为持续性(治疗中临床表现、组织学及影像学改变均持续存在)、进展性(PTLD 病变原发位点的扩大和/或增加病变新位点)或复发性 PTLD[12]。

推荐意见:

2. 目前组织病理学检查仍是诊断 EBV 相关 PTLD 的金标准(1-B)。

6　预防

6.1　一般预防

SOT 供、受者移植前均应检测 EBV 血清学状态,EBV 血清学阴性的受者应优先选择 EBV 阴性的供者。对发生 PTLD 高风险人群(如原发性 CMV 感染)应警惕 EBV 感染的存在,并密切观察 PTLD 相关的临床表现(发热、腹泻、淋巴结肿大、移植物失功等),情况允许时尽量减少免疫抑制剂的用量[3]。改善全球肾脏病预后组织(Kidney Disease:Improving Global Outcomes,KDIGO)2009 年发布的《KDIGO 临床实践指南:肾移植受者的诊治》建议,对于 EBV 血清学阴性的受者,在发现 EBV 载量增加时即减少免疫抑制剂的用量[18]。

当怀疑移植物急性排斥反应时,免疫抑制剂加量前应谨慎排除 PTLD,监测 EBV DNA 载量,必要时积极采集组织病理学证据[11]。

6.2　抗病毒药物

尚无明确证据支持 SOT 高危受者(EBV D+/R-)常规预防性应用抗病毒药物(如阿昔洛韦、更昔洛韦等)能够降低 PTLD 发生风险。接受抗病毒治疗的受者仍可出现 EBV 载量升高并发生 PTLD[3]。

6.3　免疫预防

输注免疫球蛋白可以在短期内降低 PTLD 的发生风险,但证据有限[3]。

6.4　EBV 病毒载量监测和抢先治疗

对 PTLD 发生高风险人群(尤其是 EBV D+/R-),需进行定量 EBV 病毒载量监测。虽然 EBV 的倍增时间很短(49~56h),但是频繁的监测并未显现出明显的优势。因此,建议移植术后 1 周内检测 1 次;术后 3~6 个月内每月 1 次;第 9、12 个月各 1 次;急性排斥反应经治疗后增加 1 次[18]。1 年以后不再需要常规检测。

有研究证实,常规监测病毒载量升高时,应用抢先治疗策略可以降低 PTLD 的发生率。抢先治疗策略包括减少免疫抑制剂用量、加用抗病毒药物,加用或不加用免疫球蛋白,还包括给予低剂量利妥昔单抗(rituximab,RTX)和过继免疫治疗,但目前只有减少免疫抑制剂用量是得到充足证据支持的干预措施[3,5]。

推荐意见:

3. 在 EBV D+/R-的 SOT 受者中,可预防性应用抗病毒药物和/或免疫球蛋白,但目前尚无充足证据支持这一策略(1-B)。

4. 对于 PTLD 高危受者,应定期监测 EBV 病毒载量(1-B)。建议术后 1 周内检测 1 次;术后 3~6 个月内每月 1 次;第 9、12 个月各 1 次;急性排斥反应经治疗后增加 1 次(1-C)。

5. 在 PTLD 高危受者中,施行抢先治疗策略可以降低 PTLD 发生率,其中减少免疫抑制剂用量是证据充足的干预措施(1-A)。

7　治疗

由于缺乏干预性对照研究数据,EBV 相关 PTLD 的最佳治疗方法尚未确定[3]。减少免疫抑制作为一线治疗方法,可使部分早期病变、病灶局限的病例获得完全缓解,但多数仍需要联合其他治疗方法,包括局部治疗(手术切除、放疗)和多种系统的治疗手段[11]。

7.1　减少免疫抑制

PTLD 治疗的第一步,应尽早开始。如情况许可,应将免疫抑制剂减少至最低允许剂量。文献报道的有效率差异很大(0%~73%),这与疾病类型、样本量大小和减少免疫抑制方法不同有关。对减少免疫抑制反应不佳的预测指标可能包括年龄偏大、大肿块、进展期病变、血清乳酸脱氢酶水平高、多器官功能异常、多器官受累等[3]。减少免疫抑制势必增加移植器官排斥反应发生的风险,心肺移植受者尤其常见,有时是致命性的。治疗反应通常在减少免疫抑制治疗后 2~4 周内出现,观察等待时间一般不超过 4 周,如受者未获得完全缓解,应进行下一步治疗。对于不能减少免疫抑制或进展迅速的病例,应即刻施行其他治疗[11,19]。

7.2　手术切除/局部放疗

对单一病灶 PTLD(Ann Arbor 分期 I 期)的 SOT 受者,手术切除和/或放疗联合减少免疫抑制是一种有效的治疗方案。但若病变类型属高侵袭性,如 Burkitt PTLD,仍首选化疗。

肠穿孔、肠梗阻、难以控制的消化道出血等并发症往往需要紧急手术干预。对于某些特定部位(眼、中枢神经系统)或类型(鼻 NK/T 细胞淋巴瘤)的 PTLD、存在危及生命的梗阻或压迫症状、化疗和单克隆抗体治疗无效的病变需要考虑放疗[17]。

7.3 抗 B 细胞单克隆抗体(抗 CD20 单抗)

多数 EBV 相关 PTLD 来源于 B 细胞并表达 CD20,提供了 RTX 的治疗靶点。RTX 单药治疗减少免疫抑制无效的 CD20 阳性 PTLD 的疗效和安全性,总反应率约为 60%,完全治愈率为 28%~61%,与标准 CHOP 方案(环磷酰胺+多柔比星+长春新碱+泼尼松)疗效相似,但耐受更好,无严重感染相关的毒性反应及治疗相关的死亡。但 RTX 单药治疗容易复发,远期疗效不理想,且对高肿瘤负荷、多个结外部位受累、EBV 阴性及晚期发生的 PTLD 疗效较差[3,20-22]。

7.4 细胞毒性化疗方案

化疗能杀伤异常增殖的淋巴细胞,且具有免疫抑制作用,能够防治移植物排斥反应。对 RTX 治疗反应差的病例以及病理类型为 T 细胞淋巴瘤、Bufkitt PTLD 或霍奇金淋巴瘤的病例均应积极考虑化疗。通常为 CHOP 或 CHOP 样方案。为了提高 RTX 单药治疗的长期有效性并避免单纯化疗的毒性反应,对于减少免疫抑制无效的 CD20 阳性 PTLD 移植患者,可采用 RTX 加化疗如 R-CHOP 方案联合序贯治疗[3]。

7.5 其他治疗

(1) 抗病毒药物和静脉免疫球蛋白:更昔洛韦抑制 EBV 的作用是阿昔洛韦的 10 倍。不支持单用阿昔洛韦或更昔洛韦治疗 PTLD。有研究将静脉免疫球蛋白联合更昔洛韦或阿昔洛韦作为一种辅助治疗手段,治疗早期 PTLD 获得益处[3]。

(2) 干扰素:干扰素可能引发排斥反应,已不推荐在 PTLD 治疗中应用。

(3) 过继性免疫治疗:过继性输注 EBV 特异性细胞毒 T 细胞耐受较好,无移植物毒性报告,尤其原发中枢神经系统 PTLD、难治性或一般状况较差的病例可考虑。

(4) 病情稳定以后,前半年 EBV 病毒载量可每 1~2 周监测 1 次,影像学可每 2~3 个月监测 1 次,半年后可适当延长监测时间。

推荐意见:

6. 无论是早期还是晚期 EBV 相关 PTLD,均推荐减少甚至停用免疫抑制剂作为 PTLD 治疗的第一步(1-B)。

7. 静脉免疫球蛋白联合更昔洛韦或阿昔洛韦可作为一种辅助治疗手段,治疗早期 PTLD (2-C)。如果不存在利妥昔单抗(RTX)治疗预后不良因素,对于 CD20 阳性的成人 PTLD 移植患者,在减少免疫抑制后应使用 RTX 治疗(1-A)。

8. 对于减少免疫抑制干预失败同时存在 RTX 单药治疗预后不良因素的患者,若 RTX 初始治疗未获得完全缓解,可选用化疗方案治疗(1-A)。

8 预后

EBV 相关 PTLD 治疗效果欠佳、预后较差,其主要影响因素包括患者一般状况差、多病灶、累及中枢神经系统、T 或 NK 细胞 PTLD、EBV 阴性 PTLD、合并感染乙/丙型肝炎、单克隆疾病等[3]。

9 利益声明

本指南的发布不存在与任何公司、机构或个人之间的利益冲突。

参 考 文 献

[1] Isona MG,Gross P,the AST Infectious Diseases Community of Practice. Donor-derived infections in solid organ transplantation[J]. Am J Transplant,2013,13(Suppl 4):22-30.

[2] Grim SA, Clark NM. Management of infectious complications in solid-organ transplant recipients[J]. Clin Pharmacol Ther,2011,90(2):333-342.

[3] Allen UD,Preiksaitis JK,the AST Infectious Diseases Community of Practice. Epstein-barr virus and post-transplant lymphoproliferative disorder in solid organ transplantation[J]. Am J Transplant,2013,13(13): 107-120.

[4] San-Juan R,Manual O,Hirsch HH,et al. Current preventive strategies and management of Epstein-Barr virus-related post-transplant lymphoproliferative disease in solid organ transplantation in Europe. Results of the ES-GICH Questionnaire-based Cross-sectional Survey[J]. Clin Microbiol Infect,2015,21(6):604. e1-604. e9.

[5] San-Juan R,Comoli P,Caillard S,et al. Epstein-Barr virus-related post-transplant lymphoproliferative disorder in solid organ recipients[J]. Clin Microbiol Infect,2014,20(Suppl 7):109-118.

[6] Cohen JI. Epstein-barr virus infection[J]. N Eng J Med,2000,343(7):481-492.

[7] Swerdlow SH,Webber SA,Chadburn A,et al. Post-transplant lymphoproliferative disorders[M]// Swerdlow SH,Campo E,Harris NL,et al. WHO Classification of Tumours of Haematopoietic and Lymphoid Tissues. 4th ed. Geneva:WHO/IARC,2008:343-350.

[8] Allen U,Hebert D,Moore D,et al. Epstein-Barr virus related post-transplant lymphoproliferative disease in solid organ transplant recipients,1988-97:a Canadian multi-centre experience[J]. Pediatr Transplant,2001,5 (3):198-203.

[9] Hoshida Y,Li T,Dong Z,et al. Lymphoproliferative disorders in renal transplant patients in Japan[J]. Int J Cancer,2001,91(6):869-875.

[10] Chan TSY,Hwang YY,Gill H,et al. Post-transplant lymphoproliferative diseases in Asian solid organ transplant recipients:late onset and favorable response to treatment[J]. Clin Transplant,2012,26(5):679-683.

[11] Green M,Michaels MG. Epstein-Barr virus infection and post-transplant lymphoproliferative disorder[J]. Am J Transplant,2013,13(3):41-54.

[12] EBV Work Group,Cincinnati Children's Hospital Medical Center. Evidence-based clinical care guideline for management of EBV-associated post-transplant lymphoproliferative disease in solid organ transplant[DB/ OL]. 2011[2016-04-10]. http://www. cincinnatichildrens. org/svc/alpha/h/healthpolicy/guidelines. htm.

[13] 苗芸,于立新,邓文锋,等. 国内报道移植后淋巴增殖性疾病的总结分析[J/CD]. 实用器官移植电子杂志,2013,1(5):276-281.

[14] Buell JF,Gross TG,Woodle ES. Malignancy after transplantation[J]. Transplantation,2005,80(2 Suppl): S254-S264.

[15] Wadowsky RM,Laus S,Green M,et al. Measurement of Epstein Barr virus DNA loads in whole blood and plasma by TaqMan PCR and in peripheral blood lymphocytes by competitive PCR[J]. J Clin Microbiol, 2003,41(11):5245-5249.

[16] Parker A,Bowles K,Bradley A,et al. Diagnosis of post-transplant lymphoproliferative disorder in solid organ

transplant recipients-BCSH and BTS Guidelines[J]. Br J Haematol,2010,149(5):675-692.

[17] Parker A,Bowles K,Bradley A,et al. Management of post-transplant lymphoproliferative disorder in adult solid organ transplant recipients-BCSH and BTS Guidelines[J]. Br J Haematol,2010,149(5):693-705.

[18] Kidney Disease Improving Global Outcomes. KDIGO clinical practice guideline for the care of kidney transplant recipients[J]. Am J Transplant,2009,9(Suppl 3):S1-S157.

[19] Tsai DE,Hardy CL,Tomaszewski JE,et al. Reduction in immunosuppression as initial therapy for posttransplant lymphoproliferative disorder:analysis of prognostic variables and long term follow up of 42 adult patients[J]. Transplantation,2001,71(8):1076-1088.

[20] Gonzalez-Barca E,Domingo-Domenech E,Capote FJ,et al. Prospective phase Ⅱ trial of extended treatment with rituximab in patients with B-cell post-transplant lymphoproliferative disease[J]. Haematologica,2007, 92(11):1489-1494.

[21] Choquet S,Leblond V,Herbrecht R,et al. Efficacy and safety of rituximab in B-cell post-transplantation lymphoproliferative disorders:results of a prospective multicenter phase 2 study[J]. Blood,2006,107(8): 3053-3057.

[22] Oertel SH,Verschuuren E,Reinke P,et al. Effect of anti-CD20 antibody rituximab in patients with post-transplant lymphoproliferative disorder(PTLD)[J]. Am J Transplant,2005,5(12):2901-2906.

原载于《中华移植杂志(电子版)》,2016,10(3):112-116

器官移植受者 BK 病毒
感染临床诊疗指南

中华医学会器官移植学分会
中国医师协会器官移植医师分会

BK 病毒(BK virus,BKV)是一种人群普遍易感的多瘤病毒。近年来,随着实体器官移植手术的广泛开展,新型强效免疫抑制剂的广泛应用以及检测手段的革新,BKV 感染率不断升高。肾移植术后感染比例尤为突出,由其导致的 BKV 相关性肾病(BK virus nephropathy,BKVN)已成为移植肾失功的重要原因之一[1]。

BKVN 的临床表现均缺乏特异性,容易与移植物排斥反应或其他疾病相混淆,尤其是急性排斥反应,后者治疗需要增加免疫抑制强度以降低机体免疫导致的排斥反应;而 BKVN 则应降低免疫抑制强度,部分恢复机体抗病毒免疫反应。所以在疾病早期若判断错误,采用不恰当的治疗方法,会加速疾病对移植器官的损害,严重者导致移植器官失功。正确诊断和及时干预有助于改善移植受者的预后。

尽管我们对 BKV 及其相关疾病的认识在不断提高,但由于目前尚缺乏有效的抗病毒治疗手段,对于实体器官移植(solid organ transplant,SOT)受者 BKVN 的早期筛查和诊断非常重要。中华医学会器官移植学分会和中国医师协会器官移植医师分会组织行业专家,以国内外临床证据为基础,并参考 2013 年美国移植学会(American Society of Transplantation,AST)《实体器官移植中的 BK 多瘤病毒》[2]、2014 年欧洲临床微生物与感染性疾病学会(European Society of Clinical Microbiology and Infectious Diseases,ESCMID)《实体器官移植中人类多瘤病毒感染、复制及相关疾病的欧洲观点》[3]和 2009 年全球肾脏病预后组织(Kidney Disease:Improving Global Outcomes,KDIGO)《KDIGO 临床实践指南:肾移植受者的诊治》[4]等文件制订了本指南,以帮助器官移植工作者规范和优化 BKV 感染及相关疾病的诊断和治疗。

1 概述及流行病学

BKV 是乳头状多瘤空泡病毒科、多瘤病毒家族的一种亚型,原发感染多在 10 岁之前,传播机制仍不清楚,可能经由呼吸道或口腔传播[2]。健康成人中的感染率高达 82%[5]。由于健康成人免疫功能正常,绝大部分终生都不会出现明显的 BKV 感染症状或体征,但其可一直潜伏在泌尿系统上皮细胞中。当机体免疫力低下,尤其是 SOT 后,潜伏在尿路上皮和肾小管上皮中的 BKV 被激活,开始高水平复制,大量复制的病毒颗粒从尿路中排泄,造成 BKV 尿症(BKV viruria)。在肾移植受者中,随着病程进展,BKV 会进入肾小管上皮细胞细胞核并复制大量子代病毒,引起细胞坏死、松解,使组织发生免疫性、炎症性浸润;当肾小管上皮细胞脱落和局部基底膜暴露时,病毒开始破坏肾小管毛细血管进入血液,形成 BKV 血症(BKV viremia)。BKV 在血液中持续高载量表达,进一步破坏移植肾组织导致肾小管萎缩和间质纤维化,最终形成 BKVN。其他器官移植受者罕见 BKV 血症和 BKVN[6]。

肾移植受者 BKVN 的发生率约 1% ~ 10%,大部分出现在术后 1 年内,50% 的 BKVN 患者最终会发展为不可逆的移植肾功能衰竭[7]。BKVN 占所有移植肾失功原因的 7%[8]。

BKVN 的发生与供者、受者及移植后其他因素相关,详见表 1。其中,免疫抑制是 BKV 被激活、复制及进展至 BKVN 最主要的危险因素[2]。

表 1　BKVN 发生的危险因素

供者因素	* HLA 错配
	* 尸体供者
	* 高水平 BKV 特异性抗体
	* 女性
受者因素	* 高龄
	* 男性
	* 低水平或 BKV 特异性抗体阴性
	* 手术损伤、冷缺血时间
	* 输尿管支架、输尿管狭窄
	* 急性排斥反应和抗排斥反应治疗
	* 大量糖皮质激素暴露
	* 抗淋巴细胞抗体
	* 强效免疫抑制方案
	* 他克莫司联合吗替麦考酚酯
	* 低水平或 BKV 特异性 T 细胞反应阴性
	* 因 BKVN 致移植物失功后再次移植

注:BKVN. BK 病毒相关性肾病;BKV. BK 病毒

国内一项对肾移植术后 1 年受者进行的前瞻性研究显示,发生 BKV 尿症、BKV 血症和 BKVN 的比例分别为 45.6%、22.2% 和 5.6%,与国际数据基本一致[9]。另一项国内研究证实,肾移植术后 BKV 尿症发生的中位时间是术后 2 个月,BKV 血症发生的中位时间是术后 3 个月,而 BKVN 的确诊时间是术后 3 ~ 10 个月[10]。国际研究证实 BKV 激活大多发生在肾移植术后 3 个月内,从 BKV 尿症发展成 BKVN 是一个逐步进展的过程,BKV 尿症对 BKVN 的阳性预测值为 27.3%,BKV 血症则为 54.5%[11]。国内研究也同时证实,BKV 血症特别是呈持续性时,发展为 BKVN 的风险明显增加[10]。早期诊断和干预是防止病情恶化的一个重要契机。

2　临床表现

有些免疫功能正常的人群在 BKV 原发感染时会出现"流感样"症状,如上呼吸道症状、发热等。10% ~ 68% 的肾移植受者在 BKV 活化、复制时通常没有临床症状。BKVN 的临床症状也不典型,且与移植肾功能不全密切相关。血清肌酐可为正常水平(BKVN A 期)或显著升高(BKVN B 期或 C 期)。有些患者会出现膀胱炎、尿路梗阻、淋巴管瘤、肾盂积水、尿道感染,这些虽然不是 BKVN 的特征性表现,但可能提示了病毒复制、局部损害、炎症及病毒血症。从一过性移植物失功进展至无法逆转的肾功能衰竭,移植物功能的持续降低提示病程进展[6]。有研究显示,在移植后 9 ~ 12 个月时,BKV 阳性者的平均肾小球滤过率(glomerular filtration rate,GFR)显著低于阴性对照组[12]。

3 诊断

3.1 尿细胞学检查

尿液中出现"诱饵细胞"(decoy cells)是 BKV 感染的特点之一。BKV 感染的脱落尿路上皮和肾小管上皮细胞在光学显微镜下最具特征性的表现是细胞核内出现包涵体,这种细胞被称为 Decoy 细胞。检测方法主要是尿沉渣细胞学涂片,可通过巴氏染色或相差显微镜等方法观察寻找阳性细胞。Decoy 细胞可作为 BKV 感染早期或治疗后的一种筛查方法,其阴性不能排除 BKV 感染[13],而其阳性时往往尿 BKV DNA 呈中高水平。

3.2 定量 PCR

由于 BKVN 早期表现为 BKV 尿症和 BKV 血症,定量 PCR 法检测肾移植受者尿液、外周血中 BKV DNA 载量成为临床早期监测疾病变化的重要方法。BKVN 与尿液、血液中 BKV DNA 载量有密切关系,当尿液 BKV DNA 载量>$1.0×10^7$拷贝/mL 且血液 BKV DNA 载量>$1.0×10^4$拷贝/mL 时,患者有极高风险发展成为 BKVN。国内数据也证实,血液 BKV DNA 载量≥$1.0×10^5$拷贝/mL 作为预测 BKVN 发生的阳性指标,其阳性预测值高达 83.3%[13]。因此,血液 BKV DNA 载量越高,发生 BKVN 的风险越大;而对于血液检测阴性但尿液存在高 BKV DNA 载量的患者,也需定期复查并警惕病情恶化[2]。

3.3 组织活检

取材要求:BKV 在肾髓质中出现较为普遍,因此建议穿刺取材至少要有两条活检组织标本,其中一条应深达髓质,以减少假阴性率的出现。

移植肾组织活检是特异性诊断 BKVN 的金标准,其病理特征性表现是上皮细胞核内出现嗜碱性病毒包涵体,但需免疫组化的确认,有时无包涵体的病例也可免疫组化阳性。较常见的免疫组织化学法是 SV40 或 LT 抗原染色。移植肾组织活检结果联合是否存在肾小管间质肾炎表现或是否合并血清肌酐升高等证据可确诊 BKVN[2]。根据组织学分化的表现,可将 BKVN 分为三期[6]:

(1) A 期:仅在细胞核内发现病毒包涵体,皮、髓质交界处细胞核内免疫组化或原位杂交阳性,无或轻微的间质性炎症反应、肾小管萎缩和间质纤维化,一般无肾功能改变;

(2) B 期:较 A 期炎症反应明显加重,肾小管基底膜剥落和间质水肿,轻度至中度肾小管萎缩和间质纤维化;按照炎症和损伤程度又可分为 B1 期(病变范围<25%)、B2 期(病变范围 26% ~ 50%)、B3 期(病变范围>50%);B 期已出现移植肾功能下降,但经积极治疗后部分患者可转为 A 期;

(3) C 期:病理表现为不可逆的肾小管萎缩和间质纤维化,病变程度>50%,伴严重的移植肾功能衰竭。

由于 BKVN 的病变部位多随机分布,往往会因穿刺部位与病变部位出现偏差而导致假阴性的结果。如果病理结果阴性,临床仍高度可疑,就需要重复进行组织活检以得到合理的结论[2-3]。

3.4 其他

还可采用流式细胞术检测肾移植受者血液中激活的 CD3 T 淋巴细胞百分比,并分析其与尿液 BKV DNA 载量和血清肌酐之间的关系以鉴别 BKVN 和急性排斥反应,以及利用质谱仪检测肾移植受者尿液 BKV 的载量并区分病毒亚型等辅助检查手段。

3.5 BKV 感染及 BKV 疾病诊断分类

为指导预防和治疗,根据诊断结果,参考 2013AST 的推荐[2],可将 BKVN 分为三类:可能(possible)、拟诊(presumptive)及确诊(proven)。可疑患者仅有"高水平病毒尿症"("诱饵细胞"、BKV DNA 载量$>1.0×10^7$拷贝/mL、BKV 蛋白 1 mRNA 载量$>1.0×10^{6.5}$拷贝/ng RNA、聚集型多瘤病毒颗粒);拟诊患者有"高水平病毒尿症"和"病毒血症";确诊患者既有"高水平病毒尿症"、"病毒血症",组织病理检查证实存在"肾病"。拟诊和确诊患者需要得到干预和治疗。

推荐意见:

1. 应首先使用免疫组织化学方法在移植肾组织活检中发现 BK 病毒(BKV)所致的细胞病理学改变,同时结合 PCR 病毒载量的结果,才能确诊 BKVN。(1-A)

2. 病理穿刺取材至少要有两条活检组织标本,其中一条应深达髓质。(1-B)

4 预防

4.1 选择合适的供者

在肾移植术前,应对供者和受者进行 BKV 血清学检测,对于血清 BKV 阴性受者,尽可能不选择血清 BKV 阳性供者的器官[2]。

4.2 移植肾 BKV 感染监测和筛查

根据 KDIGO 2009 年提出的建议[4],对于所有的肾移植受者,建议至少按以下频率通过血浆核酸定量检测筛查 BKV DNA 载量:

(1)肾移植术后 3~6 个月,每月检测 1 次血浆 BKV DNA 载量;

(2)肾移植术后 6~12 个月,每 3 个月检测 1 次血浆 BKV DNA 载量;

(3)当出现不明原因的血清肌酐升高时或急性排斥反应治疗后。

AST 2013 年提出的监测策略是肾移植术后 2 年内每 3 个月检测 1 次病毒载量,之后每年 1 次,直至第 5 年。这样,至少 80%~90% 有发生 BKVN 风险的受者可以在移植物失功前得到早期诊断和及时治疗。

在所有成人和儿童肾移植受者中应定期按照以下策略对 BKV 复制情况进行筛查,以可达到 BKVN 早期诊断和及时治疗的目标[2]:

(1)在移植后 3 个月内,每两周检测 1 次尿"诱饵细胞",6 个月内每月 1 次,2 年内每 3 个月 1 次;

(2)如出现阳性结果,再接受 BKV 血症的检查;或 6 个月内每月 1 次血浆检查,2 年内每 3 个月 1 次。

4.3 减少免疫抑制剂的使用量

当血浆 BKV DNA 载量持续阳性(超过 1.0×10^4 拷贝/mL)或者尿液 BKV DNA 载量持续升高时,建议减少免疫抑制剂的使用量[4]。

(1)方案 1:首先将钙调神经磷酸酶抑制剂(calcineurin inhibitor, CNI)降低 25% ~ 50%,之后抗增殖药物剂量降低 50%,并逐渐停止;

(2)方案 2:首先将抗增殖药物剂量降低 50%,之后 CNI 降低 25% ~ 50%。

这两个方案对儿童和成人受者均安全有效,同时还需将每日口服泼尼松的剂量减至 10mg 或更少。这些减量方案应根据血清肌酐水平进行调整。在调整过程中,需每 1 ~ 2 周检测 1 次血清肌酐浓度,2 ~ 4 周检测 1 次 BKV 病毒载量[2]。

推荐意见:

3. 所有肾移植受者均应定期规律监测 BKV 复制情况,以筛查出会发生 BK 病毒相关性肾病(BKVN)的高危受者,术后早期(1 年内)的移植受者应尤为重视。(1-A)

4. 当肾移植受者出现 BKV 血症持续阳性或尿液 BKV DNA 载量持续升高时,应减少免疫抑制剂的使用量。(1-A)

5 治疗

5.1 降低免疫抑制药物剂量

对于已确诊的 BKVN 受者,应将降低免疫抑制剂量作为首选干预措施:(1)降低免疫抑制剂血药浓度谷值:他克莫司 <6ng/mL、环孢素 <150ng/mL、西罗莫司 <6ng/mL,吗替麦考酚酯(mycophenolate mofetil, MMF)每日剂量 ≤1000mg;(2)将他克莫司调整为低剂量环孢素,或将 CNI 调整为低剂量西罗莫司,或将 MMF 调整为来氟米特或低剂量西罗莫司。在明确 BKVN 诊断后 1 个月内即进行干预治疗的受者,其 1 年移植物存活率高于未进行干预治疗或治疗时间延迟的受者[14]。

国内外相关报道显示,部分受者在确诊 BKVN 时免疫抑制剂浓度往往已处于较低水平,进一步减少用量(目标剂量:他克莫司药物浓度谷值为 3ng/mL,环孢素为 100ng/mL)在较复杂的情况下可能更适用于某些特殊个体。

5.2 抗病毒药物

在已经充分降低免疫抑制药物剂量的情况下,血浆 BKV 载量仍持续升高,应考虑加用抗病毒药物。但这些抗病毒药物尚需大型、前瞻、随机对照临床研究以证实其疗效及安全性[2-3]。

(1)来氟米特:是一款用于停用 MMF 后替代治疗的口服药物,国外推荐负荷用量为 100mg 持续 5d,后改为 40mg 维持,但国内推荐剂量应予以减少。建议所有使用来氟米特的受者每月 1 次常规检查血细胞计数和肝功能,每 2 周行 1 次血液 BKV 负载量检测。但来氟米特有明显的不良反应,包括:肝炎、溶血、血栓形成、微血管病变、骨髓抑制和真菌性肺炎。

(2)西多福韦:是一种核苷类似物,被美国食品和药物管理局的许可用于治疗巨细胞病毒性视网膜炎。西多福韦治疗 BKVAN 静脉给药推荐剂量从 0.25 到 1 毫克/公斤,1 ~ 3 周的间隔期。使用期间,患者应密切随访,持续监测血清肌酐浓度、白细胞计数、眼部症状和视野以及每两周检测一次血浆 BKV 负载。在 12% ~ 35% 的患者中可观察到前葡萄膜炎。用药后应特别注意监测肾功能。

（3）静脉输注免疫球蛋白（intravenousimmunoglobulin，IVIG）：目前临床使用的 IVIG 含有高滴度强力的 BKV 中和抗体，可用于减少免疫抑制药物剂量的受者，通常剂量为 0.2～2.0g/kg。免疫球蛋白不穿过细胞内，但是可以直接中和或间接发挥免疫调理作用，有助于改善疾病的活动状态。

（4）氟喹诺酮类抗生素：可通过抑制病毒编码大 T 抗原的解旋酶活性而抑制 BKV 复制，但选择性较低，而且对已经确诊的多瘤病毒性肾病治疗未必有效。

6　随访

已确诊的 BKVN 受者经过治疗后治愈，最终 BKV 转为阴性，仍需接受随访：每周检测 1 次血清肌酐；每 1～2 周检测 1 次血浆 BKV 载量。目前对于随访期间是否应进行组织活检以及何时增加免疫抑制药物剂量尚无定论，但 BKVN 受者仍需严密监测复发风险[2]。

7　预后

参考 AST2013 年指南[2]，结合 BKVN 分型、病理表现、病变程度和范围、移植器官功能，BKVN 受者发生移植器官功能衰竭的风险详见表 2。

表 2　BKVN 分型及预后情况

BKVN 分型	病理表现	病变程度	病变范围	移植物功能	移植器官功能衰竭风险
A 型	病毒导致的细胞病理学改变	轻微	≤25%	大多在基线	<10%
	间质炎症	较轻	≤10%		
	肾小管萎缩	较轻	≤10%		
	间质纤维化	较轻	≤10%		
B 型	病毒导致的细胞病理学改变	多样	11%～50%	大多有受损	50%
	间质炎症	明显	11%～50%		
	肾小管萎缩	中等	<50%		
	间质纤维化	中等	<50%		
B1 型	间质炎症	中等	11%～25%	略高于基线	25%
B2 型	间质炎症	明显	26%～50%	明显受损	50%
B3 型	间质炎症	广泛	>50%	明显受损	50%
C 型	病毒导致的细胞病理学改变	多样	多样	明显受损，进展至功能衰竭	>80%
	间质炎症	多样	多样		
	肾小管萎缩	广泛	>50%		
	间质纤维化	广泛	>50%		

注：BKVN. BK 病毒相关性肾病

推荐意见：

5. 对于已确诊的 BKVN 受者，应将降低免疫抑制药物剂量作为首选干预措施（1-A）。可降低他克莫司、环孢素和西罗莫司的药物浓度谷值及吗替麦考酚酯（MMF）的每日剂量（1-C）。也可将他克莫司调整为低剂量环孢素，或将 CNI 调整为低剂量西罗莫司，或将 MMF 霉酚酸调整为来氟米特或低剂量西罗莫司（1-C）。

6. 对于拟诊或已确诊的 BKVN 受者，在降低免疫抑制药物剂量后如发生急性排斥反

应,应按照标准方案进行治疗,并仔细评估排斥反应和 BKVN 复发的利弊。(1-C)

7. 首次移植肾因 BKVN 丢失后,可以考虑再次移植,但应提高检测 BKV 复制程度的频率。(1-B)

8 利益声明

本指南的发布不存在与任何公司、机构或个人之间的利益冲突。

参 考 文 献

[1] Weikert BC, Blumberg EA. Viral infection after renal transplantation: Surveillance and management[J]. Clin J Am Soc Nephrol,2008,3(Suppl 2):S76-S86.

[2] Hirsch HH, Randhawa P; AST Infectious Diseases Community of Practice. BK polyomavirus in solid organ transplantation[J]. Am J Transplant,2013,13(Suppl 4):179-188.

[3] Hirsch HH, Babel N, Comoli P, et al. European perspective on human polyomavirus infection, replication and disease in solid organ transplantation[J]. Clin Microbiol Infect,2014,20 (Suppl 7):74-88.

[4] Kidney Disease: Improving Global Outcomes (KDIGO) Transplant Work Group. KDIGO clinical practice guideline for the care of kidney transplant recipients[J]. Am J Transplant,2009,9(Suppl 3):S1-S155.

[5] Egli A, Infanti L, Dumoulin A, et al. Prevalence of polimovirus BK and JC infection and replication in 400 healthy blood donors[J]. J Infect Dis,2009,199(6):837-846.

[6] Hirsch HH, Steiger J. Polyomavirus BK[J]. Lancet Infect Dis,2003,3(10):611-623.

[7] Cannon RM, Ouseph R, Jones CM, et al. BK viral disease in renal transplantation[J]. Curr Opin Organ Transplant,2011,16(6):576-579.

[8] Sellares J, deFreitas DG, Mengel M, et al. Understanding the causes of kidney transplant failure: the dominant role of antibody-mediated rejection and nonadherence[J]. Am J Transplant,2012,12(2):388-399.

[9] Huang G, Chen LZ, Qiu J, et al. Prospective study of polyomavirus BK replication and nephropathy in renal transplant recipients in China: a single-center analysis of incidence, reduction in immunosuppression and clinical course[J]. Clin Transplant,2010,24(5):599-609.

[10] 王新颖,范宇,韩永,等. BK 病毒活化对移植肾功能的影响[J]. 中华器官移植杂志,2013,34(7):404-406.

[11] Wiseman AC. Polymavirus nephropathy: a current perspective and clinical considerations[J]. Am J Kidney Dis,2009,54(1):131-142.

[12] Knight RJ, Gaber LW, Patel SJ, et al. Screening for BK viremia reduces but does not eliminate the risk of BK nephropathy: a single-center retrospective analysis[J]. Transplantation,2013,95(7):949-954.

[13] 范宇,石炳毅,钱叶勇,等. 尿液与血液病毒载量在肾移植受者 BK 病毒性肾病诊断中的应用[J]. 中华器官移植杂志,2013,34(10):595-599.

[14] Johnston O, Jaswal D, Gill JS, et al. Treatment of polyomavirus infection in kidney transplant recipients: a systematic review[J]. Transplantation,2010,89(9):1057-1070.

原载于《中华移植杂志(电子版)》,2016,11(2):1-5

器官移植受者侵袭性真菌病
临床诊疗指南

中华医学会器官移植学分会
中国医师协会器官移植医师分会

1　前言

侵袭性真菌病(invasive fungal disease,IFD)是指真菌侵入人体,在组织、器官或血液中生长、繁殖,并导致炎症反应及组织损伤的疾病[1]。在实体器官移植(solid organ transplant,SOT)受者中,IFD已成为致病和死亡的重要原因[2]。2009年,中华医学会器官移植学分会结合我国移植受者的临床特点,参考国内外相关指南,制订了《实体器官移植患者侵袭性真菌感染的诊断和治疗指南》[3-4]。

近年来,随着诊断和治疗水平不断提高,在SOT受者的IFD预防、评估和治疗方面,均取得巨大进步。然而由于新型免疫抑制剂及更新的预防策略的应用,SOT后真菌感染模式已发生显著变化[2],真菌的耐药性出现,标准化抗真菌治疗效果不明显,大大增加了临床治疗难度,严重影响了IFD患者的预后[5]。因此,中华医学会器官移植学分会和中国医师协会器官移植医师分会结合更新的国内外临床证据,并参考2013年中国侵袭性真菌感染工作组的《血液病/恶性肿瘤患者侵袭性真菌病的诊断标准与治疗原则(第四次修订版)》[1]、美国感染学会(IDSA)2016年《念珠菌感染临床实践指南》[6]、2010年《隐球菌感染临床实践指南》[7]、2008年《曲霉菌感染临床实践指南》[8]、2014年欧洲临床微生物与感染性疾病学会《实体器官移植受者中侵袭性真菌感染》[9]、2008年欧洲癌症研究和治疗组织侵袭性真菌感染协作组/美国国立变态反应和感染病研究院真菌病研究组(EORTC/MSG)《侵袭性真菌病修订定义》[10]等文件,对2009年版《实体器官移植患者侵袭性真菌感染的诊断和治疗指南》进行修订,以期为实体器官移植和相关学科的同道提供帮助。

在本版指南中,"侵袭性真菌病"的概念代替了此前的"侵袭性真菌感染(invasive fungal infection,IFI)"。"感染"着重描述的是病原菌与宿主的一种共存状态,而"病"则描述的是病原菌在体内侵袭、繁殖造成器官组织损伤的病理现象,更能反映一种病理状态[10]。

2　指南参照的推荐级别/证据水平标准

本指南按照"推荐分级的评估、制定与评价(GRADE)"系统[11]对证据等级和推荐意见强度进行分级。

2.1　证据等级

(1)高:以A表示,表明未来研究几乎不可能改变现有疗效评价结果的可信度;(2)中:

以 B 表示,表明未来研究可能对现有疗效评估有重要影响,可能改变评价结果的可信度;(3)低:以 C 表示,表明未来研究很有可能对现有疗效评估有重要影响,改变评价结果可信度的可能性较大;(4)极低:以 D 表示,表明任何疗效的评估都很不确定。

2.2 推荐强度

(1)强推荐:以 1 表示,明确显示干预措施利大于弊或弊大于利;(2)弱推荐:以 2 表示,利弊不确定,或干预的效果不明显。

3 SOT 受者 IFD 的流行病学特点

3.1 SOT 受者发生 IFD 的重要致病菌、发病率及死亡率

国内及欧美流行病学研究显示,IFD 的发生率依据移植器官的种类和免疫抑制程度、各移植中心的环境以及预防性药物的使用情况等因素而不尽相同。两项国际多中心、大样本、前瞻性临床研究对 SOT 受者 IFD 特点进行了较全面的研究,结果表明 SOT 受者术后 IFD 病原以念珠菌最多见,其次为曲霉菌、隐球菌、非曲霉菌(除外接合菌)、地方性真菌、接合菌及卡氏肺囊虫等[12-13]。我国 2014 年发表的一篇流行病学结果也显示,肝移植受者的 IFD 发生率为 18.8%,例次感染率为 33.9%,其中白色念珠菌占 55.2%,曲霉菌占 18.4%,其他非白色念珠菌占 36.4%,其中光滑念珠菌占 10.5%[14]。

常见 IFD 的病原菌、发病率及患者病死率见表 1。

表 1 常见 IFD 的病原菌、发病率及患者病死率[7,9,15-27]

病原菌	发病率	常见菌群	起病时间	好发对象	临床表现	病死率
念珠菌	侵袭性念珠菌病全球发病率2%~4%。除肺移植外,侵袭性念珠菌病占 IFD 的 53%~59%	白色念珠菌、光滑念珠菌、近平滑念珠菌、热带念珠菌、克柔念珠菌	好发于移植后 1 个月内	在腹腔 SOT 中(如小肠、胰腺和肝移植)更常见,而罕见于心脏移植受者	念珠菌血症	移植后 1 年内侵袭性念珠菌病总的病死率达 34%
曲霉菌	侵袭性曲霉菌病的发病率为 0.1%~3.5%。除肺移植外,侵袭性曲霉菌病占 18%~30%(肺移植后感染比例可达 44%~63%)	常见烟曲霉感染,其次为黄曲霉、黑曲霉和土曲霉	一般在移植后立即发生,也有研究显示其后仍会出现	最常见于肺移植受者	临床一般表现为急性侵袭性肺部感染	病死率高达 67%~82%
隐球菌	欧美国家发生侵袭性隐球菌病的比例是 0~1.5%。除肺移植外,侵袭性隐球菌病约占 8%		典型的晚发型感染,一般起病于移植后 16~21 个月	肾脏和心脏移植受者	一半以上受者表现为播散性疾病,累及中枢神经系统,33%会出现真菌血症	病死率为 14%~27%

3.2 SOT 患者发生 IFD 的危险因素

SOT 受者移植术后长期大剂量免疫抑制剂的应用是发生 IFD 的高危因素。除此之外,

尚包括移植相关的医疗技术、环境和不同移植器官受者群的特殊危险因素(表2)。这些因素构成了 SOT 受者不同于其他学科患者群体 IFD 易感性的特点。

表2　不同 SOT 受者人群发生 IFD 的危险因素[2,28-32]

移植器官	发生 IFD 的危险因素			
	念珠菌	曲霉菌		其他霉菌
		早期	晚期(移植后>4 个月)	
肾		移植物功能丧失和血液透析;移植后血液透析;长时间大剂量使用糖皮质激素;巨细胞病毒感染;过度免疫抑制	巨细胞病毒感染;过度免疫抑制	
肝	手术时间延长或重复操作;再次移植;念珠菌定植;胆总管空肠吻合术;术中大量输血	再次移植;肾功能衰竭(尤其是移植后血液透析);暴发性肝功能衰竭;手术复杂或再次手术;使用单抗药物	移植后第 3 个月内泼尼松使用量累计>6g;移植后肾功能衰竭;移植后血液透析;白细胞减少(<0.5×10⁹/L);移植物慢性功能丧失	肾功能衰竭;排斥反应和过度免疫抑制;糖皮质激素;控制不佳的糖尿病;持续中性粒细胞减少;铁螯合剂如去铁胺;镰刀菌病;巨噬细胞功能减退
肺	长时间使用广谱抗生素;中心静脉导管;血液透析	支气管吻合口缺血或支架置换;急性排斥反应;单肺移植;移植前或移植后 1 年内曲霉菌定植	移植物慢性失功能	
心	长时间使用广谱抗生素;中心静脉导管;血液透析	呼吸道曲霉菌定植;再次手术;移植后血液透析;低丙种球蛋白血症(IgG<4g/L)	再入重症监护室;肾移植;>2 次急性排斥反应	
胰腺	空肠内引流;静脉血栓;输血后胰腺炎			
小肠	排斥反应/移植物功能丧失;吻合口破裂;多器官联合移植			

4　SOT 受者 IFD 的诊断

4.1　诊断标准:鉴于我国目前没有器官移植相关 IFD 大规模循证医学资料,诊断标准参照欧洲癌症研究和治疗组织/侵袭性真菌感染协作组和美国国立变态反应和感染病研究院真菌病研究组(European organization for research and treatment of cancer/invasive fungal infections cooperative group and the national institute of allergy and infectious diseases mycoses study group，EORTC/MSG）联合发布的 IFD 修订定义[10]，并参考我国《血液病/恶性肿瘤患者侵袭性真菌病的诊断标准与治疗原则（第四次修订版）》[1]、《侵袭性肺部真菌感染的诊断标准与治疗原则》[33]和《重症患者侵袭性真菌感染诊断与治疗指南》[34]中所推荐的诊断标准和方法，沿用分层诊断体系，以宿主因素、临床特征和微生物学或组织感染真菌病理学依据三项指标为诊断要素，保留确诊（proven）、临床诊断（probable）和拟诊（possible），增加了未确定（undefined）的诊断。

4.2　诊断方法：结合 SOT 受者的特殊性，SOT 受者 IFD 具体诊断依据见表3。

表3　临床诊断侵袭性真菌病的诊断依据

项目	诊 断 依 据
宿主因素	（1）近期发生中性粒细胞缺乏（中性粒细胞计数<500×10⁶/L）并持续 10d 以上； （2）接受异基因造血干细胞移植； （3）应用糖皮质激素超过 3 周（0.3mg·kg⁻¹·d⁻¹以上）（变应性支气管肺曲霉病除外）； （4）90d 内应用过针对 T 淋巴细胞的免疫抑制剂（如环孢素 A，肿瘤坏死因子 α，某些单抗如阿仑单抗）或核苷类似物； （5）侵袭性真菌感染病史； （6）受者同时患有艾滋病或遗传性免疫缺陷（如慢性肉芽肿或联合免疫缺陷病）
临床标准	（1）下呼吸道真菌。CT 检查至少存在以下三项之一：①致密、边界清楚的病变，伴或不伴晕征；②空气新月征；③空洞 （2）气管支气管炎。支气管镜检发现以下表现：气管和支气管溃疡、结节、伪膜、斑块或结痂 （3）鼻窦感染。至少符合以下一项：①局部出现急性疼痛（包括放射至眼部的疼痛）；②鼻部溃疡伴黑痂；③从鼻窦侵蚀骨质，包括扩散至颅内 （4）中枢神经系统。符合以下至少一项：①影像检查提示局灶性病变；②MRI/CT 检查提示脑膜强化 （5）播散性念珠菌病。此前 2 周内出现念珠菌血症，并伴有以下至少一项：①肝/脾牛眼征；②眼科检查提示进展性视网膜渗出
微生物标准	（1）直接检查（细胞学、直接镜检或培养）：①在痰、支气管肺泡灌洗液、支气管刷取物、窦吸取物中发现至少以下一项提示霉菌感染：发现真菌成分显示为霉菌或培养提示霉菌；②痰或支气管肺泡灌洗液经培养新型隐球菌阳性或经直接镜检/细胞学检查发现隐球菌 （2）间接检查（检测抗原或细胞壁成分）：①曲霉菌：血浆、血清、支气管肺泡灌洗液或脑脊液检测半乳甘露聚糖抗原阳性；②侵袭性真菌病（隐球菌病、接合菌病除外）：血清 1,3-β-D-葡聚糖检测阳性 （3）隐球菌荚膜多糖抗原阳性

1. 确诊：

（1）深部组织真菌感染。①霉菌：相关组织存在损害时（镜下可见或影像学证据确凿），在针吸或活检取得的组织中，采用组织化学或细胞化学方法检获菌丝或球形体（非酵母菌的丝状真菌）；或在通常无菌而临床表现或放射学检查支持存在感染的部位，在无菌术下取得的标本，其培养结果呈阳性。②酵母菌：从非黏膜组织采用针吸或活检取得标本，通过组织化学或细胞化学方法检获酵母菌细胞和(或)假菌丝;或在通常无菌而临床表现或放射学检查支持存在感染的部位(不包括尿道、副鼻窦和黏膜组织),在无菌术下取得的标本,其培养结果呈阳性;或脑脊液经镜检(印度墨汁或黏蛋白卡红染色)发现隐球菌或抗原反应呈阳性。③肺孢子菌:肺组织标本染色、支气管肺泡灌洗液或痰液中发现肺孢子菌包囊、滋养体或囊内小体。

(2) 真菌血症。①血液真菌培养出现或获得霉菌(不包括曲霉菌属和除马尔尼菲青霉的其他青霉属)、念珠菌或其他酵母菌阳性。②同时临床症状及体征符合相关致病菌的感染。

2. 临床诊断:至少符合一项宿主因素,一项临床标准和一项微生物学标准。

3. 拟诊:至少符合一项宿主因素,一项临床标准,缺乏微生物学标准。

4. 未确定:至少符合一项宿主因素,临床证据及微生物结果不符合确诊、临床诊断及拟诊 IFD 标准。

推荐意见:

1. 确诊 IFD 需要得到来自正常无菌部位或感染部位标本培养出的微生物学证据(1-B)。

2. 血培养酵母菌或酵母样菌(毛孢子菌属和镰刀菌属)结果阳性,可以考虑诊断 IFD(1-B)。

3. 鉴别真菌菌株的种类对于选择抗真菌治疗方案,预测受者预后至关重要(1-A)。

4. 支气管肺泡灌洗液半乳甘露聚糖抗原检测可用于侵袭性曲霉病的诊断,在条件允许时应尽量检测(1-B)。

5. 怀疑侵袭性肺曲霉病时,推荐做高分辨率胸部 CT,其敏感度高于胸片(1-B)。

6. 血清或脑脊液隐球菌抗原检测和血、尿培养阳性是隐球菌感染的主要确诊手段(1-B)。

7. 检测隐球菌感染,磁共振(MRI)的敏感度高于 CT(1-B)。

5　SOT 受者 IFD 的预防

鉴于 SOT 受者的免疫功能低下状态,一旦发生 IFD,病情进展迅速,不但影响移植物功能,还可严重威胁受者的生命。由于目前临床上缺少快速、特异的诊断手段,为降低 IFD 的发病率和病死率,对 SOT 受者采取合理的预防措施,达到保护移植物良好功能和受者长期存活的目的,同时还可以节省医疗费用。

5.1　一般预防

①优化手术和免疫抑制治疗方案;②减少不必要的侵入性操作,尽早拔除留置导管,缩短静脉通道保留时间等;③严格控制医院内和医院外的环境因素[35]。

5.2　靶向预防

靶向预防是 SOT 受者出现了某些特定情况时所采取的具有针对性的防范措施,SOT 受者预防药物的选择应根据移植器官的特性,选用与免疫抑制剂相互作用小、安全、高效、低毒的药物(表4)。

表4　SOT 受者靶向预防用药[32,36-70]

移植器官	靶向人群	抗真菌药选择	疗程
肾脏	不需要		
肝脏	高危人群： （1）主要因素：①再次行移植手术、暴发性肝衰竭、MELD≥30；②肾功能衰竭，需要替代治疗 （2）次要因素：①MELD 分值 20～30、劈离式、活体供者、Roux-en-Y 胆总管空肠吻合术；②输血过多（血细胞组分制品 ≥40 单位）；③肾功能衰竭，不需要替代治疗（肌酐清除率＜50ml/min）；④早期再次介入治疗、念球菌多点定植/感染	存在 1 个主要或 2 个次要因素： （1）米卡芬净 （2）卡泊芬净 （3）两性霉素 B 脂质体Ⅳ	2～4 周或至危险因素去除
胰腺	所有移植受者	氟康唑	1～2 周
小肠	所有移植受者 高危因素： （1）急性排斥反应和初始移植物功能低下；（2）血液透析；（3）移植后再行剖腹手术、吻合口异常	氟康唑 存在高危因素者： （1）两性霉素 B 脂质体Ⅳ （2）卡泊芬净 （3）米卡芬净	3～4 周或至吻合口愈合和排斥反应消失 存在高危因素者： （1）疗程取决于危险因素是否去除； （2）至吻合口愈合和排斥反应消失
肺或者心肺	推荐所有移植受者预防或指导性预防用药对象： （1）使用阿伦单抗或抗胸腺细胞球蛋白者； （2）急性排斥反应； （3）单肺移植； （4）曲霉菌定植（移植前或移植后 1 年内） （5）获得性低丙种球蛋白血症（IgG<4g/L）	预防用药： （1）雾化两性霉素 B 脂质体 25mg 至支气管吻合口愈合，每周 3 次；（2）2～6 个月为每周 1 次；（3）>6 个月时每 2 周 1 次 指导性预防用药： 负荷剂量 25mg，每周 3 次，用 2 周，之后每周 1 次	预防用药者： 使用雾化两性霉素 B 脂质体没有限制，或至少用 12 个月 指导性预防用药者： 用至危险因素去除
心脏	高危移植受者： （1）急性排斥反应血液透析；（2）移植后再次手术；（3）气道内曲霉菌大量定植	伊曲康唑	至少 3 个月

注：MELD 为终末期肝病模型评分

推荐意见:

8. 作为预防手段,比应用抗真菌药物更有效的是优化手术步骤、制订合适的免疫抑制策略及环境控制等[1-C]。

9. 中国公民逝世后器官捐献供肾移植受者常规应用抗真菌药物进行预防治疗,包括采用复方磺胺甲噁唑预防卡氏肺囊虫性肺炎(1-A)。

10. 对于存在高危因素的肝移植受者,应使用抗真菌药物进行预防,推荐用药包括米卡芬净(1-B)、卡泊芬净(1-B)、两性霉素 B 脂质体Ⅳ(1-B)。

11. 对于胰腺移植受者,应用氟康唑预防侵袭性真菌感染(1-C)。

12. 所有肠移植受者应用氟康唑预防侵袭性真菌感染(1-C),高危患者应用两性霉素 B 脂质体Ⅳ(1-C)、卡泊芬净(1-C)、米卡芬净(1-C)预防侵袭性真菌感染。

13. 肺和心肺联合移植受者应用雾化两性霉素 B 脂质体预防侵袭性真菌感染(1-B)。

14. 心脏移植受者应用伊曲康唑预防侵袭性真菌感染(1-B)。

6 SOT 受者并发 IFD 的治疗[3-4,6-9,71]

SOT 受者发生 IFD 时,多数处于免疫功能低下和危重状态,治疗中应根据移植器官特点选择治疗方案。

6.1 治疗策略

IFD 的治疗分为拟诊治疗、临床诊断治疗、确诊治疗三级。IFD 病情进展迅速,而 SOT 受者由于免疫功能低下,其临床特征表现滞后,抗体反应迟缓,故应重视拟诊治疗和临床诊断治疗。

1. 拟诊治疗:又称经验治疗。当诊断证据不足、又高度怀疑 IFD 时,为避免不必要的致命性并发症,降低病死率,在充分、全面衡量移植受者的整体状况后可以根据以往的经验给予受者适当抗真菌治疗。

2. 临床诊断治疗:又称先发治疗,针对临床有宿主因素、环境因素或临床特点的高危移植受者进行连续监测(影像学和微生物学相关项目),发现阳性结果立即开始抗真菌治疗,以避免因免疫反应低下延误诊断和治疗,同时避免经验治疗带来的用药过度和滥用。

3. 确诊治疗:又称为目标治疗,是针对明确的真菌种类选择抗真菌药物进行特异性抗真菌治疗。

4. 加强治疗:严重肺部真菌病常可危及受者的生命,需加强治疗。如发生低氧血症,应转入监护病房,立即减少或停用霉酚酸(MPA)类和钙调磷酸酶抑制剂(CNI)类药物,尽早采取积极措施,包括面罩吸氧、呼吸机支持、特异性抗真菌治疗等。

6.2 抗真菌治疗药物

目前临床应用的抗真菌药物有多烯类、三唑类、棘白菌素类和氟胞嘧啶,各类药物的适应证、常用剂量和疗程详见附录一。选择抗真菌药物应充分考虑用药的安全性(附录二)、药物之间的相互作用(附录三)及特殊情况下药物剂量的调整(附录四)。

附录一　各类抗真菌药物的抗菌谱[72]、适应证、常用剂量及疗程

抗真菌药物	抗菌谱	适应证	常用剂量	疗程
多烯类				
两性霉素 B	白色念珠菌++ 光滑念珠菌++ 近平滑念珠菌++ 热带念珠菌++ 克柔念珠菌++ 烟曲霉菌++ 新生隐球菌++ 毛霉菌++	适用于敏感真菌所致的侵袭性真菌感染且病情呈进行性发展者,如败血症、心内膜炎、脑膜炎(隐球菌及其他真菌)、腹腔感染(包括与透析相关者)、肺部感染、尿路感染和眼内炎等	先试给 1~5mg,每 5mg/d 逐渐增加,当增至每次 0.6~0.7mg/kg 时即可暂停增加剂量	疗程 1~3 个月,也可长至 6 个月,视病情及疾病种类而定
两性霉素 B 脂质体	同上	同上	维持剂量为 3~5mg·kg^{-1}·d^{-1},从小剂量开始逐渐增量	疗程视病种病情而定
三唑类				
氟康唑	白色念珠菌++ 光滑念珠菌+ 近平滑念珠菌++ 热带念珠菌++ 新生隐球菌++	全身性念珠菌病 隐球菌病 黏膜念珠菌病 免疫功能正常者的地方性深部真菌病、球孢子菌病、类球孢子菌病、孢子丝菌病和组织胞浆菌病	第 1 天 400mg,以后 200mg/d 第 1 天 400mg,以后 200~400mg/d 建议首剂 200mg/d,以后 100mg/d 第 1 天 400mg,以后 200mg/d	视临床反应而定 视临床及真菌学反应而定; 隐球菌性脑膜炎治疗期为脑脊液菌检转阴后再持续6~8周 口咽部感染为 7~14d;食管、支气管、肺部、尿道感染等为 14~30d 视临床反应而定
伊曲康唑	白色念珠菌++ 光滑念珠菌+ 近平滑念珠菌++ 热带念珠菌++ 克柔念珠菌+ 烟曲霉菌+ 新生隐球菌++	曲霉病、念珠菌病、隐球菌病和组织胞浆菌病	第 1~2 天每天 2 次,第 3~14 天每天 1 次;每次 200mg 静脉滴注;之后口服序贯,200mg,2 次/d	直至具有临床意义的中性粒细胞减少症消除

抗真菌药物	抗菌谱	适应证	常用剂量	疗程
伏立康唑	白色念珠菌++ 光滑念珠菌++ 近平滑念珠菌++ 热带念珠菌++ 克柔念珠菌++ 烟曲霉菌++ 新生隐球菌++	侵袭性曲霉病； 非中性粒细胞减少患者的念珠菌血症； 对氟康唑耐药的念珠菌引起的严重侵袭性感染（包括克柔念珠菌）； 由足放线病菌属和镰刀菌属引起的严重感染； 本品应主要用于治疗患有进展性、可能威胁生命的感染的患者	静脉滴注：每天2次；第1天每次6mg/kg，以后改为每次4mg/kg；口服给药：每天2次；第1天每次400mg，以后改为每次200mg	疗程视患者用药后的临床和微生物学反应而定
泊沙康唑	白色念珠菌++ 光滑念珠菌++ 近平滑念珠菌++ 热带念珠菌++ 克柔念珠菌++ 烟曲霉菌++ 新生隐球菌++ 毛霉菌++	预防13岁及以上高危患者曲霉菌和念珠菌感染 口咽念珠菌感染 曲霉病、镰刀菌病和接合菌病引起的难治性、对其他药物不能耐受或对其他药物耐药的真菌感染	每天3次，每次200mg 首剂200mg，然后100mg/d 每天2次，每次400mg，或每天4次，每次200mg	粒细胞缺乏前开始使用，直到中性粒细胞计数增加 $\geq 0.5 \times 10^9/L$ 后7d 一般为14d 依据患者基础疾病的严重程度及患者免疫抑制状态的恢复、临床疗效等决定
棘白菌素类				
卡泊芬净	白色念珠菌++ 光滑念珠菌+ 近平滑念珠菌++ 热带念珠菌++ 克柔念珠菌++ 烟曲霉菌+	对其他治疗无效或不能耐受的侵袭性曲霉病	第1天70mg，以后改为50mg/d	取决于疾病的严重程度、被抑制的免疫功能恢复情况以及对治疗的临床反应
米卡芬净	白色念珠菌++ 光滑念珠菌+ 近平滑念珠菌++ 热带念珠菌++ 克柔念珠菌++ 烟曲霉菌+	由曲霉菌和念珠菌引起的真菌血症、呼吸道真菌病、胃肠道真菌病	曲霉病：50～150mg/d； 念珠菌病：50mg/d	取决于受者的免疫功能恢复情况以及对治疗的临床反应

续表

抗真菌药物	抗菌谱	适应证	常用剂量	疗程
氟胞嘧啶				
5-氟胞嘧啶	白色念珠菌++ 光滑念珠菌++ 近平滑念珠菌++ 热带念珠菌++ 克柔念珠菌+ 新生隐球菌++	临床上本品用于念珠菌和隐珠菌感染；单用效果不如两性霉素 B，可与两性霉素 B 合用以增强疗效（协同作用）	口服：50～150mg·kg^{-1}·d^{-1}	疗程自数周至数月

注：表中的"+"表示对药物的敏感程度

附录二 各类抗真菌药物的代谢途径、注意事项和常见毒、不良反应[72]

抗真菌药物	代谢途径	评价/注意事项	常见不良反应
多烯类			
两性霉素 B	不通过肝脏 CYP450 酶代谢； 两性霉素 B 脂质体 10%以原型经尿液及粪便排出，因脂质体增加了组织的吸收，降低了清除率	严重的输液反应和肾脏毒性，包括电解质丢失； 盐负荷可减轻肾毒性； 输液毒性的处理：解热剂、抗组胺剂及度冷丁； 与免疫抑制剂同时使用会加重肾功能损害及电解质紊乱； 可用于接合菌治疗	（1）静脉滴注过程中或滴注后发生寒颤、高热、严重头痛、食欲不振、恶心、呕吐，有时可出现血压下降、眩晕等； （2）几乎所有患者均可出现不同程度的肾功能损害； （3）低钾血症、血液系统毒性反应、肝毒性、心血管系统反应、神经系统毒性反应等；过敏性休克、皮疹等变态反应偶有发生
两性霉素 B 脂质体	同上	与两性霉素 B 相比，减少了输液反应及肾脏毒性	同上
三唑类			
氟康唑	通过肝脏以及胃肠道的细胞色素 P4503A4 同工酶代谢； 主要经肾以原型排出，尿中约80%为原型，11%为代谢物	对克柔念珠菌天然耐药； 过去 10 年里，对氟康唑耐药的光滑念珠菌从9%上升至14%； 对霉菌（如曲霉菌、接合菌）疗效欠佳	安全性和耐受性良好，最常见的不良反应为胃肠道症状，包括恶心、腹痛、腹泻、胃肠胀气；其次为皮疹；过敏性反应极为少见
伊曲康唑	主要通过肝脏内 YP3A4 酶类代谢成多种代谢产物； 从粪便中排出的原形药物约为剂量的 3%～18%，极少从尿中排出	具有负性收缩特性，禁用于明显心脏收缩功能不全者	耐受性良好，最多的是胃肠道症状，如消化不良、恶心、腹痛和便秘较少的有头痛、可逆性肝酶增高、月经失调、眩晕和变态反应（例如瘙痒、丘疹、荨麻疹和血管神经性水肿）

抗真菌药物	代谢途径	评价/注意事项	常见不良反应
伏立康唑	经肝脏细胞色素 P450 同工酶代谢，CYP2C19 在代谢中有重要作用	大量循证证据支持其作为侵袭性曲霉菌感染的首选；侵袭性念珠菌感染的一线选择	耐受性良好，最为常见的不良事件为视觉障碍、发热、皮疹、恶心、呕吐、腹泻、头痛、败血症、周围性水肿、腹痛以及呼吸功能紊乱
泊沙康唑	主要在肝脏代谢，在肝脏经过葡萄苷酸化转化为无生物活性的代谢物；77% 的药物以原形从大便中排泄，约14% 从尿中排泄	用于抗广谱侵袭性真菌感染的挽救治疗（但未被美国食品药品管理局批准）；尚未对其用于侵袭性真菌感染起始治疗做出评价；需和食物同时服用。不能进食或不能耐受口服营养品的患者，应选用其他抗真菌药物	耐受性良好，常见的不良反应为头疼和轻到中度恶心、呕吐、腹痛或腹泻等与胃肠道系统相关的症状，少见有 QT 间期延长、肝转氨酶升高
棘白菌素类			
卡泊芬净	主要在肝脏内代谢为非活性产物；蛋白结合率大约为97%，在注射后的 30h 只有少量被代谢或生物转化	作为侵袭性曲霉菌的挽救治疗有45% 的成功率；作为持久性中性粒细胞减少性发热的经验性治疗，疗效与两性霉素 B 脂质体相似，但毒性降低；优越的安全性；光滑念珠菌的耐药率在 3% ~15% 之间	耐受性良好，常见的不良反应为皮疹、皮肤潮红、瘙痒、热感、发热、面部浮肿、支气管痉挛、静脉炎、恶心、呕吐等；也见呼吸困难、喘鸣、皮疹恶化等过敏反应的报道；也可见转氨酶升高、血清碱性磷酸酶升高、血钾降低、嗜酸粒细胞增多、尿蛋白升高、尿红细胞升高等
米卡芬净	有 8 个代谢产物，主要经肝脏代谢；由细胞色素 P450 的 CYP1A2、2B6、2C 和 3A 催化后经尿液和粪便排泄	作为起始治疗念珠菌血症和侵袭性念珠菌病，疗效与卡泊芬净相似；优越的安全性	耐受性良好，常见不良反应为静脉炎、关节炎、血管疼痛、寒战、头痛、高血压、心悸、腹泻、稀便、皮疹和斑丘疹；临床上少见的还有血液学异常、休克过敏样反应、肝功能异常或黄疸、急性肾功能衰竭等
氟胞嘧啶			
5-氟胞嘧啶	约有80% ~ 90% 的药物不吸收，随粪便排出	通常联合其它抗真菌药物使用；白色念珠菌耐药率约10%	(1)恶心、呕吐、腹泻和皮疹常见；较少见者有精神错乱、幻觉、头痛、头晕和嗜酸性粒细胞升高；(2)肝毒性，大多表现肝功能改变；(3)白细胞或血小板减少，偶有全血细胞减少、骨髓抑制和再生障碍

附录三　各类抗真菌药物与免疫抑制剂间的相互作用[73-74]

抗真菌药物	钙调磷酸酶抑制剂（CNI）类	雷帕霉素靶蛋白抑制剂（MTI）类
多烯类		
两性霉素B以及两性霉素B脂质体	两者合用时可能会增加肾毒性,应避免合用	暂未发现
三唑类		
氟康唑	血CNI浓度增加,清除率降低。应监测血CNI浓度,并及时调整CNI剂量	血MTI浓度增加。肾移植受者口服氟康唑200mg,血西罗莫司浓度大大增加,需监测血药浓度并调整MTI剂量
伊曲康唑	血CNI浓度增加,并可能持续至伊曲康唑停药后一段时间,期间需监测血CNI浓度、药物作用及不良反应,必要时应当减量	血MTI浓度增加。应谨慎合用
伏立康唑	(1)CNI的浓度峰值(Cmax)和药物浓度曲线下面积(AUC)均升高; (2)当已经接受CNI治疗的受者开始使用伏立康唑治疗时,建议他克莫司的剂量减至常规剂量的1/3,环孢素A的剂量减半,并严密监测血药浓度; (3)停用伏立康唑后仍需严密监测血CNI的浓度,如有需要可增大CNI的剂量; (4)如CNI和伏立康唑合用病例中发现血CNI浓度急剧升高,必要时需同时停用CNI和伏立康唑	MTI的Cmax和AUC均升高;建议严密监测血MTI药浓度
泊沙康唑	(1)血CNI浓度增加,清除率降低; (2)泊沙康唑能使他克莫司Cmax和AUC显著升高(分别为121%和358%,$P=0.001$);环孢素A清除率降低16%~33%; (3)与他克莫司合用时,建议他克莫司的剂量减至常规剂量的1/3; (4)与环孢素A合用时,建议环孢素A的剂量减至常规剂量的3/4	MTI的Cmax和AUC均升高。建议严密监测CNI血药浓度
棘白菌素类		
卡泊芬净	(1)卡泊芬净能使他克莫司的12h血药浓度下降26%; (2)环孢素A能使卡泊芬净的AUC增加约35%; (3)两者合用时建议对血他克莫司浓度进行标准检测,同时适当调整他克莫司的剂量; (4)环孢素A与卡泊芬净合用时会出现血丙氨酸转氨酶和天冬氨酸转氨酶一过性升高,一般不推荐两者合用,除非利大于弊	暂未发现
米卡芬净	米卡芬净能增加血环孢素A浓度	米卡芬净能增加血西罗莫司浓度

附录四　各类抗真菌药物在肝、肾功能受损时的剂量调整

抗真菌药物	肝、肾功能受损时的剂量调整
多烯类	
两性霉素 B	肾:肌酐清除率<50ml/min 时需要将剂量减少 50% 肝:不需要剂量调整
两性霉素 B 脂质体	肾:不需要剂量调整 肝:不需要剂量调整
三唑类	
氟康唑	肾:肌酐清除率<50ml/min 时需要将剂量减少 50% 肝:不需要剂量调整
伊曲康唑	肾:肌酐清除率<30ml/min 时,可发生环糊精蓄积,禁用静脉制剂,可用口服制剂替代 肝:不需要剂量调整
伏立康唑	肾:肌酐清除率<50ml/min 时,可发生环糊精蓄积,慎用静脉制剂,可用口服制剂替代 肝:轻至中度肝功能不全时,负荷剂量不变,维持剂量减半;重度肝功能不全时,避免使用
泊沙康唑	肾:不需要剂量调整 肝:不需要剂量调整
棘白菌素类	
卡泊芬净	肾:不需要剂量调整 肝:中度肝功能不全时需要减量(首剂 70mg,以后 35mg/d)
米卡芬净	肾:不需要剂量调整 肝:不需要剂量调整
氟胞嘧啶	
5-氟胞嘧啶	肾:肌酐清除率<50ml/min 时需要延长给药时间间隔至 12~24h;肌酐清除率<10ml/min 时需要延长给药时间间隔至 24~48h 肝:不需要剂量调整

推荐意见:

15. 侵袭性念珠菌病

（1）念球菌血症:①非中性粒细胞减少患者,强烈推荐使用棘白菌素类药物进行初始治疗(卡泊芬净:负荷剂量 70mg,50mg/d;米卡芬净:100mg/d)(1-A),也可以考虑使用两性霉素 B 脂质体,尤其是肾移植受者,不过要考虑其肾毒性(1-C)。②对于病情不重、没有氟康唑耐药株出现的非中性粒细胞减少患者,可以选择氟康唑(静脉注射或口服,负荷剂量 800mg 或 12mg/kg,400mg/d 或 6mg·kg^{-1}·d^{-1})作为棘白菌素类药物的替代治疗(1-A)。③SOT 受者不常出现中性粒细胞减少,在这类患者中,一旦出现念珠菌血症,需要强制使用棘白菌素类药物或两性霉素 B 脂质体进行治疗(1-B)。④必须每天至少进行 1 次血培养,结果为阴

性,才能确认念珠菌血症治愈(1-C)。⑤单纯性念珠菌血症,确认治愈后再治疗14d,对于病情复杂的患者,则需要更长的时间(1-C)。

(2)尿路感染:①出现无症状念珠菌菌尿症,不推荐使用抗真菌药治疗,除非是发展为播散性疾病的高危患者,包括中性粒细胞减少、极低体重儿($<1500g$)或患者将接受泌尿系统手术(1-C)。②如菌株对氟康唑敏感,强烈推荐应用氟康唑($200mg/d$ 或 $3mg \cdot kg^{-1} \cdot d^{-1}$)治疗2周(1-B);如氟康唑耐药,则推荐多烯类(或者联合口服5-氟胞嘧啶)作为治疗用药选择(1-C)。③不推荐应用棘白菌素类治疗(1-C)。

(3)肺移植出现吻合口气管支气管念珠菌感染的患者,推荐使用雾化两性霉素B脂质体25mg,每周3次,同时反复使用支气管窥镜清除杂物(1-C)。

(4)念珠菌心内膜炎患者,无论是原发还是人工瓣膜,均推荐1周内(甚至更早)进行手术治疗(1-B)。

(5)眼部念珠菌感染,尚没有菌株药物敏感试验结果时,推荐应用两性霉素B脂质体单药或联合5-氟胞嘧啶治疗,不推荐棘白菌素类(1B);如敏感患者推荐使用氟康唑或伏立康唑(1B);若感染累及玻璃体,则应在全身系统治疗的基础上行玻璃体切除术或玻璃体内注射两性霉素B(1B)。

16. 侵袭性曲霉病

(1)对于SOT受者,在高度可疑侵袭性曲霉病时,应早期进行抗真菌治疗(1-C)

(2)根据不同的移植种类、受者的情况、曲霉菌类型及所使用的免疫抑制剂,抗菌治疗应高度个体化(1-C)。

(3)推荐伏立康唑($4mg \cdot kg^{-1} \cdot 12h^{-1}$,负荷剂量6mg/kg;或200mg/12h口服,负荷剂量400mg/12h口服)或两性霉素B脂质体($3mg \cdot kg^{-1} \cdot d^{-1}$)作为初始治疗(1-C)。

(4)对于病情危重的患者,推荐伏立康唑注射给药,以保证生物利用度;对于肾功能受损或病情稳定的患者,可口服给药,并推荐监测血浆浓度保持在$2\sim4mg/L$(1-B)。用药过程中注意肝毒性的监测,尤其是肝移植者,并注意其与免疫抑制剂的相互作用(1-C)。

(5)如患者无法用伏立康唑(如肝毒性、严重的药物相互作用、无法耐受及对三唑类过敏等),则推荐使用两性霉素B脂质体(1-C)。

(6)如果病情严重(肺炎或播散性疾病),在保证伏立康唑有效浓度的基础上,可选用伏立康唑加卡泊芬净联合治疗(1-C)。

(7)对于单药初始治疗失败的患者,强烈推荐采用抗真菌药物联合治疗(1-C)。

(8)应根据临床表现和高解析度增强CT定期监测治疗效果(1-C)。

17. 侵袭性隐球菌病

(1)对于脑膜炎、播散性疾病或扩散性肺浸润、急性呼吸衰竭患者:①诱导治疗。两性霉素B脂质体$3\sim4mg \cdot kg^{-1} \cdot d^{-1}$(1-B);②巩固治疗。氟康唑$400\sim800mg/d$,8周(1-B)。③维持治疗。氟康唑200mg/d,6~12个月(1-B)。

(2)对于局灶性肺部感染或无症状患者偶然发现的肺部感染:推荐应用氟康唑400mg/d($6mg \cdot kg^{-1} \cdot d^{-1}$)治疗,疗程为6~12个月(1-B)。

7 利益声明

本指南的发布不存在与任何公司、机构或个人之间的利益冲突。

参 考 文 献

[1] 中国侵袭性真菌感染工作组.血液病/恶性肿瘤患者侵袭性真菌病的诊断标准与治疗原则(第四次修订版)[J].中华内科杂志,2013,52(8):704-709. DOI:10.3760/cma. j. issn. 0578-1426. 2013.08.030.

[2] Grossi PA,Gasperina DD,Barchiesi F,et al. Italian guidelines for diagnosis,prevention,and treatment of invasive fungal infections in solid organ transplant recipients[J]. Transplant Proc,2011,43(6):2463-2471. DOI: 10.1016/j. transproceed. 2011.06.020.

[3] 中华医学会器官移植学分会.实体器官移植患者侵袭性真菌感染的诊断和治疗指南[J].中华器官移植杂志,2009,30(7):440-441. DOI:10.3760/cma. j. issn.0254-1785.2009.07.016.

[4] 中华医学会器官移植学分会.实体器官移植患者侵袭性真菌感染的诊断和治疗指南(续)[J].中华器官移植杂志,2009,30(8):503-506. DOI:10.3760/cma. j. issn. 0254-1785.2009.08.017.

[5] Castanheira M,Messer SA,Dietrich RR,et al. Antifungal susceptibility patterns of a global collection of fungal isolates and polysorbate-80 effect on the susceptibility of the antifungal classes[R]. Philadelphia:Week Meeting of the Infectious Diseases Society of America,2014:1454.

[6] Pappas PG,Kauffman CA,Andes DR,et al. Clinical Practice Guideline for the Management of Candidiasis: 2016 Update by the Infectious Diseases Society of America[J]. Clin Infect Dis,2016,62(4):e1-50. DOI:10. 1093/cid/civ933.

[7] Perfect JR,Dismukes WE,Dromer F,et al. Clinical practice guidelines for the management of cryptococcal disease:2010 update by the infectious diseases society of america[J]. Clin Infect Dis,2010,50(3):291-322. DOI:10.1086/649858.

[8] Walsh TJ,Anaissie EJ,Denning DW,et al. Treatment of aspergillosis:clinical practice guidelines of the Infectious Diseases Society of America[J]. Clin Infect Dis,2008,46(3):327-360. DOI:10.1086/525258.

[9] Gavaldà J,Meije Y,Fortún J,et al. Invasive fungal infections in solid organ transplant recipients[J]. Clin Microbiol Infect,2014,20 Suppl 7:27-48. DOI:10.1111/1469-0691. 12660.

[10] De Pauw B,Walsh TJ,Donnelly JP,et al. Revised definitions of invasive fungal disease from the European Organization for Research and Treatment of Cancer/Invasive Fungal Infections Cooperative Group and the National Institute of Allergy and Infectious Diseases Mycoses Study Group (EORTC/MSG) Consensus Group [J]. Clin Infect Dis,2008,46(12):1813-1821. DOI:10.1086/588660.

[11] Guyatt GH,Oxman AD,Vist GE,et al. GRADE:an emerging consensus on rating quality of evidence and strength of recommendations[J]. BMJ 2008,336(7650):924-926. DOI:10.1136/bmj. 39489. 470347. AD.

[12] Pappas PG,Alexander BD,Andes DR,et al. Invasive fungal infections among organ transplant recipients:results of the Transplant-Associated Infection Surveillance Network (TRANSNET)[J]. Clin Infect Dis,2010, 50(8):1101-1111. DOI:10.1086/651262.

[13] Neofytos D,Fishman JA,Horn D,et al. Epidemiology and outcome of invasive fungal infections in solid organ transplant recipients[J]. Transpl Infect Dis,2010,12(3):220-229.

[14] 蒋进发,魏思东,张宇,等.肝脏移植术后侵袭性真菌感染的临床特点分析[J].中华医院感染学杂志, 2014,24(8):1998-2000. DOI:10.11816/cn. ni. 2014-135058.

［15］ Rodríguez C, Muñoz P, Rodríguez-Créixems M, et al. Bloodstream infections among heart transplant recipients ［J］. Transplantation, 2006, 81(3):384-391.

［16］ Moreno A, Cervera C, Gavald J, et al. Bloodstream infections among transplant recipients: results of a nation-wide surveillance in Spain［J］. Am J Transplant, 2007, 7(11):2579-2586.

［17］ Zicker M, Colombo AL, Ferraz-Neto BH, et al. Epidemiology of fungal infections in liver transplant recipients: a six-year study of a large Brazilian liver transplantation centre［J］. Mem Inst Oswaldo Cruz, 2011, 106(3):339-345.

［18］ Morgan J, Wannemuehler KA, Marr KA, et al. Incidence of invasive aspergillosis following hematopoietic stem cell and solid organ transplantation: interim results of a prospective multicenter surveillance program［J］. Med Mycol, 2005, 43 Suppl 1: S49-58.

［19］ Singh N, Avery RK, Munoz P, et al. Trends in risk profiles for and mortality associated with invasive aspergillosis among liver transplant recipients［J］. Clin Infect Dis, 2003, 36(1):46-52.

［20］ Gavalda J, Len O, San Juan R, et al. Risk factors for invasive aspergillosis in solid-organ transplant recipients: a case-control study［J］. Clin Infect Dis, 2005, 41(1):52-59.

［21］ Lortholary O, Gangneux JP, Sitbon K, et al. Epidemiological trends in invasive aspergillosis in France: the SAIF network (2005-2007)［J］. Clin Microbiol Infect, 2011, 17(12):1882-1889.

［22］ Muñoz P, Cerón I, Valerio M, et al. Invasive aspergillosis among heart transplant recipients: a 24-year perspective［J］. J Heart Lung Transplant, 2014, 33(3):278-288.

［23］ Grossi P, Farina C, Fiocchi R, et al. Prevalence and outcome of invasive fungal infections in 1963 thoracic organ transplant recipients: a multicenter retrospective study. Italian Study Group of Fungal Infections in Thoracic Organ Transplant Recipients［J］. Transplantation, 2000, 70(1):112-116.

［24］ Sun HY, Wagener MM, Singh N. Cryptococcosis in solid-organ, hematopoietic stem cell, and tissue transplant recipients: evidence-based evolving trends［J］. Clin Infect Dis, 2009, 48(11):1566-1576.

［25］ Bodro M, Sabé N, Gomila A, et al. Risk factors, clinical characteristics, and outcomes of invasive fungal infections in solid organ transplant recipients［J］. Transplant Proc, 2012, 44(9):2682-2685. DOI: 10.1016/j.transproceed.2012.09.059.

［26］ Singh N, Alexander BD, Lortholary O, et al. Cryptococcus neoformans in organ transplant recipients: impact of calcineurin-inhibitor agents on mortality［J］. J Infect Dis, 2007, 195(5):756-764.

［27］ Husain S, Wagener MM, Singh N. Cryptococcus neoformans infection in organ transplant recipients: variables influencing clinical characteristics and outcome［J］. Emerg Infect Dis, 2001, 7(3):375-381.

［28］ Fortún J, Martín-Dávila P, Moreno S, et al. Risk factors for invasive aspergillosis in liver transplant recipients ［J］. Liver Transpl, 2002, 8(11):1065-1070.

［29］ Fishman JA, Issa NC. Infection in organ transplantation: risk factors and evolving patterns of infection［J］. Infect Dis Clin North Am, 2010, 24(2):273-283.

［30］ Fortún J, Meije Y, Fresco G, et al. Aspergillosis. Clinical forms and treatment［J］. Enferm Infecc Microbiol Clin, 2012, 30(4):201-208.

［31］ Monforte V, Roman A, Gavalda J, et al. Nebulized amphotericin B prophylaxis for Aspergillus infection in lung transplantation: study of risk factors［J］. J Heart Lung Transplant, 2001, 20(12):1274-1281.

［32］ Muñoz P, Rodríguez C, Bouza E, et al. Risk factors of invasive aspergillosis after heart transplantation: protective role of oral itraconazole prophylaxis［J］. Am J Transplant, 2004, 4(4):636-643.

［33］ 中国侵袭性肺部真菌感染工作组. 侵袭性肺部真菌感染的诊断标准与治疗原则(草案)［J］. 中国实用内科杂志,2006,26(21):1748-1751. DOI:10. 3969/j. issn. 1005-2194. 2006. 21. 035.

［34］ 中华医学会重症医学分会. 重症患者侵袭性真菌感染诊断与治疗指南(2007)［J］. 中华内科杂志,2007,46(11):960-966. DOI:10. 3760/j. issn:0578-1426. 2007. 11. 031.

［35］ Ruiz-Camps I, Aguado JM, Almirante B, et al. Guidelines for the prevention of invasive mould diseases caused by filamentous fungi by the Spanish Society of Infectious Diseases and Clinical Microbiology (SEIMC)［J］. Clin Microbiol Infect,2011,17 Suppl 2:S1-24. DOI:10. 1111/j. 1469-0691. 2011. 03477. x.

［36］ Gavaldà J, Vidal E, Lumbreras C. Infection prevention in solid organ transplantation［J］. Enferm Infecc Microbiol Clin,2012,30 Suppl 2:S27-33. DOI:10. 1016/S0213-005X(12)70079-4.

［37］ Gavaldà J, Meije Y, Len O', et al. Invasive fungal infection in solid organ transplant［J］. Enferm Infecc Microbiol Clin,2012,30(10):645-653. DOI:10. 1016/j. eimc. 2012. 09. 004.

［38］ Singh N, Paterson DL, Gayowski T, et al. Preemptive prophylaxis with a lipid preparation of amphotericin B for invasive fungal infections in liver transplant recipients requiring renal replacement therapy［J］. Transplantation,2001,71(7):910-913.

［39］ Saliba F, Delvart V, Ichaï P, et al. Fungal infections after liver transplantation:outcomes and risk factors revisited in the MELD era［J］. Clin Transplant,2013,27(4):E454-461.

［40］ Aguado JM, Ruiz-Camps I, Muñoz P, et al. Guidelines for the treatment of Invasive Candidiasis and other yeasts. Spanish Society of Infectious Diseases and Clinical Microbiology (SEIMC)［J］. erm Infecc Microbiol Clin,2011,29(5):345-361. DOI:10. 1016/j. eimc. 2011. 01. 008.

［41］ Singhal S, Ellis RW, Jones SG, et al. Targeted prophylaxis with amphotericin B lipid complex in liver transplantation［J］. Liver Transpl,2000,6(5):588-595.

［42］ Castroagudín JF, Pontón C, Bustamante M, et al. Prospective interventional study to evaluate the efficacy and safety of liposomal amphotericin B as prophylaxis of fungal infections in high-risk liver transplant recipients ［J］. Transplant Proc,2005,37(9):3965-3967.

［43］ Reed A, Herndon JB, Ersoz N, et al. Effect of prophylaxis on fungal infection and costs for high-risk liver transplant recipients［J］. Liver Transpl,2007,13(12):1743-1750.

［44］ Hadley S, Huckabee C, Pappas PG, et al. Outcomes of antifungal prophylaxis in high-risk liver transplant recipients［J］. Transpl Infect Dis,2009,11(1):40-48.

［45］ Fortún J, Martín-Davila P, Moreno S, et al. Prevention of invasive fungal infections in liver transplant recipients:the role of prophylaxis with lipid formulations of amphotericin B in high-risk patients［J］. J Antimicrob Chemother,2003,52(5):813-819.

［46］ Aguado JM, Varo E, Usetti P, Safety of anidulafungin in solid organ transplant recipients［J］. Liver Transpl, 2012,18(6):680-685. DOI:10. 1002/lt. 23410.

［47］ Fortún J, Martín-Dávila P, Montejo M, et al. Prophylaxis with caspofungin for invasive fungal infections in high-risk liver transplant recipients［J］. Transplantation,2009,87(3):424-435.

［48］ Sun HY, Cacciarelli TV, Singh N. Micafungin versus amphotericin B lipid complex for the prevention of invasive fungal infections in high-risk liver transplant recipients［J］. Transplantation,2013,96(6):573-578. DOI:10. 1097/TP. 0b013e31829d674f.

［49］ Saliba F, Fischer L, Pascher A, et al. Micafungin as antifungal prophylaxis in high-risk liver transplantation: randomised multicentre trial)［G］. Vienna:16th Congress of the European Society for Organ Transplantation,

2013：217.

［50］ Saliba F，Fischer L，Pascher A，et al. Efficacy and safety of micafungin as antifungal prophylaxis in high-risk liver transplantation）［G］. Denver：53rd International Congress on Antimicrobial Agents and Chemotherapy（ICAAC），2013：810.

［51］ Pappas PG，Andes D，Schuster M，et al. Invasive fungal infections in low-risk liver transplant recipients：a multi-center prospective observational study［J］. Am J Transplant，2006，6（2）：386-391.

［52］ San-Juan R，Aguado JM，Lumbreras C，et al. Universal prophylaxis with fluconazole for the prevention of early invasive fungal infection in low-risk liver transplant recipients［J］. Transplantation，2011，92（3）：346-350. DOI：10. 1097/TP. 0b013e3182247bb4.

［53］ Singh N. Antifungal prophylaxis in solid-organ transplant recipients：considerations for clinical trial design ［J］. Clin Infect Dis，2004，39 Suppl 4：S200-206.

［54］ Cruciani M，Mengoli C，Malena M，et al. Antifungal prophylaxis in liver transplant patients：a systematic review and meta-analysis［J］. Liver Transpl，2006，12（5）：850-858.

［55］ Husain S，Zaldonis D，Kusne S，et al. Variation in antifungal prophylaxis strategies in lung transplantation ［J］. Transpl Infect Dis，2006，8（4）：213-218.

［56］ Palmer SM，Drew RH，Whitehouse JD，et al. Safety of aerosolized amphotericin B lipid complex in lung transplant recipients［J］. Transplantation，2001，72（3）：545-548.

［57］ Drew RH，Dodds Ashley E，Benjamin DK Jr，et al. Comparative safety of amphotericin B lipid complex and amphotericin B deoxycholate as aerosolized antifungal prophylaxis in lung-transplant recipients［J］. Transplantation，2004，77（2）：232-237.

［58］ Monforte V，Ussetti P，Gavald J，et al. Feasibility，tolerability，and outcomes of nebulized liposomal amphotericin B for Aspergillus infection prevention in lung transplantation［J］. J Heart Lung Transplant，2010，29（5）：523-530.

［59］ Gavaldà J，Martín MT，López P，et al. Efficacy of nebulized liposomal amphotericin B in treatment of experimental pulmonary aspergillosis［J］. Antimicrob Agents Chemother，2005，49（7）：3028-3030.

［60］ Monforte V，López-Sánchez A，Zurbano F，et al. Prophylaxis with nebulized liposomal amphotericin B for Aspergillus infection in lung transplant patients does not cause changes in the lipid content of pulmonary surfactant［J］. J Heart Lung Transplant，2013，32（3）：313-319. DOI：10. 1016/j. healun. 2012. 11. 013.

［61］ Borro JM，Solé A，de la Torre M，et al. Efficiency and safety of inhaled amphotericin B lipid complex（Abelcet）in the prophylaxis of invasive fungal infections following lung transplantation［J］. Transplant Proc，2008，40（9）：3090-3093. DOI：10. 1016/j. transproceed. 2008. 09. 020.

［62］ Monforte V，Ussetti P，López R，et al. Nebulized liposomal amphotericin B prophylaxis for Aspergillus infection in lung transplantation：pharmacokinetics and safety［J］. J Heart Lung Transplant，2009，28（2）：170-175. DOI：10. 1016/j. healun. 2008. 11. 004.

［63］ Monforte V，Roman A，Gavaldá J，et al. Nebulized amphotericin B concentration and distribution in the respiratory tract of lung-transplanted patients［J］. Transplantation，2003，75（9）：1571-1574.

［64］ Husain S，Paterson DL，Studer S，et al. Voriconazole prophylaxis in lung transplant recipients［J］. Am J Transplant，2006，6（12）：3008-3016.

［65］ Luong ML，Hosseini-Moghaddam SM，Singer LG，et al. Risk factors for voriconazole hepatotoxicity at 12 weeks in lung transplant recipients［J］. Am J Transplant，2012，12（7）：1929-1935. DOI：10. 1111/j. 1600-

6143. 2012. 04042. x.

[66] Cadena J, Levine DJ, Angel LF, et al. Antifungal prophylaxis with voriconazole or itraconazole in lung transplant recipients: hepatotoxicity and effectiveness[J]. Am J Transplant, 2009, 9(9): 2085-2091.

[67] Vadnerkar A, Nguyen MH, Mitsani D, et al. Voriconazole exposure and geographic location are independent risk factors for squamous cell carcinoma of the skin among lung transplant recipients[J]. J Heart Lung Transplant, 2010, 29(11): 1240-1244. DOI: 10. 1016/j. healun. 2010. 05. 022.

[68] Singer JP, Boker A, Metchnikoff C, et al. High cumulative dose exposure to voriconazole is associated with cutaneous squamous cell carcinoma in lung transplant recipients[J]. J Heart Lung Transplant, 2012, 31(7): 694-699. DOI: 10. 1016/j. healun. 2012. 02. 033.

[69] Zwald FO, Spratt M, Lemos BD, et al. Duration of voriconazole exposure: an independent risk factor for skin cancer after lung transplantation[J]. Dermatol Surg, 2012, 38(8): 1369-1374. DOI: 10. 1111/j. 1524-4725. 2012. 02418. x.

[70] Epaulard O, Villier C, Ravaud P, et al. A multistep voriconazole-related phototoxic pathway may lead to skin carcinoma: results from a French nationwide study[J]. Clin Infect Dis, 2013, 57(12): e182-188. DOI: 10. 1093/cid/cit600.

[71] Cornely OA, Bassetti M, Calandra T, et al. ESCMID * guideline for the diagnosis and management of Candida diseases 2012: non-neutropenic adult patients[J]. Clin Microbiol Infect, 2012, 18 Suppl 7: S19-37. DOI: 10. 1111/1469-0691. 12039.

[72] Nett JE, Andes DR. Antifungal Agents: Spectrum of Activity, Pharmacology, and Clinical Indications[J]. Infect Dis Clin North Am, 2016, 30(1): 51-83. DOI: 10. 1016/j. idc. 2015. 10. 012.

[73] Shoham S, Marr KA. Invasive fungal infections in solid organ transplant recipients[J]. Future Microbiol, 2012, 7(5): 639-655. DOI: 10. 2217/fmb. 12. 28.

[74] Chau MM, Kong DC, van Hal SJ, et al. Consensus guidelines for optimising antifungal drug delivery and monitoring to avoid toxicity and improve outcomes in patients with haematological malignancy, 2014[J]. Intern Med J, 2014, 44(12b): 1364-1388. DOI: 10. 1111/imj. 12600.

原载于《中华器官移植杂志》,2016,37(6):368-372

附录　各指南编者名单

公民逝世后捐献供器官功能评估和维护指南

执笔：

孙煦勇（解放军第 303 医院）

秦　科（解放军第 303 医院）

审稿专家（以姓氏汉语拼音为序）

敖建华（解放军总医院）

蔡　明（解放军第 309 医院）

陈江华（浙江大学附属第一医院）

陈　正（广州医科大学附属第二医院）

傅耀文（吉林大学第一医院）

韩文科（北京大学第一医院）

黄赤兵（第三军医大学新桥医院）

林　涛（四川大学华西医院）

彭龙开（中南大学湘雅二医院）

秦　科（解放军第 303 医院）

石炳毅（解放军第 309 医院）

孙煦勇（解放军第 303 医院）

王长希（中山大学附属第一医院）

薛武军（西安交通大学第一附属医院）

张伟杰（华中科技大学同济医学院附属同济医院）

张小东（首都医科大学附属北京朝阳医院）

赵　明（南方医科大学珠江医院）

周江桥（武汉大学人民医院）

朱同玉（复旦大学附属中山医院）

朱有华（第二军医大学长海医院）

体外膜肺氧合在公民逝世后捐献供器官保护中的应用指南

执笔：

孙煦勇（解放军第 303 医院）

秦　科（解放军第 303 医院）

审稿专家（以姓氏汉语拼音为序）

黄赤兵（第三军医大学附属新桥医院）

刘　龙（沈阳军区总医院）

秦　科（解放军第 303 医院）

石炳毅（解放军第 309 医院）

孙煦勇（解放军第 303 医院）

王长希（中山大学附属第一医院）

吴建永（浙江大学附属第一医院）

徐　骁（浙江大学附属第一医院）

薛武军（西安交通大学第一附属医院）

于立新（南方医科大学南方医院）

张伟杰（华中科技大学同济医学院附属同济医院）

赵　明（南方医科大学珠江医院）

郑树森（浙江大学附属第一医院）

周江桥（武汉大学人民医院）

公民逝世后捐献供肾体外低温机械灌注保存指南

执笔：

薛武军（西安交通大学第一附属医院）

丁晨光（西安交通大学第一附属医院）

审稿专家（以姓氏汉语拼音为序）：

黄赤兵（第三军医大学新桥医院）

刘　龙（沈阳军区总医院）

石炳毅（解放军第 309 医院）

孙煦勇（解放军第 303 医院）

王长希（中山大学附属第一医院）

吴建永（浙江大学附属第一医院）

徐　骁（浙江大学附属第一医院）

薛武军（西安交通大学第一附属医院）

于立新（南方医科大学南方医院）

张伟杰（华中科技大学同济医学院附属同济医院）

赵　明（南方医科大学珠江医院）

郑树森（浙江大学附属第一医院）

周江桥（武汉大学人民医院）

儿童逝世后捐献供肾的功能维护、评估和应用指南

执笔：

王长希（中山大学附属第一医院）

郑毅涛（中山大学附属第一医院）

审稿专家（以姓氏汉语拼音为序）：

陈　刚（华中科技大学同济医学院附属同济医院）

邓荣海（中山大学附属第一医院）

丰贵文（郑州大学第一附属医院）

傅耀文（吉林大学第一医院）

黄赤兵（第三军医大学新桥医院）

蒋小云（中山大学附属第一医院）

林　俊（首都医科大学附属北京友谊医院）

林　涛（四川大学华西医院）

彭龙开（中南大学湘雅二医院）

石炳毅（解放军第 309 医院）

唐　雯（中山大学附属第一医院）

王祥慧（上海交通大学医学院附属瑞金医院）

王长希（中山大学附属第一医院）

吴建永（浙江大学医学院附属第一医院）

薛武军（西安交通大学医学院第一附属医院）

赵　明（南方医科大学珠江医院）

郑毅涛（中山大学附属第一医院）

朱同玉（复旦大学附属中山医院）

朱有华（第二军医大学长海医院）

心脏死亡捐献器官评估与应用指南

编审专家组组长：郑树森

编审专家组成员（以姓氏汉语拼音为序）：

陈规划	陈江华	陈静瑜	陈　实	陈孝平	陈知水	陈忠华	丁义涛	董家鸿	董念国
窦科峰	傅耀文	傅志仁	何晓顺	黄赤兵	霍　枫	景鸿恩	李　波	李　立	李香铁
李幼平	李幼生	李玉民	刘　军	刘　龙	刘永锋	卢实春	吕　毅	门同义	明英姿
彭承宏	彭志海	沈　岩	沈中阳	石炳毅	时　军	孙诚谊	孙煦勇	谭建明	田普训
田　野	王庆堂	王伟林	温　浩	吴　健	吴建永	吴忠均	武小桐	夏　强	薛武军
严律南	杨广顺	杨家印	杨　扬	叶啟发	于立新	张　峰	张　珉	张水军	郑树森
钟　林	周江桥	朱继业	朱同玉	朱有华	朱志军				

执笔：

徐　骁　庄　莉　屠振华　李建辉

活体供肾移植临床诊疗指南

执笔：

石炳毅（解放军第 309 医院）

林　涛（四川大学华西医院）

蔡　明（解放军第 309 医院）

审稿专家（以姓氏汉语拼音为序）：

蔡　明（解放军第 309 医院）

陈知水（华中科技大学同济医学院附属同济医院）

林　涛（四川大学华西医院）

明英姿（中南大学附属湘雅三医院）

潘光辉（广州医学院附属第二医院）

彭龙开（中南大学附属湘雅二医院）

戎瑞明（复旦大学附属上海中山医院）

石炳毅（解放军第 309 医院）

孙启全（中山大学附属第三医院）

王祥慧（上海交通大学附属瑞金医院）

武小桐（山西医科大学附属第二医院）

薛武军（西安交通大学附属第一医院）

张伟杰（华中科技大学附属同济医院）

张小东（首都医科大学附属朝阳医院）

ABO 血型不相容亲属活体肾移植临床诊疗指南

执笔：

王　毅（南华大学第二附属医院）

审稿专家（以姓氏汉语拼音为序）：

蔡　明（解放军第 309 医院）

陈　刚（华中科技大学同济医学院附属同济医院）

陈　正（广州医科大学附属第二医院）

董燕萍（《中华移植杂志（电子版）》编辑部）

范　宇（解放军第 309 医院）

丰贵文（郑州大学附属第一医院）

傅耀文（吉林大学第一医院）

林　涛（四川大学华西医院）

刘　龙（沈阳军区总医院）

罗志刚（南华大学附属第二医院）

彭龙开（中南大学湘雅二医院）

石炳毅（解放军第 309 医院）

孙熙勇（解放军第 303 医院）

王祥慧（上海交通大学医学院附属瑞金医院）

王　毅（南华大学附属第二医院）

王长希（中山大学附属第一医院）

薛武军（西安交通大学医学院第一附属医院）

张小东（首都医科大学附属北京朝阳医院）

朱有华（第二军医大学长海医院）

秘书：

刘罗根（南华大学附属第二医院）

儿童肾移植临床诊疗指南

执笔：

王长希（中山大学附属第一医院）

张桓熙（中山大学附属第一医院）

审稿专家（以姓氏汉语拼音为序）：

陈　刚（华中科技大学同济医学院附属同济医院）

陈立中（中山大学附属第一医院）

丰贵文（郑州大学第一附属医院）

傅耀文（吉林大学第一医院）

黄赤兵（第三军医大学新桥医院）

林　俊（首都医科大学附属北京友谊医院）

林　涛（四川大学华西医院）

彭龙开（中南大学湘雅二医院）

石炳毅（解放军第 309 医院）

王祥慧（上海交通大学医学院附属瑞金医院）

王长希（中山大学附属第一医院）

吴建永（浙江大学医学院附属第一医院）

薛武军（西安交通大学医学院第一附属医院）

张桓熙（中山大学附属第一医院）

赵　明（南方医科大学珠江医院）

朱同玉（复旦大学附属中山医院）

朱有华（第二军医大学长海医院）

肾移植受者免疫抑制治疗指南

执笔：

石炳毅（解放军第 309 医院）

袁　铭（解放军第 309 医院）

审稿专家（以姓氏汉语拼音为序）：

敖建华（解放军总医院）

蔡　明（解放军第 309 医院）

陈江华（浙江大学附属第一医院）

陈　正（广州医科大学附属第二医院）

傅耀文（吉林大学附属第一医院）

韩文科（北京大学第一医院）

黄赤兵（第三军医大学附属新桥医院）

林　涛（四川大学华西医院）

彭龙开（中南大学湘雅二医院）

石炳毅（解放军第 309 医院）

孙煦勇（解放军第 303 医院）

王长希（中山大学附属第一医院）

薛武军（西安交通大学附属第一医院）

袁　铭（解放军第 309 医院）

张伟杰（华中科技大学附属同济医院）

张小东（首都医科大学附属朝阳医院）

赵　明（南方医科大学附属珠江医院）

周江桥（武汉大学人民医院）

朱同玉（上海复旦大学附属中山医院）

朱有华（第二军医大学长海医院）

肾移植排斥反应临床诊疗指南

执笔：

石炳毅（解放军第 309 医院）

陈莉萍（解放军第 309 医院）

审稿专家（以姓氏汉语拼音为序）：

敖建华（解放军总医院）

蔡　明（解放军第 309 医院）

陈莉萍（解放军第 309 医院）

丰贵文（郑州大学附属第一医院）

黄赤兵（第三军医大学附属新桥医院）

林　涛（四川大学华西医院）

刘　龙（沈阳军区总医院）

彭龙开（中南大学湘雅二医院）

石炳毅（解放军第 309 医院）

孙煦勇（解放军第 303 医院）

谭建明（福州军区总医院）

王祥慧（上海交通大学附属瑞金医院）

薛武军（西安交通大学附属第一医院）

张小东（首都医科大学附属朝阳医院）

赵　明（南方医科大学附属珠江医院）

周江桥（武汉大学人民医院）

儿童肝移植临床诊疗指南

执笔：
夏　强（上海交通大学医学院附属仁济医院）

审稿专家（以姓氏汉语拼音为序）：

陈其民（上海交通大学医学院附属上海儿童医学中心）

冯杰雄（华中科技大学同济医学院附属同济医院）

高　伟（天津市第一中心医院）

贺　强（首都医科大学附属北京朝阳医院）

李　波（四川大学华西医院）

李　威（武警总医院）

石炳毅（解放军第 309 医院）

孙丽莹（首都医科大学附属北京友谊医院）

王建设（复旦大学附属金山医院）

夏　强（上海交通大学医学院附属仁济医院）

徐　骁（浙江大学医学院附属第一医院）

杨家印（四川大学华西医院）

张　峰（江苏省人民医院）

郑树森（浙江大学医学院附属第一医院）

朱志军（首都医科大学附属北京友谊医院）

肝移植乙型肝炎防治指南

执笔专家组成员（以姓氏汉语拼音为序）：

陈规划　陈新国　陈知水　窦科峰　窦晓光　段钟平　傅志仁　何晓顺　侯金林　贾继东

李伯安　刘永锋　卢实春　陆伦根　陆　伟　南月敏　牛俊奇　彭志海　任　红　尚　佳
沈中阳　宋红丽　王福生　魏　来　夏　强　严律南　阎　明　杨积明　杨家印　袁桂玉
张欣欣　郑　虹

执笔：

沈中阳　陆　伟

参与审定人员（以姓氏汉语拼音为序）：

蔡　明　陈　刚　陈江华　陈劲松　陈忠华　程　颖　邓绍平　董家鸿　窦　剑　傅耀文
郭文治　黄赤兵　黄建钊　景鸿恩　李　波　李　立　李　宁　李玉民　廖贵益　刘　宏
刘　军　刘　龙　刘致中　门同义　明长生　齐海智　曲青山　石炳毅　时　军　宋文利
眭维国　谭建明　田　野　田普训　王伟林　王祥慧　温　浩　吴春华　吴亚夫　吴忠均
武小桐　肖劲逐　徐　骁　薛武军　杨　扬　叶啟发　于立新　臧运金　张　峰　张水军
张伟杰　张小东　赵　明　郑树森　周江桥　朱继业　朱同玉　朱有华　祝清国

肝移植常见并发症病理诊断指南

学术顾问：

吴孟超（第二军医大学东方肝胆外科医院）

郑树森（浙江大学医学院附属第一医院）

王学浩（南京医科大学第一附属医院）

陈孝平（华中科技大学同济医学院附属同济医院）

刘永锋（中国医科大学附属第一医院）

执笔：

丛文铭（第二军医大学东方肝胆外科医院）

王政禄（天津市第一中心医院）

赵景民（解放军第 302 医院）

刘纪民（浙江大学医学院附属第一医院）

编写组成员（以姓氏汉语拼音为序）：

步　宏（四川大学华西医院）

陈　杰（北京协和医院）

陈　骏（南京大学医学院附属鼓楼医院）

程　颖（中国医科大学附属第一医院）

丛文铭（第二军医大学东方肝胆外科医院）

董　辉（第二军医大学东方肝胆外科医院）

冯晓文（浙江大学医学院附属第一医院）

傅志仁（第二军医大学长征医院）

高润霖（上海交通大学医学院附属仁济医院）

郭　晖（华中科技大学同济医学院附属同济医院）

何晓顺（中山大学附属第一医院）

纪　元（复旦大学附属中山医院）

李　弘（中国医科大学附属第一医院）

李　强（天津医科大学附属肿瘤医院）

李增山（第四军医大学西京医院）

刘纪民（浙江大学医学院附属第一医院）

鲁昌立（四川大学华西医院）

罗　莉（武警总医院）

吕福东（首都医科大学附属北京佑安医院）

任正刚（复旦大学附属中山医院）

邵春奎（中山大学附属第三医院）

盛　霞（第二军医大学东方肝胆外科医院）

石炳毅（解放军第 309 医院）

石怀银（解放军总医院）

石毓君（四川大学华西医院）

王　丰（郑州大学第一附属医院）

王慧萍（浙江大学医学院附属第一医院）

王政禄（天津市第一中心医院）

巫林伟（中山大学附属第一医院）

夏春燕（第二军医大学长征医院）

夏　强（上海交通大学医学院附属仁济医院）

徐　骁（浙江大学医学院附属第一医院）

薛　玲（中山大学附属第一医院）

晏　伟（第四军医大学西京医院）

闫晓初（第三军医大学西南医院）

于文娟（天津市第一中心医院）

张海斌（第二军医大学东方肝胆外科医院）

张丽华（东南大学附属中大医院）

张水军（郑州大学第一附属医院）

赵景民（解放军第 302 医院）

郑　虹（天津市第一中心医院）

郑智勇（南京军区福州总医院）

周　俭（复旦大学附属中山医院）

周炜洵（北京协和医院）

肝癌肝移植临床实践指南

编审专家组组长：郑树森

编审专家组成员（以姓氏汉语拼音为序）：

陈规划　陈实　陈孝平　陈燕凌　陈知水　陈忠华　丁义涛　董家鸿　窦剑　窦科峰
杜国盛　段伟东　傅志仁　高杰　高良辉　何晓顺　贺强　景鸿恩　李波　李立
李宁　李玉民　刘景丰　刘军　卢实春　吕国悦　明英姿　彭承宏　彭贵主　彭志海
钱建民　沈岩　沈中阳　石承先　时军　孙军辉　孙玉岭　王伟林　温浩　吴健
吴忠均　夏强　徐骁　严律南　杨广顺　杨家印　杨扬　杨占宇　叶啟发　臧运金
张峰　张珉　张水军　郑树森　周琳　朱继业　朱志军

执笔：

徐骁　李建辉　高峰　陈峻　舒哲悦　方维佳　卫强

肝移植受者代谢病管理指南

组长：郑树森

成员（以姓氏汉语拼音为序）：

陈规划　陈实　陈孝平　陈知水　陈忠华　丁国善　丁义涛　董家鸿　窦剑　窦科峰
杜国盛　段伟东　傅志仁　高杰　高良辉　郭华　郭文治　何晓顺　贺强　黄建钊
霍枫　蒋文涛　蒋智军　景鸿恩　李波　李立　李宁　李启勇　李汛　李玉民
刘景丰　刘军　刘连新　刘永锋　卢实春　吕国悦　吕毅　明英姿　彭承宏　彭贵主
彭志海　齐海智　钱建民　沈岩　沈中阳　石承先　时军　孙诚谊　孙丽莹　孙玉岭
陶开山　滕木俭　王立明　王伟林　王正昕　温浩　吴刚　吴健　吴李鸣　吴忠钧
吴亚夫　夏强　徐骁　严律南　杨富春　杨广顺　杨洪吉　杨家印　杨扬　杨占宇
叶啟发　易慧敏　臧运金　张峰　张珉　张水军　张微　章茫里　郑树森　钟林
周琳　朱继业　朱志军　祝哲诚

执笔：

徐骁　沈恬　汪恺　庄莉　王卓轶　高峰

肝移植受者肾损伤管理指南

编审委员会组长：郑树森

编审委员会成员（以姓氏汉语拼音为序）

陈规划　陈江华　陈孝平　陈知水　陈忠华　丁义涛　董家鸿　窦剑　窦科峰　傅志仁
高杰　郭文治　何晓顺　贺强　霍枫　蒋文涛　景鸿恩　冷希圣　李波　李立
李宁　李幼平　李玉民　刘景丰　刘军　刘连新　刘永锋　卢实春　吕国悦　吕毅
明英姿　彭承宏　彭贵主　彭志海　齐海智　钱建民　沈恬　沈岩　沈中阳　石炳毅
时军　孙诚谊　孙丽莹　陶开山　滕木俭　王立明　王伟林　王学浩　王正昕　温浩
吴健　吴建永　吴亚夫　吴忠均　夏强　徐骁　严律南　杨广顺　杨家印　杨扬
叶啟发　臧运金　张峰　张珉　张水军　张微　章茫里　郑树森　钟林　朱继业
朱志军　祝哲诚

执笔：

沈 恬 徐 骁 王卓轶 高 峰 凌 琪

活体肝移植小肝综合征临床诊疗指南

执笔：

李国强（南京医科大学第一附属医院）

审稿专家（以姓氏汉语拼音为序）

陈知水（华中科技大学同济医学院附属同济医院）

高 伟（天津市第一中心医院）

李国强（南京医科大学第一附属医院）

刘永锋（中国医科大学附属第一医院）

吕国悦（吉林大学附属第一医院）

齐海智（中南大学湘雅二医院）

石炳毅（解放军第 309 医院）

时 军（南昌大学第一附属医院）

万仁华（南昌大学第一附属医院）

王学浩（江苏省人民医院）

王正昕（复旦大学附属华山医院）

温 浩（新疆医科大学第一附属医院）

夏 强（上海交通大学医学院附属仁济医院）

叶啟发（武汉大学附属中南医院）

郑 虹（天津市第一中心医院）

朱志军（首都医科大学附属北京友谊医院）

小肠移植临床诊疗指南

执笔：

姚丹华（南京军区南京总医院）

李幼生（南京军区南京总医院）

石炳毅（解放军第 309 医院）

参与审定人员（以姓氏汉语拼音为序）：

陈启龙（新疆医科大学附属第一医院）

郭文治（郑州大学第一附属医院）

李幼生（南京军区南京总医院）

明长生（华中科技大学同济医学院附属同济医院）

冉江华（昆明市第一医院）

石炳毅（解放军第 309 医院）

王立明（大连医科大学附属第二医院）

王伟林（浙江大学医学院附属第一医院）

喻　俊（中华器官移植杂志编辑部）

钟　林（上海交通大学医学院附属第一人民医院）

周江桥（武汉大学人民医院）

胰腺移植临床诊疗指南

执笔：

明长生（华中科技大学同济医学院附属同济医院）

参与审定人员（以姓氏汉语拼音为序）：

陈启龙（新疆医科大学附属第一医院）

郭文治（郑州大学第一附属医院）

李幼生（南京军区南京总医院）

明长生（华中科技大学同济医学院附属同济医院）

冉江华（昆明市第一医院）

石炳毅（解放军第 309 医院）

王立明（大连医科大学附属第二医院）

王伟林（浙江大学医学院附属第一医院）

喻　俊（中华器官移植杂志编辑部）

钟　林（上海交通大学医学院附属第一人民医院）

周江桥（武汉大学人民医院）

器官移植受者高血压临床诊疗指南

执笔：

马麟麟（首都医科大学附属北京友谊医院）

审稿专家（以姓氏汉语拼音为序）：

敖建华（解放军总医院）

陈　正（广州医学院第二附属医院）

陈江华（浙江大学第一附属医院）

陈知水（华中科技大学同济医学院附属同济医院）

程　颖（中国医科大学附属第一医院）

傅耀文（吉林大学第一医院）

刘　龙（沈阳军区总医院）

刘永锋（中国医科大学附属第一医院）

马麟麟（首都医科大学附属北京友谊医院）

马晓春（中国医科大学附属第一医院）

门同义（山东省千佛山医院）

齐海智（中南大学湘雅二医院）

石炳毅（解放军第309医院）

孙煦勇（解放军第303医院）

孙　兵（首都医科大学附属北京朝阳医院）

田　野（首都医科大学附属北京友谊医院）

王　榭（首都医科大学附属北京友谊医院）

张小东（首都医科大学附属北京朝阳医院）

周　敏（江苏省无锡市人民医院）

朱同玉（上海复旦大学附属中山医院）

朱有华（第二军医大学长海医院）

器官移植受者血脂管理指南

执笔：

马麟麟（首都医科大学附属北京友谊医院）

审稿专家（以姓氏汉语拼音为序）：

敖建华（解放军总医院）

程　颖（中国医科大学附属第一医院）

黄赤兵（第三军医大学附属新桥医院）

黄　洁（中国医学科学院阜外医院）

马麟麟（首都医科大学附属北京友谊医院）

林　涛（四川大学华西医院）

钱叶勇（解放军第309医院）

石炳毅（解放军第309医院）

孙启全（中山大学附属第三医院）

孙煦勇（解放军第303医院）

田　野（首都医科大学附属北京友谊医院）

童朝晖（首都医科大学附属北京朝阳医院）

王长希（中山大学附属第一医院）

王祥慧（上海交通大学医学院附属瑞金医院）

王　榭（首都医科大学附属北京友谊医院）

吴建永（浙江大学附属第一医院）

薛武军（西安交通大学附属第一医院）

张小东（首都医科大学附属北京朝阳医院）

朱志军（首都医科大学附属北京友谊医院）

周　敏（江苏省无锡市人民医院）

器官移植术后新发糖尿病临床诊疗指南

执笔：

石炳毅（解放军第 309 医院）

贾晓伟（解放军第 309 医院）

审稿专家（以姓氏汉语拼音为序）：

敖建华（解放军总医院）

蔡　明（解放军第 309 医院）

丰贵文（郑州大学附属第一医院）

黄赤兵（第三军医大学附属新桥医院）

贾晓伟（解放军第 309 医院）

林　涛（四川大学华西医院）

刘　龙（沈阳军区总医院）

彭龙开（中南大学湘雅二医院）

石炳毅（解放军第 309 医院）

孙煦勇（解放军第 303 医院）

谭建明（南京军区福州总医院）

王祥慧（上海交通大学附属瑞金医院）

薛武军（西安交通大学附属第一医院）

袁建林（第四军医大学西京医院）

张小东（首都医科大学附属朝阳医院）

赵　明（南方大学附属珠江医院）

周江桥（武汉大学人民医院）

器官移植受者结核病临床诊疗指南

执笔：

石炳毅（解放军第 309 医院）

王　强（解放军第 309 医院）

审稿专家（以姓氏汉语拼音为序）：

敖建华（解放军总医院）

蔡　明（解放军第 309 医院）

陈江华（浙江大学医学院附属第一医院）

陈　正（广州医科大学附属第二医院）

傅耀文（吉林大学第一医院）

韩文科（北京大学第一医院）

黄赤兵（第三军医大学新桥医院）

林　涛（四川大学华西医院）

彭龙开（中南大学湘雅二医院）

石炳毅（解放军第 309 医院）

孙煦勇（解放军第 303 医院）

王长希（中山大学附属第一医院）

王仲元（解放军第 309 医院）

薛武军（西安交通大学医学院第一附属医院）

张伟杰（华中科技大学同济医学院附属同济医院）

张小东（首都医科大学附属北京朝阳医院）

赵　明（南方医科大学珠江医院）

周江桥（武汉大学人民医院）

朱同玉（复旦大学附属中山医院）

朱有华（第二军医大学长海医院）

器官移植受者巨细胞病毒感染临床诊疗指南

执笔：

石炳毅（解放军第 309 医院）

肖　漓（解放军第 309 医院）

参与审定人员（以姓氏汉语拼音为序）：

敖建华（解放军总医院）

程　颖（中国医科大学附属第一医院）

黄赤兵（第三军医大学附属新桥医院）

黄　洁（中国医学科学院阜外医院）

林　涛（四川大学华西医院）

马麟麟（首都医科大学附属北京友谊医院）

钱叶勇（解放军第 309 医院）

石炳毅（解放军第 309 医院）

孙启全（中山大学附属第三医院）

孙煦勇（解放军第 303 医院）

田　野（首都医科大学附属北京友谊医院）

童朝晖（首都医科大学附属北京朝阳医院）

王长希（中山大学附属第一医院）

王祥慧（上海交通大学附属瑞金医院）

吴建永（浙江大学附属第一医院）

肖　漓（解放军第 309 医院）

薛武军（西安交通大学附属第一医院）

袁建林（第四军医大学西京医院）

张小东（首都医科大学附属北京朝阳医院）

周　敏（江苏省无锡市人民医院）

朱志军（首都医科大学附属北京友谊医院）

器官移植受者 EB 病毒感染和移植后淋巴增殖性疾病临床诊疗指南

执笔：

石炳毅（解放军第 309 医院）

张永清（解放军第 309 医院）

审稿专家（以姓氏汉语拼音为序）：

蔡　明（解放军第 309 医院）

陈　刚（华中科技大学同济医学院附属同济医院）

陈　正（广州医科大学附属第二医院）

范　宇（解放军第 309 医院）

丰贵文（郑州大学附属第一医院）

傅耀文（吉林大学附属第一医院）

黄赤兵（第三军医大学附属新桥医院）

黄　刚（中山大学附属第一医院）

林　涛（四川大学华西医院）

刘　龙（解放军沈阳军区总医院）

罗志刚（南华大学附属第二医院）

彭龙开（中南大学湘雅二医院）

石炳毅（解放军第 309 医院）

孙煦勇（解放军第 303 医院）

王祥慧（上海交通大学附属瑞金医院）

王　毅（南华大学附属第二医院）

王长希（中山大学附属第一医院）

薛武军（西安交通大学第一附属医院）

张小东（首都医科大学附属朝阳医院）

张永清（解放军第 309 医院）

朱有华（第二军医大学长海医院）

器官移植受者 BK 病毒感染临床诊疗指南

执笔：

石炳毅（解放军第 309 医院）

范　宇（解放军第 309 医院）

审稿专家（以姓氏汉语拼音为序）：

蔡　明（解放军第 309 医院）

陈　正（广州医科大学附属第二医院）

陈　刚（华中科技大学同济医学院附属同济医院）

范　宇（解放军第 309 医院）

丰贵文（郑州大学附属第一医院）

傅耀文（吉林大学附属第一医院）

黄赤兵（第三军医大学附属新桥医院）

黄　刚（中山大学附属第一医院）

林　涛（四川大学华西医院）

刘　龙（沈阳军区总医院）

罗志刚（南华大学第二附属医院）

彭龙开（中南大学湘雅二医院）

石炳毅（解放军第 309 医院）

孙煦勇（解放军第 303 医院）

王祥慧（上海交通大学附属瑞金医院）

王　毅（南华大学第二附属医院）

王长希（中山大学附属第一医院）

薛武军（西安交通大学附属第一医院）

张小东（首都医科大学附属北京朝阳医院）

朱有华（第二军医大学长海医院）

器官移植受者侵袭性真菌病临床诊疗指南

执笔：

石炳毅（解放军第 309 医院）

审定人员（以姓氏汉语拼音为序）：

敖建华（解放军总医院）

陈　正（广州医学院第二附属医院）

陈江华（浙江大学第一附属医院）

陈知水（华中科技大学同济医学院附属同济医院）

程　颖（中国医科大学附属第一医院）

傅耀文（吉林大学第一医院）

刘　龙（沈阳军区总医院）

刘永锋（中国医科大学附属第一医院）

马麟麟（首都医科大学附属北京友谊医院）

马晓春（中国医科大学附属第一医院）

门同义（山东省千佛山医院）

齐海智（中南大学附属湘雅二医院）

石炳毅（解放军第 309 医院）

孙煦勇（解放军第 303 医院）

孙　兵（首都医科大学附属北京朝阳医院）

田　野（首都医科大学附属北京友谊医院）

张小东（首都医科大学附属北京朝阳医院）

周　敏（无锡市人民医院）

朱同玉（复旦大学附属中山医院）

朱有华（第二军医大学附属长海医院）